全国高等卫生职业教育
护理专业"十三五"规划教材

供护理、涉外护理、助产及相关专业使用

外科护理

主　编　裴　星　全　胜　严彩红
副主编　金松洋　周一峰　宋世斌
　　　　王志英　王照朋
编　者　(以姓氏笔画为序)

U0339347

王志英　宁夏医科大学
王照朋　遵义职业技术学院
文汉林　湖北省天门市第一人民医院
任王丽　山西职工医学院
全　胜　湖南环境生物职业技术学院
严彩红　湖北理工学院
李　慧　呼伦贝尔职业技术学院
李洁莹　上海市长宁区江苏街道社区卫生服务中心
杨　雷　遵义职业技术学院
杨美芳　西南医科大学护理学院
吴　艳　新疆医科大学第一附属医院
吴江河　宁夏人民医院
宋世斌　湖北理工学院
张旭明　许昌学院
张雅文　哈密职业技术学校
金松洋　清远职业技术学院
周　春　攀枝花学院
周一峰　上海济光职业技术学院
党　玲　宁夏医科大学
高仁甫　上海市建筑工程学校
郭立双　邢台医学高等专科学校
黄静宇　湖北理工学院
裴　星　天门职业学院
潘映霞　清远职业技术学院

华中科技大学出版社
http://www.hustp.com
中国·武汉

内 容 简 介

本书是全国高等卫生职业教育护理专业"十三五"规划教材。

本书的编写根据课程内容和学生特点,通过理实一体化的教学,以临床案例为载体创设教学情境,引导学生学习和思考,巩固和拓展外科护理知识和技能,并培养学生对外科常见疾病病人实施整体化护理的能力,提高其分析和解决问题的综合职业能力。

全书共分十个项目,内容主要包括外科病人基本护理技术,外科危重症病人的护理,外科感染病人的护理,外科损伤病人的护理,普外科病人的护理,胸外科病人的护理,神经外科病人的护理,泌尿系统疾病病人的护理,骨外科病人的护理和皮肤科病人的护理。

本书可供高职高专护理、涉外护理、助产及相关专业学生使用。

图书在版编目(CIP)数据

外科护理/裴星,全胜,严彩红主编. —武汉:华中科技大学出版社,2017.7(2020.1重印)

全国高等卫生职业教育护理专业"十三五"规划教材

ISBN 978-7-5680-3050-2

Ⅰ. ①外… Ⅱ. ①裴… ②全… ③严… Ⅲ. ①外科学-护理学-高等职业教育-教材 Ⅳ. ①R473.6

中国版本图书馆 CIP 数据核字(2017)第 156071 号

外科护理

Waike Huli

裴 星 全 胜 严彩红 主编

策划编辑:罗 伟

责任编辑:谢贤燕

封面设计:原色设计

责任校对:何 欢

责任监印:周治超

出版发行:华中科技大学出版社(中国·武汉) 电话:(027)81321913

　　　　　武汉市东湖新技术开发区华工科技园 邮编:430223

录　排:华中科技大学惠友文印中心

印　刷:武汉市洪林印务有限公司

开　本:787mm×1092mm　1/16

印　张:29.5

字　数:776千字

版　次:2020 年 1 月第 1 版第 4 次印刷

定　价:68.00 元

全国高等卫生职业教育
护理专业"十三五"规划教材
编委会

总　序

　　随着我国经济的持续发展和教育体系、结构的重大调整,职业教育办学思想、培养目标随之发生了重大变化,人们对职业教育的认识也发生了本质性的转变。我国已将发展职业教育作为重要的国家战略之一,作为高等职业教育重要组成部分的高等卫生职业教育也取得了长足的发展,为国家输送了大批高素质技能型、应用型医疗卫生人才。

　　为了更好地顺应我国高等卫生职业教育教学与医疗卫生事业的新形势,贯彻落实《国家中长期教育改革和发展规划纲要(2010—2020年)》中"以服务为宗旨,以就业为导向"的思想精神,以及国家《职业教育与继续教育2017年工作要点》的要求,充分发挥教材建设在提高人才培养质量中的基础性作用,同时,也为了配合教育部"十三五"规划教材建设,进一步提高教材质量,在认真、细致调研的基础上,在教育部高职高专医学类及相关医学类专业教学指导委员会专家和部分高职高专示范院校领导的指导下,我们组织了全国近40所高职高专医药院校的近300位老师编写了这套以工作过程为导向的全国高等卫生职业教育护理专业"十三五"规划教材,并得到了参编院校的大力支持。

　　本套教材充分体现新一轮教学计划的特色,强调以就业为导向、以能力为本位、以岗位需求为标准的原则,按照技能型、服务型高素质劳动者的培养目标,坚持"五性"(思想性、科学性、先进性、启发性、适用性)和"三基"(基本理论、基本知识、基本技能)要求,着重突出以下编写特点:

　　(1)紧扣新专业目录、新教学计划和新教学大纲,科学、规范,具有鲜明的高等卫生职业教育特色。

　　(2)密切结合最新高等职业教育护理专业课程标准,紧密围绕执业资格标准和工作岗位需要,与护士执业资格考试相衔接。

　　(3)突出体现"工学结合"的人才培养模式,以及课程建设与教学改革的最新成果。

（4）基础课教材以"必需、够用"为原则，专业课程重点强调"针对性"和"适用性"。

（5）内容体系整体优化，注重相关教材内容的联系和衔接，避免遗漏和不必要的重复。

（6）探索案例式教学方法，倡导主动学习。

这套新一轮规划教材得到了各院校的大力支持和高度关注，它将为新时期高等卫生职业教育的发展作出贡献。我们衷心希望这套教材能在相关课程的教学中发挥积极作用，并得到读者的青睐。我们也相信这套教材在使用过程中，通过教学实践的检验和实际问题的解决，能不断得到改进、完善和提高。

全国高等卫生职业教育护理专业"十三五"规划教材
编写委员会

为了贯彻全国教育工作会议《中共中央国务院关于深化教育改革，全面推进素质教育的决定》的规划精神，根据国家卫生和计划生育委员会、教育部关于新时期护理人才的培养要求，以发展职业能力为核心的职业教育办学理念，在全国医学教育综合改革系列精神的指导下，联合全国多家医药院校及临床医院的骨干教师和专家编写了本书。

本书的编写根据课程内容和学生特点，通过理实一体化的教学，以临床案例为载体创设教学情境，引导学生学习和思考，巩固和拓展外科护理知识和技能，并培养学生对外科常见疾病病人实施整体化护理的能力，提高其分析和解决问题的综合职业能力。

全书共分十个项目，内容主要包括外科病人基本护理技术，外科危重症病人的护理，外科感染病人的护理，外科损伤病人的护理，普外科病人的护理，胸外科病人的护理，神经外科病人的护理，泌尿系统疾病病人的护理，骨外科病人的护理，皮肤科病人的护理。

本书由专职护理教师、临床一线骨干共同编写完成，是集体智慧的结晶。同时本书在编写过程中，参考、借鉴了一些成果，并得到华中科技大学出版社及各位编者所在单位领导和老师们的大力支持，在此一并表示感谢。

由于编者水平有限，加之时间仓促，书中难免有疏漏和不足之处，恳请广大师生和专家批评指正，并提出宝贵意见，以便今后进行修订，使之不断完善。

编 者

Contents

目 录

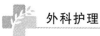

项目六　胸外科病人的护理

项目七　神经外科病人的护理

绪　　论

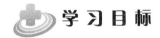 学习目标

1. **知识目标**

熟悉外科护理学的发展简史。

2. **能力目标**

能说出外科护理学的范畴,如何应用护理程序来学习外科护理学。

3. **素质目标**

掌握外科护士应具备的职业素质。

一、外科护理学的发展简史

护理学是以自然科学和社会科学理论为基础的研究维护、促进和恢复人类健康的护理理论、知识、技能及其发展规律的一门综合性应用科学,是一门具有独立性和综合性、为人类健康服务的应用性学科。外科护理学是护理学的一大分支,它将医学基础理论、外科学基础理论、护理学基础理论与技术三者相互结合并使其成为一门具有很强应用性、实用性的学科,其中还涉及了护理心理学、护理伦理学和社会学等人文学科的知识。

外科护理学是以外科病人为研究对象,以现代医学模式和现代护理观为指导,根据外科病人的身心健康和社会家庭文化需求,应用现代护理程序,向外科病人提供整体化护理的临床护理学科,它与外科学紧密相关。

古代外科学的起源并不十分清楚,早在旧石器时代我们的祖先就已开始用人工制造的器具——砭石治疗伤病,此为古代外科的萌芽时期。据甲骨文记载,夏商时代已有外科病症名及单列专科,有疾目、疾耳、疾齿、疾身、疾足的区分,且有疾医、食医、兽医的划分。至商周时代,我国已有对人体解剖知识的描述,此后更有扁鹊、华佗用酒或麻沸散做麻醉进行外科手术的记载。自张仲景描述肠痈(阑尾炎)、阴吹(阴道直肠瘘)起,至清末高文晋著《外科图学》一书,我国古代人们对外科伤病的认识和治疗在不断提高,但期间的发展过程漫长而曲折。古代外科学仅以诊治伤病为主,古代医学专著中几乎未提到"护理"一词。

随着社会生产力和科学技术的进步,医学科学得以快速发展,相关基础学科如人体解剖学、病理解剖学以及实验外科学的建立,为外科学的发展奠定了基础。19世纪中叶,麻醉、无菌术、止血、输血等技术的问世,解决了手术疼痛、伤口感染、出血等制约外科学发展的主要问题,创建了现代外科学,才使外科学得以飞跃发展。同时,克里米亚战争爆发,现代护理学创始人南丁格尔在前线医院看护伤病员过程中成功应用清洁、消毒、换药、包扎伤口、改善修养环境等护理手段,注重伤病员的心理调节、营养补充,使伤病员病死率从42%降至2.2%,充分证实

了护理工作在外科疾病病人治疗过程中的独立地位和意义,由此建立了护理学,并延伸出外科护理学。

我国外科护理学的发展与外科学的发展相辅相成、密不可分。1958 年首例大面积烧伤病人的抢救成功,20 世纪 60 年代初器官移植的实施,1963 年世界首例断指再植在上海的成功等,既体现了外科学的发展,也是外科护理学发展的结果。

现代外科学在原有基础上拓展了新的领域,如心血管外科、微创技术、机器人等。人工材料与脏器的应用为外科学的发展提供了新条件,救治了许多以前无法治疗或治愈的病人。微创外科技术的快速发展,将传统手术操作的创伤降低到最小程度。手术机器人和机器人护士的应用,为医务人员提供了机械化帮助,提高了手术的操控性、精确性和稳定性,节省了人力资源、降低了感染风险。在现代外科学广度和深度得到快速发展的同时,现代护理观也随之迅猛发展。另外,现代外科学的发展,新的医学模式和现代护理观的确立,使外科护理学在一定的理论基础上不断走向更专、更细、更深,发展日益完善。

二、外科护理学的范畴

在古代,外科学的范畴仅仅限于一些体表的疾病和外伤,但随着医学科学的发展,对人体各系统、各器官的疾病在病因和病理方面获得了比较明确的认识,加上诊断方法和手术技术不断地改进,现代外科学已经包括许多内部的疾病。外科学的发展现状和范畴决定了外科护理学的范畴,包括数类疾病和多个专科的病人的护理。需要护理的外科病人主要包括以下几类。

1. 损伤病人 由外力或各种致伤因子引起的人体组织的损伤和破坏,如内脏器官破裂、骨折、烧伤等病人,多需手术处理,以修复组织和恢复其功能。

2. 感染病人 由致病菌入侵人体导致局部组织、器官的损害、破坏,发生坏死和脓肿,此类局限性的感染病人多适宜手术治疗,如坏死阑尾的切除、肝脓肿切开引流等。

3. 肿瘤病人 包括需手术切除的良性和恶性肿瘤病人,恶性肿瘤病人除需予以手术治疗外,大多数还需进行综合治疗,如化疗和(或)放射治疗等。

4. 畸形病人 多数先天性畸形病人,如先天性心脏病等,需施行手术治疗;后天性畸形病人,如烧伤后瘢痕挛缩等,也多需手术整复,以恢复功能和改善外观。

5. 其他病人 包括内分泌疾病(如甲状腺肿瘤、甲状腺功能亢进症等)病人、寄生虫病(如胆道蛔虫症)病人、器官移植(如肾移植)病人、空腔脏器梗阻(如肠梗阻、尿路梗阻)病人、血液循环障碍(如门静脉高压症、下肢静脉曲张)病人、结石病(如胆结石、尿路结石)病人等,常需手术治疗。随着医学科学的发展,有些原来认为应当手术的疾病,现在可以改用非手术疗法治疗,例如,大部分的尿路结石可以应用体外冲击波,使结石粉碎排除;有些原来不能施行手术的疾病,现在已创造了有效的手术疗法,例如,大多数的先天性心脏病,可以用手术方法来纠正。基础医学、生物医学工程及相关学科的前沿成果,使体外循环机、多功能麻醉机、纤维光束内镜、磁共振、高频手术刀、伽玛刀、人工心脏瓣膜、人工关节等进入临床,大大丰富了外科学和外科护理学的深度和广度,并对护理工作不断提出新的要求以促使外科护理学的发展;反之,由于在护理学方面的突破,也有助于外科学的发展。因此,外科学与外科护理学是相互促进、相互发展、密不可分的。

由于现代护理理念的逐步改变、时代的进步、人类对新生事物的不断加深认识和各学科间的相互交流,大大丰富了外科护理学的内涵,对从事外科护理专业者的要求越来越高,不仅要求其掌握本专业特有的知识、技术,还要熟悉社会伦理学、社会经济法规、护理心理、人际关系等学科的知识。要求外科护士必须在现代护理观的指导下,"以人为本",对外科病人进行系统的评估,提供身心整体护理和个体化的健康教育,真正体现"人性化服务"的宗旨。外科护理学的任务已从治疗疾病扩展到预防疾病和维护健康,外科护士的工作场所已从医院扩展到社区和家庭,并为服务对象(包括病人和健康人)提供全方位的服务。

三、学习外科护理学的指导思想及方法

外科护理学具有很强的理论性、实践性和操作性,要求学生在掌握医学基本理论知识的基础上,侧重于对外科病人的护理评估,发现病人的健康问题,提出护理诊断,制订护理目标及实施相应的护理措施,以解决病人问题。为了增强学生临床实践、处理实际问题和与人沟通的能力,使学生在获取外科护理知识的同时,能够具有一定的运用知识和技能进行分析和解决问题的能力,学好外科护理学必须具备以下几点。

(1)要树立稳固的专业思想,明确学习目的,掌握知识,为人类增进健康、预防疾病、恢复健康、减轻痛苦。

(2)要以现代护理观念为导向,拓宽学习内容,遵循"以人为本""终身学习""整体护理"的准则。

①掌握外科护理学的基本理论、基本知识、基本技能,能运用护理程序的方法对病人实施评估及护理。

②理论联系实践,提高操作能力。外科护理课程分课堂系统教学、课间见习及临床实习等方式。严格按照教学大纲的"三级"(掌握、熟悉、了解)要求掌握课堂所学的理论知识,并将理论联系实际,通过课间见习、病案分析,尤其是临床实习,培养临床分析、解决问题的实际工作能力。

③培养良好的医德医风,培养爱心、耐心、细心、责任心。保护病人的隐私,热情服务每一位病人,力争做一名合格的外科护士。

④树立牢固的护理专业思想,正确处理医疗与护理的关系。上课注意听讲,积极思考;课余时间做好预习与复习,及时解决疑难问题。

四、外科护士应具备的职业素质

外科护理工作的特点是急诊多、抢救多和工作强度大。外科疾病复杂多变,麻醉和手术又有潜在风险;外科疾病的突发性或病情演变的急、危、重常使病人承受巨大的痛苦和精神压力,必须予以紧急处理。因此要成为一名称职的外科护士,应具备良好的医德医风、扎实的理论基础、丰富的临床经验和无私的奉献精神。为促进病人的康复,为病人创造一个整洁、安静、舒适、安全的环境,都与良好的护理管理及医护人员优质的服务密不可分。

1. 护士的心理素质　护士的心理素质,是护士职业素质的基础,也是护士成才的根本动力。随着医学模式和护理模式的转变,对护士的职业素质提出了更高的要求。要切实做好护理工作,就应充分注意心理素质的培养,提高职业素质。作为一名合格的护理工作者,不仅要有丰富的专业知识和熟练的技术,还要有善于观察病人在整个治疗过程中的各种心理活动,熟悉病人的个性特征和情绪状态,以及病人的心理因素对疾病的发生、发展、转归、康复的影响,这样才能采取针对性的措施,帮助病人安心治疗,促使早日康复,因此,外科护士应具备以下素质。

(1)**热爱护理专业**　外科护士应具备高尚的道德情操、正确的人生观、坚定的信念、不怕

牺牲的献身精神、有爱心、专业素质强、不怕脏、心理能力稳定,更要热爱护理专业,全心全意为病人服务。

（2）建立良好的护患关系　外科护士应能正确妥善处理所面临的诸多复杂问题,对每个病人应一视同仁,不能感情用事,使每个病人都感到护理工作者对他们的关心和体贴,还要尊重病人,为病人保守病情秘密和个人隐私,态度和蔼,与病人建立良好的护患关系。

（3）积极而又稳定的情绪　护士的情绪变化,尤其是面部表情对病人及其家属都有直接的感染作用,这是每个护士都应当意识到的。人人都会受挫折、人人都有不顺心或不愉快的时候,护士工作也在所难免。这更要求护士加强对自己的情绪、情感调节控制的能力,做到急事不慌、纠缠不怒、悲喜有节、激情含而不露,绝不能将自己的喜、怒、哀、乐施加于病人,护士积极的情绪、和善可敬的表情和举止,不仅能够调节病房或治疗环境的气氛,而且能唤起病人治病的信心,增强安全感。

2. 护士知识素质　外科创伤、抢救多,术后病人病情变化快,因而扎实的理论基础和丰富的临床经验,对病情动态观察具有重要临床意义,它不仅是护理质量的衡量标准,也反映出护士的知识素质。

（1）扎实的理论基础知识　扎实的理论基础知识是临床中观察病情、掌握动态、综合分析的首要条件。大多数病情在变化前都有一定的先兆,若没有良好的理论基础,在工作中会力不从心,使病情得不到及时控制从而失去抢救良机。所以护士必须培养自己良好的知识素质和高度的责任心,在工作中仔细观察、分析准确、及时向医生汇报,方可防患于未然,并把病情控制在萌芽状态,为维护病人的生命而贡献自己的智慧和力量,这也是护理人员的工作职责。

（2）丰富的临床经验　丰富的临床经验是保证护理质量不可缺少的重要因素,要成为一名称职的外科护士,必须在临床中善于发现问题和积累经验,尤其体现在急诊急救过程中,护士必须兼顾病人病情的发生发展,细心观察并发症发生的可能,且做到保证病情得到及时纠正,使手术顺利进行,又要防止发生并发症而延误抢救。

（3）对危重病人的护理　可综合反映护士的知识素质,它包括综合分析能力、应变能力、实际操作技能三方面。

①综合分析能力　护士应具备一定的理论知识和实践经验,临床中细心观察病情、掌握动态变化、找准问题,方可采取措施。

②应变能力　在危重病人的治疗中,护士常是第一个发现病人的病情变化,而对突发的病情变化,需要护士有一定的应变能力。

③实际操作技能　对危重病人要发扬人道主义精神,只要有一线希望就应全力抢救。外科手术病人病情变化快,加上各种引流管多,护理较复杂。如行气管切开吸痰同时接人工呼吸机、心电监护、静脉切开输液、留置导尿管、胃肠减压等技术操作,这些都需要护士操作自如,做到稳、准、轻。除了掌握扎实的理论知识外,还需多实践、多练习,对病人应有过硬的操作技术和高度的责任心。

3. 护士的体态素质　外科护士必须身体健康、功能健全、精力充沛,仪表文雅大方,举止端庄稳重,待人热情真诚,并养成良好的个人和集体的卫生习惯。

护理工作是一门艺术,从事这门艺术要有极大的心理准备,因此,在倡导人性化护理服务的今天,作为一名外科护士不仅应具备高尚的医德医风、扎实的理论知识、丰富的临床经验、过硬的操作技术,还应做到"五心",即热心、细心、耐心、专心、关心,"五勤",即脑勤、眼勤、嘴勤、手勤、腿勤。这必将加强护患沟通,密切护患关系,更能提高临床护理质量。希望在校学习的每一位"白衣天使"能不断适应时代需求,对自身内在、外在等各个方面进行历练和培养,提高综合素质水平,科学地运用护理程序,把病人作为完整的"社会人"给予生理、心理、社会、文化等全方位的护理,使病人真正得到人文的关爱和服务,不断推动护理事业向前发展,外科护理学的发展期待着涌现出一批愿为促进人类健康服务、具有良好自身素养和专业素养、德才兼备、具有不断开拓创新和勇于探索精神的专科护士。

(全　胜)

项目一 外科病人基本护理技术

任务1 外科病人体液失衡病人的护理

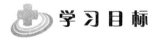 学习目标

1. 知识目标

（1）掌握体液的组成与分布；血清钠、血清钾浓度和血浆的 pH 范围；三种缺水病人的临床表现、辅助检查和处理原则；外科补液的原则和注意事项；钾代谢紊乱病人的护理，低钾血症和高钾血症的临床表现、处理原则及补钾注意事项；代谢性酸中毒、代谢性碱中毒、呼吸性酸中毒、呼吸性碱中毒的概念、临床表现、常见护理诊断及护理措施。

（2）熟悉体液平衡调节中神经-内分泌系统和肾的调节机理；代谢性酸中毒、代谢性碱中毒、呼吸性酸中毒、呼吸性碱中毒的病因及处理原则。

（3）了解代谢性酸中毒、代谢性碱中毒、呼吸性酸中毒、呼吸性碱中毒的病理生理。

2. 能力目标

（1）能描述三种缺水病人的观察要点，会判断缺水的性质和程度，根据缺水性质，选择相应的护理措施。

（2）能正确选择补液种类和计算补液量，能对补液过程进行动态的观察，正确调节补液速度。

（3）能初步判断出高钾血症和低钾血症的典型心电图，并能够正确地进行补钾。

3. 素质目标

（1）能运用整体护理观比较代谢性酸中毒、代谢性碱中毒、呼吸性酸中毒、呼吸性碱中毒的临床表现和处理原则。

（2）能运用护理程序为水、电解质和酸碱平衡失调病人制订护理计划，在护理病人的过程中能够以人的健康为中心做好解释和人文关怀工作。

（3）在护理过程中，具备基本的护理礼仪规范，具备良好的护患沟通能力、充当病人知心者和代言人的能力，在护理过程中，具备爱伤观念，以人的健康为中心，减轻病人的痛苦。

案例引导

李某,男,5岁,因腹泻、呕吐3天入院。查体:精神萎靡;体温38.5℃(肛温);脉搏细速,140次/分;呼吸浅快,25次/分;血压96/50 mmHg;皮肤弹性减退,两眼凹陷,前囟下陷,腹胀,肠鸣音减弱,腹壁反射消失,膝反射迟钝,四肢凉。实验室检查:血清Na^+ 132 mmol/L,血清K^+ 3.3 mmol/L。请问:

(1)该患儿发生了哪种体液代谢紊乱?

(2)判断的依据是什么?

【背景知识】

人体内环境是维系细胞和各器官生理功能的基本保证,内环境的稳定主要由体液、电解质和渗透压所决定。体内水和电解质的动态平衡若因疾病、手术和创伤等因素而遭到破坏,将导致机体水和电解质代谢紊乱,一旦紊乱程度超越人体的代偿能力,便可影响疾病的转归。因此,掌握水、电解质和酸碱平衡的基本理论及失衡时的临床表现及处理原则,对提高临床监护和诊治水平十分重要。

一、体液的组成与分布

人体内的液体主要成分为水和电解质,总量因性别、年龄和体型的不同而不同。成年男性体液量约占体重的60%;女性因脂肪组织较多,体液量约占体重的50%;婴幼儿可高达70%～80%,随着年龄的增长和脂肪组织的增多,体液量比重逐渐下降,14岁以后少年的体液量占体重的比例和成年人基本相似。

体液由细胞内液和细胞外液两部分组成。细胞内液大部分位于骨骼肌内,成年男性因肌肉量较大,细胞内液可达体重的40%;而女性细胞内液约占体重的35%。细胞外液主要由血浆和组织间液两部分组成,组织间液通过与血浆或细胞内液的物质交换达到平衡,其基本成分与血浆相同,但不含红细胞,仅含少量蛋白质。细胞外液中的主要阳离子为Na^+,主要阴离子为Cl^-、HCO_3^-和蛋白质;细胞内液中的主要阳离子为K^+和Mg^{2+},主要阴离子为HPO_4^{2-}和蛋白质。细胞内、外液的渗透压相等,正常为290～310 mmol/L。

二、体液平衡及调节

(一) 水平衡

水是生命之源,是人体重要的组成部分。机体在生命过程中发生的各种功能活动(如物质代谢,氧气交换,营养物质的消化、吸收和转运,各种代谢产物的排泄等),都依赖水来进行。人体内环境的相对稳定有赖于体内水分的恒定,人体每天摄入一定量的水,同时也排出相应的水,达到每天出入水量的相对恒定。正常人体每天水分摄入量和排出量的平衡:摄入量每天2000～2500 mL,其中饮水1000～1500 mL,固体食物含水约700 mL,代谢氧化生水约300 mL;排出量与摄入量基本相等,其中通过尿排出1000～1500 mL,粪便约150 mL,呼吸道蒸发约350 mL,皮肤蒸发约500 mL,共排出2000～2500 mL。

（二）电解质平衡

人体内的电解质主要来源于进食的各种食物，电解质维持机体正常内环境的平衡和稳定，同时参与物质代谢，维持神经肌肉和心肌的正常兴奋和活动功能。维持体液电解质平衡相关的主要电解质为 Na^+ 和 K^+。正常人对钠、钾的日需要量分别为 6～10 g 和 3～4 g，过剩的钠和钾主要经尿液（大部分）和汗液（小部分）排出体外，以维持正常血清钠 135～150 mmol/L 水平，血清钾 3.5～5.5 mmol/L 水平。肾脏"保钠能力"远超过"保钾能力"，若体内钠不足时，尿钠量将明显减少。摄入的钠增多，随尿排出的钠也增多；摄入的钠减少，随尿排出的钠也减少；不摄入钠，随尿基本上不排钠。摄入的钾增多，随尿排出的钾也增多；摄入的钾减少，随尿排出的钾也减少；不摄入钾，随尿也会排出钾，故易引起机体缺钾。

（三）酸碱平衡及调节

适宜的人体体液酸碱度是保证人体各组织、器官和细胞进行新陈代谢的重要保障。人体在代谢过程中不断产生酸性和碱性物质，为维持体液内稳定的 H^+ 浓度，使动脉血浆 pH 保持在 7.40 ± 0.05 范围内，维持正常的生理活动和代谢功能，人体主要依靠体液中存在的缓冲对和具有调节作用的器官进行代偿调节。

1. 器官调节

（1）肺　主要通过调节二氧化碳的排出量调节酸碱平衡。延髓的中央化学感受器对脑脊液中 CO_2 和 pH 变化高度敏感。在缺氧状态下，中央化学感受器受抑制，而位于颈动脉体和主动脉体的周围化学感受器兴奋，促进肺排出 CO_2，从而降低动脉血二氧化碳分压（$PaCO_2$），并调节血浆 H_2CO_3 浓度。

（2）肾　主要通过 Na^+ 与 H^+ 交换、HCO_3^- 重吸收、分泌 NH_4^+ 和排泌有机酸四种方式调节体内酸碱失衡。

2. 缓冲系统　体内不同体液间隙有各自的缓冲系统。血浆中主要的缓冲对为 HCO_3^-/ H_2CO_3、HPO_4^{2-}/$H_2PO_4^-$ 和 Pr/HPr，其中以 HCO_3^-/H_2CO_3 最为重要，其比值决定血浆 pH，当 HCO_3^-/H_2CO_3 保持于 20∶1 时，血浆 pH 维持在 7.40。

任务 1-1　水和钠代谢紊乱病人的护理

 案例引导

刘某，58岁，体重 65 kg。因高热 2 天未能进食入院，自诉口渴、口干、尿少色黄，伴有频繁呕吐，未排便，口渴，尿少。体格检查：体温 38℃，脉搏 100 次/分，血压 86/60 mmHg，表情淡漠，呼吸深快，眼窝下陷，口唇干燥，皮肤弹性差，眼窝凹陷，尿比重 1.029，血清钠浓度为 159 mmol/L。请问：

（1）该病人当前主要的护理诊断有哪些？

（2）该病人的补液计划应如何制订？

【背景知识】

Na^+ 是细胞外液中主要的阳离子,水、钠在体液平衡中密切相关,脱水和缺钠常伴存,体液代谢平衡失调有以失水为主、以缺钠为主、以二者等比例丧失而出现不同的临床症状。不同原因所致的水和钠代谢紊乱,存有类型上的差异,临床上将水和钠代谢紊乱分为以下四种类型。

一、等渗性缺水

等渗性缺水即水和钠成比例丧失,血清钠和细胞外液渗透压维持在正常范围。因细胞外液量迅速减少,故又称急性缺水或混合性缺水,是外科病人最常见的缺水类型。

1. 病因　临床常见的有消化液急性丧失,如大量呕吐和肠瘘、肠梗阻、急性腹膜炎、腹腔内或腹膜后感染、大面积烧伤等。

2. 病理生理　细胞外液减少时,肾脏入球小动脉壁的压力感受器和远曲小管致密斑的钠感受器受到刺激,引起肾素-血管紧张素-醛固酮系统兴奋,促进醛固酮的分泌以增加远曲小管对 Na^+ 和水的重吸收,使细胞外液量得以恢复。由于丧失的为等渗性液体,细胞内、外液的渗透压无明显变化,细胞内液无需向细胞外液转移以代偿细胞外液的丧失,但若此类体液失衡持续时间长久,细胞内液将逐渐随细胞外液散失而外移,以致出现细胞内缺水。

3. 临床表现　病人出现恶心、呕吐、厌食、口唇干燥、眼窝凹陷、皮肤弹性降低和少尿等症状,但口渴不明显。当短期内体液丧失达体重的 5% 时,可表现为心率加快、脉搏减弱、血压不稳定或降低、肢端湿冷和组织灌注不良等血容量不足的症状;当体液继续丧失达体重的 6%～7% 时,休克表现明显,常伴代谢性酸中毒;若因大量胃液丧失所致的等渗性缺水,可并发代谢性碱中毒。

4. 辅助检查

(1) 实验室检查可见红细胞计数、血红蛋白和血细胞比容均明显增高的血液浓缩现象。

(2) 血清 Na^+、Cl^- 等含量一般无明显降低。

(3) 尿比重增高。

(4) 动脉血气分析可判断是否同时伴有酸(碱)中毒。

5. 处理原则　总的原则为去除病因,再做相应处理。寻找并消除原发病因,防止或减少水和钠的继续丧失,并积极补充,一般用等渗盐水或平衡盐溶液补充血容量,但等渗盐水因其氯含量高于血清氯含量,大量补充有致高氯性酸中毒的危险;而平衡盐溶液内电解质含量与血浆相似,用于治疗将更为合理和安全,常用的有乳酸钠和复方氯化钠溶液。

二、低渗性缺水

低渗性缺水即水和钠同时丢失,但失水少于失钠,血清钠低于 135 mmol/L,细胞外液呈低渗状态,又称慢性或继发性缺水。

1. 病因　常见的病因,如:消化液呈持续性丧失,致大量钠盐丢失;长期胃肠减压、反复呕吐或慢性肠瘘;大面积创面的慢性渗液;排钠过多,如用排钠的利尿剂依他尼酸(利尿酸)、氯噻酮等,能抑制肾小管对 Na^+ 的重吸收,使 Na^+ 和水共同随尿排出;钠补充不足,如治疗等渗性缺水时过多补充水分而忽略钠的补充等。

2. 病理生理　由于体内失钠多于失水,细胞外液呈低渗状态,机体主要通过减少抗利尿激素(ADH)分泌使肾小管重吸收水分减少、尿量增加,以提高细胞外液渗透压;但此代偿调节的结果会导致细胞外液进一步减少,一旦循环血容量受影响,机体将牺牲体液渗透压、优先保持和恢复血容量,主要表现为:①兴奋肾素-醛固酮系统,以增加远曲小管对 Na^+ 和水的重吸收;②刺激 ADH 的分泌,以增加水分重吸收、减少尿量生成。但若循环血量的减少超越上述机体代偿调节的能力,则将出现休克,因大量失钠而导致的休克又称为低钠性休克。严重缺钠时,细胞外液可向渗透压相对高的细胞内转移,造成细胞肿胀和细胞内低渗状态并影响酶系统的活性,脑组织对此改变最为敏感,可出现进行性加重的意识障碍。

3. 临床表现　根据缺钠的程度,低渗性缺水可分为轻、中、重三度。

(1) 轻度缺钠　血清钠为 135 mmol/L 左右,病人自感疲乏、头晕、软弱无力,口渴不明显,尿量增多,尿中钠减少。

(2) 中度缺钠　血清钠为 130 mmol/L 左右,除上述临床表现外,还伴恶心、呕吐、脉搏细速、视物模糊、血压不稳定或下降、脉压变小,浅静脉瘪陷,站立性晕厥,尿量减少,尿中几乎不含钠和氯。

(3) 重度缺钠　血清钠低于 120 mmol/L,常伴休克;病人神志不清,四肢发凉甚至意识模糊、木僵、惊厥或昏迷;肌疼挛性抽痛,腱反射减弱或消失,可出现阳性病理体征。

4. 辅助检查

(1) 尿比重<1.010,尿中 Na^+、Cl^- 含量常明显减少。

(2) 血清钠<135 mmol/L。

(3) 红细胞计数、血红蛋白量、血细胞比容及血尿素氮质均有增高。

5. 处理原则　积极治疗原发病,静脉输入高渗性氯化钠注射液或含氯化钠溶液。轻、中度缺钠病人,一般补充 5% 葡萄糖氯化钠注射液;重度缺钠病人,先输注晶体溶液,如复方乳酸氯化钠溶液、等渗氯化钠注射液等,后输入胶体溶液,如羟乙基淀粉、右旋糖苷溶液和血浆等以补足血容量,再静脉滴注高渗性氯化钠注射液,以进一步恢复细胞外液的渗透压。低渗性缺水的补钠量可按照下列公式计算:需补钠量(mmol)=〔正常血清钠值(mmol/L)-测得血清钠值(mmol/L)〕×体重(kg)×0.6(女性为 0.5)。

三、高渗性缺水

高渗性缺水即水和钠同时缺失,失水多于失钠,血清钠升高,多在 150 mmol/L 以上,细胞外液呈高渗状态,也称作原发性缺水。

1. 病因

(1) 摄入水分不足　如过分控制病人入水量、鼻饲高浓度且含钠高的肠内营养液或静脉注入大量高渗液体。

(2) 水分散失过多　如大面积烧伤暴露疗法或大面积开发性损伤经创面蒸发大量水分、高热大量出汗、糖尿病病人因血糖未控制致高渗性利尿等。

2. 病理生理　由于失水量大于失钠量,细胞外液渗透压高于细胞内液,细胞内液向细胞外液转移,导致以细胞内液量减少为主的体液量变化;严重时,脑细胞可因缺水而发生功能障碍。细胞外液的高渗状态:①刺激视丘下部的口渴中枢,病人出现口渴感而主动饮水,以增加体内水分和降低渗透压。②刺激 ADH 分泌增加,使肾小管重吸收水分增加、减少尿量,以恢复细胞外液量和渗透压。若病因未能及时去除,循环血容量的显著减少可刺激醛固酮分泌,从而加强对钠和水的重吸收,以维持容量。

3. 临床表现　一般依缺水程度将高渗性缺水分为轻、中、重三度。

(1) 轻度缺水　缺水量占体重的 2%~4%。除口渴外,无其他临床症状。

（2）中度缺水　缺水量占体重的 5%～6%。除极度口渴外,常伴烦躁、乏力、皮肤弹性差、眼窝凹陷、尿量和尿比重增高。

（3）重度缺水　缺水量大于体重的 6%。除上述症状外,可出现躁狂、幻觉、谵妄甚至昏迷等脑功能障碍的表现。

4. 辅助检查

（1）尿比重增高。

（2）红细胞计数、血红蛋白量、血细胞比容及血尿毒氮质均有增高。

（3）血清钠＞150 mmol/L。

5. 处理原则　总的原则为去除病因,再做相应处理。发现高渗性脱水需尽早去除病因,防止体液继续丢失。鼓励病人饮水及静脉补充非电解质溶液,如 5% 葡萄糖溶液或 0.45% 的低渗盐水。虽高渗性缺水者因缺水所致血液浓缩,使血清钠有所升高,但体内实际总钠量还是缺少,故输液过程中,应观察血清钠水平的动态变化,必要时适量补钠。对高渗性缺水者,除每天需供给 2000 mL 液体以维持正常生理代谢外,还需补充液体量,估算方法有:①先根据临床表现,估计丧失水量占体重的百分比,然后按每丧失体重的 1% 补液 400～500 mL 计算。②根据血清钠浓度计算,补水量(mL)＝[测得血清钠值(mmol/L)－正常血清钠值(mmol/L)]×体重(kg)×4。

四、水中毒

水中毒即总入水量超过排出量,水潴留体内致血浆渗透压下降和循环血量增多,又称水潴留性低钠血症或稀释性低钠血症。临床上水中毒较少见。

1. 病因　肾功能衰竭,不能有效排出多余水分;因休克、心功能不全等原因引起 ADH 分泌过多;大量摄入不含电解质的液体或静脉补充水分过多。

2. 病理生理　因水分摄入过多或排出过多,细胞外液量骤增;血清钠浓度因被稀释而降低、渗透压下降;细胞内液的渗透压高于细胞外液,细胞外液向细胞内转移,使细胞内、外液量都增加而渗透压均降低。细胞外液量的增加抑制醛固酮的分泌,使远曲小管和肾小球对 Na^+ 和水重吸收减少、尿量增加,但血清钠和细胞外液渗透压将更趋降低。

3. 临床表现　根据起病的急缓分为两类。

（1）急性水中毒　起病急;因脑细胞肿胀和脑组织水肿可造成颅内压增高,引起神经、精神症状,如头痛、躁动、谵妄、惊厥甚至昏迷,严重者可发生脑疝,并出现相应的症状和体征。

（2）慢性水中毒　在原发病的基础上逐渐呈现体重增加、软弱无力、呕吐、嗜睡、泪液和涎液增多等现象;一般无凹陷性水肿。

4. 辅助检查

（1）血红细胞计数、血红蛋白量、血细胞比容、血浆蛋白量均降低。

（2）血浆渗透压降低,红细胞平均容积增加和平均血红蛋白浓度降低,提示细胞内、外液量均增加。

5. 处理原则　轻者只需限制水摄入,严重者除严禁水摄入外,静脉输注高渗盐水,以缓解细胞肿胀和低渗状态。成年病人氯化钠的日补充量不超过 20 g;酌情使用渗透性利尿剂,如 20% 甘露醇 200 mL 快速(20 min 内)静脉滴注。

水和钠代谢紊乱的三种类型缺水比较总结见表 1-1。

表 1-1 水和钠代谢紊乱的三种类型缺水比较总结

分类 表现	等渗性缺水	高渗性缺水	低渗性缺水
失水与失钠量	失水＝失钠	失水＞失钠	失水＜失钠
细胞外液渗透压	不变	高	低
主要症状	无力、恶心、口渴不明显	口渴	不渴、乏力、恶心
尿量	少	少	多→少
尿比重	高	高	低
尿 Na^+、Cl^-	正常	高	低
血清钠	正常	高	低
细胞内变化	正常	脱水	肿胀
补液	等渗性盐溶液（平衡盐溶液,氯化钠溶液）	低渗性溶液（5％葡萄糖溶液）	高渗性溶液（5％葡萄糖氯化钠注射液）

【护理评估】

1. 健康史 包括一般资料、生活习惯、有无手术史和既往类似发作史等。评估病人的体重变化,若在短期内迅速增加或减轻,往往提示有水钠潴留或缺失。

2. 身体状况

1) 局部皮肤和黏膜 皮肤弹性改变。体液不足时,用手轻捏手背或前臂皮肤,松开后不能立即回复原状,表示皮肤弹性下降;若轻捏皮肤,松开后 20～30 s 再恢复原状者,常提示严重体液不足。此外,当口腔内颊黏膜或齿龈线区出现干燥提示存在体液不足;舌变小且出现纵沟时可能存在严重缺水;体液过多时,可出现肢体肿胀。

2) 全身表现

(1) 生命体征 ①体温:体温过高时可因大量出汗导致体液和 Na^+ 丢失;低血容量可导致体温低于正常。②脉搏:脉搏增快是体液不足时人体的一种代偿,脉搏微弱可能为血容量不足。③呼吸:呼吸急促或困难可能为体液过多所致肺水肿。④血压:血压下降多为体液不足的表现。

(2) 神经症状 包括病人的清醒程度及有无乏力和阳性病理体征;若病人神志淡漠,常提示缺钠。

(3) 出入水量 入水量包括经胃肠道和非胃肠道摄入的液体,如饮食、管饲和静脉输液等。出水量包括呕吐物、汗液、尿液、粪便及从呼吸道、各类创面引流和蒸发的液体量等。尿量是反映微循环灌注的重要指标,体液缺乏常伴有尿量减少。24 h 尿量少于 400 mL 为少尿,少于 100 mL 为无尿;尿比重的变化对临床判断是肾功能衰竭或是体液缺乏所致的少尿有重要参考价值。

3. 辅助检查

(1) 实验室检查 了解血清 Na^+ 和渗透压等检查结果有助于判断病情并及时处理。

(2) 中心静脉压(CVP) 正常值为 0.05～0.12 kPa,低于正常值表示可能存在体液不足的危险。

4. 心理-社会支持状况 主要评估病人和家属对疾病及其伴随症状的认知程度、心理反应和承受能力,以便采取针对性措施,促进适应性反应。

【护理诊断/问题】

1.体液不足 与高热、呕吐、腹泻、胃肠减压、肠梗阻、大面积烧伤等导致的大量体液丢失有关。

2.体液过多 与摄入量超过排出量有关。

3.有皮肤完整性受损的危险 与水肿和微循环灌注不足有关。

4.有受伤危险的可能 与感觉、意识障碍和低血压等有关。

【护理目标】

(1)病人体液恢复平衡,无脱水的症状和体征。

(2)病人体液总量恢复平衡,无水中毒的症状和体征。

(3)病人皮肤保持完整,未发生溃破和压疮。

(4)病人对受伤危险程度的认知程度增加,并能采取措施加以预防,未出现受伤现象。

【护理措施】

1.维持充足的体液量

1)去除病因 采取有效措施或遵医嘱积极处理原发病,以减少体液的丢失。

2)实施液体疗法 对已发生脱水和缺钠的病人,依其生理状况和各项实验室检查的结果,遵医嘱及时补充液体,补充时需严格遵循定量、定性、定时的原则。

(1)定量 包括生理需要量、已丧失量和继续丧失量。

①生理需要量:即正常需水量(2000～2500 mL/d)。每日生理需水量的简易计算方法:A(kg)$\times$100 mL/(kg·d)$+B$(kg)$\times$50 mL/(kg·d)$+C$(kg)$\times$20 mL/(kg·d)(表1-2)。对于65 岁以上或心脏病病人,实际补液量应少于上述计算所得量,C项改为 15 mL/(kg·d);婴儿及儿童的体液量与体重之比高于成人,故每千克体重所需的水量也较大,如体重<10 kg的儿童,日需水量按照实际体重(kg)$\times$100 mL 计算;体重<20 kg,按照 A(kg)$\times$100 mL/(kg·d)$+$其余体重(kg)$\times$50 mL/(kg·d)计算。

表1-2 每日生理需水量估计

体　重	需　水　量
A(第 1 个 10 kg)	100 mL/(kg·d)
B(第 2 个 10 kg)	50 mL/(kg·d)
C(其余体重)	20 mL/(kg·d)

②已丧失量:指在制订补液计划前已丢失的体液量,可按脱水程度补充。轻度脱水需补充的液体量为体重的 2%～4%,中度为 5%～6%,重度为 6%以上。

③继续丧失量:又称额外丧失量,包括外在性和内在性丧失。外在性丧失液,应按不同部位消化液中所含电解质的特点,尽可能等量和等质补充。内在性丧失液,如腹(胸)腔内积液、胃肠道积液等,虽症状严重但并不出现体重减轻,故补液量必须根据病情变化估计。此外,体温每升高 1 ℃,将自皮肤丧失低渗液 3～5 mL/kg,成人体温达 40 ℃时需多补充600～1000 mL液体;中度出汗丧失 500～1000 mL 体液(含钠1.25～2.5 g);出汗湿透一套衣裤时约丧失体液 1000 mL;气管切开者每日经呼吸道蒸发的水分为 800～1200 mL,上述各类失液均应予以补充。

(2)定性 补液的性质取决于水和钠代谢紊乱的类型。高渗性脱水以补充水分为主;低渗性脱水以补充钠盐为主,严重者可补充高渗性溶液;等渗性脱水时补充等渗性盐溶液。

(3) 定时　每日及单位时间内的补液量及速度取决于液体丧失的量、速度及各器官状态,尤其是心、肺、肝脏、肾功能状态。若各器官代偿功能良好,应按先快后慢的原则进行分配,即第 1 个 8 h 补充总量的 1/2,剩余 1/2 总量在后 16 h 内均匀输入。

3) 准确记录液体出入量　对水和钠代谢紊乱者应准确记录各次饮食、饮水量和静脉补液量、大小便量、呕吐和引流液量等。准确记录 24 h 出入水量可供临床医生参考、及时调整补液方案。

4) 疗效观察

(1) 精神状态　如乏力、萎靡、烦躁、嗜睡等症状的改善情况。

(2) 脱水征象　如口渴、皮肤弹性下降、眼窝内陷等表现的恢复程度。

(3) 生命体征　如血压、脉搏、呼吸的改善情况。

(4) 辅助检查　如尿量和尿比重等尿常规检查,血液常规检查,血清电解质和肝、肾功能等血生化检查及中心静脉压等指标的变化趋势。

2. 纠正体液量过多

1) 加强观察　严密观察病情变化,及时评估病人脑水肿或肺水肿的进展程度。

2) 去除病因和诱因的护理

(1) 停止可能继续增加体液量的各种治疗,如应用大量低渗性溶液或清水洗胃、灌肠等。

(2) 对易引起 ADH 分泌过多的高危病人,如疼痛、失血、休克、创伤、大手术或急性肾功能不全等,严格按治疗计划补充液体,切忌过量和过速。

3) 相应治疗的护理

(1) 严格控制水的摄入量,每日限制摄水量在 700~1000 mL。

(2) 对重症水中毒者遵医嘱给予高渗性溶液,如 3%~5% 氯化钠溶液和利尿剂(如呋塞米)等,同时注意观察病情的动态变化和尿量。

(3) 对需经透析治疗以排除体内过多水分的病人予以透析护理。

3. 维持皮肤和黏膜的完整性

(1) 加强观察　定时观察病人皮肤和黏膜状况,若发现异常及时对症护理。

(2) 预防压疮　加强生活护理,保持皮肤清洁、干燥和床单位整洁、干净。对于虚弱或意识障碍者,应协助其翻身和定时按摩骨隆突处,避免局部皮肤长期受压,以促进局部血液循环,防止压疮发生。

(3) 预防口腔炎　指导病人养成良好的生活习惯,经常用漱口液清洁口腔;对有严重口腔黏膜炎症者,每 2 h 进行一次口腔护理,并遵医嘱给予药物治疗。

4. 增加病人活动耐力,减少受伤的危险

1) 监测血压　定时监测血压,告知血压偏低或不稳定者在改变体位时动作宜慢,以免因直立性低血压造成眩晕而跌倒受伤。

2) 建立适当且安全的活动模式　病人因水、电解质代谢紊乱可致骨骼肌收缩乏力、活动无耐受力而易发生受伤的危险。护士应与病人及家属共同制订活动的时间、量及形式,如病人除在床上主动活动外,可由他人协助在床上做被动活动,并根据病人肌张力的改善程度,逐渐调整活动内容、时间、形式和幅度,以免长期卧床致失用性肌萎缩。

3) 加强安全防范措施

(1) 移去环境中的危险物品,减少意外受伤的可能。

（2）对定向力差和意识障碍者,建立安全保护措施,如加床栏保护、适当约束及加强监护等,以免发生意外。

5. 心理护理　由于病人及家属对疾病和手术治疗的恐惧,易产生紧张、焦虑、烦躁等心理上的变化和反应,护士应做好解释和人文关怀,加强对病人及其家属的心理支持和疏导,最大限度地减轻其不适,增强其对治疗及护理的信心,以利于早日康复。

【健康教育】

（1）高温环境作业者和进行高强度体育活动者出汗较多时,应及时补充水分且宜饮用含盐饮料。

（2）有进食困难、呕吐、腹泻和出血等易导致体液失衡症状者应及早就诊和治疗。

【护理评价】

（1）病人体液量是否恢复平衡,尿比重是否下降或维持在正常范围,脱水症状和体征有无改善。

（2）病人皮肤是否完整,有无皮肤破损或压疮的发生。

（3）病人有无受伤,能否复述和掌握预防受伤的有效措施。

（4）病人体液量是否恢复平衡,尿比重是否升高或维持在正常范围,水中毒症状和体征是否改善。

任务 1-2　钾代谢紊乱病人的护理

案例引导

习先生,60 岁。因急性胰腺炎急诊入院已 5 日,入院后给予禁食及胃肠减压,每日输入 10% 葡萄糖溶液 2000 mL,5% 葡萄糖盐水 1000 mL,现病人诉乏力嗜睡、恶心、腹胀。体格检查:体温、血压正常,表情淡漠,心率 110 次/分,腹部隆起,全腹无压痛,无移动性浊音,肠鸣音减弱,腱反射减弱。请问:

（1）该病人出现了什么情况? 为什么?

（2）请简述补钾的注意事项。

【背景知识】

细胞内的主要阳离子是 K^+,占体内钾总量的 98%。钾具有诸多生理功能,如参与和维持细胞的代谢,维持细胞内渗透压、酸碱平衡、神经和肌肉组织的兴奋性及心肌的生理功能等。钾代谢异常包括低钾血症和高钾血症,以前者多见。

一、低钾血症

血清钾浓度低于 3.5 mmol/L。

1. 病因

（1）摄入不足　如长期禁食、少食或经静脉补充钾盐不足。

（2）丧失增加　如呕吐、腹泻、胃肠道引流、醛固酮增多症、急性肾功能衰竭多尿期、应用促使排钾的利尿剂及肾小管酸性中毒。

（3）K^+ 向细胞内转移　如合成代谢增加或代谢性酸中毒。

2. 临床表现　取决于血清钾水平的变化程度和速度。

（1）肌无力　最早出现的表现，一般先出现四肢肌软弱无力，后延及呼吸肌和躯干肌，可出现吞咽困难、甚至食物或饮水呛入呼吸道；累及呼吸肌时出现呼吸困难甚至窒息；严重者可有腱反射减弱、消失或软瘫。

（2）消化道功能障碍　胃肠道蠕动缓慢，有恶心、呕吐、腹胀和肠麻痹等症。

（3）心脏功能异常　主要为传导阻滞和心律异常。

（4）代谢性碱中毒　血清钾过低时，K^+ 从细胞内移出，与 Na^+ 和 H^+ 交换增加（每移出 3 个 K^+，便有 2 个 Na^+ 和 1 个 H^+ 移入细胞），使细胞外液的 H^+ 浓度下降；其次，远曲肾小管 Na^+ 和 K^+ 的交换减少，Na^+ 和 H^+ 交换增加，排 H^+ 增多，尿液呈酸性（反常性酸性尿）；结果可使病人发生低钾性碱中毒，表现为头晕、躁动、昏迷、面部及四肢肌抽动，手足抽搐，口周及手足麻木，有时可伴有软瘫。

3. 辅助检查　主要检查血清钾水平，心电图检查可作为辅助性诊断手段。

（1）血清钾低于 3.5 mmol/L。

（2）典型心电图改变为早期 T 波降低、变平或倒置，随后出现 S-T 段降低、Q-T 间期延长和 U 波。

4. 处理原则　寻找和去除引起低钾血症的原因，减少或中止钾的继续丧失；根据缺钾的程度制订补钾的计划。临床补钾的原则如下。

（1）尽量经口服补钾，如口服氯化钾、枸橼酸钾等。

（2）静脉补钾　常用 10% 氯化钾注射液，应稀释后经静脉缓慢滴注，禁止直接静脉推注，以免血清钾突然升高，导致心搏骤停。

（3）见尿补钾　一般以尿量超过 40 mL/h 或 500 mL/d 方可补钾。

（4）总量限制　依血清钾水平，每天补钾 60～80 mmol（以每克氯化钾相当于 13.4 mmol 钾计算，需每天补充氯化钾 4.5～6.0 g）。

（5）静脉补液中钾浓度不宜超过 40 mmol/L（氯化钾 3 g/L）。

（6）静脉补液时补钾速度每分钟不宜超过 60 滴。

二、高钾血症

血清钾浓度高于 5.5 mmol/L。

1. 病因

（1）肾功能减退　如急性肾功能衰竭、间质性肾炎等和应用抑制排钾的利尿剂，如螺内酯（安体舒通）、氨苯蝶啶等。

（2）分解代谢增加　如严重挤压伤、大面积烧伤所致的大量细胞内 K^+ 转移至细胞外、输入大量库存血、代谢性酸中毒、洋地黄中毒等。

（3）静脉补钾过量或（和）过速　虽此类高钾血症罕见，但其常在人体尚未发挥代偿时已产生严重后果，故在治疗过程中尤须加强警惕。

2. 临床表现　取决于血清钾水平的变化程度和速度。因神经、肌肉应激性改变，病人很快由兴奋转入抑制状态，表现为神志淡漠、感觉异常、乏力、四肢软瘫、腹胀和腹泻等；严重者有微循环障碍的表现，如皮肤苍白、湿冷、发绀、低血压等，亦可有心动过缓、心律不齐、甚至心搏骤停于舒张期。

3. 辅助检查　主要检查血清钾水平,心电图检查可作为辅助性诊断手段。

(1) 血清钾高于 5.5 mmol/L。

(2) 血清钾高于 7 mmol/L 时,几乎都有异常心电图表现,即早期 T 波高尖和 Q-T 间期延长,随后出现 QRS 波增宽和 P-R 间期延长。

4. 处理原则　纠正高钾血症的主要原则为禁钾、抗钾、转钾和排钾。

(1) **减少钾的摄入**　立即停止输注或口服含钾的药物,避免进食含钾量高的食物。

(2) **对抗心律失常**　因 Ca^{2+} 有对抗 K^+ 的作用,能缓解 K^+ 对心肌的毒性作用,故可用 10％葡萄糖酸钙溶液加入在等量 25％葡萄糖溶液内静脉推注,但其作用持续时间短(不超过 1 h),必要时可重复推注。

(3) **降低血清钾浓度**　①促使 K^+ 转移入细胞内:如输注 5％碳酸氢钠以促进 Na^+ 和 K^+ 交换或输注 25％葡萄糖 100～200 mL(每天 5 g 葡萄糖加入胰岛素 1 U),促使 K^+ 从细胞外转移至细胞内,以暂时降低血清钾浓度。②促使 K^+ 排泄:如阳离子交换树脂口服或保留灌肠。③腹膜透析或血液透析。

【护理评估】

1. 健康史　主要评估有无导致 K^+ 代谢紊乱的各种诱因,如长期禁食、肾功能衰竭、酸碱代谢紊乱等,有无手术史、创伤史,有无周期性钾代谢紊乱的发作史、既往史和家族史。

2. 身体状况

(1) **局部**　有无神经、肌肉兴奋性增高或降低的表现;有无肌力的改变,如肌无力或四肢软瘫等。

(2) **全身**　有无消化道功能障碍,如腹胀、便秘、肠麻痹等;有无心功能异常,如传导阻滞和节律异常等。

3. 心理-社会支持状况　主要评估病人和家属对疾病及其伴随症状的认知程度、心理反应和承受能力,以便采取针对性措施,促进适应性反应。

4. 辅助检查　见上。

【护理诊断/问题】

1. 活动无耐力　与钾代谢紊乱和肌无力有关。

2. 有受伤的危险　与软弱无力和意识不清有关。

3. 潜在并发症　心律失常、心搏骤停。

【护理目标】

(1) 病人血清钾水平恢复正常,活动耐力增强。

(2) 病人对受伤危险的认知程度增加,并能采取有效措施加以预防,未出现受伤现象。

(3) 病人未出现心律失常和心搏骤停等并发症。

【护理措施】

1. 恢复血清钾水平,增强活动耐受力

1) 加强对血清钾水平动态变化趋势的检测

2) 控制诱因或诱因的护理　①对低钾血症病人:按医嘱予以止吐、止泻等,以减少钾的继续丧失;鼓励病人多进食肉类、牛奶、香蕉、橘子汁、番茄汁等含钾丰富的食物。②对高钾血症病人:应告知其禁食含钾高的食物和药物。

3）控制血清钾于正常水平

（1）对低钾血症病人　遵医嘱补钾,补钾中应遵循以下原则:①尽量口服补钾:常选用10%氯化钾溶液或枸橼酸钾口服,对不能口服者可经静脉推注。②谨慎静脉推注钾:常用针剂为10%氯化钾溶液,应稀释后经静脉滴注,严禁直接经静脉推注,以免血清钾突然升高,导致心搏骤停。③见尿补钾:一般以尿量超过 40 mL/h 或 500 mL/d 方可补钾。④限制补钾总量:依血清钾水平,补钾量为 60～80 mmol/d(以每克氯化钾相当于 13.4 mmol 钾计算,需补充氯化钾 4.5～6.0 g/d)。⑤控制补液中钾浓度:补液中钾浓度不宜超过 40 mmol/L(氯化钾3.0 g/L)。⑥滴速勿快:补钾速度不宜超过 20 mmol/h。

（2）对高钾血症病人　应及时落实促使 K^+ 转移入细胞内或促使 K^+ 排泄的医嘱,如输注 5%碳酸氢钠或葡萄糖溶液加胰岛素,或给予病人口服阳离子交换树脂或保留灌肠,或予以腹膜透析或血液透析。

4）增加病人活动耐受力　依据病人耐受程度,为其制订循序渐进的活动计划,并根据其肌张力的改善程度,逐渐调整活动内容、时间、形式和幅度,且主动协助或鼓励病人实施活动计划,使其逐渐增加活动耐受力。

2. 减少受伤的危险

1）监测血压　定时监测血压,告知血压偏低或不稳定者在改变体位时动作宜慢,以免因直立性低血压造成眩晕而跌倒受伤。

2）建立适当且安全的活动模式　病人因水、电解质代谢紊乱可致骨骼肌收缩乏力、活动无耐受力而易发生受伤的危险。护士应与病人及家属共同制订活动的时间、量及形式,如病人除在床上主动活动外,也可由他人协助在床上做被动活动,并根据病人肌张力的改善程度,逐渐调整活动内容、时间、形式和幅度,以免长期卧床致失用性肌萎缩。

3）加强安全防范措施

（1）移去环境中的危险物品,减少意外受伤的可能。

（2）对定向力差和意识障碍者,建立安全保护措施,如加床栏保护、适当约束及加强监护等,以免发生意外。

3. 并发症的预防和急救　在加强对病人生命体征观察的同时,严密监测心电图。一旦病人出现心律失常应立即通知医生,积极配合治疗;若出现心搏骤停应做好心肺复苏的急救和复苏后的护理。

【健康教育】

（1）长期禁食者,长期控制饮食摄入者或近期有呕吐、腹泻、胃肠道引流者,应注意及时补钾,以防发生低钾血症。

（2）肾功能减退者和长期使用抑制排钾的利尿剂,如螺内酯(安体舒通)、氨苯蝶啶等病人,应限制含钾食物和药物的摄入,并定期复诊,监测血清钾浓度,以防发生高钾血症。

【护理评价】

（1）病人血清钾是否恢复正常,能否耐受正常活动,或能否恢复对原活动程度和活动量的耐受性。

（2）病人有无受伤,是否掌握预防受伤的有效措施。

（3）病人有无出现心律失常、心搏骤停等并发症。

任务 1-3　酸碱平衡失调病人的护理

案例引导

刘女士,42 岁,体重 46 kg,因肠梗阻入院,脉搏 95 次/分,血压 85/60 mmHg,面部潮红,呼吸深快,实验室检查血液 pH 为 7.30。请问:

(1) 该病人酸碱平衡失调的类型是什么?

(2) 试述其护理措施。

【背景知识】

适宜的体液酸碱度是维持人体组织、细胞正常功能的重要保证。人体主要通过体液缓冲系统调节、肺调节、肾调节和离子交换调节四组缓冲对来维持及调节酸碱平衡。其中体液缓冲系统最敏感,它包括碳酸氢盐系统、磷酸盐系统、血红蛋白及血浆蛋白系统,尤以碳酸氢盐系统最重要;正常时,碳酸氢盐[HCO_3^-]/碳酸[H_2CO_3]为 20:1。肺调节一般在 10~30 min 发挥作用,主要以 CO_2 形式排出挥发性酸。离子交换一般在 2~4 h 之后发挥作用。肾调节最慢,多在数小时之后发生,但其作用强而持久,且是非挥发性酸和碱性物质排出的唯一途径(每日可排出非挥发性酸约 60 mmol)。体液缓冲系统和离子交换是暂时的,过多的酸或碱性物质需最终依赖肺和肾的清除。上述四组缓冲对在物质代谢过程中不断摄入和产生的酸性、碱性物质,使体液的酸碱度(pH)始终维持于正常值,即 7.40±0.05。若体内酸、碱性物质超过人体的代偿能力,或调节功能发生障碍,平衡状态即被破坏,早期由于 HCO_3^-/H_2CO_3 等的缓冲,尚能使其比值保持在 20:1,pH 和 H^+ 浓度维持在正常范围,称为代偿性酸中毒或碱中毒。当病情严重,代偿失效,HCO_3^-/H_2CO_3 不能保持在 20:1,pH 和 H^+ 浓度超过正常范围时,则发生失代偿性酸中毒或碱中毒。临床上常分为四类,即代谢性酸中毒、代谢性碱中毒、呼吸性酸中毒和呼吸性碱中毒,这四种类型可以分别单独出现或是两种以上并存,后者称为混合型酸碱平衡失调。

【疾病概要】

一、代谢性酸中毒

代谢性酸中毒是临床最常见的一种酸碱平衡失调,是指体内酸性物质积聚或产生过多,或 HCO_3^- 丢失过多。

1. 病因

(1) 酸性物质摄入过多:过多进食酸性食物或输入酸性药物。

(2) 代谢产生的酸性物质过多:严重损伤、腹膜炎、高热或休克、分解代谢增加及无氧酵解过程中产生的酸性物质,如乳酸、酮酸等。

(3) 氢离子排出减少:肾功能不全、醛固酮缺乏或应用肾毒性药物可影响内源性 H^+ 的排出。

(4) 碱性物质丢失过多:腹泻、胆瘘、肠瘘或胰瘘等致大量碱性消化液丧失或肾小管上皮

不能重吸收 HCO_3^- 等。

2. 病理生理 代谢性酸中毒时体内 HCO_3^- 减少,H_2CO_3 相对增加,人体通过肺和肾的调节,使之重新达到平衡。体内 H^+ 浓度升高刺激呼吸中枢产生代偿反应,表现为呼吸加快加深,以加速 CO_2 排出、降低动脉血二氧化碳分压($PaCO_2$),并使 HCO_3^-/H_2CO_3 的比值接近或维持于 20:1,从而维持血液 pH 于正常范围;同时,肾小管上皮细胞中的碳酸酐酶和谷氨酰胺酶活性增加,促进 H^+ 和 NH_3 生成,二者形成 NH_4^+ 后排出致 H^+ 排出增多;此外,$NaHCO_3$ 重吸收亦增加,但该代偿能力有限。

3. 临床表现 轻者症状常被原发病掩盖,重者可有疲乏、眩晕、嗜睡、感觉迟钝或烦躁不安。较典型的症状为呼吸深而快,呼吸频率可增至 50 次/分,呼出气体有酮味;病人面色潮红、心率加快、血压偏低;严重者可昏迷、神志不清,伴对称性肌无力、腱反射减弱或消失;病人往往伴有不同程度的缺水症状。由于代谢性酸中毒可影响心肌收缩力和周围血管对儿茶酚胺的敏感性,故病人容易发生休克、心律不齐和急性肾功能不全,尿液检查一般呈酸性反应。

4. 辅助检查 主要做动脉血气分析和检测血清电解质水平。

(1) 失代偿期血液 pH 和 $[HCO_3^-]$ 明显下降,$PaCO_2$ 正常。

(2) 代偿期血液 pH、$[HCO_3^-]$ 和 $PaCO_2$ 有一定程度降低。

(3) 可伴有血清钾的升高。

5. 处理原则 积极处理原发病和消除诱因,逐步纠正代谢性酸中毒。血浆 $[HCO_3^-]$ 为 16~18 mmol/L者,经消除病因和补液纠正缺水后,基本无需碱剂治疗。血浆 $[HCO_3^-]$ 低于 10 mmol/L者,需立即输液和用碱剂治疗。常用碱剂为碳酸氢钠,临床根据酸中毒的严重程度,首次可补给5% $NaHCO_3$ 溶液 100~250 mL,在输入碱剂的 2~4 h 复查动脉血血气分析和血浆电解质浓度,依其结果再制订后续治疗方案。酸中毒时,离子化的 Ca^{2+} 增多,故即使病人有低钙血症,也可不出现手足抽搐,但酸中毒被纠正后,离子化的 Ca^{2+} 减少,便会出现手足抽搐。故纠正酸中毒应遵循逐步纠正的原则,不易使血浆 $[HCO_3^-]$ 快速超过 14~16 mmol/L,以免引起手足抽搐、惊厥和神志改变;此外,在纠正酸中毒的同时因大量 K^+ 转移到细胞内,可致低钾血症,故应注意补充钾。

二、代谢性碱中毒

代谢性碱中毒为体内 H^+ 丢失或 HCO_3^- 增多所致,以 HCO_3^- 原发性升高(>27 mmol/L)、pH 增高(>7.45)为特征。

1. 病因 大多数是由于各种原因致肾小管 HCO_3^- 重吸收过多(如血容量不足、Cl^- 或钾丧失等)引起。

(1) H^+ 丢失过多 严重呕吐、长期胃肠减压丢失大量胃酸。

(2) 碱性物质摄入过多 长期服用碱性药物或大量输注库存血,后者所含抗凝剂可转化为 HCO_3^-。

(3) 低钾血症 钾缺乏时,细胞内钾向细胞外转移,K^+ 和 Na^+ 交换增加。

(4) 利尿剂的作用 呋塞米和依他尼酸等可抑制近曲肾小管对 Na^+ 和 Cl^- 的重吸收,以致低氯性碱中毒的发生。

2. 病理生理 血浆 H^+ 浓度下降致呼吸中枢受抑制,呼吸变浅变弱,使 CO_2 排出减少、$PaCO_2$ 升高,使 HCO_3/H_2CO_3 的比值接近 20:1,从而维持血液 pH 在正常范围。同时,肾小管上皮细胞中的碳酸酐酶和谷氨酰胺酶活性降低,一方面使 H^+ 排泌和 NH_3 生成减少,另一方

面 HCO_3^- 重吸收亦减少,从而使血浆 HCO_3^- 减少。代谢性碱中毒时,由于氧合血红蛋白解离曲线左移,使氧不易从氧合血红蛋白中释放;因此,尽管病人的血氧含量和氧饱和度属正常,但组织仍处于缺氧状态。

3. 临床表现 轻者常无明显表现,且容易被原发病的症状如呕吐等掩盖,有时可有呼吸变浅、变慢或有精神方面的异常,如谵妄、精神错乱或嗜睡等。严重者呼吸浅慢,由于蛋白结合钙增加、游离钙减少,碱中毒致乙酰胆碱释放增多,神经肌肉兴奋性增高,常有面部及四肢肌肉抽动、手足搐搦、口周及手足麻木。血红蛋白对氧的亲和力增加,致组织缺氧,出现头昏、躁动、谵妄乃至昏迷,伴低钾血症时,可表现为软瘫。

4. 辅助检查 主要做动脉血气分析和检测血清电解质水平。

(1) 失代偿期血液 pH 和[HCO_3^-]明显增高,$PaCO_2$ 正常。

(2) 代偿期血液 pH 可基本正常、[HCO_3^-]有一定程度增高。

(3) 可伴有血清钾和氯的降低。

5. 处理原则 避免碱摄入过多,应用排钾性利尿药或罹患盐皮质激素增多性疾病时注意补钾,积极处理原发病。轻、中度者以治疗原发病为主,如循环血容量不足时用生理盐水扩容、低钾血症者补钾、低氯血症者给予生理盐水等,一般不需要特殊处理,严重者亦应首选生理盐水。碱中毒的纠正不宜过于迅速,一般不要求完全纠正,关键在于解除病因(如完全性幽门梗阻等),才易彻底治愈碱中毒。在治疗原发病的同时应注重伴发症的处理,因代谢性碱中毒者都伴有低钾血症,故需考虑补充氯化钾(补钾时尿量需大于 40 mL/h)。对于严重代谢性碱中毒者(pH 为 7.65,血浆 HCO_3^- 为 45～50 mmol/L),可应用稀释的盐酸溶液或盐酸精氨酸溶液,以尽快排除过多的 HCO_3^-,每 4～6 h 重复监测血气分析及血电解质,并根据检测结果及时调整治疗方案。盐酸精氨酸溶液会导致高钾血症,故使用时需密切监测心电图和血清钾浓度的变化。

三、呼吸性酸中毒

呼吸性酸中毒是指肺泡通气及换气功能减弱,不能充分排出体内生成的 CO_2,致血液中 $PaCO_2$ 增高引起的高碳酸血症。

知识链接

二氧化碳分压($PaCO_2$)为溶解的 CO_2 所产生的张力。正常动脉血为 35～45 mmHg,平均 40 mmHg,基本反映了肺泡中的 CO_2 浓度,为呼吸性酸碱平衡的重要指标,增高表示通气不足,为呼吸性酸中毒,降低表示换气过度,属呼吸性碱中毒。代谢性因素也可使 $PaCO_2$ 呈代偿性升高或降低,代谢性酸中毒时 $PaCO_2$ 降低,代谢性碱中毒时升高。

1. 病因 凡能引起肺泡通气不足的疾病均可导致呼吸性酸中毒。全身麻醉过深、镇静剂过量、呼吸肌管理不当、喉或支气管痉挛、急性肺气肿、严重气胸、胸水和心搏骤停等可致急性、暂时性高碳酸血症;慢性阻塞性肺疾病,如肺组织广泛纤维化、重度肺气肿等可引起持续性高碳酸血症。

2. 病理生理 呼吸性酸中毒时,人体主要通过血液中的缓冲系统进行调节,即血液中 H_2CO_3 与 Na_2HPO_4 结合,形成 $NaHCO_3$ 和 NaH_2PO_4,后者从尿中排出,使 H_2CO_3 减少、

HCO_3^- 增多。肾脏也发挥有效的代偿作用,肾小管上皮细胞中的碳酸酐酶和谷氨酰胺酶活性增加,可使 H^+ 和 NH_3 生成增加;H^+ 除与 Na^+ 交换外,还可与 NH_3 形成 NH_4^+ 后排出,从而使 H^+ 排出增多和 $NaHCO_3$ 重吸收增加。该两种代偿机制使血 HCO_3^-/H_2CO_3 的比值接近 $20:1$,并保持 pH 在正常范围。

3. 临床表现

(1) 胸闷、气促和呼吸困难等,因缺氧病人可出现发绀和头痛,严重者可伴血压下降、谵妄、昏迷等。

(2) 持续性头痛,为 CO_2 潴留引起脑血管扩张、颅内压增高所致;严重脑缺血可致脑水肿、脑疝,甚至呼吸骤停。

(3) 突发性心室纤颤,主要与严重酸中毒导致的高钾血症有关,血清钾浓度的急剧升高有致心肌应激性改变、心律失常和心室颤动的危险。

4. 辅助检查 主要做动脉血气分析和检测血清电解质水平。血液 pH 降低、$PaCO_2$ 增高,血浆 $[HCO_3^-]$ 正常。

5. 处理原则 积极治疗原发疾病和改善通气功能,必要时行气管插管或气管切开术。若因呼吸机使用不当发生的呼吸性酸中毒,应及时调整呼吸机的各项参数,促使体内蓄积的 CO_2 排出。由于高浓度氧的吸入可减弱呼吸中枢对缺氧的敏感性、使呼吸更受抑制,因此,一般将吸入气的氧浓度调节在 $0.6\sim0.7$ 之间,既可供给足够的氧气,又可保证较长时间吸入也不会发生氧中毒。

四、呼吸性碱中毒

呼吸性碱中毒是由于肺泡通气过度,体内 CO_2 排出过多,致 $PaCO_2$ 降低而引起的低碳酸血症。以原发性 $PaCO_2$ 下降,pH 升高(>7.45)为特征,是因肺泡通气过度所致。

1. 病因 凡引起过度通气的因素均可导致呼吸性碱中毒,常见于癔症、高热、中枢神经系统疾病、疼痛、创伤、感染、低氧血症、呼吸机辅助通气过度等。

1) 中枢性换气过度

(1) 非低氧因素所致 ①癔症等换气过度综合征。②脑部外伤或疾病:外伤、感染、肿瘤、脑血管意外。③药物中毒:水杨酸盐、副醛等。④体温过高、环境高温。⑤内源性毒性代谢产物:如肝性脑病、酸中毒等。

(2) 低氧因素所致 ①高空、高原、潜水、剧烈运动等缺氧。②阻塞性肺疾病:肺炎、肺间质疾病、支气管阻塞、胸膜及胸廓疾病、肺气肿。③供血不足:心力衰竭、休克、严重贫血等。因缺氧刺激呼吸中枢而导致换气过度。

2) 外周性换气过度

(1) 呼吸机管理不当。

(2) 胸廓或腹部手术后,因疼痛而不敢深呼气。

(3) 胸外伤、肋骨骨折。

(4) 呼吸道阻塞突然解除。

另外,妊娠或使用黄体酮等药物也可致换气过度。

2. 病理生理 $PaCO_2$ 降低可抑制呼吸中枢,使呼吸变浅、变慢、CO_2 排出量减少,致血中 H_2CO_3 代偿性增高,但该代偿过程需较长时间,可致机体缺氧。肾的代偿作用表现为肾小管上皮细胞排泌 H^+ 和生成 NH_3 均减少,使 H^+ 和 Na^+ 交换、NH_4^+ 的生成和 $NaHCO_3$ 的重吸收均减少。随着血 HCO_3^- 的代偿性降低，HCO_3^-/H_2CO_3 的比值及 pH 接近或维持于正常范围。

3. 临床表现　主要表现为换气过度和呼吸加快。碱中毒可刺激神经、肌肉兴奋性增高，急性轻症病人可有口唇、四肢发麻，刺痛，肌肉颤动，严重者有眩晕、昏厥、视力模糊、抽搐，还可伴胸闷、胸痛、口干、腹胀等；在碱性环境中，氧合血红蛋白解离降低，组织缺氧，表现为脑电图和肝功能异常。

4. 辅助检查　主要做动脉血气分析和检测血清电解质水平，血液 pH 增高、$PaCO_2$ 和 $[HCO_3^-]$ 下降。

5. 处理原则　重点在预防，如解除癔症病人的顾虑，合理给氧，加强呼吸机的管理，积极治疗原发病等。用纸袋罩于口鼻外使病人吸回呼出的 CO_2 有一定作用；采取短暂强迫闭气法，含 5％CO_2 的氧气吸入法；乙酰唑胺每日 500 mg 口服有利于排出 HCO_3^-。急危重病人在有严格监视、抢救条件情况下，可用药物阻断自主呼吸，然后气管插管进行辅助呼吸，以减慢呼吸速率和减少潮气量，但需对血 pH 和 $PaCO_2$ 进行密切监测。

【护理评估】

1. 健康史　病人有无导致酸碱失衡的基础疾病，如腹泻、肠梗阻、肠瘘、高热、严重感染、休克、幽门梗阻、持续胃肠减压等；有无过量应用利尿剂和酸性或碱性药物等；有无钾代谢紊乱；有无手术史和既往类似发作史等。

2. 身体状况

（1）局部　①有无呼吸节律和频率异常，呼气是否带有烂苹果味。②有无心率和心律异常，有无皮肤、黏膜发绀。③有无头痛、头昏、嗜睡、神志不清或昏迷等。④有无手足抽搐、麻木、疼痛和腱反射亢进等。

（2）全身　有无同时伴有缺水所致体液不足的各项全身症状和代偿表现等。

3. 辅助检查　评估动脉血血气分析、血清 pH，血清 K^+、血 $[HCO_3^-]$ 和 $PaCO_2$ 检查结果有助于病情的判断。

4. 心理-社会支持状况　酸碱代谢失衡病人往往因起病急，同时伴随严重基础疾病，倍感焦虑和恐惧。故护士须对病人和家属对疾病及其伴随症状的认知程度、心理反应和承受能力进行正确的评估，以便采取针对性措施，促进其适应性反应。

【护理诊断/问题】

1. 低效性呼吸型态　与呼吸过快过深、不规则或呼吸困难，高热、颅脑疾病、呼吸道梗阻有关。

2. 意识障碍　与缺氧、酸中毒、碱中毒抑制脑组织的代谢活动有关。

3. 潜在并发症　休克、高血钾和低血钾。

【护理目标】

（1）病人能维持正常的气体交换型态。

（2）病人意识清楚、认知力和定向力恢复。

（3）病人未出现各种并发症，或已发生的并发症得到及时发现和处理。

【护理措施】

1. 维持正常的气体交换型态

（1）消除或控制导致酸碱代谢紊乱的危险因素。

（2）观察　持续监测病人的呼吸频率、深度、呼吸肌运动情况及评估呼吸困难的程度，以便及时处理。

（3）体位　协助病人取适当的体位，如半坐卧位，以增加横膈活动幅度，利于呼吸。

（4）促进排痰　训练病人深呼吸及有效咳嗽的方法及技巧，对于气道分泌物多者，给予雾化吸入，以湿化痰液和利于排痰。

（5）紧急处理　必要时行呼吸机辅助呼吸，并做好气道护理。

2. 改善和促进病人神志的恢复　护士在监测病人血气分析结果及血清电解质水平改变的同时，还应定期评估病人的认知力和定向力，若出现异常及时通知医师，并遵医嘱落实各项治疗。

3. 预防并发症　应加强观察，在纠正酸碱失衡时，加强对病人生命体征、血电解质和血气分析指标动态变化趋势的监测，及时发现相应的并发症。

（1）应用碳酸氢钠纠正酸中毒时，若过量可致代谢性碱中毒，表现为呼吸浅、慢，脉搏不规则及手足抽搐。

（2）长期提供病人吸入高浓度氧纠正呼吸性酸中毒时，可出现呼吸性碱中毒，表现为呼吸深快、肌肉抽搐、头晕、意识改变及腱反射亢进等神经、肌肉应激性增强。

（3）慢性阻塞性肺疾病伴长期 CO_2 滞留病人可伴发 CO_2 麻痹，表现为呼吸困难、头痛、头晕，甚至昏迷。

（4）代谢性酸中毒未及时纠正会导致高钾血症的发生，表现为神志淡漠、感觉异常、乏力、四肢软瘫等，严重者可出现心搏骤停。一旦发现上述并发症时，护士应及时通知医师，并配合对症治疗和护理。

4. 原发病治疗　在纠正酸碱失衡的时候，还应遵医嘱积极消除或控制原发疾病，如高热和腹泻，以免并发脱水，甚至休克的发生。

【健康教育】

（1）高度重视易导致酸碱平衡失调的原发疾病和诱因的治疗。

（2）发生呕吐、腹泻、高热者应及时就诊。

【护理评价】

（1）病人有无恢复正常的气体交换型态。

（2）病人神志、定向力和认知力是否恢复正常。

（3）病人有无出现休克、高血钾和低血钾等并发症，或已出现的并发症是否得到及时治疗和护理。

（高仁甫）

直通护考

一、选择题

A1/A2 型题（以下每一道考题下面有 A、B、C、D、E 五个备选答案，请从中选择一个最佳答案）

1. 体液是指（　　）。

A. 细胞外液体及溶解在其中的物质　　　　B. 体内的水与溶解在其中的物质

C. 体内的水与溶解在其中的无机盐　　　　D. 体内的水与溶解在其中的蛋白质

E. 细胞内液体及溶解在其中的物质

2. 一般情况下正常成人每天出入水量为（　　）。

A. 3000～4000 mL　　　　　　B. 2500～3000 mL　　　　　　C. 2000～2500 mL

D. 1500～2000 mL　　　　　　E. 1000～1500 mL

3. 正常成人血清钠浓度范围为（　　）。

A. 100～120 mmol/L　　　　　B. 120～130 mmol/L　　　　　C. 135～150 mmol/L

D. 150～170 mmol/L　　　　　E. 170～190 mmol/L

4. 正常成人血清钾浓度为（　　）。

A. 1.0～2.5 mmol/L　　　　　B. 2.0～3.0 mmol/L　　　　　C. 2.5～3.5 mmol/L

D. 3.5～5.5 mmol/L　　　　　E. 5.0～6.5 mmol/L

5. 低渗性脱水时血浆渗透压低于（　　）。

A. 320 mmol/L　　　　　　　B. 310 mmol/L　　　　　　　C. 300 mmol/L

D. 290 mmol/L　　　　　　　E. 280 mmol/L

6. 高渗性脱水是指（　　）。

A. 失水＞失钠，细胞外液渗透压＞310 mmol/L，血清钠＞150 mmol/L 的脱水

B. 失水＞失钠，细胞外液渗透压＞280 mmol/L，血清钠＞135 mmol/L 的脱水

C. 失钠＞失水，细胞外液渗透压＜310 mmol/L，血清钠＜135 mmol/L 的脱水

D. 失钠＞失水，细胞外液渗透压＜280 mmol/L，血清钠＜145 mmol/L 的脱水

E. 失钠＜失水，细胞外液渗透压＝280 mmol/L，血清钠＝135 mmol/L 的脱水

7. 某病人口渴，尿少，尿中钠高，血清钠＞150 mmol/L，其水与电解质平衡紊乱的类型是（　　）。

A. 等渗性脱水　B. 水中毒　　　C. 高渗性脱水　D. 水肿　　　　E. 低渗性脱水

8. 高烧病人出汗多，呼吸增快易出现（　　）。

A. 高渗性脱水　B. 低渗性脱水　C. 等渗性脱水　D. 水中毒　　　E. 低钠血症

9. 低渗性脱水的婴儿发生皮肤弹性降低、眼窝凹陷，前囟下陷、主囟下陷主要是由于（　　）。

A. 血容量减少　　　　　　　B. 细胞内液减少　　　　　　C. 淋巴减少

D. 组织间液减少　　　　　　E. 细胞外液减少

10. 下列哪一类水及电解质代谢紊乱早期易发生休克？（　　）

A. 低渗性脱水　B. 高渗性脱水　C. 水中毒　　　D. 低钾血症　　E. 高钾血症

11. 下列哪一项不是低钾血症的原因？（　　）

A. 长期使用速尿　　　　　　B. 代谢性酸中毒　　　　　　C. 禁食

D. 肾上腺皮质功能亢进　　　E. 代谢性碱中毒

12. 低钾血症时，心电图表现为（　　）。

A. T 波低平、Q-T 间期缩短

B. T 波高尖、Q-T 间期缩短

C. S-T 段压低，T 波压低或双项、T 波后出现 U 波

D. T 波高尖、Q-T 间期延长

E. S-T 段压低、T 波高尖

13. 某病人做消化道手术后禁食 1 周，仅静脉输入葡萄糖盐水，该病人最容易发生的电解质紊乱是（　　）。

A. 低血钠　　　B. 低血钙　　　C. 低血镁　　　D. 低血磷　　　E. 低血钾

14. 经肾丢失钾过多可见于（　　　）。

A. 肾上腺皮质功能低下　　　　　B. 长期应用一些噻嗪类利尿剂、利尿酸、速尿

C. 用安体舒通利尿　　　　　　　D. 用氨苯蝶啶利尿

E. 垂体功能低下

15. 细胞内的钾转移到细胞外引起高钾血症见于（　　　）。

A. 碱中毒　　　　　　　　　　　　B. 静脉输入大量葡萄糖

C. 静脉输入大量胰岛素　　　　　　D. 血管溶血

E. 静脉输入大量氨基酸

16. 大面积肌肉挤压伤病人易出现（　　　）。

A. 低钾血症　　　B. 低镁血症　　　C. 低钠血症　　　D. 高钠血症　　　E. 高钾血症

17. 高钾血症心电图表现为（　　　）。

A. T 波狭窄高耸、Q-T 间期缩短　　　　　B. T 波压低、Q-T 间期缩短

C. T 波压低、Q-T 间期延长　　　　　　　D. T 波狭窄高耸，Q-T 间期延长

E. T 波压低双相，出现 U 波

18. 下列哪项不是引起外科手术后低血钾的原因？（　　　）

A. 术后禁食或厌食　　　　　　　　B. 胃肠引流

C. 术后注射大量葡萄糖溶液　　　　D. 呕吐

E. 术后肾功能衰竭、少尿

19. 低渗性脱水早期症状可有（　　　）。

A. 口渴、尿少、比重低　　　　　　B. 口渴、尿少、比重高

C. 口不渴、尿不少、比重低　　　　D. 口不渴、尿少、比重正常

E. 皮肤弹性差、尿少

20. 高钾血症和低钾血症均可引起（　　　）。

A. 代谢性酸中毒　　　　　B. 代谢性碱中毒　　　　　C. 肾小管泌氢增加

D. 心律失常　　　　　　　E. 肾小管泌钾增加

21. 血浆 $[HCO_3^-]$ 原发性增高可见于（　　　）。

A. 代谢性酸中毒　　　　　B. 代谢性碱中毒　　　　　C. 呼吸性酸中毒

D. 呼吸性碱中毒　　　　　E. 呼吸性酸中毒合并代谢性酸中毒

22. 血浆 $[H_2CO_3]$ 继发性增高可见于（　　　）。

A. 代谢性酸中毒　　　　　B. 代谢性碱中毒　　　　　C. 慢性呼吸性酸中毒

D. 慢性呼吸性碱中毒　　　E. 呼吸性碱中毒合并代谢性碱中毒

23. 血浆 $[H_2CO_3]$ 继发性降低可见于（　　　）。

A. 代谢性酸中毒　　　　　B. 代谢性碱中毒　　　　　C. 呼吸性酸中毒

D. 呼吸性碱中毒　　　　　E. 呼吸性碱中毒合并代谢性碱中毒

24. 下述哪项原因不易引起代谢性酸中毒？（　　　）

A. 糖尿病　　　B. 休克　　　C. 呼吸心搏骤停　　　D. 呕吐　　　E. 腹泻

25. 代谢性酸中毒在没有发展到循环衰竭程度时，首选治疗应该是（　　　）。

A. 使用碳酸氢钠　　　　　B. 使用乳酸钠　　　　　C. 使用枸橼酸钾

D. 使用三羟氨基甲基甲烷　　　E. 实施病因治疗

26. 幽门梗阻病人呕吐 10 天,血压 90/75 mmHg,血清钾 3.1 mmol/L,pH 7.5,应诊断为（　　）。

　　A. 呼吸性酸中毒　　　　　　　B. 呼吸性碱中毒　　　　　　C. 代谢性酸中毒

　　D. 代谢性碱中毒　　　　　　　E. 代谢性酸中毒合并呼吸性酸中毒

27. 代谢性碱中毒伴有的电解质紊乱是（　　）。

　　A. 低钾血症　　B. 高钾血症　　C. 镁缺乏　　D. 高钙血症　　E. 高钠血症

28. 赵某,男性,45 岁,腹胀呕吐已半年,多于午后发作,吐出隔夜食物,呕吐量较大,呕吐后舒服,由于长期呕吐除脱水外还会造成（　　）。

　　A. 低氯、高钾性碱中毒　　　　　B. 低氯、低钾性碱中毒　　　　C. 低氯、高钾性酸中毒

　　D. 低氯、低钾性酸中毒　　　　　E. 低钾性酸中毒

29. 陈某,女性,20 岁,因十二指肠溃疡所致幽门梗阻引起反复呕吐 15 天入院,测得血清钾值为 3 mmol/L,动脉血 pH 7.5,首选补液种类应为（　　）。

　　A. 乳酸、氯化钾溶液　　　　　　B. 氯化钾溶液　　　　　　C. 等渗盐水

　　D. 葡萄糖盐水　　　　　　　　　E. 葡萄糖盐水氯化钾溶液

A3/A4 型题(以下提供若干个案例,每个案例下设若干个考题。请根据各考题题干所提供的信息,在每道题下面的 A、B、C、D、E 五个备选答案中,选择一个最佳答案)

(30～32 题共用备选答案)

　　A. 呼吸性酸中毒　　　　　　　B. 代谢性酸中毒　　　　　　C. 呼吸性碱中毒

　　D. 代谢性碱中毒　　　　　　　E. 呼吸性酸中毒合并代谢性碱中毒

30. 幽门梗阻病人可发生（　　）。

31. 重度肺气肿病人可发生（　　）。

32. 外科临床上最常见的酸碱失衡是（　　）。

(33～36 题共用题干)

王某,女性,32 岁,幽门梗阻致反复呕吐十五天入院。呼吸浅慢,血压 90/70 mmHg,血清钾浓度 3 mmol/L、血清钠浓度 130 mmol/L、血浆 pH7.5,血浆碳酸氢根离子 35 mmol/L。

33. 该病人酸碱失衡的诊断是（　　）。

　　A. 呼吸性酸中毒　　　　　　　B. 代谢性酸中毒　　　　　　C. 呼吸性碱中毒

　　D. 代谢性碱中毒　　　　　　　E. 呼吸性酸中毒合并代谢性酸中毒

34. 该病人水、电解质失衡的诊断是（　　）。

　　A. 低钾血症、低钠血症　　　　　B. 高钾血症、低钠血症　　　　C. 高钾血症、高钠血症

　　D. 高钠血症　　　　　　　　　　E. 高钾血症

35. 该病人典型心电图表现为（　　）。

　　A. Q-T 间期延长　　　　　　　B. 出现 U 波　　　　　　　C. QRS 波增宽

　　D. P-R 间期延长　　　　　　　E. T 波降低、低平或倒置

36. 在补液时,当尿量小于 30 mL/h 时不应补给（　　）。

　　A. 10% 葡萄糖　　　　　　　　B. 10% 氯化钾　　　　　　C. 0.9% 氯化钠

　　D. 5% 葡萄糖　　　　　　　　　E. 5% 葡萄糖盐水

二、案例分析题

周某,女性,38 岁,因减肥连续服用泻药 1 周,现在感觉虚弱乏力,偶有直立性眩晕而入院。体格检查:体温 36.7℃,血压从入院时的 110/60 mmHg 很快降至 80/50 mmHg,心率 100

次/分,皮肤弹性差,黏膜干燥,尿量 120 mL/24 h。实验室检查:血清 Na^+ 140 mmol/L,血浆渗透压 295 mmol/L,尿比重 1.038,尿钠 6 mmol/L。请问:

(1) 该病人发生了何种水、电解质代谢紊乱?

(2) 解释该病人临床表现的病理生理基础。

任务2 麻醉病人的护理

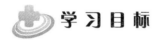

学习目标

1. 知识目标

(1) 掌握麻醉前病人的护理,各种麻醉常见并发症的防治及护理。

(2) 熟悉麻醉前用药的目的,局部麻醉的毒性反应及预防方法。

(3) 了解临床麻醉的基本知识。

2. 能力目标

能运用护理程序为麻醉病人实施整体护理。

3. 素质目标

(1) 在麻醉过程中,能配合麻醉医生对麻醉病人进行监测。

(2) 麻醉过程中表现出对病人的同情、尊重和关爱。

(3) 在护理过程中,提高认识麻醉的能力。

麻醉的主要目的是消除病人疼痛,为外科手术创造良好的条件,保证病人的安全。随着外科手术技术和麻醉学的不断发展,麻醉的应用范围已经不是局限于消除手术中的切口疼痛(临床麻醉),同时也包括了镇静镇痛、重症监测和急救复苏等领域。麻醉虽然属于麻醉医生的工作范围,但是所有参加手术的医护人员都应该熟悉相关的麻醉知识。作为一名护士,熟知相关的麻醉程序,能消除手术病人在围手术期对疼痛的恐惧和身体的不良反应,让病人更好地完成手术治疗的过程。

  案例引导

王女士,23岁,外企职员。1周后将要接受甲状腺腺瘤的切除术。王女士自小对疼痛比较恐惧,故在手术前她显得很紧张焦虑。请问:

(1) 如何对王女士进行有效的心理护理并完成手术前的麻醉准备?

(2) 手术后如何对她进行手术后的镇痛准备和护理?

任务 2-1　麻醉前病人的护理

【背景知识】

（一）麻醉的意义

麻醉是指通过麻醉药物或其他方法,暂时性抑制痛觉或痛觉传导,以达到手术能顺利进行的目的所采取的措施。一个好的麻醉不仅要无痛,而且更重要的是要安全,并且可以依据手术的需要使肌肉松弛便于手术的进行,它是保证手术安全、减轻病人痛苦、创造良好手术条件的重要措施之一,也是现代外科治疗不可或缺的重要组成部分。

（二）麻醉的分类

根据麻醉部位、实施方法和麻醉药物不同,麻醉方法分为全身麻醉（全麻）和局部麻醉（局麻）两大类。前者又分为吸入麻醉、静脉麻醉及复合麻醉;后者又分为表面麻醉、局部浸润、区域阻滞、神经阻滞及椎管内麻醉（包括蛛网膜下腔麻醉及硬膜外腔麻醉）。

麻醉方法的选择取决于病情特点、手术性质和要求、麻醉方法本身的优缺点,应以麻醉者自身的基础知识与临床经验,以及设备与监测条件等方面因素来选择。如局部浅表小手术采用局麻,颅内手术采用全麻,颈部手术多采用颈丛神经阻滞,上肢较大范围的手术可用臂丛麻醉,脐以下手术可用蛛网膜下腔麻醉,上腹部手术可用硬膜外腔麻醉,开胸手术使用气管内全麻,血压不稳定、高血压等病人不宜采用蛛网膜下腔麻醉等。麻醉方法选择的总原则是在保证病人安全的前提下来满足手术的要求,尽量选择对病人最为有利的麻醉方法和药物。

（三）麻醉前病人的护理

为了提高麻醉的安全性,增强病人对麻醉和手术的耐受力,减少麻醉期间和麻醉后的并发症,必须做好麻醉前的护理工作。

【护理评估】

（一）健康史

了解病人以往的麻醉和手术史、药物过敏史,尤其是近期有无使用强心剂,降压、降糖、镇静催眠、镇痛等药物及其剂量。

（二）身体状况

重点评估生命体征,心、肺、肝、肾和脑等重要脏器功能状况,水、电解质和酸碱的平衡情况,穿刺部位或邻近部位皮肤有无感染,脊柱有无畸形,牙齿有无缺损、松动和义齿。

（三）实验室及其他检查

血、尿、粪便常规检查,出凝血时间检查、血气分析、电解质测定,肝、肾功能检查等,心电图和胸片等。

临床上多采用美国麻醉医师协会（ASA）制定的病情分级法（表 1-3）。

表 1-3　ASA 分级标准和对麻醉耐受情况的评估

分级	标　准	麻醉耐受情况
I	发育、营养良好,心、肺、肝、肾和中枢神经系统功能正常	能耐受麻醉和手术

续表

分级	标准	麻醉耐受情况
Ⅱ	除外科疾病外,有轻度并存病,功能代偿健全	对一般手术和麻醉能耐受
Ⅲ	并存病情严重,体力活动受限,但尚能应付日常活动	麻醉和手术均危险,充分准备后能耐受
Ⅳ	并存病情严重,丧失日常活动能力,经常面临生命威胁	麻醉和手术很危险,难以耐受
Ⅴ	无论手术与否,生命难以维持24 h的濒死病人	麻醉和手术异常危险,不宜行择期手术

【护理诊断/问题】

1. 焦虑或恐惧 与担心麻醉和手术风险有关。

2. 有呼吸、循环功能异常的危险 与身体机能与麻醉和手术不相适应有关。

3. 知识缺乏 缺乏有关配合麻醉及手术的知识。

【护理目标】

(1)病人焦虑、恐惧减轻或消失。

(2)病人能复述配合麻醉前医疗和护理工作的内容和方法。

(3)病人营养状态改善,对麻醉及手术的耐受力得到提高。

【护理措施】

(一)心理护理

手术病人无疑都有许多心理反应,麻醉的痛苦与安全、手术成功的可能性、术后并发症等,足可以使病人出现心理障碍。因此,医护人员要针对焦虑或恐惧的病人进行适当的解释、安慰,消除顾虑和紧张情绪,以和蔼可亲的态度向病人介绍麻醉方案及配合方法,以取得病人积极配合。

(二)增强病人对麻醉和手术的耐受力

术前改善病人的全身状况,纠正营养不良、贫血、内环境不稳定等。合并有心脏病者,改善心功能,应将血压控制在180/100 mmHg比较安全;有呼吸系统疾病者,停止吸烟至少2周,并做深呼吸、有效咳嗽训练,痰液黏稠者给予雾化吸入,应用抗生素控制肺部感染;合并糖尿病者,尽量将空腹血糖控制在8.3 mmol/L以下。

(三)饮食护理

择期手术前常规保持胃的排空,以免反流、呕吐导致误吸,甚至窒息或吸入性肺炎。因此,择期手术的成年人在麻醉前8~12 h禁食,麻醉前4~6 h禁饮;小儿麻醉前4~8 h禁食(奶),麻醉前2 h禁饮。急诊手术的饱腹病人,麻醉前可行气管插管以免呕吐误吸甚至窒息。

(四)麻醉前用药

其目的是消除病人紧张、焦虑及恐惧的心情,使病人在麻醉前能够情绪安定,充分合作。同时也可增强全麻药的效果,减少全麻药用量及副作用,对一些不良刺激可产生遗忘作用;提高病人的痛阈,缓和或解除原发疾病或麻醉前有创操作引起的疼痛;抑制呼吸道腺体的分泌功能,减少唾液分泌,保持口腔内的干燥,以防发生误吸;消除因手术或麻醉引起的不良反射,特别是迷走神经反射,抑制因激动或疼痛引起的交感神经兴奋,以维持血流动力学的稳定。常用药物有以下几种。

1. 镇静安定药 这类药具有镇静催眠、抗焦虑、抗惊厥及中枢性肌肉松弛作用,对局麻药的毒性反应有一定的预防和治疗效果。成人常用地西泮 5～10 mg,诱导前 1 h 口服,不宜肌内注射。异丙嗪除镇静作用外还具有抗吐、抗心律失常和抗组胺作用,成人用 12.5～25 mg 肌内注射。

2. 催眠药 主要为巴比妥类药,具有镇静、催眠、抗惊厥的作用,常用于预防局麻药的毒性反应。常用苯巴比妥钠 1～2 mg/kg 于术前 1 h 肌注。

3. 麻醉性镇痛药 又称为阿片类药物,均有较强的镇痛作用。与全麻药起协同作用,增强麻醉效果,从而减少麻药用量;剧痛病人麻醉前应用可使安静合作,椎管内麻醉前使用能减轻内脏牵拉反应;局麻前使用可强化麻醉效果。常用吗啡 0.1 mg/kg 或哌替啶 0.6～1.2 mg/kg 于麻醉前 1 h 肌内注射。吗啡有抑制呼吸中枢作用,故小儿、老年人应慎用,孕妇、新生儿及呼吸功能障碍者禁用。

4. 抗胆碱药 抑制呼吸道黏液和口腔唾液分泌,解除平滑肌痉挛,有利于呼吸道通畅,还能抑制迷走神经兴奋,避免手术中心动过缓或心搏骤停,是全麻和椎管内麻醉前不可缺少的药物,常用阿托品 0.5 mg 于麻醉前 30 min 肌内注射。由于阿托品能抑制汗腺分泌,提高基础代谢率并影响心血管系统的活动,故甲状腺功能亢进症、高热、心动过速等病人不宜使用,可用东莨菪碱 0.3 mg 肌注。

任务 2-2　局部麻醉病人的护理

【背景知识】

局部麻醉(局麻)也称部位麻醉,是指在病人神志清醒状态下,将局麻药应用于身体局部,使机体某一部分的感觉神经传导功能暂时被阻断,运动神经传导保持完好或同时有程度不等的被阻滞状态。这种阻滞应完全可逆,不产生任何组织损害。局麻的优点在于简便易行、安全、病人清醒、并发症少和对病人生理功能影响小。

一、常用局麻药

常用的局麻药分为酯类(如普鲁卡因和丁卡因等)和酰胺类(如利多卡因和布比卡因等),使用中要注意每种药物的麻醉效能、使用浓度及最大剂量(表 1-4)。

表 1-4　常用局麻药适用情况比较

麻醉种类	普鲁卡因		丁卡因		利多卡因	
	使用浓度	一次剂量/mg	使用浓度	一次剂量/mg	使用浓度	一次剂量/mg
表面麻醉	—	—	1%～2%	20～40	2%～4%	200
浸润麻醉	0.25%～1%	1000	0.05%～0.1%	100	0.25%～0.5%	400～500
脊椎麻醉	5%～6%	120～150	1%	10～15	5%	120
硬膜外麻醉	2%～3%	800	0.25%～0.3%	75～90	1%～2%	400～500
臂丛麻醉	1.5%～2%	800	0.2%～0.3%	75～90	1.5%～2%	400～500

(一) 酯类

1. 普鲁卡因 普鲁卡因是常用的局麻药之一,对黏膜的穿透力弱,一般不用于表面麻醉,常局部注射,用于浸润麻醉、传导麻醉、蛛网膜下腔麻醉和硬膜外麻醉。普鲁卡因在血浆中能被酯酶水解,转变为对氨苯甲酸(PABA)和二乙氨基乙醇,前者能对抗磺胺类药物的抗菌作用,故应避免与磺胺类药物同时应用。普鲁卡因也可用于损伤部位的局部封闭,有时可引起过敏反应,故用药前应做皮肤过敏试验,对本药过敏者可用利多卡因代替。

2. 丁卡因 又称地卡因,作用及毒性均比普鲁卡因强 10 倍,亲脂性高,穿透力强,易进入神经,也易被吸收入血。其最常用作表面麻醉、腰麻及硬脊膜外腔麻醉,一般不用于浸润麻醉。此药与神经脂质亲和力较大,在血中被胆碱酯酶水解速度较普鲁卡因慢,故作用较持久,为 2~3 h。

3. 罗哌卡因 其作用强度和药代动力学与布比卡因类似,其阻断痛觉的作用较强而对运动的作用较弱,作用时间短,对心肌的毒性比布比卡因小,有明显的收缩血管作用。其适用于硬膜外、臂丛麻醉和局部浸润麻醉,对子宫和胎盘血流几乎无影响,故适用于产科手术麻醉。

(二)酰胺类

1. 利多卡因 利多卡因是目前应用最多的局麻药。相同浓度下与普鲁卡因相比,利多卡因具有起效快、作用强而持久、穿透力强及安全范围较大等特点,同时无扩张血管作用及对组织几乎没有刺激性。可用于多种形式的局麻,有全能麻醉药之称,主要用于传导麻醉和硬膜外麻醉。本药也可用于心律失常的治疗,对普鲁卡因过敏者可选用此药。

2. 布比卡因 又称麻卡,因是目前常用局麻药中作用维持时间最长的药物,为 5~10 h。其局麻作用较利多卡因强 4~5 倍,安全范围较利多卡因宽,无血管扩张作用。主要用于浸润麻醉、传导麻醉和硬膜外麻醉。

二、常用局麻方法

(一)表面麻醉

将穿透力强的局麻药施用于黏膜表面,使其透过黏膜而阻滞其浅表的神经末梢以产生黏膜麻醉。用于眼、鼻、口腔、咽喉、气管、尿道等处的浅表手术或内镜检查,方法有点滴、涂敷、喷雾、灌注等。常用药为:1%~2%丁卡因,一次限量为 40 mg;2%~4%利多卡因,一次限量为 200 mg。因黏膜供血丰富,药物可被迅速吸收而易中毒,故表面麻醉药的剂量应减至相当于浸润麻醉药最大剂量的 1/4~1/2。

(二)局部浸润麻醉

将局麻药注射于手术部位的各层组织内,使神经末梢发生传导阻滞,称为局部浸润麻醉。

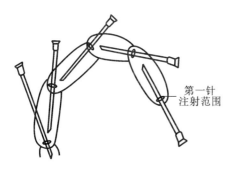

第一针注射范围

图 1-1 一针技术

其方法是先在皮肤切口一端皮内注射一皮丘,继续沿切口走行方向做成一连串皮丘,做新皮丘时注射针应在前一皮丘内刺入,故局麻药只有第一针刺入时才有痛感,此即一针技术(图 1-1)。然后进行分层注射,即由皮丘按解剖层次向四周及深部扩大浸润范围。注药时应将较大量麻药在短时内加压注入,使麻药在组织内产生水压作用,即为张力性浸润,因此麻药能与神经末梢广泛而均匀地接触,使麻醉效果更为增强。每次注药前都要回抽注射器,以免误注入血管内。常用 0.5%~1%普鲁卡因,一次总量不超过 1 g。浸润麻醉的优点是麻醉效果好,对机体的正常功能无影响;缺点是用量较大,麻醉区域较小,在做较大的手术时,因所需药量较大而易产生全身毒性反应。

(三) 区域阻滞麻醉

采用局部浸润的方法,由皮丘向四周及深层组织扩大浸润,由点成线、由线成面,由许多面而成为一立体阻滞区域,对手术区形成一包围圈,以阻滞神经纤维的向心传导,即为区域阻滞麻醉(图1-2)。该法常用于囊肿切除、肿块活体组织检查等。其优点是能避免穿刺病理组织,不会使手术区的局部解剖因注药而难以辨认。

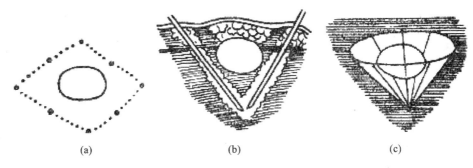

(a)　　　　　　　(b)　　　　　　　(c)

图1-2　区域阻滞麻醉

(四) 神经阻滞麻醉

将局麻药注射于神经干(丛或节)的周围,以阻滞其神经传导,使该神经支配区产生麻醉作用,称神经阻滞麻醉。此法能以少量的局部麻醉药产生较大的无痛区,效果好而安全,常用的有臂丛麻醉(图1-3)、颈丛阻滞(图1-4)等。

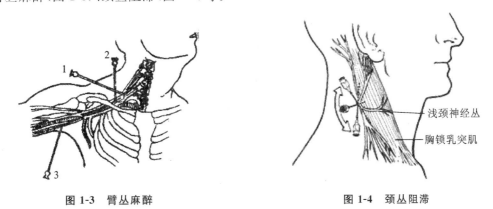

浅颈神经丛
胸锁乳突肌

图1-3　臂丛麻醉　　　　　　　　图1-4　颈丛阻滞

【护理评估】

1. 心理状态　观察病人精神紧张、焦虑和恐惧的程度。

2. 麻醉前准备情况　了解病人局部麻醉药过敏史及皮试结果,是否按照要求禁饮食、是否接受了麻醉前用药。

3. 了解心、肝、肾功能情况　估计病人对局麻药物的耐受力。

4. 监测生命体征　监测体温、脉搏、呼吸、血压等。

【护理诊断/问题】

1. 焦虑、恐惧　与面临麻醉及手术风险和手术室环境陌生有关。

2. 潜在并发症　局麻药毒性反应、过敏反应等。

【护理目标】

（1）病人焦虑或恐惧程度减轻。

（2）潜在并发症能被及时发现，并得到有效处理。

【护理措施】

（一）麻醉前护理

1. 饮食 一般小手术可不必禁饮食。手术范围大，可能需要转为其他麻醉者，需按常规禁食和禁饮。

2. 术前用药 常规应用苯巴比妥钠镇静，较大手术可用哌替啶做强化麻醉，但门诊手术病人不宜用哌替啶，以免引起头晕或回家途中发生意外。

3. 过敏试验 普鲁卡因、丁卡因使用前需做皮肤过敏试验，皮试阳性或有过敏史者，可改用利多卡因。

（二）防止局麻药毒性反应

局麻药短时间内进入血液循环超过机体的耐受极限可引起毒性反应。

1. 原因 ①局麻药过量。②单位时间内药物吸收过快，如注射到含血管丰富的部位或误入血管内。③机体对局麻药的耐受性降低，多见于恶病质、严重感染、严重贫血、肝功能不良、维生素缺乏、高热等病人。④药物间的相互作用，如同时使用两种局麻药而不减量（按规定两同类药物相加剂量应相当于其中一种药的最大量）。

2. 症状 主要表现为中枢神经及循环系统的变化。中枢神经的抑制性神经元容易遭受局麻药的抑制，结果使兴奋性神经元的作用相对加强，由此引起中枢兴奋和惊厥。如局麻药浓度再升高，则使兴奋和抑制性神经元都受到抑制，即引起中枢兴奋的全面抑制，表现为神志淡漠或昏迷、呼吸抑制或停止、循环衰竭等。局麻中毒时除直接舒张外周血管外，亦抑制心肌的收缩和传导，使心排血量下降，导致低血压、循环衰竭甚至心搏骤停。

3. 治疗 ①立即停用局麻药。②支持呼吸和循环功能，如人工呼吸、给氧和使用升压药，心跳停止时应立即复苏。③抗惊厥：静注安定 0.1～0.2 mg/kg 或 2.5％硫喷妥钠 3～5 mL，亦可用速效肌松药。

4. 预防 ①限量使用：如普鲁卡因一次用量不得超过 1 g。②限制浓度：如浸润麻醉普鲁卡因浓度不超过 1％。③防止局麻药过快进入血液循环，即每次推药前必须回吸无血。④在血液循环丰富部位手术，麻醉药中加入适量的肾上腺素，通常每 100 mL 局麻药中加入 0.1％肾上腺素 0.3 mL。但高血压、心脏病、甲亢、老年病人及指（趾）端手术者忌加肾上腺素。⑤对年老、体弱及对麻醉药耐受力差的病人，用药更要限量和限制浓度。

（三）防止局麻药过敏反应

有极少数病人在使用局麻药后出现皮肤黏膜水肿、荨麻疹、哮喘、低血压或休克等症状，称为过敏反应，分为即刻反应和迟缓反应两种。酰胺类较酯类局麻药过敏反应发生率低。麻醉前应询问过敏史和家庭史，并做过敏试验，用药时可先给予小剂量，若病人无特殊主诉和异常再给予适当量。一旦发生过敏反应立即停药，抗过敏处理，对严重病人的抢救应立即静脉注射肾上腺素 0.2～0.5 mg，然后给予糖皮质激素和抗组胺药物。

（四）麻醉后护理

局麻手术对机体影响小，除出现毒性反应或过敏反应外，一般不需要特殊护理，必要时给予静脉输液，术后观察半小时无异常反应即可离去。

任务 2-3　椎管内麻醉病人的护理

【背景知识】

椎管内麻醉是指将局部麻醉药注入椎管的蛛网膜下隙或硬脊膜外腔,从而使部分脊神经传导功能发生可逆阻滞的麻醉方法,包括蛛网膜下隙阻滞、硬脊膜外阻滞和腰麻-硬膜外腔联合阻滞。椎管内麻醉时,病人意识清醒,镇痛效果确切,肌松弛良好,但可以引起血压下降、恶心呕吐、呼吸抑制等不良反应,也不能完全消除内脏牵拉反应。

一、蛛网膜下隙阻滞

蛛网膜下隙阻滞是将局麻药注入蛛网膜下隙,阻断部分脊神经传导功能而引起相应支配区域麻醉作用的麻醉方法,又称脊椎麻醉或腰麻(图 1-5)。

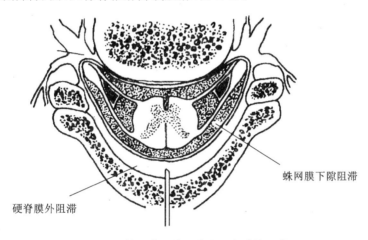

图 1-5　蛛网膜下隙阻滞和硬脊膜外阻滞

1. 适应证　腰麻适用于持续 2~3 h 以内的下腹部、盆腔、下肢和肛门会阴部手术,如阑尾切除术、疝修补术、痔切除术、肛瘘切除术及半月板摘除术等,由于腰麻后神经系统并发症较多,麻醉时间受到限制,临床上不常用,现多被硬脊膜外隙阻滞所取代。

2. 禁忌证　①中枢神经系统疾病,如脑脊髓膜炎、颅内高压症等;②严重休克、贫血、脱水;③穿刺部位或邻近部位皮肤感染;④脊柱畸形、外伤;⑤急性心力衰竭或冠心病发作;⑥精神病病人或小儿等不合作者。

3. 常用局麻药　普鲁卡因、丁卡因和布比卡因,均为纯度较高的白色结晶。用 5% 葡萄糖溶液或脑脊液溶化,其比重高于脑脊液,称为重比重液;用蒸馏水溶化时其比重低于脑脊液,称为轻比重液。临床上多用前者,因其有利于控制麻醉平面的高度。

4. 方法　通常取弯腰侧卧位,成人穿刺点一般选在 L_4~L_5 或 L_3~L_4 椎间隙穿刺(图 1-6)。局部常规消毒及麻醉后,戴橡皮手套,用 20~22 号穿刺针沿棘突方向缓慢刺入,经皮肤、皮下组织、棘上韧带、棘间韧带、黄韧带、硬脊膜和蛛网膜而进入蛛网膜下腔。抽出针芯流出脑脊液,即提示穿刺成功,注入局麻药后将穿刺针拔出。腰麻后可致头痛,所以腰麻后应常规采取去枕平卧 4~6 h。

5. 麻醉平面的调节　腰麻的麻醉平面是指麻醉后皮肤痛觉消失的最高界面。影响麻醉平面的因素很多,如局麻药液的比重、剂量、容积、病人身高、脊柱生理弯曲和腹腔压力等,通常根据手术区对麻醉平面的要求,在腰麻注药后 5～10 min 内,通过改变病人体位来调节麻醉平面。如取坐位,可得到肛门会阴部麻醉(鞍麻);取侧卧位,可得到单侧腹部及下肢的麻醉;取头高足低仰卧位,可得到双下肢和腹部麻醉;取头低足高仰卧位,则麻醉平面逐渐上升,但最高以不超过 T_6 为宜,否则会严重扰乱循环、呼吸,而威胁病人的生命安全。

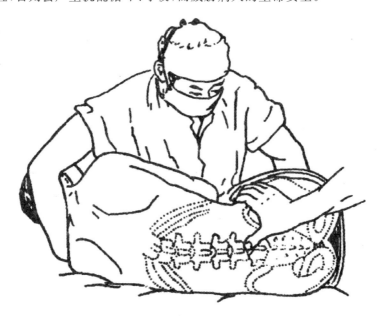

图 1-6　腰椎间隙穿刺

二、硬脊膜外阻滞

硬脊膜外阻滞是将局麻药注入硬膜外腔,阻滞脊神经传导功能,使其支配区域的感觉或运动功能丧失的麻醉方法,又称硬脊膜外腔阻滞或硬膜外麻醉(图 1-5)。

1. 适应证　适用于头部以外的任何部位的手术,最常用于横膈以下的各种腹部、腰部和下肢手术。由于穿刺后保留导管可间歇给药,不受手术持续时间的限制,目前在临床上应用较为广泛。

2. 禁忌证　与腰麻相似,对中枢神经系统疾病、休克、穿刺部位或邻近部位皮肤感染、脊柱严重畸形、凝血机制障碍等病人均属禁忌;对老年、妊娠、贫血、高血压、心脏病、低血容量等病人应非常谨慎,减少用药剂量,加强病人管理。

3. 分类

1) 根据给药方式分类　可分为单次硬膜外阻滞和连续硬膜外阻滞两种,临床常用后者。

2) 根据神经阻滞部位不同分类

(1) 高位硬膜外阻滞　于 C_5～T_{12} 之间进行穿刺,阻滞颈部及上胸段脊神经,适用于甲状腺、上肢或胸壁手术,目前已罕用。

(2) 中位硬膜外阻滞　穿刺部位在 C_6～T_{12} 之间,常用于腹部手术。

(3) 低位硬膜外阻滞　穿刺部位在腰部各棘突间隙,用于下肢及盆腔手术。

(4) 骶管阻滞　经骶裂孔进行穿刺,阻滞骶神经,适用于肛门、会阴部手术。

4. 常用局麻药

(1) 利多卡因　常用浓度为 1.5%～2%,起效时间为 5～8 min,作用维持时间约 1 h,试验量为每隔 5 min 注射 100 mg,共注射三次。每隔 45 min 注射一次,连续维持作用时间。

（2）丁卡因　常用浓度为 0.25%～0.33%,起效时间为 10～20 min,作用维持时间 1.5～2 h;成人一次最大用量为 60 mg。

（3）布比卡因　常用浓度为 0.5%～0.75%,起效时间为 7～10 min,作用维持时间 2～3 h。

5. 方法　穿刺体位大致与腰麻相同,因此,护士同样要协助摆好相似的体位。常规消毒、铺巾,穿刺经皮肤、皮下、棘上韧带、棘间韧带和黄韧带,当穿破黄韧带时有一种突破感,阻力消失,回吸无脑脊液,测试负压,无误后送入导管,固定后摆放手术体位,先给予试验量,观察 5～10 min,无腰麻现象,即可开始正式给药。

【护理评估】

椎管内麻醉在临床使用广泛,由于椎管内麻醉对病人的循环功能影响较大,因此必须做好椎管内麻醉病人的麻醉评估及护理工作。

1. 心理状态　观察病人精神紧张、焦虑和恐惧的程度。

2. 麻醉前准备情况　了解病人是否接受了麻醉前用药,是否按照要求禁饮食,麻醉部位皮肤有无感染、脊柱有无畸形。

3. 麻醉或手术史　了解有无麻醉或手术史,注意局麻药过敏史。

4. 生命体征　监测体温、脉搏、呼吸、血压等,尤其注意病人有无心脏病、体液失衡。

【护理诊断/问题】

1. 心输出量减少　与麻醉后部分交感神经阻滞有关。

2. 低效性呼吸型态　与麻醉平面过高或硬脊膜外腔阻滞麻醉时麻药误入蛛网膜下隙所致的全脊髓麻醉有关。

3. 排尿异常　与骶神经被阻滞后恢复较晚、腹部和会阴部手术后切口疼痛、病人不习惯卧床排尿有关。

4. 头痛　与腰穿时脑脊液漏出引起颅内压降低有关。

5. 椎管内感染　与麻醉时无菌操作不严等因素有关。

【护理目标】

（1）在麻醉恢复期血压平稳,心输出量正常。

（2）呼吸功能得到有效恢复。

（3）病人能自主排尿。

（4）头痛得到预防或有效减轻。

（5）及时发现和处理全脊髓麻醉,避免严重后果。

【护理措施】

1. 体位　腰麻后为预防麻醉后头痛,需常规去枕平卧 6～8 h;硬膜外麻醉后不会引起头痛,但因交感神经阻滞,血压多受影响,所以应平卧(可不去枕)4～6 h。

2. 病情观察　密切监测生命体征,防止麻醉后并发症的出现。麻醉后早期每 15～30 min 测血压、脉搏、呼吸 1 次,并做好记录,病情稳定后可延长监测的间隔时间。同时还要观察病人的各种引流管的引流量、尿量、颜色、肢体的感觉和运动情况,如有异常应及时报告医生。

3. 腰麻常见并发症的预防和护理

（1）血压下降或心率减慢　血压下降是因为麻醉平面过高导致脊神经阻滞后麻醉区域血管扩张过多,引起回心血量减少、心排出量减少所致。心率减慢是因为交感神经被阻滞而迷走神经功能相对亢进,易导致心动过缓。其预防和处理措施:术前有效控制血压,补足血容量;术中密切观察病人血压和心率变化,注意有无低血压和心动过缓出现。可按医嘱静脉注射麻黄碱收缩血管,提升血压;心动过缓者可以静脉注射阿托品。

(2)呼吸抑制 常见于肋间肌麻痹和呼吸中枢被抑制,病人感胸闷气短、呼吸抑制甚至发绀,若全脊髓麻醉可致呼吸停止和心脏停搏。其预防和处理措施:密切观察病人的呼吸、心率、血压和面色变化等,注意有无呼吸抑制的表现;如发现病人呼吸功能不全及时采用面罩吸氧,如发生呼吸停止应立即做气管内插管并人工通气;如出现呼吸停止、心脏停搏,应立即行心肺复苏术。

(3)恶心、呕吐 主要原因有麻醉平面过高,引起低血压和呼吸抑制,导致脑缺血缺氧而兴奋呕吐中枢;麻醉和手术牵拉致迷走神经兴奋,使胃肠蠕动增强。其预防和处理措施:麻醉前用阿托品降低迷走神经兴奋性;麻醉过程中密切观察病人有无恶心、呕吐;如发生呕吐,应采取针对性的措施,提升血压、吸氧、暂停手术牵拉等。

(4)腰麻后头痛 发生率为3%～30%,常发生于麻醉后2～7天,主要是因为脑脊液漏出导致颅内压降低和颅内血管扩张致血管性疼痛。典型症状为由平卧位转为坐位或直立位时出现剧烈头痛,尤其在咳嗽或突然活动时疼痛加剧,在平卧位时疼痛缓解。其预防和处理措施:①麻醉时采用细针穿刺;②提高穿刺技术,避免反复穿刺;③围手术期足量补液并预防脱水;④腰麻术后采取去枕平卧4～6 h;⑤对发生头痛者,予以平卧休息,给予镇痛剂或安定类药物,或采取针灸或腹带捆绑腹部。严重者可于硬膜外腔注入生理盐水或5%葡萄糖溶液15～30 mL。

(5)尿潴留 较常见,主要是因为支配膀胱的骶丛神经被阻滞后恢复较慢,以及下腹部、肛门会阴部手术后切口疼痛和不习惯卧床排尿等所致。其预防和处理措施:①指导病人术前练习卧床排尿;②如无禁忌可协助其下床排尿,以免膀胱过度充盈;③诱导排尿,可予以热敷膀胱区或者针刺足三里、三阴交、阳陵泉等穴位;④如上述措施无效应予以留置导尿管,解除尿潴留。

4. 硬脊膜外阻滞常见并发症的预防和护理

1)全脊髓麻醉 全脊髓麻醉是硬膜外麻醉最危险的并发症。因穿刺或导管误入蛛网膜下隙,将全部或大部分局麻药误注入蛛网膜下隙而引起的全脊髓神经阻滞现象。病人可在注药后数分钟内出现呼吸困难、血压下降、意识模糊或意识不清,继而呼吸停止。一旦发生全脊髓麻醉,应立即行面罩加压给氧,并积极配合医师紧急行心肺脑复苏术,同时加快输液速度,按医嘱给予升压药,维持循环功能。

2)局麻药毒性反应 硬膜外腔内丰富静脉丛对局麻药吸收很快,若穿刺针或导管误入血管,将局麻药直接注入血管,或导管损伤血管,均可加快局麻药的吸收速度而引起不同程度的局麻药毒性反应。主要表现为嗜睡、眩晕、惊恐不安、定向障碍和寒战等,严重者出现意识不清、抽搐、惊厥、呼吸困难、血压下降、心率缓慢,甚至心搏骤停和呼吸停止而死亡。其预防、观察和护理措施:①避免局麻药注入血管内:注药前必须先回抽确定有无血液,防止药物误注入血管内。②控制药物用量:一次用药不超过限量或予以小剂量分次注射。③给予麻醉前用药:如地西泮或巴比妥类等。④药液内加入适量肾上腺素:局麻药内加入肾上腺素能使局部血管收缩,延缓局麻药吸收,既能延长其作用时间,又能减轻局麻药的毒性反应。⑤积极处理毒性反应:立即停止注药,予以吸氧。轻者可给予地西泮 0.1 mg/kg 静脉注射;出现抽搐或惊厥者,可静脉注射硫喷妥钠 1～3 mg/kg;惊厥反复者,可静脉注射琥珀胆碱 1 mg/kg 后,行气管插管及人工呼吸。对出现低血压者,可按医嘱给予升压药及输血、输液等措施维持血压。对心率缓慢者,予以缓慢静脉注射阿托品。一旦呼吸、心搏骤停,应立即行心肺脑复苏术。

3)血压下降　主要因交感神经阻滞使阻力血管和容量血管扩张所致,其特点是血压下降出现较晚,幅度较小。

4)呼吸抑制　硬膜外阻滞可影响肋间肌和膈肌运动导致呼吸储备功能降低。当阻滞平面低于 T_8 时,呼吸功能可基本维持正常,但若达到 T_2 时,则通气功能明显降低。通过降低用药浓度、减轻对运动神经的阻滞,可以减轻局麻药对呼吸的抑制作用。

5)恶心、呕吐

(1)麻醉平面过高,引起低血压和呼吸抑制,导致脑缺血缺氧而兴奋呕吐中枢。

(2)迷走神经功能亢进,使胃肠蠕动增强。

(3)手术牵拉腹腔内脏,反射性引起恶心呕吐。

(4)病人对术中辅助用药较敏感,其预防和护理措施包括:①麻醉前应用阿托品,以降低迷走神经兴奋性。②麻醉过程中密切观察病人有无恶心、呕吐反应。③若发生呕吐,应积极寻找原因,并采取针对性治疗措施,如提升血压、吸氧、暂停腹腔内脏的牵拉等,也可按照医嘱予以氟哌利多或昂丹司琼等药物进行预防和治疗。

6)神经损伤

(1)原因　包括:①穿刺直接损伤神经;②导管质硬而损伤脊神经根或脊髓;③局麻药神经毒性。

(2)护理措施　包括:①选择质地较柔软的导管,避免损伤脊神经根或脊髓;②加强观察穿刺或置管过程中病人的感觉和运动功能变化,若出现电击样异感并向肢体发射,说明已触及神经,予以对症治疗,数周或数月后可自愈。

7)硬膜外血肿　其发生率为 2%～6%,多因硬膜外穿刺和置管时损伤血管而致硬膜外出血,血肿压迫脊髓可致截瘫;多见于凝血功能障碍或应用抗凝药物者。病人表现为麻醉作用持久不退,或消退后再次出现肌无力、截瘫等。其观察和处理措施:①完善术前准备:术前纠正凝血功能障碍,对有凝血功能障碍或应用抗凝药物者,禁用硬膜外阻滞。②加强观察病人有无进行性肌力或截瘫表现。③一旦发现血肿压迫征兆,及时报告医师并做好手术准备,争取在血肿形成后 4 h 内进行椎板切开减压术,清除血肿、解除压迫,若超过 24 h 则难以恢复。

8)硬脊膜外脓肿　多因无菌操作不严格或穿刺针经过感染组织,将细菌带入硬膜外腔引起感染而逐渐形成脓肿。病人表现为脊髓和神经根受刺激和压迫的症状,如放射性疼痛、肌无力和截瘫,并伴感染征象。其预防、观察和护理措施:①预防感染:严格无菌操作,避免从感染部位穿刺。②加强观察:观察病人体温、脉搏、肌力及白细胞计数等变化,注意有无全身感染征象及肌无力或截瘫表现。③积极处理:一旦明确为硬膜外脓肿,应按医嘱应用大量抗生素,并积极做好手术准备,尽早行椎板切开引流术。

任务 2-4　全身麻醉病人的护理

【背景知识】

全身麻醉(全麻)是指麻醉药经呼吸道吸入、静脉或肌内注射进入体内,暂时抑制中枢神经系统功能而产生麻醉作用的方法,临床表现为意识消失、全身痛觉消失、反射抑制和骨骼肌松弛。对中枢神经系统抑制的程度与血液内药物浓度有关,并且可以控制和调节。这种抑制是完全可逆的,当药物被代谢或从体内排出后,病人的意识及各种反射逐渐恢复。

全麻是目前临床麻醉最常用的方法,因麻醉药物对中枢神经的控制可控、可逆,也无时间限制,病人清醒后不留任何后遗症,且较局麻和神经阻滞麻醉更舒适和安全,故适用于身体各部位手术。

按麻醉药进入体内的途径不同分为吸入麻醉和静脉麻醉。吸入麻醉是将气体或挥发性液体麻醉药物经呼吸道吸入而起到全身麻醉作用的方法;静脉麻醉是一种将麻醉药物注入静脉,通过血液循环作用于中枢神经系统而产生全身麻醉作用的麻醉方法。

目前已基本不用单一的静脉全麻,对复杂或较长时间的手术,临床常将静脉麻醉剂、镇痛剂及肌松弛剂联合使用,称为复合全身麻醉。根据给药途径的不同,复合麻醉大致分为全静脉麻醉和静吸复合麻醉两种。全静脉麻醉是指静脉诱导后,采用多种短效静脉麻醉药复合应用,以间断或连续静注法维持麻醉;静吸复合麻醉则是在全静脉麻醉基础上,于麻醉减浅时予以间断吸入挥发性麻醉剂,以维持麻醉稳定,减少吸入麻醉剂的用量,有利于病人麻醉后迅速苏醒。

一、吸入麻醉

将气体或挥发性液体麻醉药经呼吸道吸入产生全麻作用的方法称为吸入麻醉。其一般用于全麻的维持,也可用于麻醉诱导。

(一)常用的吸入麻醉药

1. 氧化亚氮(笑气,N_2O)　无刺激、无毒性气体,有较好的镇痛作用,麻醉性能较弱,临床常与其他全麻药物复合应用于麻醉维持。吸入浓度为$50\%\sim70\%$,麻醉时必须维持吸入浓度在30%以上的氧气。因肌松弛弱,易发生缺氧,故停止吸入氧化亚氮后应吸纯氧$5\sim10$ min;因有向闭合空腔内积聚的特点,故肠梗阻病人不宜使用。

2. 恩氟烷(恩氟醚)　无色透明挥发性液体,诱导和苏醒快,麻醉性能较强,可用于麻醉诱导和维持,吸入浓度为$0.5\%\sim2\%$。因可降低眼压,对眼内手术有利,但对呼吸的抑制作用较强;深麻醉时可出现面部及肌肉痉挛性抽搐,故有癫痫病史者慎用。

3. 异氟烷(异氟醚)　异氟烷是恩氟烷的异构体,诱导迅速,苏醒快而平稳,肌肉松弛作用好,对肝肾毒性作用小,对循环系统抑制轻微。麻醉性能强,可用于麻醉诱导和维持。临床上常在静脉诱导后,吸入异氟烷维持麻醉,吸入浓度为$0.5\%\sim2\%$。此药不增高颅内压,适合颅脑手术的麻醉。

4. 七氟烷(七氟醚)　麻醉性能较强,可用于麻醉诱导和维持,维持麻醉吸入浓度为$1.5\%\sim2.5\%$。麻醉后苏醒迅速,用药时呛咳、恶心、呕吐发生率低。此药对中枢神经系统、呼吸系统均有抑制作用;对脑血管有舒张作用,可引起颅内压增高;在钠石灰中和温度升高时可发生分解。

5. 地氟烷(地氟醚)　麻醉性能较弱,对心肌力、呼吸有轻度抑制作用,对大脑皮层电活动有轻度抑制作用,能降低脑的代谢率;可用于麻醉诱导和维持,且麻醉诱导和苏醒都非常迅速;吸入浓度为$3\%\sim10\%$。因对循环功能影响较小,故对心脏手术或心脏病病人行非心脏手术更有利。

(二)吸入麻醉方法

1. 开放滴药吸入麻醉　将麻醉药直接滴在金属丝麻醉罩的纱布上,病人呼吸时吸入挥发的气体而进入麻醉状态,但由于环境的污染,目前使用较少。

2. 面罩吸入麻醉　将麻醉面罩扣于病人口鼻部,开启麻醉药蒸发器并逐渐增加吸入浓度,待病人意识丧失,在静注肌松药后行气管内插管。

3. 密闭式气管内吸入麻醉　以上两种方法使病人处于麻醉诱导期,经气管导管通过口腔或鼻腔插入气管内(图 1-7),连接密闭式麻醉机引入药液产生麻醉作用(图 1-8)。此法可保持呼吸道通畅,进行控制呼吸或辅助呼吸,适用于各种大手术,尤其是胸部手术。

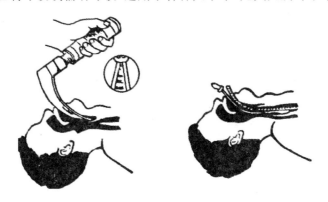

图 1-7　气管内插管

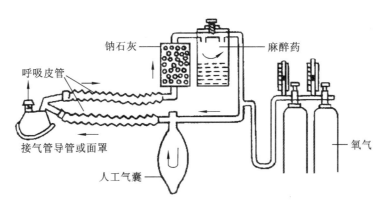

图 1-8　密闭式麻醉机

（三）麻醉分期

吸入麻醉根据病人的神志、感觉、运动和反射分为四期。

1. 第Ⅰ期(镇痛期)　从麻醉诱导开始到病人意识完全消失,其特征为由清醒至呼唤无反应,痛觉存在,呼吸、脉搏增快,其他反射存在,此期不宜手术。

2. 第Ⅱ期(兴奋期)　从病人意识消失,经过一兴奋过程,直到兴奋状态缓解出现深而节律的呼吸为止。其特征为呼吸不规则,屏气、喉痉挛,心律失常,痛觉过敏。此期禁忌手术。

3. 第Ⅲ期(外科麻醉期)　又称手术期或松弛期,由浅入深可分为四级。

（1）第一级　呼吸节律从紊乱转为平稳规则,频率略快,血压、脉搏平稳,眼睑反射消失,肌肉不松,可施行一般的手术。

（2）第二级　眼球从转动变为中央固定,瞳孔大小正常,角膜反射和咽反射消失,呼吸较第一级慢,可施行气管插管及腹腔手术。

（3）第三级　脊髓由下而上受抑制,脑桥开始抑制,瞳孔逐渐散大,呼吸变浅、以腹式呼吸为主,血压逐渐下降,肌肉完全松弛。此期仅在手术必要时作短时间使用,如腹内探查操作。

（4）第四级 脊髓与脑桥抑制更深、瞳孔散大、对光反射消失、呼吸严重抑制、血压下降、脉搏微弱。此期不适合手术，进入此期应立即降低麻醉深度，加强有效人工呼吸。

4. 第Ⅳ期（延髓麻醉期） 其特征为呼吸极度抑制直至停止，瞳孔极度散大，严重低血压，脉搏消失，心律失常直至心脏停搏。此期应紧急抢救，挽救病人的生命。

麻醉分期受多种因素影响，主要观察项目为呼吸、血压、脉搏及肌张力。麻醉诱导时，应尽量缩短第Ⅱ期，掌握好第Ⅲ期（外科手术常用第一、二级，偶尔应用第三级），绝对避免第Ⅳ期。

二、静脉麻醉

静脉麻醉是指经静脉注入麻醉药，通过血液循环作用于中枢神经系统而产生全麻的方法。其优点是诱导快，对呼吸道无刺激，操作简便，病人较舒适，药物无爆炸性，无环境污染等。缺点是单独使用难以满足麻醉需要，麻醉深度不易调节，易产生快速耐药，长时间用药后可产生体内蓄积和苏醒延迟。

（一）常用的静脉麻醉药

1. 硫喷妥钠 超短效巴比妥类静脉全麻药。常用剂量为 4～6 mg/kg，用药后 20 s 内使病人入睡，麻醉作用时间为 15～20 min。因无镇痛作用，一般不单独作为麻醉药使用，临床常用于全麻诱导、短小手术的麻醉、控制惊厥、小儿基础麻醉等。由于此药对中枢神经系有强烈而短暂的抑制作用，对呼吸和循环有明显的抑制作用，易诱发喉痉挛及支气管痉挛，故哮喘、心肺功能障碍、严重低血压病人禁用此药。

2. 氯胺酮 氯胺酮是一种分离性强镇痛静脉麻醉药，注射后表现为意识与感觉分离，体表镇痛作用强，而对脑干网状结构影响较轻，这种选择性地抑制与兴奋作用被称为分离麻醉。常用剂量为 1～2 mg/kg，静脉注射后 30～60 s 内起效，维持时间 15～20 min。苏醒较慢，苏醒时常有兴奋和幻觉现象。可用于全麻诱导，静脉麻醉维持，以及小儿基础麻醉。因氯胺酮可升高颅内压、眼压和肺动脉压，故对癫痫、颅内高压、缺血性心脏病及眼内压增高的病人应慎用。

3. γ-羟丁酸钠（简称 γ-OH） γ-羟丁酸钠是 γ-氨基丁酸的中间代谢产物，其毒性低，无镇痛作用，但镇静催眠作用强。主要抑制大脑皮质、海马回和边缘系统，产生类似自然睡眠的麻醉状态。常用作麻醉诱导及维持，对心、肺、肝、肾功能影响均小，多用于小儿、老年及体弱者。尤其适于危重、休克及颅内手术病人的复合麻醉。

4. 咪唑安定 具有较强的镇静、催眠、抗焦虑、抗惊厥及降低肌张力的作用。其镇静催眠作用为地西泮的 1.5～2 倍，但呼吸和循环抑制较地西泮重，常用剂量为 0.2～0.3 mg/kg 静脉注射。起效快，半衰期短。临床常作为麻醉前用药、麻醉辅助用药及全麻诱导。

5. 异丙酚（丙泊酚） 异丙酚是一种新型的快速、短效静脉麻醉药，具有催眠、镇静、轻微镇痛作用，起效快，维持时间仅为 3～10 min，停药后苏醒快而完全，无兴奋现象。临床主要应用于全麻的诱导和维持、门诊小手术和检查的麻醉。其缺点是可导致注射部位疼痛，对心血管和呼吸的抑制作用明显，可导致严重低血压或呼吸暂停，故老年人和术前循环功能不全者慎用或剂量减半。

6. 麻醉性镇痛药

（1）吗啡 麻醉性镇痛剂，具有良好的镇痛作用，也可与催眠药和肌松药配伍进行全身静脉麻醉。副作用为恶心、呕吐、瘙痒等。

（2）哌替啶（杜冷丁） 具有镇痛、安眠和解除平滑肌痉挛的作用，镇痛强度较吗啡弱。

（3）芬太尼　人工合成的镇痛药,作用强度较前两者弱,常用于心血管手术者的麻醉。

（二）静脉麻醉方法

1. 静脉诱导法　根据病情选择适当的静脉麻醉药和剂量,从静脉缓慢注入,待病人意识丧失后注入肌松药,直至全身肌肉松弛,呼吸由变浅到完全停止后采用麻醉面罩进行人工呼吸,然后进行气管插管,立即与麻醉机连接并行人工或机械通气。

2. 静脉麻醉药的维持　在完成麻醉诱导后,采用单次、分次或连续注入的方法,经静脉给药以维持稳定的麻醉状态。

目前,单一的静脉全麻仅用于短小手术,对复杂或较长时间的手术,临床常将静脉麻醉剂、镇痛剂及肌松药联合使用,即为复合全身麻醉。

三、复合麻醉

复合麻醉又称平衡麻醉,常以多种药或方法合理组成,借以发挥优势,取长补短,最大限度地减少对病人生理功能的不利影响,充分满足麻醉和手术需要,是目前临床应用最广的一种方法。复合麻醉由安静或意识抑制、镇痛和抑制反射、肌肉松弛三部分组成。总之要根据统一的用药原则并结合病情、手术特点合理组合,在不同的麻醉阶段灵活运用。常用的复合麻醉方法有普鲁卡因静脉复合麻醉、神经安定镇痛复合麻醉、芬太尼静脉复合麻醉。

【护理评估】

全麻前和全麻中的护理评估内容包括以下几点。

（一）健康史

1. 主要评估病人的既往健康状况与全麻的相关因素　病人的年龄、性别、营养状况,近期有无呼吸道及肺部感染,有无气管插管的影响因素。

2. 重点评估病人的内容　①个人史(烟酒等特殊嗜好和药物成瘾史);②既往史(有无心血管、中枢神经系统疾病病史;高血压、糖尿病、甲亢等病情是否控制);③既往手术史,麻醉史,及术中、术后情况;④家族史:家庭成员的用药过敏史和其他疾病史。

（二）身心状况

1. 局部情况　呼吸道有无畸形,有无安装义齿,口腔有无疾病,牙齿有无破损、松动。

2. 全身情况　生命体征,营养状况,精神状态,皮肤黏膜有无出血、水肿等。

3. 实验室检查　血、尿、粪常规,心电图,X线检查,血生化检查结果。

【护理诊断/问题】

1. 焦虑和恐惧　与担心麻醉的意外和手术风险有关。

2. 有窒息的危险　与舌后坠、黏痰堵塞、误吸等呼吸道阻塞有关。

3. 低效性呼吸型态　与呼吸短促、呼吸微弱、发绀、呼吸道阻塞或麻醉过深等有关。

4. 心输出量减少　与全麻药不良作用、失血失液或原有心血管疾病等因素有关。

5. 体温过高/低　与术中内脏暴露过久、大量输液输血、中枢性体温调节失常等有关。

6. 潜在并发症　呼吸道梗阻、呕吐与窒息、肺炎、肺不张、误吸、高血压、低血压、心律失常。

7. 有受伤的危险　与全麻苏醒期躁动不安及幻觉有关。

【护理目标】

（1）病人焦虑、恐惧情绪减轻或消失。

（2）病人了解并能复述有关麻醉须知方面的知识。

（3）病人无并发症发生或发生的并发症被及时发现和处理。

（4）病人未发生意外伤害。

（5）病人疼痛缓解或减轻,舒适感增加。

【护理措施】

1. 缓解焦虑和恐惧　予以适当的心理护理,向病人及家属介绍麻醉师情况、麻醉方法、术中可能出现的意外、急救准备情况,术中可能出现的不适感及麻醉后常见并发症的原因、临床表现和预防,护理措施和配合方法等,并针对其顾虑的问题做耐心解释。

2. 告知病人有关麻醉须知和配合方面的知识

（1）告知和签署麻醉同意书。

（2）麻醉前用药　一般在术前 30 min 给病人应用麻醉前用药,其目的如下:①镇静和催眠:消除病人紧张、焦虑及恐惧心理,使之在手术前夜有较好的睡眠和休息,保持情绪稳定,配合手术顺利进行。②镇痛:缓解和消除原发病或麻醉操作引起的疼痛和不适,使病人在麻醉操作过程中能充分合作;同时也可提高痛阈,减少麻醉药物的用量。③抑制腺体分泌,可减少涎液和呼吸道分泌物,保持术中呼吸道通畅。④抑制不良反射,消除因麻醉药物、麻醉操作或手术引起的不良神经反射,以维持血循环的稳定。

3. 并发症的观察、预防和处理

（1）恶心、呕吐　向病人及家属解释麻醉、手术后出现恶心和呕吐的原因,嘱病人放松情绪、深呼吸,以减轻紧张感。保持胃肠减压通畅,及时吸除胃内潴留物外,必要时按医嘱予以甲氧氯普胺 10 mg 经静脉或肌内注射,多能缓解。

（2）窒息　全身麻醉时,病人意识消失、吞咽和咳嗽反射丧失、贲门松弛,若胃内容物较多且未及时吸除时易发生胃内容物反流、呕吐或误吸而引起窒息。为防止病人窒息应做到以下几点:①完善术前胃肠道准备:成人择期手术常规禁食 12 h、禁饮 4 h;小儿择期手术前常规禁食 4～8 h、禁水 2～3 h,以保证胃排空,避免术中发生胃内容物反流、呕吐或误吸。②术后体位:麻醉未清醒时取平卧位,头偏向一侧;麻醉清醒后,若无禁忌可取斜坡卧位。③清理口腔:病人发生呕吐时,立即清理口腔等处的呕吐物,以免口腔内残存物造成误吸。

（3）麻醉药过敏　使用普鲁卡因、丁卡因和利多卡因有可能引起变态反应,故使用前应对部分麻醉药品常规做皮肤过敏试验,一旦发生麻醉药过敏,应配合医生做抗过敏处理。

（4）麻醉意外　麻醉物品和急救物品的准备,保证一旦病人出现麻醉意外时抢救所需。

（5）上呼吸道梗阻　常为舌后坠、口腔分泌物或异物、喉头水肿等引起的机械性梗阻,主要表现为呼吸困难。护理时应注意:①密切观察病人有无舌后坠、口腔内分泌物积聚、发绀或呼吸困难征象。②对舌后坠者应托起其下颌、将其头后仰,置入口咽或鼻咽通气道。③清除咽喉部分泌物和异物,解除梗阻。④对轻度喉头水肿者,可按医嘱经静脉注射皮质激素或雾化吸入肾上腺素;对重症者,应配合医师立即行气管切开并护理。

（6）下呼吸道梗阻　常见原因为气管导管扭折,导管斜面过长致其紧贴于气管壁、分泌物或呕吐物误吸后阻塞气管及支气管。可表现为呼吸困难、潮气量降低、气道阻力增高、缺氧发绀、心率增快和血压降低。护理时应注意:①及时清除呼吸道分泌物和吸入物。②注意观察病人有无呼吸困难、发绀;经常听诊肺部,注意有无肺部啰音、潮气量降低、气道阻力增高、心率增快和血压降低等下呼吸道梗阻的症状。③注意避免病人因变换体位而引起气管导管扭折。

（7）低氧血症　当病人吸入空气时,其血氧饱和度（SpO_2）不超过 90%、动脉血氧分压

(PaO_2)不超过 8 kPa(60 mmHg)或吸入纯氧时 PaO_2<12 kPa(90 mmHg)即为低氧血症。病人表现为呼吸急促、发绀、烦躁不安、心动过速、心律失常和血压升高等。常见原因如下：麻醉机故障、氧气供应不足；气管导管插入一侧支气管或脱出气管外；呼吸道梗阻；吸入性麻醉药所致弥散性缺氧；误吸、肺不张、肺水肿等。应及时处理和护理。若病人出现低氧血症，应予以有效吸氧，必要时行机械通气治疗和护理。

（8）低血压　麻醉药引起的血管扩张、术中脏器牵拉所致的迷走反射、大血管破裂引起的大失血以及术中长时间血容量补充不足或不及时等。预防：施行全麻前后应给予一定量的容量负荷，并采用联合诱导、复合麻醉，避免大剂量、长时间使用单一麻醉药。

（9）高血压　全麻中最常见的并发症，多与麻醉浅、镇痛药用量不足、麻醉手术操作刺激引起的强烈应激反应有关。由于多数病人为相对循环血量不足，故诱导期应在快速补液扩容的基础上逐渐加深麻醉。

（10）心律失常和心搏骤停　为全麻中最严重的并发症。密切监测病人心律变化，注意病人有无心动过速、心率增快、心动过缓、心搏骤停及房性期前收缩等心律失常表现。一旦发现异常，应及时报告医师，并配合救治，因麻醉过浅引起的窦性心动过速可通过适当加深麻醉得以缓解。由低血容量、贫血及缺氧引起的心率增快，应针对病因，按医嘱补充血容量、输血和吸氧等。对心、肺并发症引起的频发房性期前收缩病人，应按医嘱予以毛花苷丙（西地兰）治疗。对因手术牵拉内脏或心眼反射引起心动过缓、心搏骤停者应停止手术，静注阿托品，并迅速施行心肺复苏术。

（11）坠积性肺炎　预防、观察和护理措施包括如下几点。①保持呼吸道通畅：预防呕吐物反流及误吸所致的呼吸道梗阻。②稀释痰液：补充血容量，定时予以雾化吸入疗法，以稀释痰液，降低病人排痰难度。③促进排痰：定时翻身、拍背，指导并鼓励病人正确咳嗽、咳痰；若病人自主咳嗽困难，可刺激其喉部促进被动咳嗽、咳痰；对痰液过多且黏稠、不易咳出者，可经口、鼻吸痰。④加强观察：密切观察病人生命体征及肺部体征等变化，定期监测血常规，注意有无坠积性肺炎发生。⑤积极处理：及时合理应用抗生素控制感染，同时予以吸氧、全身支持治疗并加强胸部理疗等。

4. 防止意外伤害　病人苏醒过程中常可出现躁动不安或幻觉等，容易发生意外伤害；应注意适当防护，必要时加以约束，防止病人发生坠床、碰撞及不自觉地拔出输液管或引流管等意外伤害。

5. 缓解疼痛　麻醉后切口疼痛是机体对疾病和手术创伤的一种保护性反应，病人往往会经历一种不愉快的情感体验，并产生一系列生理和心理反应。传统观念认为疼痛是一种术后不可避免的经历，疼痛可影响病人休息、睡眠、早期活动和饮食状况等，造成创口愈合延迟、康复过程减慢等。术后镇痛的目的在于减轻病人手术后的痛苦，预防术后并发症。术后镇痛的方法包括以下几种。

1）传统方法　按处方让病人在需要时肌注阿片类药物（吗啡或哌替啶）镇痛。其缺点是不灵活、有依赖性、不及时，结果是镇痛不够。

2）病人自控镇痛（PCA）

（1）PCA 的分类　①病人自控静脉镇痛（PCIA）：以阿片类药物为主。②病人自控硬膜外镇痛（PCEA）：以局麻药为主。③皮下 PCA（PCSA）：药物注入皮下。④神经干旁阻滞镇痛：以局麻药为主。

（2）PCA 的护理措施　①观察并记录镇痛效果：观察并记录应用镇痛药物后的效果，为有效调整镇痛方案和镇痛效果提供依据。②提供相关知识:告知病人及家属镇痛药物的使用时间及剂量要求、镇痛泵应用及自我管理方法,教会其正确使用并保护镇痛装置;告知病人翻身、活动时避免管道折叠、扭曲,妥善固定,防止脱管。③异常情况的观察和处理:若镇痛效果不佳或病人需要做镇痛剂剂量的调整,应及时与麻醉师联系;若遇脱管、断管等异常情况,应立即停用镇痛泵。④并发症的观察、处理和护理:阿片类药物,尤其吗啡有抑制呼吸的作用,应加强对生命体征的监测,尤其是呼吸的频率和深度以及 SpO_2 监测,警惕病人呼吸频率变慢。PCA 是一种经医护人员根据病人疼痛程度和身体情况,预先设置镇痛药物的剂量,再交由病人"自我管理"的一种疼痛处理技术。

(3) 与传统的肌内注射镇痛药物相比,PCA 有明显的优点 ①在镇痛治疗期间,镇痛药物的血药峰浓度较低,血药浓度波动小,呼吸抑制发生率低,可减少镇痛治疗时过度镇静的副作用;②镇痛效果好;③PCA 能克服镇痛药物的药代动力学和药效动力学的个体差异,做到按需给药;④减少病人疼痛时等待医护人员处理的时间;⑤减少术后并发症的发生率;⑥提高病人及其家属对医疗品质的满意率;⑦减轻医护人员的工作负担。

四、麻醉恢复期病人的监护和管理

手术结束后,除意识障碍病人需要带气管插管回病房外,一般应待病人意识恢复、拔除导管后送回病房,此部分工作可在手术室或在麻醉复苏室完成。某些术后情况危重者则需直接送入 ICU 监护。

(一) 生命体征的监测

1. 呼吸系统

(1) 观察病人呼吸次数、节律及胸腹部呼吸活动幅度,以了解病人的呼吸功能。

(2) 肺部听诊,判断气管导管是否移位,有无肺不张及分泌物积聚等。

(3) 监测脉搏、血氧饱和度,以了解组织氧供情况。

(4) 定时监测血气分析变化。

2. 循环系统

(1) 根据血压、中心静脉压、肺动压判断循环血量、心功能和 SpO_2 的改变。

(2) 脉搏、心率,包括强弱及有无受呼吸的影响。

(3) 心电图监护 鉴别心律失常和诊断心肌缺血。

(4) 末梢循环 压甲床—苍白—放松—再灌注红润,1 s 内正常,延长则提示末梢不良。

3. 中枢神经系统 包括意识,瞳孔放大,对光反射、疼痛的感知和体温变化。

(二) 气管内插管的拔管条件

(1) 意识及肌力恢复,根据指令可睁眼、开口、舌外伸、握手等,上肢可抬高 10 s 以上。

(2) 自主呼吸恢复良好,无呼吸困难的表现 ①$PaCO_2 < 6$ kPa(45 mmHg);②$PaO_2 > 8$ kPa(60 mmHg)(吸空气时),$PaO_2 > 40$ kPa(300 mmHg)(吸纯氧时)。

(3) 咽喉反射恢复。

(4) 鼻腔、口腔及气管内无分泌物。

(三) 病人回普通病房的条件

1. 神经系统 ①意识恢复;②肌力恢复;③可根据指令睁眼、开口、握手。

2. 呼吸系统 ①已拔除气管内插管;②通气量足够;③呼吸频率正常;④无呼吸道梗阻

（如舌后坠、分泌物等）；⑤肺听诊无异常；⑥根据指令可以深呼吸、咳嗽。

3. 循环系统 ①血压、心率正常、稳定；②心电图示无心肌缺血、心律失常表现。

4. 其他 ①无明显血容量不足的表现；②血气分析结果正常，体温在正常范围内。

（四）苏醒过程的管理和病人的转送

在转运前应补足容量，轻柔、缓慢地搬动病人。转送过程中确保静脉、动脉、气管等各种管道的妥善固定，防止脱出。有呕吐可能者应将其头侧倾。

1. 全麻未醒状态下的转送 应在呼吸状态下转送。

2. 一般病人的转送 可在呼吸空气状态下转送。

3. 心脏及大手术、危重病人 应在吸入纯氧及循环、呼吸等生命体征监测下转送。

五、术后镇痛管理

（一）术后镇痛的意义

术后疼痛是麻醉清醒后常见的症状，可引起机体一系列的病理生理改变，是术后并发症和死亡率增加的重要原因，对循环、呼吸、消化、凝血、神经内分泌及免疫系统均可产生消极影响。而术后镇痛能够减轻这种不利的影响，促使病人早期活动，减少下肢血栓的形成和肺栓塞的发生，有利于胃肠功能的早期恢复，有利于早期康复。

（二）术后镇痛基本原则

（1）根据手术的部位和性质，主动预防性地用药，防治术后疼痛。

（2）联合应用不同种类的镇痛药物，尽量减少麻醉性镇痛药物的使用。

（3）镇痛药物需求个体化差异大，镇痛用药应从最小有效剂量开始，做到用药个体化。

（4）应用镇痛药前，应观察和检查手术部位情况，明确疼痛原因，避免因疼痛治疗掩盖术后并发症的观察。

（三）术后镇痛的方法

1. 口服给药 门诊手术或住院病人体表手术一般以口服给药为宜，常用非甾体类抗炎药，如曲马朵和阿片类镇痛药等。

2. 肌内注射或静脉注射 肌内注射或静脉注射麻醉性镇痛药（如哌替啶或吗啡等）是传统的术后镇痛方法，起效较快。但给药后血药浓度过高，易导致呼吸抑制，危及病人安全；如给药后血药浓度达不到有效镇痛浓度，则镇痛不全。

3. 局部镇痛 手术结束时将局麻药浸润注射到手术切口周围，可使切口疼痛减轻或消失数小时。常用药物为 $0.5\% \sim 1\%$ 罗哌卡因。也有关节手术后在关节腔内或周围应用小剂量的舒芬太尼。

4. 神经阻滞镇痛

（1）肋间神经阻滞 胸腹部手术后可通过阻滞支配切口区和切口上下各一根肋间神经，达到术后止痛的目的。

（2）椎旁阻滞 头部以下手术，均可用椎旁阻滞解除术后疼痛。穿刺技术要求高，可并发蛛网膜下腔阻滞，目前临床较少应用。

（3）臂丛神经阻滞 主要用于上肢手术后镇痛，可采用单次或连续法给予局麻药，效果可靠。常用药物是利多卡因加罗哌卡因。

5. 病人自控镇痛（PCA） PCA 是一种新型镇痛药给药装置。病人佩戴输液控制装置，当意识到疼痛时通过控制器将一次镇痛药注入体内,从而达到止痛目的。PCA是现在疼痛治疗的较好方法,是术后疼痛治疗的重要手段。

6. 椎管内镇痛　椎管内注射镇痛药用于术后镇痛的作用机理,可能是药物进入脑脊液与脊髓后角阿片受体结合,通过激动阿片受体产生镇痛作用。常用药物有吗啡、芬太尼、哌替啶、舒芬太尼等。硬膜外单次或连续应用局麻均能达到有效的术后镇痛,硬膜外注射局麻药用于术后镇痛的理想目标是阻滞感觉神经而不阻滞运动神经,不影响病人的活动,常用药物有布比卡因和罗哌卡因。

（四）术后镇痛的并发症及护理

1. 呼吸抑制　阿片类药物抑制脑干神经元对二氧化碳的敏感性,引起剂量依赖性的呼吸抑制。老年人、肥胖者、手术前存在心肺疾病的病人,呼吸抑制的危险性增加。呼吸抑制持续存在时,可静脉输注纳洛酮以拮抗镇痛药的作用。

2. 镇痛不全　先检查镇痛泵的连接是否正确,通路有无堵塞、漏液,再询问病人有无按压镇痛泵加药器,按压的力度够不够,亲自为病人按压,同时检查进药情况。

3. 恶心、呕吐　术后的恶心、呕吐原因很多,可因麻醉、手术、术后用药、镇痛用药、病人体质及病友的影响而发生。查明恶心、呕吐的原因,对因对症处理,从精神方面安慰鼓励病人,同时应用止吐药。

4. 嗜睡　如果术后镇痛选用麻醉性镇痛药,则病人会有轻度的嗜睡,老年及体弱病人嗜睡的程度可能更重一些。只要不影响神志及呼吸,可不必处理,但应多加观察。

5. 尿潴留　局麻药、阿片类药物都有可能引起尿潴留。鼓励病人按平常习惯姿势试行排尿等诱导方法,不成功者根据疼痛程度,可考虑夹闭镇痛泵或插导尿管。

6. 皮肤瘙痒　阿片类药物的副作用,程度轻者可不处理,重者可试用抗过敏药,效果不佳的只有夹闭镇痛泵。

7. 下肢麻木　偶见于硬膜外镇痛的病人,不伴肢体乏力。在排除了术中局麻药的残留作用,或神经损伤的可能后,可以不处理,在镇痛药物用完症状自行消失。

（全　胜）

直通护考

一、选择题(A1/A2型题)

1. 下列常用的麻醉前用药哪项不对?（　　）
   A. 巴比妥类　　B. 镇痛类药　　C. 抗胆碱药　　D. 鸦片类　　E. 丙嗪类

2. 腰麻术后去枕平卧6 h是为防止（　　）。
   A. 血压下降　　B. 头痛　　C. 呼吸抑制　　D. 恶心、呕吐　　E. 意外情况发生

3. 全麻病人清醒前,下列哪一项护理最重要?（　　）
   A. 每15 min测生命体征一次　　B. 去枕平卧,头偏向一侧　　C. 保持输液通畅
   D. 注意观察伤口渗血情况　　E. 防止意外损伤

4. 全麻病人完全清醒的标志是（　　）。
   A. 睫毛反射恢复　　　　　　B. 能睁眼看人　　　　　　C. 眼球转动
   D. 呻吟翻身　　　　　　　　E. 能准确回答问题

5. 正常手术麻醉前应常规禁食(　　)。

A. 4 h　　　　B. 6 h　　　　C. 10 h　　　　D. 8 h　　　　E. 24 h

6. 麻醉前禁饮水的主要目的是(　　)。

A. 预防术中呕吐物误吸　　　B. 防止术中排便　　　C. 防止术后腹胀

D. 利于术后胃肠功能恢复　　E. 防止术后尿潴留

7. 硬脊膜外麻醉最危险的并发症是(　　)。

A. 血压下降　　B. 呼吸抑制　　C. 恶心、呕吐　　D. 全脊髓麻醉　　E. 神经根损伤

8. 非急症手术麻醉前应(　　)。

A. 禁食 12 h,禁饮水 6 h　　B. 禁食 8 h,禁饮水 4 h　　C. 禁食、禁饮水 4 h

D. 禁食 4 h,禁饮水 5 h　　E. 禁食、禁饮水 2 h

9. 杨某,女性,55 岁,全麻下乳腺癌根治术,尚未清醒前应取的卧位是(　　)。

A. 平卧位　　　　　　B. 去枕平卧位　　　　　　C. 俯卧位

D. 仰卧位,头转向一侧　　E. 半坐卧位

10. 最适合于表面麻醉的药物是(　　)。

A. 普鲁卡因　　B. 丁卡因　　C. 利多卡因　　D. 布比卡因　　E. 异氟醚

二、案例分析题

王某,女,35 岁。腰麻下行"阑尾切除术"后 3 天出现头痛,自述抬头或坐起时头痛加重,平卧后减轻或消失。病人意识清醒,体温 37.8 ℃,脉搏 88 次/分,呼吸 20 次/分,血压 132/86 mmHg。查体:瞳孔等大、等圆。脑电图检查未发现异常。请问:

(1) 引起该病人头痛最可能的原因是什么?

(2) 病人头痛发生与否与哪些因素有关?

(3) 应采取什么措施预防其头痛的发生?

任务 3　手术室管理与护理

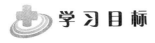

学习目标

1. 知识目标

(1) 掌握手术室无菌操作原则和注意事项,手术人员更衣、手臂消毒、穿脱手术衣及戴手套方法,器械护士和巡回护士的工作内容,特殊感染手术的处理。

(2) 熟悉常用手术器械的名称和用途、手术物品的准备和器械台的准备,手术室物品的消毒灭菌方法,手术病人体位的摆放。

(3) 了解手术室的环境和手术室的管理,手术区皮肤消毒及手术区铺单法。

2. 能力目标

使学生具有运用护理程序向病人提供整体护理的能力,同时提高学生分析问题和解决问

题的能力。

3. 素质目标

在手术过程中,能配合手术医生完成手术。

案例引导

王先生,40岁,因阑尾炎急诊入院,拟行急诊手术治疗。病人已进入手术室。小杨为护士。请问:

(1) 护士小杨应如何安置病人体位?

(2) 如何协助第一助手铺单?

手术室是为病人施行手术、诊断及抢救危重病人的重要场所,要求布局合理,分区明确,环境符合院内感染防控要求,并配备先进仪器设备,有严密的组织、健全的制度和严格的无菌技术,以保证手术病人的安全。手术室的护理工作范畴越来越广泛,包括临床、教学、科研、管理等方面。因此,手术室护士不仅要具有业务面广、技术性强、无菌操作严格的专业素质,更要有主动、果断、敏捷、灵活、稳重、谦和的心理素质和健康的身体,还要具有团队合作、人文关怀和科学管理能力。

任务 3-1　手术室概况

一、手术室的设置与管理

(一) 手术室位置要求

手术室应设在医院中较安静、大气含尘浓度较低的地方,避免空气污染严重、噪音大、交通频繁、人流量密集的地方。建筑位置不宜设在顶层和首层,可设在设备层的下一层,应靠近外科手术科室、监护病房、血库、影像诊断科、实验诊断科、病理诊断科、消毒供应中心等,便于手术室工作联系和病人的转运。手术间应尽量避免阳光直接照射,以朝北为易,也可采用有色玻璃遮挡,以利于人工照明。手术室的朝向应避开风口,以减少室内尘埃密度和空气污染。建筑布局应具有流行病学特点,符合院内感染防控要求。

(二) 手术室内设置要求

(1) 手术室的内装修必须有利于洁净环境,一定要满足不产生和不吸附尘埃,墙角为弧形,不聚集灰尘,易擦洗。手术室墙面和天花板应采用隔音、坚实、光滑、无空隙、防火、防湿、易清洁的材料。地面采用抗静电塑胶地板,应具有弹性、防滑、抗菌、抗酸碱腐蚀、易清洁、隔音、无空隙、防火等特点,地面不设地漏。手术室的门最好是电动式推拉门,门上设有观察窗。走廊宽度应不少于 2.5 m,便于平车运转及避免来往人员碰撞。内部平面布置和外通道形式应符合洁污分明的原则。

(2) 手术间内布置要力求简洁,应有必需的仪器、设备。如:手术床、无影灯、观片灯、电刀、电动吸引器、麻醉机、监护仪、吸引装置、吸氧装置、固定紫外线灯管(或电子消毒灭菌灯)、器械桌、托盘、操作台、升降圆凳、脚踏凳、敷料桶、电钟、温湿度计等,有条件的可安装传呼系统。物品位置应固定放置,各手术间统一规范。

（3）手术间应有冷暖气调节设备,空调机应设在上层屋顶内,室温保持在 22～25 ℃,相对湿度以 40%～60% 为宜。手术间应配备双电源,以防止手术中发生意外停电,手术间内有足够的电插座,插座应有防火花装置,电插座应加盖密封,防止进水,避免电路发生故障影响手术。建立完善的通风过滤除菌装置净化空气,其通风方式有湍流式、层流式、垂直式,可酌情选用。

（4）手术间数量与外科床位数的比例一般为（1∶20）～（1∶25）,手术面积根据手术室功能而定,一般手术间为 35～45 m²,特殊手术间约 60 m²,主要用于体外循环手术、器官移植手术等,小手术间面积在 20～30 m²。

（5）手术室还应设有辅助用房,包括洗手间、无菌敷料间、消毒间、供应间、器械室、药品间、更衣间、麻醉间、复苏间、清创室、石膏间、标本间、洗涤间、手术观察台、闭路电视示教室、医护办公室、医护值班室等。

（三）手术室的布局与分区

手术室的建筑布局应当遵循医院感染预防与控制的原则,做到布局合理、分区明确、标识清楚,符合功能流程合理和洁污区域分开的基本原则。

手术室应设有工作人员出入通道、病人出入通道,物流做到洁污分开、流向合理。手术室须严格区分为限制区、半限制区和非限制区。限制区（洁净、无菌区）包括手术间、洗（刷）手间、手术间内走廊、无菌物品间、药品室和麻醉准备室等,洁净要求最为严格,应设在最内侧,非手术人员或非在岗人员禁止入内;半限制区（准洁净区、相对无菌区）包括通向限制区的走廊、手术间外走廊、器械室、敷料室、洗涤室、麻醉恢复室和石膏室等,设在中间,为过渡性区域;非限制区（非洁净区、非无菌区）包括办公室、会议室、实验室、标本室、污物室、资料室、电视教学室、值班室、更衣室、更鞋室、医护人员休息室和手术病人家属等候室,一般设在最外侧。

（四）洁净手术室

有条件的综合性医院应采用洁净手术室。洁净手术室是采用空气净化技术对微生物污染采取程度不同的控制,达到控制空间环境中空气洁净度,适于各类手术的要求,并提供适宜的温、湿度,创造一个洁净、舒适的手术空间环境。

1. 洁净手术室空气净化标准　空气洁净程度是以含尘微粒的浓度来衡量,浓度高则洁净度低,反之则高。洁净手术室的等级标准见表 1-5。

表 1-5　洁净手术室的等级标准

静态空气洁净度级别		细菌浓度		
等级	相应级别	≥0.5 μm 微粒数/（粒/m³）	浮游菌/（菌落/m³）	沉降菌/（菌落/30 min,90Φ 皿）
Ⅰ	100	≤(35×100)	≤5	≤1
Ⅱ	1000	≤(35×1000)	≤75	≤2
Ⅲ	10000	≤(35×10000)	≤150	≤3
Ⅳ	100000	≤(35×100000)	≤400	≤10

2. 洁净手术室的分级使用　洁净手术室的适用范围见表 1-6。

表1-6　洁净手术室的适用范围

手术室	手术种类	适用范围
Ⅰ	特别洁净手术室	关节置换手术、器官移植手术及脑外科、心脏外科和眼科等手术中的无菌手术
Ⅱ	标准洁净手术室	胸外科、整形外科、泌尿外科、肝胆胰外科、骨外科和普通外科中的一类切口无菌手术
Ⅲ	一般洁净手术室	普通外科(除去一类切口手术)、妇产科等手术
Ⅳ	标准洁净手术室	肛肠外科及污染类等手术

二、手术室护理管理制度

(一) 手术室工作制度

(1) 手术室工作人员应具有高度责任心,掌握丰富的专科知识,作风严谨,思维敏捷,反应灵活,有较强的应急能力。

(2) 手术室24 h有人值班,值班者应严守岗位,准备随时接受紧急手术,病人进入手术间后需由护理人员陪伴。

(3) 进入手术室的工作人员穿戴手术室专用的衣、裤、鞋、帽,进入限制区戴好口罩,手术室衣服不得穿出室外。手术病人入手术室应更换清洁的衣裤,并戴好帽子。

(4) 严格控制手术室内人员的密度和流量,凡进入手术室的见习和参观人员,应遵守手术室的参观制度,接受手术室人员的指导,在指定的手术间参观学习,非当班人员不得擅自进入手术室。

(5) 手术室的一切物品、仪器、药品等均应分类、定位,整齐放置,专人保管,定期检查检修,以保证使用。用后及时补充、归还原处,严格交接班。手术室的一切物品均不得外借。

(6) 手术室内必须严格划分非限制区、半限制区、限制区,标志明显,室内随时保持整齐,卫生工具分区使用。

(7) 无菌物品与非无菌物品严格分开放置。一切无菌物品必须存放于无菌包或无菌容器内。

(8) 手术人员操作时必须严格遵守无菌操作规程,如有违反必须立即纠正并采取补救措施。

(9) 手术室内应保持肃静,不得大声喧哗、高声喊叫。工作时严肃认真,不得在手术室内谈论与手术无关的事情,不得在手术间接听电话。

(10) 手术过程中严密观察病情,密切注意手术进展情况,准确及时地供应所需物品。

(11) 手术过程中,术者与助手应密切配合,如病人发生意外,全体医务人员应积极参加抢救,并立即请上级医师协助指导处理。

(12) 无菌手术与非无菌手术分开进行,不得在同一手术间内同时进行两类手术,有接台手术时先做无菌手术。

(13) 手术结束后护送病人至复苏室或病房,向当班护士详细交班并在交接班记录上签名。

(14) 做好手术间的料理工作,一切用物均按消毒、清洁、灭菌的程序处理,感染手术及传染病人手术用过的物品需按规定另行处理。

（15）做好手术登记与切口愈合情况统计工作。

（二）手术室查对制度

1. 接病人查对制度

（1）术前一日　根据手术通知单,核对病人科室、床号、姓名、性别、住院号,并安排手术间及手术时间。

（2）手术当日　根据手术时间,值班护士（巡回护士）到病房接病人,与病区责任护士（值班护士）共同核对病人病历、腕带等并查看皮肤情况,双方认可后签名。

（3）护士接病人进入手术间后　应查对病人床号、姓名、性别、年龄、诊断、手术名称及部位（左或右）;查配血报告及术前用药、药物过敏试验结果等。正确无误等待手术。

2. 手术病人查对制度

（1）手术前核对无菌包包外 3M 胶带灭菌标志合格,包内灭菌指示卡合格,手术器械配备齐全。手术人员（手术医师、麻醉师和手术护士）手术前要根据"手术安全核对单"再次核对科别、住院号、床号、姓名、手腕带、性别、年龄、诊断、手术部位、麻醉方法及用药、配血报告等。在麻醉、手术开始实施前,实施"暂停"程序,由手术者、麻醉师、洗手/巡回护士再执行最后核对程序后,方可开始实施麻醉、手术。

（2）洗手护士打开无菌包时,查包内化学指标卡是否达标,凡体腔或深部组织手术,手术前和术毕缝合前洗手护士和巡回护士都必须严格核对,共同核对手术包内器械、大纱垫、纱布、缝针等数目,并由巡回护士即时在手术护理记录单记录并签名。术前、术后包内器械及物品数目相符,核对无误后,方可通知手术医师关闭手术切口,严防将异物留于体腔内。

（3）手术切除的活检标本,应由洗手护士与手术者核对,建立标本登记制度,专人负责病理标本的送检。

3. 用药查对

（1）按医嘱及时用药。

（2）用药前三查八对　三查即用药前查、用药中查、用药后查;八对是指核对姓名、床号、药名、剂量、浓度、用法、时间、药品有效期。用药后立即通知麻醉医师记录于麻醉记录单上。瓶装大液体使用前检查瓶口有无松动,瓶体有无裂纹,液体有无混浊、絮状物等。袋装液体查包装袋有无渗漏。

（3）各种用药后空安瓿暂时保留,经两人核对无误方可丢弃。

4. 送病人查对制度

（1）手术结束后,巡回护士与麻醉医师共同将病人送回病房。

（2）手术室护士向病区护士交接静脉输液或输血情况;查看皮肤及带回物品等双方确认无误后签名。

5. 输血查对制度

（1）输血前必须两人共同查对输血单及病历,其包括病人姓名、性别、年龄、科别、住院号、病人血型及交叉配血结果。

（2）核对输血单和血袋号、献血者血型、血量、采血日期;核对无误后,可以使用,血袋保留至手术结束后 24 h。

（3）输血过程中严密观察病人有无输血反应。

（三）手术室消毒隔离制度

（1）进入手术室必须按规定进行换鞋、更衣，并保持清洁，工作中严格遵守操作规程。

（2）每日晨用 500 mg/L 有效氯消毒液擦拭手术间所有物体表面，术前半小时停止清扫及消毒工作。

（3）术前按无菌原则，准备各种手术所需物品。术中严格遵守工作流程及标准，参观人员必须遵守参观制度。术后根据工作流程及要求进行整理、清洗、消毒等各项工作。感染及急诊手术按感染手术处理原则行各项操作。

（4）各种消毒灭菌物品的更换及保存必须遵照各种规则执行。

（5）各种手术用包必须　①包内有灭菌指示卡；②包外有 3M 胶带。

（6）每月定期做空气、物品及手的细菌培养；定期监测洁净手术室的洁净度。

（7）手术室污染区、非限制区上、下午各清扫一次，限制区走廊每日拖三次，推车每日清洁、消毒，必要时随时拖擦，具体细则依据"手术室卫生清扫要求，卫生洁具及病人推车管理"。

（8）每周五彻底打扫卫生，手术间用 500 mg/L 有效氯消毒液擦拭室内物体表面、地板、墙壁、门窗等，其他各区域由卫生负责人进行清洁。

（9）手术室所有灭菌物品必须每日检查一次，按日期先后排序依次使用。

（四）手术室参观制度

（1）参观人员进入手术室必须手续齐全，经护士长批准后方可入内。

（2）参观人员必须更换手术室专用衣裤，按照要求着装。

（3）每个手术间参观人员不得超过 2 人。

（4）参观人员只能在指定手术间内参观，不得到其他手术间参观。

（5）参观人员进入手术室后，迅速到指定位置，尽量减少走动。

（6）参观人员需听从手术间护士的管理。

（7）参观完毕按程序换鞋、更衣，并将口罩、鞋帽等放于指定位置，衣服交于门卫。

（8）病人亲属一律不得入内参观，凡院外参观者需经院医务科批准，麻醉科主任及手术室护士长同意，方可参观。

（9）实习同学必须在老师带领下于指定手术间参观，不可互窜手术间。

（10）参观者请勿将贵重物品带入手术室，进入手术间关闭手机。

（五）手术室交接班制度

（1）人员实行 24 h 值班，值班人员坚守岗位，严格遵照护士长安排和手术通知，对病人进行手术护理工作。

（2）必须按时交接班，接班者提前 15 min 进入科室，在接班者未到之前，交班者不得离开岗位。

（3）必须在交班前完成本班的各项工作，遇有特殊情况必须做详细交代，与接班者共同做好工作方可离去。交班者必须写好交班报告及各项文字记录单，处理好用过的物品。

（4）如发现器械、物品交代不清，应立即查问。接班时如发现问题，应由交班者负责，接班后如因交班不清发生差错事故或物品遗失，应由接班者负责。

（5）交班由护士长主持，全体人员应严肃认真地听取夜班交班报告，要求做到交班本上要写清、口头要讲清，如交代不清不得下班。

（6）交班内容如下。

①定物品,如被子、平车等。

②敷料、药物、仪器等。

③择期手术量及急症手术量,急症手术术中情况。

④同巡视检查手术房间及辅助房间,是否达到清洁、整齐的要求及各项工作落实情况。

（六）手术标本管理制度

（1）凡手术中切下的标本,由洗手护士与手术医师核对后当面交给手术医师。由手术医师在标本袋上贴好病室、床号、病人姓名并填写送检单,切下的标本用甲醛保存,并在病理学检查申请单上签名。洗手护士核对标本无误后在标本登记本上记录并签名。

（2）24 h内服务中心护士核对标本与登记本无误后签字并送病理科与病理科人员交接签名。

（3）手术台上需快速切片者,事先由手术医师根据手术所需填写送检单,随同病人带入手术室,取下组织后立即送检,结果由病理科通知。

（4）手术过程中需做细菌培养、涂片者应事先开好化验单并记账,标本取下后立即送检。

任务 3-2　常用手术器械和物品

任何手术操作,不论大小、复杂或简单,均离不开其工具——手术器械,手术中通用的器械即为外科常用器械,外科常用器械根据结构特点不同可分为多种类型和型号。只有掌握了各种手术器械的结构特点和基本性能,才能正确、灵活地使用,达到手术"稳、准、快、细"的基本要求。

一、手术刀

1. 组成及作用　常用的是一种可以装拆的刀片和手术刀,分刀片和刀柄两部分(图 1-9),用时将刀片安装在刀柄上,常用型号为20～24 号大刀片,适用于大创口切割,9～17 号属于小刀片,刀片的末端刻有号码,适用于眼科及耳鼻喉科,又根据刀刃的形状分为圆刀、弯刀、球头刀及三角刀。刀柄根据长短及大小分型,其末端刻有号码,一把刀柄可以安装几种不同型号的刀片。刀片宜用血管钳(或持针钳)夹持安装,避免割伤手指。

手术刀一般用于切开和剥离组织,目前已有同时具止血功能的手术刀,用于肝、脾等实质性脏器或手术创面较大,需反复止血的手术(如乳腺癌根治术)。如各种电刀、激光刀、微波刀、等离子手术刀及高压水刀等,但这些刀具多需一套完整的设备及专业人员操作。另外还有一次性使用的手术刀、柄,操作方便,并可防止院内感染。此处以普通手术刀为例说明其使用情况。

2. 执刀法　正确执刀方法有以下四种

（1）执弓式　执弓式是常用的执刀法,拇指在刀柄下,食指和中指在刀柄上,腕部用力(图1-10)。用于较长的皮肤切口及腹直肌前鞘的切开等。

（2）执笔式　动作的主要力在指部,为短距离精细操作,用于解剖血管、神经、腹膜切开和短小切口等(图 1-11)。

（3）抓持式　抓持刀比较稳定,切割范围较广(图 1-12)。用于使力较大的切开,如截肢、肌腱切开,较长的皮肤切口等。

（4）反挑式　全靠指端用力挑开,多用于脓肿切开,以防损伤深层组织(图 1-13)。

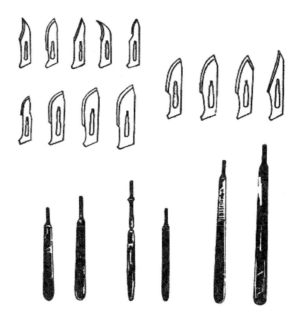

图 1-9　各种手术刀片及手术刀柄

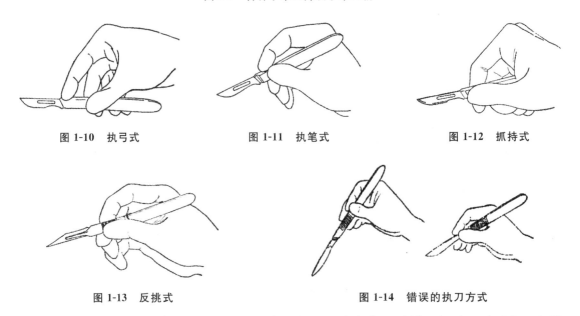

图 1-10　执弓式　　　　　　图 1-11　执笔式　　　　　　图 1-12　抓持式

图 1-13　反挑式　　　　　　　　图 1-14　错误的执刀方式

无论哪一种持刀法,都应以刀刃突出面与组织呈垂直方向,逐层切开组织,不要以刀尖部用力操作,执刀过高控制不稳,过低又妨碍视线,要适中。如图 1-14 所示都是错误的执刀方式。

二、手术剪

根据其结构特点有尖、钝,直、弯,长、短各型。根据其用途分为组织剪、线剪及拆线剪。组织剪多为弯剪,锐利而精细,用来解剖、剪断或分离剪开组织(图 1-15)。通常浅部手术操作用直剪,深部手术操作用弯剪。线剪多为直剪,用来剪断缝线、敷料、引流物等(图 1-16)。线剪与组织剪的区别在于组织剪的刃锐薄,线剪的刃较钝厚。所以,决不能图方便、贪快,以组织剪代替线剪,以致损坏刀刃,造成浪费。拆线剪是一页钝凹,一页直尖的直剪,用于拆除缝线(图1-17)。正确持手术剪的姿势为拇指和第四指分别插入剪刀柄的两环,中指放在第四指环的剪刀柄上,食指压在轴节处起稳定和向导作用,有利于操作(图1-18)。

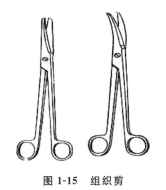

图 1-15　组织剪

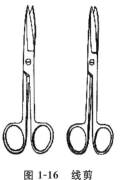

图 1-16　线剪

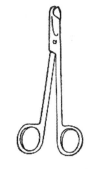

图 1-17　拆线剪

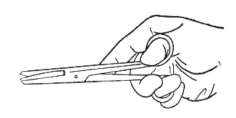

图 1-18　正确持手术剪的姿势

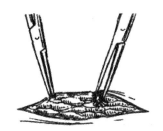

图 1-19　血管钳止血

三、血管钳

血管钳主要用于钳夹血管或出血点,亦称止血钳。血管钳在结构上主要的不同是齿槽床,由于手术操作的需要,齿槽床分为直、弯、直角、弧形(如肾蒂钳)等。用于血管手术的血管钳,齿槽的齿较细、较浅,弹性较好,对组织的压榨作用及对血管壁、血管内膜的损伤均较轻,称无损伤血管钳。由于钳的前端平滑,易插入筋膜内,不易刺破静脉,可供分离解剖组织用,也可用于牵引缝线、拔出缝针或代镊使用,但不宜夹持皮肤、脏器及较脆弱的组织。用于止血时尖端应与组织垂直,夹住出血血管断端,尽量少夹附近组织(图1-19)。止血钳有各种不同的外形和长度,以适合不同性质的手术和部位的需要。除常见的有直、弯两种外,还有有齿血管钳(全齿槽),蚊式直、弯血管钳(图1-20)。

1. 弯血管钳　用以夹持深部组织或内脏血管出血,有长、短两种。

2. 直血管钳　用以夹持浅层组织出血,协助拔针等用。

3. 有齿血管钳　用以夹持较厚组织及易滑脱组织内的血管出血,如肠系膜、大网膜等,前端齿可防止滑脱,但不能用于皮下止血。

4. 蚊式血管钳　为细小精巧的血管钳,有直、弯两种,用于脏器、面部及整形等手术的止血,不宜做大块组织钳夹用。血管钳使用基本同手术剪,但放开时用拇指和食指持住血管钳一个环口,中指和无名指挡住另一环口,将拇指和无名指轻轻用力对顶即可(图1-21)。要注意血管钳不得夹持皮肤、肠管等,以免组织坏死。止血时只扣上一、二齿即可,要检查扣锁是否失灵,有时钳柄会自动松开,造成出血,应警惕。使用前应检查前端横形齿槽两页是否吻合,不吻合者不用,以防止血管钳夹持组织时滑脱。

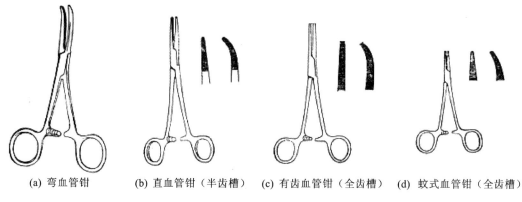

(a) 弯血管钳　　(b) 直血管钳（半齿槽）　　(c) 有齿血管钳（全齿槽）　　(d) 蚊式血管钳（全齿槽）

图 1-20　各种类型血管钳

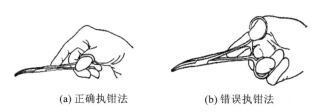

(a) 正确执钳法　　　　(b) 错误执钳法

图 1-21　止血钳使用方法

四、手术镊

手术镊用于夹持和提起组织，以利于解剖及缝合，也可夹持缝针及敷料等。有不同的长度，分有齿镊和无齿镊两种。正确持镊是用拇指对食指与中指，执两镊脚中、上部（图 1-22）。

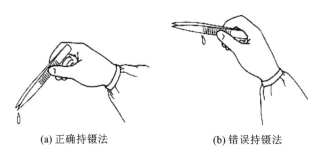

(a) 正确持镊法　　　　(b) 错误持镊法

图 1-22　持镊法

1. 有齿镊　又称组织镊，镊的尖端有齿，齿又分为粗齿与细齿，粗齿镊用于夹持较硬的组织，损伤性较大，细齿镊用于精细手术，如肌腱缝合、整形手术等。因尖端有钩齿、夹持牢固，但对组织有一定损伤。

2. 无齿镊　又称平镊或敷料镊。其尖端无钩齿，用于夹持脆弱的组织、脏器及敷料。浅部操作时用短镊，深部操作时用长镊，尖头平镊对组织损伤较轻，用于血管、神经手术。

五、持针钳

持针钳也称持针器。主要用于夹持缝针缝合各种组织，有时也用于器械打结。用持针器的尖夹住缝针的中、后 1/3 交界处为宜，多数情况下夹持的针尖应向左，特殊情况可向右，缝线应重叠 1/3，且将绕线重叠部分也放于针嘴内，以利于操作，若将针夹在持针器中间，则容易将针折断。执持针器的方法有以下几种。

1. 掌握法　也称一把抓或满把握,即用手掌握拿持针器(图1-23)。钳环紧贴大鱼际肌上,拇指、中指、无名指和小指分别压在钳柄上,后三指并拢起固定作用,食指压在持针器前部近轴节处。利用拇指及大鱼肌和掌指关节活动推展,张开持针器柄环上的齿扣,松开齿扣及控制持针器的张口大小来持针。合拢时,拇指及大鱼际肌与其余掌指部分对握即将扣锁锁住。此法缝合稳健容易改变缝合针的方向,缝合顺利,操作方便。

2. 指套法　为传统执法。用拇指、无名指套入钳环内,以手指活动力量来控制持针器的开闭,并控制其张开与合拢时的动作范围(图1-24)。用中指套入钳环内的执钳法,因距支点远而稳定性差,所以是错误的执钳法(图1-25)。

3. 掌指法　拇指套入钳环内,食指压在钳的前半部做支撑引导,其余三指压钳环固定于掌中。拇指可以上下开闭活动,控制持针器的张开与合拢(图1-26)。

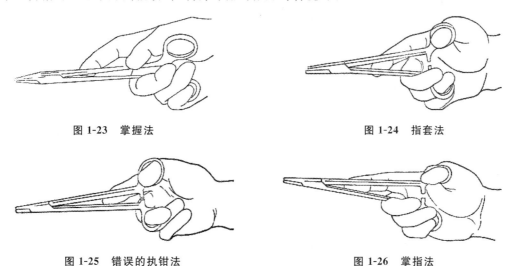

图1-23　掌握法　　　　　　　　　　　　　图1-24　指套法

图1-25　错误的执钳法　　　　　　　　　　图1-26　掌指法

六、常用钳类器械

1. 海绵钳(卵圆钳)　也称持物钳。分为有齿纹、无齿纹两种(图1-27),有齿纹的主要用于夹持、传递已消毒的器械、缝线、缝针、敷料、引流管等,也用于钳夹蘸有消毒液的纱布,以消毒手术野的皮肤或用于手术野深处拭血;无齿纹的用于夹持脏器,协助暴露。换药室及手术室通常将无菌持物钳置于消毒的大口量杯或大口瓶内,内盛刀剪药液。

用其取物时需注意:①不可将其头端(即浸入消毒液内的一端)朝上,这样会将消毒液流到柄端的有菌区域,放回时将污染头端。正常持法头端应始终朝下。②专供夹取无菌物品,不能用于换药。③取出或放回时应将头端闭合,勿碰容器口,也不能接触器械台。④放持物钳的容器口应用塑料套遮盖。

2. 组织钳　又称鼠齿钳,如图1-28所示,对组织的压力较血管钳轻,故一般用于夹持软组织,不易滑脱,如夹持牵引被切除的病变部位,以利于手术进行,钳夹纱布垫与切口边缘的皮下组织,避免切口内组织被污染。

3. 布巾钳　用于固定铺盖手术切口周围的手术巾,如图1-29所示。

4. 直角钳　用于游离和绕过主要血管、胆道等组织的后壁,如胃左动脉、胆囊管等。

5. 肠钳(肠吻合钳)　用于夹持肠管,齿槽薄、弹性好、对组织损伤小,使用时可外套乳胶

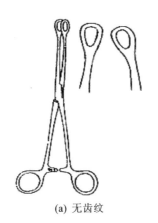 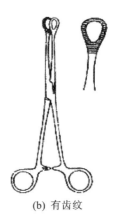

(a) 无齿纹　　　　　　　　　　(b) 有齿纹

图 1-27　海绵钳

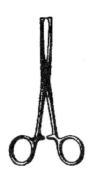

图 1-28　组织钳

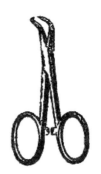

图 1-29　布巾钳

管,以减少对肠壁的损伤,如图 1-30 所示。

6. 胃钳　用于钳夹胃以利于胃肠吻合,轴为多关节,力量大,压榨力强,齿槽为直纹且较深,组织不易滑脱,如图 1-31 所示。

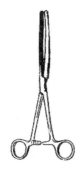

图 1-30　肠钳

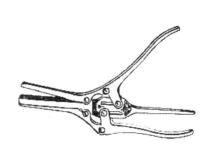

图 1-31　胃钳

七、牵引钩类

牵引钩也称拉钩(图 1-32)或牵开器,是显露手术野必需的器械。

1. 皮肤拉钩　为耙状牵开器,用于浅部手术的皮肤拉开。

2. 甲状腺拉钩　为平钩状,常用于甲状腺部位的牵拉暴露,也常用于腹部手术做腹壁切开时的皮肤、肌肉牵拉。

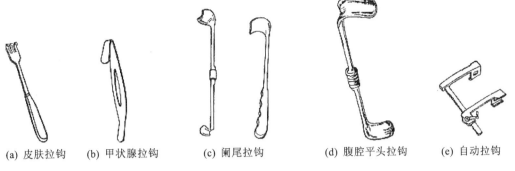

(a) 皮肤拉钩　　(b) 甲状腺拉钩　　(c) 阑尾拉钩　　(d) 腹腔平头拉钩　　(e) 自动拉钩

图 1-32　各种拉钩

3. 阑尾拉钩　亦为钩状牵开器,用于阑尾、疝等手术,用于腹壁牵拉。

4. 腹腔平头拉钩　为较宽大的平滑钩状,用于腹腔较大的手术。

5. 自动拉钩　为自行固定牵开器,腹腔、盆腔、胸腔手术均可应用。

6. S状拉钩　S状拉钩是一种如"S"状的腹腔深部拉钩(图1-33)。

使用拉钩时,应以纱垫将拉钩与组织隔开,拉力应均匀,不应突然用力或用力过大,以免损伤组织,正确持拉钩的方法是掌心向上。

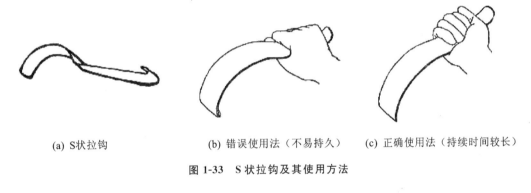

(a) S状拉钩　　　　(b) 错误使用法（不易持久）　　　(c) 正确使用法（持续时间较长）

图 1-33　S状拉钩及其使用方法

八、吸引器

用于吸除手术野中出血、渗出物、脓液、空腔脏器中的内容物,使手术野清楚,减少污染机会。吸引器由吸引头、吸引管(图1-34)、玻璃接头、吸引瓶及动力部分组成。动力又分马达电力和脚踏吸筒两种,后者用于无电力地区。吸引头结构和外形多种,主要有单管及套管型,尾部以吸引管接于吸引瓶上待用。单管吸引头用于吸除手术野的血液及胸腔内液体等;套管吸引头主要用于吸除腹腔内的液体,其外套管有多个侧孔及进气孔,可避免大网膜、肠壁等被吸住、堵塞吸引头。

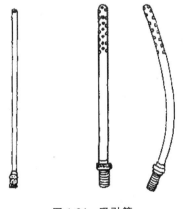

图 1-34　吸引管

九、缝针

缝针是用于各种组织缝合的器械,它由三个基本部分组成,即针尖、针体和针眼。针尖按形状分为圆头、三角头及铲头三种;针体有弯针、半臂针及直针三种。针眼是可供引线穿过的孔,它有普通孔和弹机孔两种。圆针根据弧度不同分为 1/2、3/8 弧度等,弧度大者多用于深部组织。三角针前半部为三棱形,较锋利,用于缝合皮肤、软骨、韧带等坚韧组织,损伤性较大。无论用圆针或三角针,原则上应选用针径较细者,损伤较少,但有时组织韧性较大,针径过细易于折断,故应合理选用。此外,在使用弯针缝合时,应顺弯针弧度从组织拔出,否则易折断。一般多使用穿线的缝针,而将线从针尾压入弹机孔的缝针,因常使线损伤、易断,且对组织创伤较大,现已少用。目前发达国家多采用针线一体的缝合针(无针眼),这种针线对组织所造成的损伤小(针和线的粗细一致),可防止缝线在缝合时脱针与免去引线的麻烦。无损伤缝针属于针线一体类,可用于血管、神经的吻合等。根据针尖与针眼两点间有无弧度可分直针和弯针。各种类型缝针的选用见表 1-7。

表 1-7　各种类型缝针的选用

针尖	圆针	适用于一般软组织和内脏
	三角针	适用于皮肤或其他坚韧组织
针体	弯针	一般缝合应用
	半臂针	皮肤缝合应用
	直针	皮肤或胃肠浆膜缝合
针眼	无槽	缝线突出损伤组织
	有槽	缝线在槽内,组织损伤小
	按孔	缝线穿过容易,但易脱出并被损伤、易断
	无损伤	特制,用于精细组织的缝合

十、缝线

缝线分为可吸收缝线和不吸收缝线两大类。

1. 可吸收缝线类　主要为肠线和合成纤维线。

(1)肠线　为羊的小肠黏膜下层制成。有普通与铬制两种:普通肠线吸收时间较短,为 4～5 天,多用于结扎及皮肤缝合;铬制肠线吸收时间长,为 14～21 天,用于缝合深部组织。肠线属异体蛋白质,在吸收过程中,组织反应较重。因此,使用过多、过粗的肠线时,创口炎性反应明显。其优点是可被吸收,不存异物。

目前肠线主要用于内脏如胃、肠、膀胱、输尿管、胆道等黏膜层的缝合,一般用 1-0 号至 3-0号的铬制肠线。此外,较粗的 2-0 号铬制肠线则常用于缝合深部组织或炎症的腹膜。在感染的创口中使用肠线,可减少由其他不能吸收的缝线所造成的难以愈合的窦道。使用肠线时,应注意以下问题:①肠线质地较硬,使用前应用盐水浸泡,待变软后再用,但不可用热水浸泡或浸泡时间过长,以免肠线肿胀、易折、影响质量。②不能用持针钳或血管钳夹肠线,也不可将肠线扭曲,以致扯裂、易断。③肠线一般较硬、较粗、光滑,结扎时需要三叠结。剪断线时线头应留较长,否则线结易松脱。一般多用连续缝合,以免线结太多,或术后异物反应。④胰腺手术时,不用肠线结扎或缝合,因肠线可被胰液消化吸收,进而继发出血或吻合口破裂。⑤尽量选用细肠线。⑥肠线价格较丝线稍贵。

(2)合成纤维线　品种较多,如聚羟基乙酸、聚甘醇碳酸、聚乳酸羟基乙酸、聚二氧杂环己酮和聚乙酸维尼纶。它们的优点有:①组织反应较轻;②吸收时间延长;③有抗菌作用。其中以聚羟基乙酸为主要代表,外观呈绿白相间、多股紧密编织而成的针线一体线。粗细从 6-0 号至 2 号。抗张力强度高,不易拉断。柔软平顺,容易外科打结,操作手感好。水解后产生的羟基乙酸有抑菌作用。60～90 天可完全吸收。3-0 号线适合于胃肠缝合,1 号线适合于缝合腹膜、腱鞘等。

　2. 不吸收缝线类　不吸收缝线类的各种缝合线见表1-8。

表 1-8　各种缝线

缝合线种类	常用的度量	一般用途	特点
丝线	细	皮肤,皮下,胃肠道及一般缝合	组织反应轻; 非吸收性,感染伤口易形成窦道; 柔软、容易打结,易于采购
	中	筋膜、结扎较大血管	
	粗	结扎大血管	
不锈合金钢线	35 号	切口各层	组织反应轻微; 使用不便
	30 号	切口支持缝合	
肠线	4-0 号	黏膜、眼科及其他精细手术	吸收性(普通 5 天吸收,铬制线 2～3周吸收); 组织反应较重; 可做连续缝合
	3-0 号	胃肠	
	1-0 号	腹膜	
合成纤维线	5-0 号	皮内缝合	60～90 天吸收; 组织反应低; 不易拉断,容易打结; 有抑菌作用
	3-0 号	胃肠、胆道	
	1 号	腹膜、腱鞘	

　　有丝线、棉线、不锈合金钢线、尼龙线、钽丝、银丝、麻线等数十种。最常用的是丝线,其优点是柔韧性高,操作方便,对组织反应较小,能耐高温消毒,价格低、来源易;缺点是在组织内为永久性的异物,伤口感染后易形成窦道,长时间后线头排出,延迟愈合。胆道、泌尿道缝合可导致结石形成。一般 0→多 0 号丝线可用于肠道、血管神经等缝合,1 号丝线用于皮肤、皮下组织和结扎血管等,4 号丝线用于缝合筋膜及结扎较大的血管,7 号丝线用来缝合腹膜和张力较大的伤口组织。

　　不锈合金钢线习惯称"不锈钢丝"。用来缝合骨、肌腱、筋膜、减张缝合或口腔内牙齿固定。尼龙线,组织反应少,且可以制成很细的线,多用于小血管缝合及整形手术。用于小血管缝合时,常制成无损伤缝合线。它的缺点是线易于松脱,且结扎过紧时易在线结处折断,因此不适用于有张力的深部组织的缝合。

　　目前已研制出许多种代替缝针、缝线的切口黏合材料,使用时方便、速度快,切口愈合后瘢痕小。主要有三大类:①外科拉链,主要用于皮肤的关闭,最大优点是切口内无异物。②医用黏合剂,可分为化学性黏合剂和生物性黏合剂,前者有环氧树脂、丙烯酸树脂、聚苯乙烯和氰基丙烯酸酯类等,后者有明胶、贻贝胶和人纤维蛋白黏合剂等,主要用于皮肤切口、植皮和消化道瘘口的黏合。使用时将胶直接涂擦在切口创缘,加压拉拢切口即可。生物胶毒性作用小,吸收较快,应用前途较好。③金属钉直接钉合。

十一、敷料

　　一般为纱布及布类制品,种类很多,常见敷料介绍如下。

（一）纱布块

用于消毒皮肤,拭擦手术中渗血、脓液及分泌物,术后覆盖缝合切口,进入腹腔用温湿纱布,以垂直角度在积液处轻压蘸除积液,不可揩拭、横擦,以免损伤组织。

（二）小纱布剥离球

将纱布卷紧成直径 0.5～1 cm 的圆球,用组织钳或长血管钳夹持做钝性剥离组织之用。

（三）大纱布垫

用于遮盖皮肤、腹膜,湿盐水纱布垫可做腹腔脏器的保护用,也可以用来擦血。为防止遗留腹腔,常在一角附有带子,又称有尾巾。

知识链接

无菌手术包的应用及注意事项

手术无菌包是用布类(双层包布两块)包裹手术需要的敷料、器械物品等,经高压灭菌后备用。

（1）无菌包外应系有标签,注明内容物名称和有效日期。

（2）应置于清洁干燥处(柜内、桌内),如发现包布破损或被水浸湿,或失去标签则包内物品应疑为污染而不能认为是无菌的,只有重新消毒后方可使用。

（3）无菌物品,春季超过 7 天,冬季超过两周未用者,应重新消毒后,才能应用。

（4）一份无菌物品,只能为一个病人使用,以免交叉感染。

（5）使用时,置于手术器械台上,或其他稳妥的地方。打开包布时,应注意保持其内面不受污染。不可用未消毒的手或其他未灭菌的器械取包内无菌物品或触及包布内面。操作者应与无菌物品保持 20 cm 以上的距离。

（6）若只需其中一部分物品,用无菌持物钳或镊取出后,仍须保持其无菌状态,按原状包好,置于柜内的前列,以便下次尽先采用(示范)。

十二、高频电刀

现代外科中电子外科手术已广泛普及,电子外科手术系利用高频电流来切开组织,达到止血的效果。电刀是外科常用的设备,其融切割、分离、止血为一体,使这些分开性的操作同时完成,减少结扎或缝合止血的频度,可大大缩短手术时间。

电刀是利用高频电流来切开组织和达到止血的效果。电刀在手术中可达到以下几种功能:①干燥:低功率凝结不需要电光。②切割:释放电光,对组织有切割效果。③凝固:电光对组织不会割伤,可用于止血和烧焦组织。④混切:同时起切割及止血作用。

任务 3-3　手术人员准备

（一）一般准备

手术人员进入手术室前必须更换手术衣、裤(仅留短的内衣裤)、鞋,戴好口罩、帽子。患上呼吸道感染者,原则上不得参加手术,如必须参加手术,则进入手术室时应戴双层口罩。术前修剪指甲,不涂指甲油,取下戒指、手链、手表等饰品。

(二) 外科手消毒的方法

常用方法包括免刷手消毒方法和刷手消毒方法。

1. 免刷手消毒方法

(1) 初步洗手 取 3～5 mL 皂液或洗手液涂抹双手及前臂至肘上 1/3 处,彻底揉搓,顺序如下:①掌心相对,手指合拢,洗净掌心和指腹。②手心对手背,手指交叉搓,换手进行重复动作。③掌心相对,手指交叉,洗净指缝与指蹼。④弯曲指关节,双手相扣进行揉搓。⑤握住拇指旋转揉搓,换手进行重复动作。⑥五指并拢,指尖在掌心揉搓。⑦环形揉搓腕部、前臂至肘上 1/3 处,换手进行重复动作。在流动水下冲洗双手、前臂和上臂下 1/3,从手指尖到肘部,沿一个方向冲洗,不要在水中来回移动手臂,肘部最低。洗手 2 遍,重复以上步骤。

(2) 擦手 使用擦手巾擦干双手、前臂和上臂下 1/3。方法:擦手巾的正面擦干手掌→手背,抓住擦手巾两对角,翻转内面呈三角状,尖角面朝向手指,由腕部开始,旋转朝上擦至肘上,一只手由内向外轻提一角翻转另一面,同法擦洗对侧。

(3) 涂抹外科手消毒液 ①取 2 mL 手消毒液于左手掌心。②右手指尖于左手掌内擦洗。③左手掌将剩余的消毒液均匀涂抹右手的手掌→指蹼→指缝→手背→手臂→肘上 10 cm。④同法擦洗对侧。⑤最后再取 2 mL 消毒液,按照六部洗手法(图 1-35)揉搓双手至手腕部,揉搓至干燥。

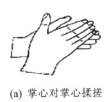
(a) 掌心对掌心揉搓

(b) 手指交叉,掌心对手背揉搓

(c) 手指交叉,掌心对掌心揉搓

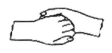
(d) 双手互握揉搓手指

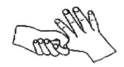
(e) 拇指在掌中揉搓

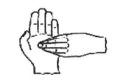
(f) 指尖在掌心中揉搓

图 1-35 六步洗手法

(4) 保持双手无菌 双手悬空至胸前(上不过肩,下不过脐,左右不过腋中线),保持双手无菌进入手术间。

2. 刷手消毒方法

(1) 初步洗手 用适量皂液或洗手液初洗至肘上 10 cm,冲净皂液(从指尖向上冲水,肘关节最低)。

(2) 无菌刷刷手 压皂液或洗手液 5 mL 于毛刷毛面,刷洗双手、前臂和上臂下 1/3,时间约 3 min。刷时稍用力,分三节段双手交替进行,顺序为甲缘→甲沟→指蹼,再由拇指桡侧开始,渐次到指背→尺侧→掌侧,依次刷完双手手指。然后分段交替刷左右手掌、前臂至上臂下 1/3。刷手时要注意勿漏刷指间、腕部尺侧和肘窝部。

(3) 冲洗双手 在流动水下冲洗双手、前臂和上臂下 1/3,从手指尖到肘部,沿一个方向冲洗,不要在水中来回移动手臂,指尖向上、肘部最低。

其余步骤同"免刷手消毒方法"的步骤(2)(3)(4)。

（三）穿无菌手术衣

穿无菌手术衣的目的是避免和预防手术过程中医护人员衣物上的细菌污染手术切口,同时保障手术人员安全,预防职业暴露(图1-36)。

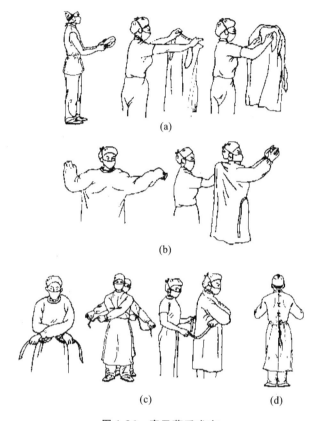

(a)

(b)

(c)　　　　　　　(d)

图1-36　穿无菌手术衣

1. 穿无菌手术衣的方法

（1）检查无菌包的名称、有效期、指示胶带、无菌包的规格,包布是否整洁,有无潮湿、破损,包扎是否完好。

（2）打开无菌包、无菌手套,外科洗手。

（3）抓取无菌手术衣,提领,抖开。未戴手套的手禁止碰无菌手术衣内面,注意避免碰到周围物品。

（4）轻抛衣服,伸手入袖。

（5）他人系手术衣背部后带(一般由巡回护士协助完成)。

（6）解开胸前腰带,一头交于台上其他手术人员或交由巡回护士用无菌持物钳夹取,原地旋转360°,将左右两端系于腰前,使手术衣右叶遮盖左叶。穿无菌手术衣时双手不露出袖口。

（7）取无菌手套(退后一步),采用无接触式戴无菌手套方法。手套完全包裹手术衣袖口。

2. 注意事项

（1）穿无菌手术衣时应选择相对宽敞的空间,以免被污染。

（2）无菌手术衣大小长短合适,要求无污染、潮湿、破损。

（3）拿取无菌手术衣时手不可接触无菌手术衣内面。

（4）已戴手套的手不可触及手套内面，未戴手套之手不可触及手套外面。

（5）穿戴好无菌手术衣、手套后，双手置于胸前，不可将双手置于腋下或上举过肩、下垂过腰，不得离开手术间，不可触摸非无菌物品。

（6）无菌手术衣如有血液及体液污染，应及时更换。

（四）戴无菌手套

根据《手术室护理实践指南》要求戴无菌手套，应采用无接触式戴无菌手套方法（图1-37），分为自戴无菌手套方法和协助戴无菌手套方法两种。

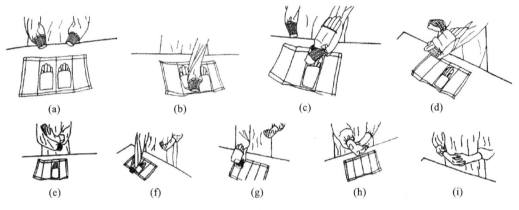

图1-37　无接触式戴无菌手套方法

1. 自戴无菌手套方法

（1）穿无菌手术衣时双手不露出袖口。

（2）隔衣袖取手套，一只置于同侧的掌侧面，指端朝向前臂，拇指相对，反折边与袖口平齐，隔衣袖抓住手套边缘并将之翻转包裹住袖口。

（3）同法戴另一只手套，向近心端拉衣袖，注意用力不宜过猛，袖口拉到拇指关节处即可。整理双手至舒适。

2. 协助戴无菌手套方法　撑开一只手套，拇指对准被戴者，手指自然下垂，协助被戴者将手伸入手套内，并包裹袖口。

3. 脱手套方法

（1）用戴手套的手抓取另一只手的手套外面翻转摘除。

（2）用已摘除手套的手伸入另一只手套内侧面翻转摘除，注意清洁手不被手套外侧面所污染。

4. 注意事项　向近心端拉衣袖，注意用力不宜过猛，袖口拉到拇指关节处即可。双手始终不能露于衣袖外，所有操作双手均在衣袖内。戴手套时，将反折边的手套翻转过来包裹着袖口，不可将腕部裸露。感染、骨科等病人手术时手术人员应戴双层手套，有条件的内层为彩色手套。

任务 3-4　病人的术前准备

手术病人须提前送达手术室，做好术前准备。进手术室后，严格执行手术安全核查，必须再次核对病人身份（姓名、性别、年龄、病案号）、手术方式、麻醉方式、知情同意情况、手术部位与标识、皮肤是否完整、术野皮肤准备、病人过敏史、抗菌药物皮试结果、术前备血情况、假体、体内植入物、影像学资料等,核对无误后方可准备以下工作。

（一）手术体位的安置

手术体位的安置原则应根据手术需要,选择合适的体位,充分暴露手术野,保护病人隐私。具体要求:①保持身体各肢体处于功能位,防止受牵拉、扭曲、压迫致神经损伤。②保持呼吸道通畅,避免压迫胸部及颈部。③正确约束病人,保护皮肤不长期受压,防止压疮。④肢体固定时要避免影响动脉供血及静脉回流,维持循环功能稳定。⑤维持体位稳定,防止术中移位、坠床。术中常见体位如图 1-38 所示。

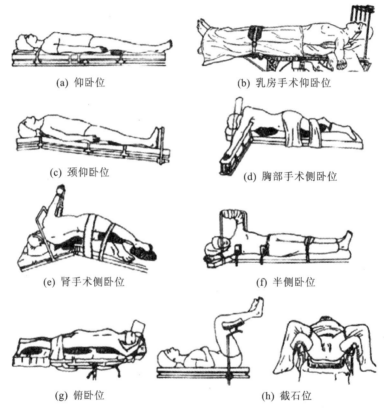

(a) 仰卧位 (b) 乳房手术仰卧位
(c) 颈仰卧位 (d) 胸部手术侧卧位
(e) 肾手术侧卧位 (f) 半侧卧位
(g) 俯卧位 (h) 截石位

图 1-38　术中常见体位

1. 仰卧位　仰卧位适用于头颈部、颜面部、胸腹部、四肢等手术,是将病人头部放于枕上,两臂置于身体两侧或自然伸开,两腿自然伸直的一种体位。根据手术部位及手术方式的不同可摆放各种特殊的仰卧位,包括(颈)后仰卧位、人字分腿仰卧位等。

2. 侧卧位　侧卧位适用于颞部、肺、食管、侧胸壁、髋关节等部位的手术,是将病人向一侧自然侧卧,头部侧向健侧方向,双下肢自然屈曲,前后分开放置。双侧自然向前伸展,病人脊柱处于水平线上,保持生理弯曲的一种手术体位。在此基础上,根据手术部位及手术方式的不同,摆放各种特殊侧卧位。

3. 俯卧位　俯卧位适用于头颈部、背部、脊柱后路、盆腔后路、四肢背侧部位手术,是病人俯卧于床面、面部朝下、保证胸腹部最大范围不受压、双下肢自然屈曲的手术体位。

4. 截石位　截石位适用于会阴部及会阴联合手术,是指病人仰卧,双腿放置于腿架上,臀部移至床边,最大限度地暴露会阴部,多用于肛肠手术和妇科手术。

（二）手术区皮肤消毒

手术区皮肤消毒是杀灭手术切口及其周围组织皮肤上的病原微生物,是有效预防切口感染的措施之一。在消毒前要评估手术区域皮肤的清洁度、有无破损和感染。如腹部手术特别注意肚脐孔的清洁,若发现皮肤切口处有皮疹、毛囊炎、疖肿等感染灶,应考虑延期手术。

1. 皮肤消毒方法　手术部位消毒可采用含有有效碘 3000～5000 mg/L 的消毒液局部擦拭 2 遍,左右 2 min,或用 500 mg/L 洗必泰、乙醇(70%)溶液局部擦拭 2 遍,左右 2 min。

2. 皮肤消毒的注意事项　①手术医生必须经外科洗手后方可实施皮肤消毒的操作,消毒时注意手不要触及病人皮肤。②倾倒消毒溶液不可过多或过少,过多浪费,过少达不到消毒效果,以浸没消毒纱布为宜。③消毒必须遵循以切口为中心向四周消毒顺序,消毒范围为手术切口周围 15～20 cm 的区域,但感染切口、会阴及肛门手术消毒顺序则应由手术区外周向感染部或肛门区涂擦。已经接触感染部位的消毒液纱布,不应再返擦清洁处。消毒完后消毒钳及器皿不可放回无菌台。④术中需延长切口时,手术切口周围皮肤应重新消毒。

3. 手术区皮肤的消毒范围

手术区皮肤的消毒范围见图 1-39。

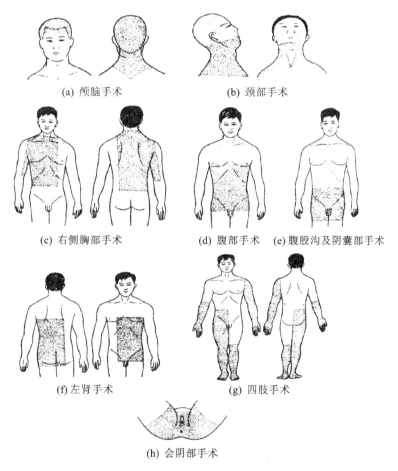

(a) 颅脑手术　　　　　(b) 颈部手术

(c) 右侧胸部手术　　　(d) 腹部手术　(e) 腹股沟及阴囊部手术

(f) 左肾手术　　　　　(g) 四肢手术

(h) 会阴部手术

图 1-39　手术区皮肤的消毒范围

(1) 头部手术　头及前额。

(2) 口、唇部手术　面唇、颈及上胸部。

（3）颈部手术（甲状腺手术）　上至下唇，下至乳头，两侧至斜方肌前缘。

（4）锁骨部手术　上至颈部上缘，下至上臂1/3处和乳头上缘，两侧过腋中线。

（5）上腹部手术　上腹部上至乳头，下至耻骨联合，两侧到腋中线。

（6）下腹部手术　上至剑突，下至大腿上1/3，两侧到腋中线。

（7）肾脏手术　上至腋窝，下至腹股沟，前后过中线。

（8）胸部手术　前后过中线，上至锁骨及上臂1/3处，下过肋缘。

（9）乳腺根治手术　前至对侧锁骨中线，后至腋后线，上过锁骨与上臂，下过肚脐平行线。

（10）四肢手术　周圈消毒，上下各超过一个关节。

（11）腹股沟及阴囊部手术　上至肚脐线，下至大腿上1/3，两侧至腋中线。

（12）颈椎手术　上至颅顶，下至两腋窝连线。

（13）胸椎手术　上至肩，下至髂嵴连线，两侧至腋中线。

（14）腰椎手术　上至两腋窝连线，下过臀部，两侧至腋中线。

（15）会阴部手术　耻骨联合、肛门四周及臀部，大腿上1/3内侧。

（三）手术区铺单法

1. 铺盖手术单的目的　铺盖无菌手术单的目的是建立一个无菌区，显露手术切口所必需的皮肤区，遮盖住其他部位，以避免和尽量减少手术中的污染。也可在切口皮肤上加用一次性无菌手术薄膜（有的含有碘伏）的方法，切开皮肤后薄膜仍黏附于伤口边缘，可防止皮肤上尚存的细菌在术中进入伤口。尊重病人隐私，避免不必要的暴露。

2. 铺盖手术单的原则

（1）铺单一般由器械护士和台上手术医生完成。铺单时操作者手臂及无菌手术单不可与有菌物品接触。无菌手术单不能接触工作人员腰以下的无菌衣或其他部位，一经污染必须立即更换。铺大孔单展开时，应把手卷在无菌手术单内，以免手被污染。

（2）严格遵循铺单顺序和方法。通常第一层手术单是按照从相对清洁到清洁、由远至近的方向铺盖的。先铺四块治疗巾，通常先铺操作者的对面，或铺相对不洁区（如会阴部、下腹部和头部），最后铺靠近操作者的一侧（如腹部手术，铺盖顺序为下方、对侧、上方、本侧或下方、上方、对侧、本侧），再在上方、下方各铺一中单，最后铺盖大无菌单。

（3）按切口位置准确铺单，无菌手术单一般距离切口中心2～3 cm，无菌单铺盖后则不宜移动，如果必须移动，只能由手术区向外移，而不能向内移。

（4）铺单时，既要避免手术切口暴露太小，又要尽量少使切口周围皮肤显露在外。手术区周围一般应有六层无菌巾遮盖，其外周至少有两层，大单垂至手术台缘下至少30 cm；小手术仅铺无菌孔巾一块即可。

（5）铺单范围头端要铺盖过病人头部和麻醉架，两侧及足端应下垂超过手术台边缘30 cm。

（6）可以用巾钳或皮肤保护膜固定无菌手术单，以免无菌手术单移动后造成污染。

（7）术中无菌手术单如被水或血浸湿，应加盖另一无菌手术单以隔离无菌区。

3. 铺盖手术单的方法　下面以腹部手术的无菌巾单铺放（图1-40）为例进行介绍。

1）第一步铺无菌巾

（1）器械护士把四块无菌巾反折边1/3，第1、2、3块无菌巾的折边1/3朝向第一助手，第4块无菌巾的折边朝向自己，按顺序传递给第一助手。

（2）第一助手接过折边的无菌巾，分别铺于切口下方、上方及对侧，最后铺近侧。距离切

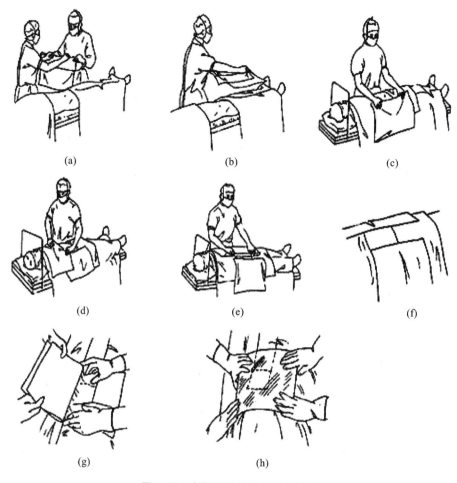

图 1-40 腹部手术的无菌巾单铺放

口线 2～3 cm 以内,位置要准确,如需少许调适,只能由手术区向外移,而不应向内移动。用巾钳固定手术巾的四个交角处,也可用无菌贴膜固定。

(3) 若铺巾的医师已穿好无菌的手术衣,则铺巾顺序改为先下后上,再近侧后对侧。

2) 第二步铺手术中单 将两块无菌中单分别铺于切口的上、下方。头侧应盖过麻醉架,足侧盖过手术器械托盘及床尾。铺巾者需注意避免自己的手触及未消毒物品。

3) 第三步铺手术洞单 将有孔洞的剖腹大单正对切口,短端向头部,长端向足部(一般有红箭头做方向标志),由上而下分别展开,展开时手卷在剖腹单里面,以免污染。要求上方盖住麻醉架。下方盖住器械托盘,两侧和足端应超过手术台的边缘30 cm。

无菌手术单也有一次性制品,质地好,使用简单方便,但由于价格较高,国内还未推广使用。

任务 3-5 手术中的无菌原则

一、手术室无菌技术操作规范

手术中的无菌操作是预防切口感染,保证病人安全的关键,也是影响手术成功的重要因素。所有参加手术的人员必须充分认识其重要性,严格执行无菌操作原则,并且贯穿手术的全过程。

1. 认真进行外科手消毒　应遵循先洗手,后消毒的原则。不同病人手术之间、手套破损或手被污染时,应重新进行外科手消毒。

2. 明确无菌概念、建立无菌区域　手术人员一经"洗手",手臂即不准接触未经消毒的物品。穿无菌手术衣及戴好无菌手套后,背部、腰部以下和肩部以上都应视为有菌区,不能再用手触摸。手术人员应肘部内收,双手靠近身体,既不可高举过肩也不可下垂过腰或交叉于腋下。手术台边缘以下的布单不可接触,无菌桌仅桌缘平面以上属无菌,手术护士、巡回护士都不应接触无菌桌缘平面以下的桌布。

3. 保持无菌物品的无菌状态　无菌区内所有物品都必须是灭菌的,如稍有怀疑或无菌包破损、潮湿即应立即更换;凡坠落于手术台边或无菌桌缘平面以下的物品应视为有菌。已坠落下去的皮管、电线、缝线不应再向上提拉或再用。无菌布单被水或血浸湿时,应加盖或更换新的无菌单。巡回护士取 30 cm 物品要用无菌持物钳夹取,并应与无菌物、无菌区保持一定的距离(约 30 cm),避免衣袖、衣服接触无菌物及跨越无菌区,倾倒溶液时只许瓶口进入无菌区的边缘。

4. 保护皮肤切口　病人的皮肤和工作人员手臂经过消毒以后只能达到相对灭菌,残存在毛孔内的细菌对开放的切口有一定的威胁,故应注意预防污染。在进行皮肤切口前,应用无菌纱布垫遮住切口两旁或用无菌聚乙烯薄膜盖于手术野皮肤上,经薄膜切开皮肤,以保护切口不被污染。切开皮肤和皮下脂肪层后,边缘应以大纱布垫或手术巾遮盖并固定,仅显露手术切口5%。凡与皮肤接触的刀片和器械不应再用。在延长切口或进行缝合前应再用 0.5% 碘伏消毒液消毒皮肤一次。

5. 正确传递物品和调换位置　手术时不可在手术人员背后或头顶方向传递器械及手术用品,手术者或助手需要器械时应由洗手护士从器械升降台侧正面方向递给。如因手术需要移动,应面向无菌区,与另一手术人员换位时,应先退后一步,转过身,背对背地转到另一位置上;在经过未穿手术衣人员面前时,应互相让开,以免碰撞污染。

6. 污染手术的隔离技术　进行胃肠道、呼吸道、宫颈等污染手术时,在切开空腔前应用纱布垫保护周围组织,并随时吸除外流的内容物。被污染的器械和其他物品应放在专用污染盘内,避免与其他器械接触,污染的缝针和持针器应在等渗盐水中刷洗。全部污染步骤完成后,手术人员应用无菌水冲洗或更换手套,以尽量减少细菌的污染。

7. 减少空气污染、保持空气净化效果　手术时门窗应关闭,尽量减少在手术间内走动。手术过程中应保持肃静,避免不必要的谈话。咳嗽、打喷嚏时应将头转离无菌区,避免飞沫污染。请他人擦汗时,头应转向一侧,不使纱布纤维落入无菌区。口罩若潮湿应更换。若有参观手术者,每个手术间参观人数不宜超过 2 人,参观者不可过于靠近手术人员或站得过高,也不可在室内频繁走动。

8. 连台手术间的处理　上一台手术结束,手术人员应重新外科洗手、更换无菌手术衣、戴无菌手套;上一台手术物品不可用于下一台手术;两台手术之间间隔时间应超过 30 min;手术间地面及物品应清洁,手术间有血液、分泌物污染时应用消毒液擦拭。

二、手术过程中器械护士和巡回护士的配合

在整个手术过程中,医护人员必须紧密配合、共同努力,才能确保手术的成功。一台完整

的手术必须由台上(器械)护士和台下(巡回)护士共同协作完成,手术室护士在各种手术中的配合能力直接影响到手术的成败。

（一）器械护士的配合

（1）术前一天了解病人情况、手术步骤、配合要点。对较重大的手术,应参加术前讨论,了解术中可能出现的意外情况,以便做好充分准备。

（2）术前检查用物是否齐全、正确,性能是否良好。发现遗漏,及时补充。

（3）严格执行查对制度和无菌技术操作规程,认真核对无菌器械、敷料包的消毒日期、灭菌效果,消毒指示卡保留至手术结束,以便随时复查。

（4）提前15 min洗手,铺好无菌器械桌,检查整理手术所需的器械物品,物品定位放置。检查器械零件是否齐全,性能是否良好。术前与巡回护士共同认真清点器械、纱布、纱垫、缝针等。

（5）协助医生铺开无菌手术布单。

（6）术中严密注意手术的进展及需要,主动、迅速、正确地传递所需要的器械物品,器械用毕,迅速取回擦拭,归回原处。随时清理缝线残端,防止带入伤口。

（7）严格遵守术中无菌技术操作原则,并监督他人执行。随时保持无菌器械台及手术区整洁、干燥。

（8）妥善保管切下的备用组织,不可遗失,保管好术中留取的标本。术毕,督促医师填写申请单送检。术中取样快速冰冻或培养,应及时交巡回护士送检。

（9）缝合体腔及深部组织前,应与巡回护士详细核对器械、敷料、缝针等,严防异物遗留。

（10）手术完毕,协助手术医师包扎切口。按照医用垃圾分类要求处理各类术后物品。按照器械清洗原则负责手术器械的清洗、烤干和上油。特殊、贵重仪器严格交班,术中损坏的器械认真交班,及时维修或更换。

（二）巡回护士的配合

（1）准备手术用品(器械、布类、药品、输液及一次性使用药品、敷料等),检查手术间各种设备、仪器是否齐全,性能是否良好。

（2）根据手术及病人情况,术前一天访视病人,了解病人情况(病情、心理情况、各种化验、检查、皮试结果等)及所施手术,根据病人情况给予介绍和安慰,以减少病人的恐惧和紧张。

（3）严格执行手术安全核查制度,分别在麻醉实施前、切皮前、病人离室前认真与麻醉师、手术医师三方共同做好各项查对工作。

（4）做好病人的心理护理安定情绪,对神志不清的儿童,应适当约束或专人看护,确保安全。

（5）建立静脉通道,并保持通畅。协助麻醉医师做好各项操作。安置病人体位,充分暴露手术野,注意保证病人肢体处于安全、舒适、保暖状态、防止挤压、过度外展和电灼伤。

（6）与器械护士共同核对器械、纱布、缝针等,详细记录护理记录单。关闭体腔及深部组织前后,均应再次清点,并与术前记录认真核对、签字,防止遗漏。

（7）协助手术人员穿好手术衣,准备好供应台上器械护士需要的一切物品,保持手术间的整洁、安静,适时调节手术野的灯光和室温,保持吸引通畅。

（8）坚守岗位,密切观察病情,观察病人肢体是否受压,注意输液速度,防止液体外漏,需交接班时,务必详细交代清楚方可离开。

（9）及时配合抢救,准确执行手术中医嘱,在操作前要重复一遍口头医嘱,并做到"三对"(对药名、剂量及用法),输血前务必与麻醉医师共同仔细核对姓名、血型、配型结果、血液有效期等。

（10）随时督促手术人员严格执行无菌操作,对违反者应立刻予以纠正。注意参加人员不可直接接触手术者或手术台,以防污染。保持手术间内安静、整齐、清洁,严格遵守保护性医疗制度。

（11）术毕,协助擦净手术野周围的血迹,妥善包扎伤口,为病人穿好衣服,向护送人员交代病人携带物品。

（12）清洁、整理手术间,室内一切用物归还原处。

（金松洋）

直通护考

一、选择题（A1/A2 型题）

1. 手术人员穿好无菌手术衣,戴好无菌手套后,双手应放在（　　）。
A. 交叉腋下　　　B. 腰部　　　　C. 胸前　　　　D. 身体两侧　　　E. 高举头前

2. 关于手术进行中的无菌原则,哪项不对?（　　）
A. 切开皮肤后须用无菌巾保护切口
B. 无菌器械台保持清洁、干燥
C. 手术器械落至台面以下的手术单,边缘以上的应取回再用
D. 手术人员需调换位置时应背对背调换
E. 切开空腔脏器前应用纱布垫遮盖保护周围组织

3. 关于手术进行中的无菌原则的叙述,哪项不对?（　　）
A. 不可在手术人员背后传递器械
B. 手术台平面以下为污染区
C. 术中被肠内容物污染的器械必需冲洗后再用
D. 手套破损立即更换
E. 皮肤切开前及缝合之前均要用 70%乙醇消毒皮肤一次

4. 肾脏手术采用的体位是（　　）。
A. 仰卧位　　　B. 俯卧位　　　C. 侧卧位　　　D. 半卧位　　　E. 截石位

5. 在高温灭菌方法中,最理想的方法是（　　）。
A. 干热灭菌法　　　　　　B. 熏蒸法　　　　　　C. 煮沸法
D. 高压蒸汽灭菌法　　　　E. 焚烧

6. 手术人员洗手消毒完毕,应保持（　　）。
A. 双手上举姿势　　　　　B. 双手下垂姿势　　　　　C. 拱手姿势
D. 双手与肘平衡姿势　　　E. 双手交叉姿势

7. 手术人员穿好无菌手术衣、戴好无菌手套后,双手应放在（　　）。
A. 交叉腋下　　　B. 腰部　　　　C. 胸前　　　　D. 身体两侧　　　E. 高举头前

二、案例分析题

章先生,36岁,因胆囊炎急诊入院,拟行手术治疗。已完成麻醉、安置体位等准备工作。器械护士小王已洗手、消毒手臂,进入手术准备器械桌和协助医师铺单。请问:

(1)小王如何准备器械桌?

(2)如何协助第一助手铺单?

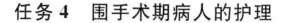

任务4　围手术期病人的护理

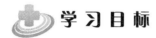

学 习 目 标

1. 知识目标

(1)掌握术前常规准备、手术日晨护理,术后常见不适及护理措施,术后常见并发症及护理措施。

(2)熟悉围手术期的概念、术前健康教育、手术区皮肤准备。

(3)了解术前护理评估,术后并发症的原因。

2. 能力目标

能运用护理程序对外科病人实施手术前、后护理。

手术治疗是对外科系统疾病治疗的主要手段,但手术治疗作为侵入性治疗为病人治愈疾病的同时,也使病人受到不同程度的创伤。手术创伤、麻醉及本身疾病的刺激会导致机体生理功能紊乱及心理压力,因此手术前、后护理要围绕"以病人为中心",为手术病人提供身、心整体护理,提高病人对手术的耐受性,使病人以最佳状态顺利度过手术,预防或减少手术后并发症的发生,促进病人康复。

围手术期是指从病人确定手术治疗起至相关手术治疗结束的一段时期。包括三个阶段:①手术前期:从病人决定接受手术到被送至手术台这一段时期。②手术期:从病人被送至手术台到手术结束被送入恢复室或外科(监护)病房这一段时期。③手术后期:从病人被送入恢复室或外科(监护)病房到出院或继续追踪这一段时期。每个时期护理的重点都不同,围手术期护理旨在围手术期期间,全面评估病人,充分做好术前准备,采取有效措施解决手术病人的健康问题,维护手术病人身心处于良好健康状态,保证病人手术安全,促进早日康复。

任务4-1　手术前病人的护理

从病人决定接受手术治疗到将其送至手术台,称为手术前期。这一时期的护理,称为手术前护理,简称为术前护理。术前护理的重点在于在全面评估的基础上,充分做好术前准备,纠正病人存在及潜在的生理和心理问题,指导适应术后机体变化的功能锻炼,给予相关的健康指导,提高病人对手术及麻醉的耐受力,使病人能以最佳状态进入手术。

【护理评估】

1. 一般情况　包括病人的姓名、性别、年龄、民族、宗教信仰、现病史、既往史、药物过敏史、目前用药状况、手术史和相关情况、生育月经史、家族遗传史等。

2. 身体评估　评估内容包括生命体征、意识状态、身高、体重、营养状况、血管情况、肝肾功能、有无运动障碍、皮肤完整性、体内有无植入物等。

3. 心理-社会支持状况

（1）评估病人心理　手术对于病人来说是一种严重的心理应激源,常导致病人产生焦虑、抑郁、恐惧等情绪反应。这些负性情绪程度严重会影响手术、麻醉顺利进行及术后的康复,所以术前要充分评估病人的心理状态,给予相对应的心理疏导,使病人以良好的心态接受手术并保证各项医疗护理措施能顺利实施。

（2）社会支持系统　评估病人家庭成员、单位同事、朋友对病人的关心及支持程度,评估病人的经济状态及来源,医疗费用的承受能力等。

4. 辅助检查　病人手术前必须进行全面详细的检查,以了解全身情况。根据检查结果评估病人对手术的耐受力,考虑手术风险,正确判断手术指征。

（1）实验室检查　了解血常规、血红蛋白、出凝血时间、凝血酶原时间、血小板计数等,判断有无出凝血功能障碍及贫血;了解肝肾功能、血糖、血电解质等血液生化检查结果。有肝肾功能损害者术前要积极纠正,以提高手术耐受力。血糖高者要控制血糖在相对安全水平(病人血糖超过 10 mmol/L 可考虑暂停择期手术)。

（2）心电图检查　常规做心电图检查了解有无心率、心律异常,必要时行动态心电图监测,结合全身情况判断病人有无心律失常、冠心病、心脏瓣膜病变、心肌梗死等心脏病,根据病情的轻重,评估手术风险,术前应积极治疗,纠正或暂停延期手术。

（3）影像学检查　了解 X 线、B 超、CT、MRI 等检查结果,明确病变的部位、大小、范围甚至性质。

（4）其他　呼吸系统疾病的病人,如慢阻肺(慢性阻塞性肺病)、肺癌等,应做肺功能检查、血气分析等;甲状腺功能亢进症(甲亢)的病人,手术前应做甲亢功能检查、基础代谢率测定等。

【护理诊断/问题】

1. 抑郁、焦虑、恐惧　与本身疾病的困扰、病情的不了解、缺乏手术和麻醉的相关知识,担心疾病预后、担忧有后遗症、住院环境不适应及经济负担有关。

2. 知识缺乏　缺乏相关疾病知识、手术及麻醉相关的知识。

3. 营养失调:低于机体需要量　与禁食、摄入不足、丢失过多、代谢率增高等有关。

4. 体液不足　与摄入不足、体液丢失过多(呕吐、腹泻、出血等)有关。

5. 睡眠型态紊乱　与疾病导致的不适、住院环境的改变、担忧手术效果和疾病预后等有关。

6. 有感染的危险　与机体抵抗力下降、营养不良、糖尿病有关。

【护理措施】

1. 心理护理　手术前充分评估病人存在或潜在的心理健康问题,找出原因并对病人进行针对性的心理疏导,使病人保持良好的心理状态,提高手术耐受力,使手术顺利进行。

（1）热情主动地向病人及家属做入院宣教。介绍病区环境、管床医师、护士、同病室病友及有关规章制度,帮助病人尽快适应陌生环境。

（2）与病人亲切交谈,鼓励病人诉说心里的真实感受,了解病人心理反应及需求,给病人必要的指导和帮助,尽量满足病人的合理要求。教会病人自我放松的调节方法,如深呼吸、听音乐、看电视、看书、外出散步、肌肉放松训练、与医护人员或同病室病友谈心等。

（3）介绍病人结识同类手术康复者,让后者现身说法,介绍成功经验,树立病人对疾病治疗的信心。

（4）发挥社会支持系统作用,说服单位同事、亲戚、朋友有时间多陪伴、照料病人,减轻孤独感。

（5）手术前做好术前宣教,说明手术、麻醉的必要性和安全性,消除病人的顾虑,以良好的心态接受手术。

2. 合理营养　营养不良的病人对手术耐受力明显下降,易发生感染,影响疾病的恢复。根据病情指导病人合理饮食及正确的喂养方法以保证病人营养的摄入。对不能经口进食或摄入不足者可考虑肠内、外营养支持以改善病人营养状况。必要时补充清蛋白、输注新鲜血液或血浆等治疗。

3. 保证充足的睡眠

（1）解除或减轻病人身体不适,如疼痛、呕吐等。

（2）适时做好心理护理,消除病人的不良情绪。

（3）创造舒适、安全、安静、整洁的住院环境,促进病人休息和睡眠。

（4）教会病人自我催眠、放松方法,如深呼吸、听轻音乐、肌肉放松训练等。

（5）严重睡眠型态紊乱者根据医嘱给予适当镇静治疗。

4. 维持体液平衡和内环境相对稳定　对于呕吐、腹泻、出血等导致水、电解质和酸碱平衡失调时要及时纠正。可采取口服、静脉等途径补液及电解质。

5. 并发症的预防及护理

（1）合理使用抗生素　积极治疗已感染病灶。术前预防性使用抗生素指征:①Ⅰ类切口:手术一般不预防性使用抗菌药物,确需使用时,要严格掌握适应证、药物选择、用药起始与持续时间。②给药方法:术前 0.5～2 h 内,或麻醉开始时首次给药;手术时间超过 3 h 或失血量大于 1500 mL,术中可给予第二剂;总预防用药时间一般不超过 24 h,个别情况可延长至 48 h。

（2）改善肺功能　术前呼吸道及肺部有感染者,择期手术暂停,积极治疗,感染控制后再施行手术。对有肺部疾病史或拟行肺、食道、纵隔手术的病人,术前应做血气分析和肺功能检查,评估肺功能。对有肺功能障碍者,遵医嘱给予解痉、祛痰、控制感染及体位引流等治疗来改善肺功能。

（3）减轻局部黏膜水肿　食道梗阻病人术前 3 天置胃管后用温开水或 3％～5％碳酸氢钠溶液冲洗食管以减轻局部感染和水肿,以利于吻合口愈合。幽门梗阻术前 2～3 天用温开水洗胃,以减轻胃黏膜水肿。

（4）控制血糖　糖尿病病人易发生感染。手术前要控制血糖在正常水平或稍高状态（5.6～11.2 mmol/L）,尿糖以（＋～＋＋）为宜。禁食期间监测血糖变化。

（5）其他　心血管疾病如高血压病人控制血压在 160/100 mmHg 以下,血压平稳在一定水平可施行手术;心律失常病人给予抗心律失常药物治疗;贫血者积极纠正贫血;急性心肌梗死者 6 个月内不施行择期手术,6 个月以上病情稳定无心绞痛发作者在严密监护下施行手术。肝肾功能不良者积极改善肝肾功能。

6. 积极术前准备

1）术前一般准备

（1）协助做好各项检查　做血、尿、粪常规化验,必要时查电解质、血气分析、血糖,做好心、肺、肝、肾功能测定等。

（2）术前宣教　根据年龄、文化程度和病情等特点进行有效的术前宣教。可采取视频、宣传册、图片资料等形式让病人获得手术、麻醉相关知识。主要内容有：①介绍手术室环境、主要仪器和用途。②讲解麻醉的方式、麻醉后可能发生的反应及应对措施。③解释各项术前准备的意义和重要性、手术治疗目的及过程以及术前、术中、术后配合注意事项等。

（3）急危重、中、大手术估计　术中出血较多病人，手术前做好血型及血交叉配血试验，备好一定数量的全血、血细胞或血浆。术前准备期间要严密观察生命体征及病情变化，发现异常情况及时纠正。

（4）常规做药物过敏试验　术前1日常规应做抗生素、普鲁卡因皮肤过敏试验。有特殊要求者，还需做碘过敏试验、破伤风抗毒素（TAT）过敏试验等。

2）术前常规准备

（1）呼吸系统的准备如下。

①术前指导并劝告病人戒烟，因为吸烟会刺激呼吸道，使气管、支气管分泌物增加，引起气道阻塞和肺部感染，所以术前2周要禁止吸烟。

②注意保暖，防止呼吸道感染；已有呼吸道感染者，术前3～5日应用抗生素控制感染。

③保持呼吸道通畅，痰液较多者鼓励病人正确咳嗽排痰，术前每日痰量超过50 mL时应做体位引流排痰，促进分泌物排出；痰液黏稠者应做雾化吸入，使痰液稀释易于排出。

④术前指导病人做深呼吸及有效咳嗽、排痰练习，胸部手术者，训练腹式呼吸与咳嗽（方法为先腹式呼吸数次，将双手置于上腹部感觉腹肌用力状况，然后执行"咳嗽三部曲"，即第一步深吸气，第二步憋住气，第三步声门紧闭，使膈肌抬高，增加胸腔内压力，然后突然敞开声门，收缩腹肌使气体快速冲出将痰液咳出）；腹部手术者，训练胸式呼吸与咳嗽（方法为病人取坐位或半坐卧位，使膈肌下降，胸腔扩大，增加肺活量，有利于呼吸。病人正常胸式呼吸，咳嗽时双手轻捂腹部伤口，先深吸一口气，然后用力咳嗽将痰液咳出）。

（2）消化系统的准备如下。

①一般成人手术前常规禁食8～12 h、禁饮4～6 h，以防麻醉或手术中呕吐而引起吸入性肺炎或窒息。

②胃肠道手术病人术前1～2日进少渣流质饮食，非胃肠道手术术前一般不限制饮食种类。普通手术督促其术前晚排便，必要时术前1日晚使用开塞露或0.1%～0.2%肥皂水通便灌肠，以避免术前结肠积存粪便而加重术后便秘及腹胀。

③结肠或直肠手术，术前需做肠道准备，以清洁肠道，减少术中污染，防止术后腹胀和切口感染，有利于吻合口愈合。a.传统肠道准备法：一般术前3日准备，进少渣半流质、流质饮食，采用番泻叶泡茶或硫酸镁、蓖麻油导泻，或肥皂水灌肠，并口服肠道不吸收的抗生素等，以减少或抑制肠道细菌。术前需补充维生素K，因控制饮食及服用肠道杀菌剂，使维生素K的合成及吸收减少。b.全肠道灌洗法：利用口服灌洗液于术前12～14 h开始口服，引起容量性腹泻，以达到彻底清洁肠道的目的。开始口服灌洗液的速度应达到2000～3000 mL/h，开始排便后减慢速度至1000～1500 mL/h，直至排出粪便为无渣清水样为止，全过程3～4 h。年迈体弱、心肾等脏器功能障碍以及肠梗阻者不宜选用此法。

3）手术区皮肤准备　简称备皮，重点是充分清洁手术野皮肤和剃除毛发。备皮是预防切口感染的重要环节。如果切口周围毛发短少者，不影响手术操作，可不必剃除毛发。为防止皮肤细菌随汗腺、皮脂腺的分泌不断再生，皮肤准备的时间应越接近手术开始时间越好，若备皮时间已超过 24 h,应重新备皮。在备皮前,需评估病人的年龄、沟通能力、心理准备情况、配合的态度、对本次手术的认知水平、对手术的知情程度、病人的身体状况、皮肤准备的范围、手术区皮肤的完整性和清洁度等。常用备皮方法是用 20% 肥皂液湿润皮肤后剃除毛发,清洁皮肤。也有的用脱毛剂代替刀片剃毛,以减少表皮损伤。此外,术前 1 日病人还应理发、剃须、修剪指(趾)甲及洗澡、更换清洁衣裤。

(1) 一般皮肤准备范围(图 1-41)　①颅脑手术:剃去头颈部及前额毛发,保留眉毛。②颈部手术:上自下唇,下至乳头,两侧至斜方肌前缘。③乳房手术:上自锁骨上窝,患侧上臂及腋毛,下过脐平线,前至健侧锁骨中线,后过腋后线。④胸部手术:上自锁骨和上臂上 1/3 及腋毛,下过肋缘,前后胸范围均应超过中线 5 cm。⑤腹部手术:上腹部手术上至乳头,下至耻骨联合,两侧至腋中线;下腹部手术上至剑突,下至大腿上 1/3,两侧至腋中线,剃净阴毛、清洁脐孔。⑥肾手术:上自乳头连线,下至腹股沟,前后均过正中线,剃净阴毛、清洁脐孔。⑦腹股沟部及阴囊手术:上自脐平行线,下至大腿上 1/3,两侧至腋后线,包括会阴部并剃除阴毛。⑧会阴及肛门部手术:上自髂前上棘,下至大腿上 1/3 前、内、后侧,包括会阴部、腹股沟部、耻骨联合、肛门周围、臀部。⑨四肢手术:以切口为中心,周围超过 20 cm 范围的整段肢体,同时修剪指(趾)甲。

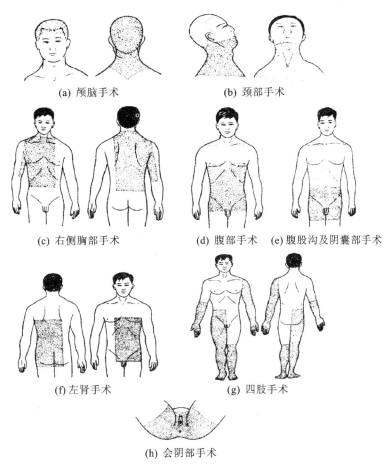

(a) 颅脑手术　　　　　(b) 颈部手术

(c) 右侧胸部手术　　(d) 腹部手术　(e) 腹股沟及阴囊部手术

(f) 左肾手术　　　　(g) 四肢手术

(h) 会阴部手术

图 1-41　外科常见手术备皮范围

(2) 特殊部位备皮要求　①颅脑手术者,择期手术术前 3 日剃短头发,每日洗头一次,术前 2 h 剃净头发,并注意操作轻柔避免割破皮肤,用肥皂水清洁皮肤,并戴清洁帽子;颜面部手术者,以清洁为主,尽量保留眉毛;口腔手术者,入院后注意口腔卫生,手术前 3 日根据病人口腔 pH 选择合适的漱口溶液漱口,保持口腔清洁。②骨科无菌手术者,术前 3 日开始准备皮肤,术前 2～3 日,患侧皮肤每日用肥皂水洗净,用 2％碘伏、70％乙醇消毒后无菌巾包扎,术前 1 日剃净毛发,2％碘伏、70％乙醇消毒后用无菌巾包扎,手术日晨重新消毒包扎。③阴囊、阴茎部手术者,病人入院后局部每日洗净,特别注意擦洗时将龟头处包皮向上翻,彻底洗净尿道口和阴茎皮肤皱褶处,减少或去除暂居菌以防术中污染。术前 1 日备皮。

(3) 注意事项 ①剃毛备皮操作前要与病人充分沟通,让病人能理解和接受,并注意保护病人隐私。②操作轻柔,顺着皮纹毛发生长方向剃毛,不可逆行操作,以免引起病人疼痛及剃破皮肤。③根据手术需要选择备皮范围,有油脂或皮肤皱褶处需特别注意清洗干净。

4) 手术日晨准备

(1) 询问病人术前准备情况 有无禁食禁饮、有无发热、女性病人有无月经来潮等,有以上情况及时与医师联系,必要时可考虑推迟手术。

(2) 检查手术区皮肤准备情况及手术部位是否标识 擦去指甲油、口红等,以便术中观察病人末梢循环情况。协助病人更换清洁衣裤,取下眼镜、发夹、义齿、金属首饰等物品。

(3) 对于食道、胃肠道及上腹部等手术,遵医嘱术前留置胃管。

(4) 进入手术室前应嘱病人先排尽尿液,盆腔、会阴部手术或估计手术时间较长者,麻醉实施后可遵医嘱留置导尿管。

(5) 按医嘱准时执行术前用药。

(6) 备齐术中所需携带物品,病历、X 片、CT 片、MRI 片、术中用药、胸腹带等随病人一起带入手术室。

(7) 手术室工人带病人时与病房护士认真交接病人床号、姓名、性别、手术名称、手术部位标识、术中携带物品及药品等,安全护送病人至手术室,病房护士根据手术及麻醉要求,铺好麻醉床,备好吸氧、吸痰装置、心电监护仪等。

7. 急诊手术前准备

(1) 术前急救处理 休克者,快速建立静脉通道,补充血容量;开放性骨折病人,伤口用无菌敷料覆盖并包扎,以防加重污染。外伤性出血者采取加压包扎、压迫止血或止血带止血等措施控制出血。

(2) 术前常规准备 立即通知病人禁食、禁饮、备皮、备血、抽血检查出凝血时间、药物过敏试验等。遵医嘱麻醉前用药,备齐手术中携带物品,并通知手术室做好急诊手术准备。

(3) 病情观察及心理护理 急诊手术病人病情较重,生命体征不稳定,家属及病人紧张恐惧。在急诊处置期间要密切观察病人生命体征、意识状态、尿量、皮肤色泽、肢端温度等,并做好记录。适时与病人家属沟通,简单介绍病情及手术治疗方案,给病人心理安慰,稳定其情绪。

【健康教育】

(1) 告诉病人及家属与疾病相关的知识,使其认识手术治疗的必要性,积极配合治疗。

(2) 告知麻醉及手术相关知识,介绍术前准备的程序和意义,简单介绍手术室环境、手术过程及术中配合要点。

(3) 让病人及家属明白稳定的情绪、充足的睡眠、合理饮食的重要性并注意督促执行。

(4) 讲解术后可能留置的各种引流管的目的和意义。

(5) 指导病人做适应手术后变化的锻炼,减少术后并发症的发生。如训练床上排便排尿,指导病人有效咳嗽排痰的方法,训练床上改变体位、肢体活动的方法。特殊手术体位如甲状腺手术者,术前要练习头颈部过伸位体位、脊柱后路手术锻炼俯卧位体位等。

任务 4-2　手术后病人的护理

手术后护理是指病人从手术完毕后返回病房或 ICU 至康复出院的护理。其目的是根据手术情况和病情等采取切实有效的护理措施,减少术后并发症,促进病人康复。

【护理评估】

1. 手术类型和麻醉方式　了解麻醉和手术方式、术中情况、输液情况及放置引流管的种类、量、颜色和性状等。

2. 身体评估

(1)生命体征　密切监测病人体温、脉搏、呼吸、血压的变化。

(2)切口状况　观察切口敷料有无渗血、渗液、潮湿、脱落。

(3)引流管　了解引流管的种类、数目、引流部位,观察引流是否通畅,引流液的量、颜色及性状。

(4)疼痛等不适　了解病人有无疼痛及不适反应,了解疼痛的部位、程度和性质等。

(5)辅助检查　了解病人血、尿常规,生化检查,血气分析等有无异常。

3. 心理评估　多数病人因为手术的完成得到暂时的解脱,但新的心理问题也随之而来,病人术后身体虚弱、疲乏、术后切口疼痛,担心疾病预后等焦虑心理也越来越严重。因此,护理人员应随时评估病人的心理状态,给予心理上的支持和安慰,正确引导病人。

【护理诊断/问题】

1. 有窒息的危险　与全麻,气道堵塞有关。

2. 低效性呼吸型态　与疼痛、肺不张、活动受限有关。

3. 疼痛　与手术伤口、手术体位、切口引流有关。

4. 体液不足　与手术创伤、术中出血和术后摄入不足有关。

5. 尿潴留　与麻醉后排尿反射受抑制或排尿习惯改变有关。

6. 有皮肤完整性受损的危险　与长期卧床有关。

7. 知识缺乏　缺乏疾病相关知识。

【护理措施】

1. 一般护理

1)安置病人　病房护士与麻醉师、手术室护士做好床旁交接工作。大致了解术中情况,搬运病人时动作轻柔,注意保护病人的头部和切口部位,保证输液管和引流管固定在位,防止搬运时滑脱。

2)根据麻醉方式、手术方式安置合适的卧位　①全麻未清醒者,平卧,头偏向一侧,及时清除口鼻腔分泌物;②蛛网膜下腔麻醉者,去枕平卧 6～8 h,防止头痛;③硬脊膜外腔麻醉者,应平卧 4～6 h,之后根据手术方式安置病人体位;④颅脑手术后,如无休克或昏迷,取抬高床头 15°～30°,有利于脑部血液回流;⑤颈、胸、腹部手术者,取半卧位,有利于血液循环并增加通气量,减轻腹胀对呼吸的影响;⑥脊柱或臀部手术,平卧于硬板床;⑦四肢手术应抬高患肢。

3)严密观察生命体征　大手术、全麻及危重病人每 15～30 min 测量一次,病情稳定后每小时监测一次并做好记录。中小型手术及局麻病人根据病情及医嘱每 1～2 h 监测一次生命体征,直至平稳。

4）尿液的观察　观察并记录尿液的量、颜色及性状,必要时记录 24 h 出入液量。

5）切口的观察　密切观察切口敷料情况,观察切口有无渗血、渗液,若敷料潮湿或被污染应立即更换。观察切口有无红、肿、热、痛及脓性分泌物,出现异常立即遵医嘱给予相应处理。

（1）切口类型　根据是否污染分为清洁切口、清洁-污染切口、污染伤口、感染切口。①清洁切口:未进入感染炎症区,未进入呼吸道、消化道、泌尿生殖道及口咽部位。②清洁-污染切口:指手术进入呼吸道、消化道、泌尿生殖道及口咽部位,但不伴有明显污染。③污染切口:手术进入急性炎症但未化脓区域,如开放性创伤手术、胃肠道、尿路、胆道内容物及体液有大量溢出污染,术中有明显污染(如开胸手术)。④感染切口:有失活组织的陈旧创伤手术;已有临床感染或脏器穿孔手术。

（2）切口的愈合分三级　①甲级愈合:指愈合无不良反应。②乙级愈合:指愈合处有红肿等炎症反应但未化脓。③丙级愈合:指切口化脓,须切开引流。切口愈合记录则根据上述切口分类和愈合分级而定,如:甲状腺手术切口愈合良好,记为Ⅰ/甲;胃大部切除术,切口愈合良好,但曾发生红肿、硬结,记为Ⅱ/乙。

（3）切口拆线的时间　根据切口的部位、年龄和自身情况而定。一般头颈面部拆线时间可为 4～5 天;下腹部及会阴部 6～7 天,胸部、上腹部和背部 7～9 天,四肢手术 10～12 天,减张伤口 14 天或根据情况间隔拆线,可吸收缝合线一般无需拆线。青少年病人可缩短拆线时间,而年老体弱、需增强营养的病人则可延长拆线时间。

6）引流管护理　随时观察引流是否有效,引流管是否通畅,有无阻塞、扭曲、折叠和脱落,并记录引流物的量、颜色和性状。严格执行无菌操作,定期消毒,及时更换引流袋,保护引流管周围皮肤。引流管位置不可高于切口平面,防止逆流感染。掌握各引流管的拔管指征、时间和方法。乳胶引流片一般于术后 1～2 天拔除,橡胶菌状引流管放置的时间根据引流的目的而定,大多在 1 周内拔除;胃肠减压管一般在胃肠功能恢复,肛门排气后拔除。

7）饮食指导　术后重视液体的供给,以维持机体能量的需要,根据手术方式、麻醉方式和病人的病情决定。

（1）非消化道手术　①局麻、体表手术及全身反应较轻者术后即可进食。②蛛网膜下腔阻滞者,术后 6 h 病人清醒,无明显恶心、呕吐,可进食少量温开水,无不适,进食少量半流质饮食,逐步过渡到普食。③全麻者、全身反应较重者,病人术后 6 h 清醒后酌情给予少量温开水,宜在第 2 天进食。

（2）胃肠道手术,一般禁食禁饮 2～3 天,待肠蠕动恢复、肛门排气、腹胀消失后,可进少量流质饮食,少食多餐,避免生冷、产气食物,逐步过渡到普食。

8）指导病人早期活动　①保证病房环境的安静,减少人员的走动,保证病人充足的睡眠,促进病情的恢复。②麻醉作用消失后,病人可在床上进行深呼吸、有效咳嗽、翻身、四肢主动和被动运动等。③鼓励病人早期下床活动,遵循适当运动的原则,先协助病人离床活动,逐渐增加离床活动次数、时间和范围,密切观察病人的面色及精神状态,观察病人是否过度劳累等。有利于增加肺活量,促进分泌物的排出,减少肺部并发症,改善全身血液循环,促进胃肠功能的恢复,预防深静脉血栓的形成,预防压疮的发生,防止便秘和尿潴留。④病重的病人,如休克、腹腔内出血、感染、胸外科手术及开颅手术术后病人及需特殊制动的病人等,如门静脉高压分流术后不宜早期下床活动,应根据病情变化及病人耐受程度,逐渐增加活动量及活动范围。

2. 处理不适,增进舒适的护理

1) 切口疼痛

(1) 特点　麻醉作用消失后出现切口疼痛。术后当天疼痛最剧烈,术后 2～3 天病人疼痛逐渐好转。术后疼痛影响正常的生活和睡眠,甚至会引起感染及各种并发症,应及时准确评估病人疼痛的程度、性质及部位等的情况并给予相应的处理。

(2) 评估疼痛的方法　文字描述式评定法、数字式评定法、视觉模拟评定法及面部表情测量图。

(3) 护理措施　①评估疼痛的原因和持续时间、疼痛的性质、疼痛的部位、诱发因素和缓解因素等;采取听音乐、按摩放松等方式分散病人的注意力,保持病房环境的安静。②协助病人安置舒适的体位。③妥善固定引流管,防止过度牵拉。④指导病人翻身,翻身时用手按压伤口部位,减轻疼痛。⑤术后使用镇痛泵或遵医嘱口服止疼片,必要时肌内注射止痛药,向病人及家属做好解释工作。

2) 发热　术后病人常见症状之一。对术后不同阶段的发热分析原因并给予对症处理。术后病人体温可略升高 0.5～1 ℃,一般不超过 38 ℃,不需特殊处理可自行恢复。一般采取药物降温或物理降温,保证充足的液体供应并保持床单位的清洁干燥。若术后 3～6 天发热,要警惕继发感染或其他不良反应。若病人持续高热不退,体温超过 39 ℃,结合病情进行抽血、尿常规等检查给予对症治疗。

3) 恶心、呕吐

(1) 原因　可能是麻醉反应,若麻醉作用消失症状不消退,可能由肠梗阻、电解质紊乱、颅内压升高、糖尿病、尿毒症等引起。

(2) 护理措施　①协助病人头偏向一侧,及时清除口鼻腔分泌物;②观察并记录呕吐物的量、颜色及性状;③保持病室环境的安静,稳定病人的情绪,教会病人有效呼吸的方法,鼓励其主动吞咽,抑制呕吐反射;④遵医嘱针刺或使用止吐药,如氯丙嗪等,并观察药物的疗效;⑤观察病人有无水、电解质紊乱,维持酸碱平衡。

4) 腹胀

(1) 原因　多由于肠蠕动受抑制,肠腔内积气滞留在胃肠道所致,一般术后 24～48 h 肠蠕动逐渐恢复,可自行缓解。观察肠鸣音的变化,若肠鸣音活跃、音调高伴气过水声多提示机械性肠梗阻。

(2) 护理措施　①遵医嘱禁食,胃肠减压,必要时行肛管排气;②无禁忌者,协助病人多翻身,早期下床活动;③遵医嘱给予腹部按摩,热敷腹部以促进肠蠕动;④非手术治疗不能改善者需配合医生做好再次手术的准备。

5) 尿潴留

(1) 原因　①麻醉后排尿反射受抑制;②膀胱和后尿道括约肌反射性痉挛;③排尿习惯的改变。

(2) 护理措施　①采取诱导措施,听流水声,按摩腹部,热敷腹部;②保持病房环境的安静,保持病人心情愉悦,解除其紧张、焦虑心理;③采取诱导措施无效后在无菌技术下导尿,一次导尿量不超过 1000 mL,做好导尿管和尿道口的护理。

3. 术后常见并发症的护理　手术后可能发生各种并发症,常见的并发症有术后出血、切口感染、切口裂开、肺部感染等,不仅影响术后康复,而且对病人的心理、生理可造成重大影响,因此,必须积极预防术后并发症,同时,密切观察病人的生命体征及病情变化,做到早期发现、及时诊断和正确处理。

1)手术后出血

(1)原因　术中止血不彻底,创面渗血没有得到全部控制、凝血功能障碍等,都可造成出血。

(2)临床表现　术后出血可分为切口出血和体腔内出血,一般发生在术后1~2天。若发现血液浸湿敷料、血液持续流出说明出血量较大可以考虑为切口出血;术后引流者,密切观察引流液的变化,尤其是引流液的性状、颜色、量等,以判断有无体腔内出血;无引流者密切观察病人生命体征的变化,观察病人是否有烦躁不安,心率增快,面色苍白,血压下降,意识不清等临床表现,警惕低血容量性休克。因此,护理人员应该密切观察病人病情变化,沉着冷静,全方面地评估病人术后情况。

(3)护理措施　①严密观察生命体征,密切观察手术切口及引流液的量、颜色及性状,发现异常及时汇报医生;②根据手术切口量的多少给予对症处理;③遵医嘱给予吸氧、输液、输血并使用止血药物;④出血量较多者,补充血容量,积极做好再次手术准备,必要时手术止血。

2)切口感染

(1)特点　常发生于术后3~5天,切口有红、肿、热、痛或波动感;伴有或不伴有体温升高,白细胞计数增高。可能与无菌操作不严格、病人抵抗力低下有关。

(2)护理措施　①早期采取有效措施加以控制,如勤换敷料,局部理疗,有效使用抗生素。②已形成脓肿者,及时引流脓液,定期更换敷料。③手术过程中严格执行无菌操作,术后给予全身营养支持,增强病人的抵抗力,合理使用抗菌药物。

3)切口裂开

(1)特点　与病人抵抗力低下,营养状况不佳,组织愈合能力低下,切口感染,病人术后用力排便、打喷嚏等增加腹压的动作有关。常发生于术后1周或拆线后24 h内,分完全裂开和部分裂开。

(2)护理措施　①嘱病人卧床休息,减少活动;②给予全身营养支持,加强营养;③加强与病人的共同交流,解除其紧张焦虑的心理;④手术时用减张缝合线,减轻腹壁张力;⑤术后妥善固定伤口,用腹带加压包扎,延长拆线的天数;⑥多吃水果、蔬菜,预防便秘,避免增加腹压的动作。

4)肺不张和肺炎

(1)特点　常发生在胸腹部大手术后、老年病人、长期吸烟者、原有呼吸道感染者多见。早期可有发热、呼吸增快等临床表现,叩诊呈浊音或实音,听诊时呼吸音减弱或消失,局部性湿啰音。

(2)护理措施　①术前2周禁吸烟,加强呼吸道准备,协助病人翻身拍背;②保持病室环境的安静,定期开窗通风,防止感冒;③指导病人深呼吸,促进痰液的排出,指导病人有效咳嗽的方法;④痰液黏稠者,给予雾化吸入稀释痰液便于排出;⑤必要时机器排痰;⑥合理使用抗生素;⑦保证充足的液体供应,增强病人抵抗力。

5)下肢静脉血栓形成及血栓性静脉炎

(1)特点　多见于长期卧床缺乏活动者、老年病人、肥胖病人及手术范围较大而抵抗力低下的病人。发生原因是术后卧床过久、活动少而引起下肢血流缓慢;血细胞凝集性升高,处于高凝状态;因手术、反复穿刺、输入刺激性药物等致血管壁和血管黏膜损伤。

(2)护理措施　①无禁忌证者,协助病人床上翻身,鼓励其早期下床活动,促进血液循环;

②避免在下肢输液,抬高患肢,促进静脉回流;③血栓形成者,测量下肢周径,观察肿胀情况,测量足背动脉搏动强度;遵医嘱给予溶栓治疗;④血液高凝者,遵医嘱口服小剂量阿司匹林。

4. 心理护理　经过手术大多数病人的疾病得到治疗,心情得到放松,也有不少病人对手术治疗效果不满意,或担心疾病预后及角色转换不能接受等而使心情感到抑郁,护理人员应根据病人不同的社会背景、不同心理、手术名称等提供个体化心理护理。多与病人沟通交流,稳定病人的情绪,教会病人自我调节,正确面对疾病。

【健康教育】

(1)根据病人的情况,指导适当地休息和活动,注意劳逸结合,活动量由小到多,先从事轻体力活动,术后6周内不宜提举重物。

(2)饮食指导　合理摄入均衡的饮食,提供足够的能量、蛋白质和维生素丰富的食物。

(3)注意劳逸结合,适量活动。术后根据不同手术和个体安排适当活动,逐步恢复体力。

(4)遵医嘱按时、按量服用药物。

(5)定期门诊随访,若病人出现发热、伤口引流物有异味,切口红肿或有异常腹痛、腹胀、肛门停止排便排气等情况,应及时就诊。

(金松洋)

🏥 直通护考

一、选择题(A1/A2 型题)

1. 术前常规禁食、禁饮时间是(　　　)。

A. 禁食 4 h、禁饮 2 h　　　　　B. 禁食 8 h、禁饮 3 h　　　　　C. 禁食 12 h、禁饮 4 h

D. 禁食 6 h、禁饮 1 h　　　　　E. 禁食 24 h、禁饮 1 h

2. 手术日晨的准备中,下列哪项是错误的?(　　　)

A. 如有发热给予退热药　　　B. 如有活动性义齿应取下　　　C. 按医嘱给术前用药

D. 进手术室常规排尿　　　　E. 按手术需要将有关资料和用物带入手术室

3. 手术后早期活动的目的,下列哪项是错误的?(　　　)

A. 减少肺部并发症　　　　　B. 减少下肢深静脉血栓形成　　　C. 改善营养状况

D. 有利于肠道功能恢复　　　E. 减少尿潴留

4. 术后早期离床活动的目的不包括(　　　)。

A. 减少肺部并发症　　　　　B. 促进伤口愈合　　　　　　C. 促进胃肠功能恢复

D. 促进排尿功能恢复　　　　E. 减轻切口疼痛

5. 术后病人内出血,最早的表现是(　　　)。

A. 血压下降　　　　　　　　B. 面色苍白　　　　　　　　C. 呼吸急促

D. 四肢湿冷、脉细弱　　　　E. 胸闷、口渴、脉快

6. 一般病人手术前禁食(　　　)。

A. 4 h　　　　　B. 6 h　　　　　C. 8 h　　　　　D. 12 h　　　　　E. 16 h

7. 下述手术中何种是限期手术?(　　　)

A. 十二指肠溃疡出血行胃次全切除术　　　　　B. 急性梗阻性化脓性胆囊

C. 胃癌胃切除术　　　　　　　　　　　　　　D. 绞窄性肠梗阻

E. 脾破裂行脾切除术

8. 一般病人手术前禁饮的时间是（　　）。

A. 2~3 h　　　　B. 4~6 h　　　　C. 8~10 h　　　　D. 12~16 h　　　　E. 18~24 h

9. 腹部手术后病人出现呼吸困难、发绀、呼吸音减弱或消失，应先考虑（　　）。

A. 切口感染　　　　　　　　B. 肺不张和肺炎　　　　　　　　C. 气胸

D. 血胸　　　　　　　　　　E. 支气管炎

10. 预防腹部切口裂开，下列哪项是错误的？（　　）

A. 避免腹胀　　　　　　　　B. 及时处理咳嗽　　　　　　　C. 术后常规应用抗生素

D. 纠正蛋白症　　　　　　　E. 对虚弱病人加用全层腹壁减张缝合

11. 全麻未醒的病人应取的卧位是（　　）。

A. 半卧位　　　　　　　　　B. 平卧位　　　　　　　　　　C. 头高斜坡位

D. 休克卧位　　　　　　　　E. 去枕平卧位，头转向另一侧

12. 围手术期是指（　　）。

A. 病人从入院到进入手术室接受手术前的这段时期

B. 病人从入院到接受手术治疗结束后的这段时期

C. 病人从入院到术后痊愈回家的这段时期

D. 病人从到达手术室实施麻醉到接受预定的手术程序

E. 病人接受手术后到完全康复痊愈的这段时期

13. 有关手术前的叙述错误的是（　　）。

A. 手术前晚可给予镇静剂　　　B. 手术日晨测体温　　　　　C. 术前戒烟

D. 急性必须灌肠　　　　　　　E. 急性呼吸道感染的病人控制后再手术

14. 术后切口裂开，下列哪一项处理不妥？（　　）

A. 安慰病人　　　　　　　　　　　　　　B. 立即在病床上将内脏还纳

C. 立即用灭菌盐水纱布覆盖　　　　　　　D. 用腹带包扎

E. 送手术室缝合

15. 术前呼吸道准备中错误的是（　　）。

A. 戒烟2周　　　　　　　　　　　　　　B. 指导病人进行深呼吸和咳嗽咳痰

C. 有呼吸道感染者及时抗感染治疗　　　　D. 咳嗽者给予镇咳药物

E. 痰液多而黏稠者应进行体位引流和雾化吸入

16. 要求病人术前禁食、禁水的主要原因是（　　）。

A. 防止术后腹胀　　　　　　　　　　　　B. 防止术后便秘

C. 减少胃肠道手术时的污染　　　　　　　D. 防止麻醉或术中牵拉引起呕吐、误吸

E. 使胃肠道空虚，以便腹部手术充分暴露术野

17. 手术后鼓励病人深呼吸和咳嗽的主要目的是（　　）。

A. 促进伤口愈合　　　　　　B. 预防肺不张　　　　　　　　C. 减轻出血

D. 避免产生气胸　　　　　　E. 预防肺栓塞

18. 腹部切口全层裂开，小肠脱出时不应（　　）。

A. 立即检查切口情况　　　　B. 安慰病人不要惊慌

C. 立即还纳腹腔，加压包扎　　D. 立即用无菌等渗盐水纱布覆盖，腹带包扎

E. 与医师联系决定下一步处理

19. 腹部手术后给予半卧位的目的,不包括(　　　)。

A. 利于呼吸和循环　　　　　　B. 防止膈下脓肿　　　　　　C. 减轻腹壁张力

D. 预防肺部并发症　　　　　　E. 防止切口裂开

20. 头面部的手术术后卧位是(　　　)。

A. 头部抬高 15°~30°　　　　　B. 头低足高位　　　　　　C. 平卧位

D. 低坡半卧位　　　　　　　　E. 足高头低位

21. 王某,女性,52 岁,胃切除术后 8 天,已拆线,突然发现伤口有淡红色液体渗出,不伴有肠曲脱出等。应先考虑为(　　　)。

A. 伤口感染　　　　　　　　　B. 切口缝合技术欠佳　　　C. 伤口完全裂开

D. 伤口部分裂开　　　　　　　E. 以上都不对

22. 李某,男性,50 岁,腹部手术后出现呼吸困难,体温 39 ℃,诉胸部疼痛、咳嗽等,应首先考虑的并发症为(　　　)。

A. 术后切口疼痛　　　　　　　B. 伤口感染　　　　　　　　C. 切口缝线反应

D. 肺部感染　　　　　　　　　E. 气胸

23. 如病人卧床 5 天后,诉其右小腿肌肉疼痛和紧束感,应想到下列哪一种可能?(　　　)

A. 压疮　　　　　　　　　　　B. 盆腔炎　　　　　　　　　C. 骨神经损伤

D. 下肢静脉血栓　　　　　　　E. 骨缺血性坏死

24. 防止术后肺不张,错误的做法是(　　　)。

A. 术前锻炼深呼吸,咳出痰液　　　　　　B. 吸烟者术前戒烟

C. 合并上呼吸道感染病人,术前先控制感染　　D. 防止术中或术后呕吐物吸入肺内

E. 及时用镇咳剂,减轻咳嗽

25. 李某,女性,58 岁,急性阑尾炎,准备急症手术,病人表现恐惧手术,焦虑不安,首先考虑给予(　　　)。

A. 生活护理　　　　　　　　　B. 心理护理　　　　　　　　C. 严密观察病情变化

D. 术前常规护理　　　　　　　E. 做好床位准备

26. 张某,女性,胃大部切除术后 5 天,切口疼痛,体温 38.5 ℃,应考虑(　　　)。

A. 外科热　　　　　　　　　　B. 腹部切口感染　　　　　　C. 盆腔脓肿

D. 肺部感染　　　　　　　　　E. 膈下脓肿

27. 某老年胃癌病人,胃切除术后第 7 天,因咳嗽而自觉腹部有崩裂声,自觉有水流出,检查发现伤口裂开,有约 0.5 m 小肠脱出,首先应(　　　)。

A. 立即将脱出肠管送回腹腔

B. 立即报告医生,并协助医生消毒肠管后送回腹腔

C. 安慰病人,立即用无菌盐水纱布覆盖,加腹带包扎,送手术室处理

D. 立即用无菌盐水纱布覆盖,送换药室处理

E. 防止肠管坏死,应就地消毒并还纳肠管,缝合切口

28. 手术区皮肤准备的目的是(　　　)。

A. 防止术中出血　　　　　　　B. 防止术后切口感染　　　　C. 保持切口清洁

D. 确定切口长度　　　　　　　E. 方便手术操作

29. 为判断胃肠手术病人手术后开始进流食的时间,护士应该评估病人(　　　)。

A. 引流液是否减少　　　　　　B. 生命体征是否平稳　　　　C. 麻醉反应是否消失

D. 腹部疼痛是否减轻　　　　　E. 肠鸣音是否恢复,是否排气

30. 术后切口发生感染的时间是术后(　　)。

A. 1～2 天　　　B. 3～5 天　　　C. 5～7 天　　　D. 7～10 天　　　E. 10～12 天

31. 胃手术常采用的手术体位是(　　)。

A. 半卧位　　　B. 仰卧位　　　C. 侧卧位　　　D. 俯卧位　　　E. 半侧卧位

二、案例分析题

李某,男性,45 岁。因上腹部被汽车撞伤 2 h 入院,急诊行剖腹探查术。现术后第 1 天,诉切口疼痛,腹胀。BP 120/90 mmHg,P 96 次/分。请问:

(1) 术后疼痛程度的评估方法有哪些?

(2) 如何处理该病人的切口疼痛?

(3) 腹胀的处理措施有哪些?

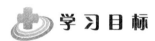

任务 5　外科病人营养支持的护理

学习目标

1. 知识目标

(1) 掌握肠内营养和肠外营养的概念,适应证和禁忌证,给予途径和方式。

(2) 熟悉肠内营养制剂分类。

(3) 了解外科病人代谢特点和营养需要的计算方法。

2. 能力目标

能运用护理程序对外科病人实施营养支持护理。

3. 素质目标

(1) 在护理过程中,具备预知疾病发展的能力。

(2) 具备充当病人知心者和代言人的能力。

案例引导

王某,男性,72 岁,脑梗死后 1 周,消瘦,嗜睡状态,喂给流质饮食,但进食即出现呛咳,除每天经静脉给予 10% GS 1000 mL 外未用任何营养制剂。血生化检查示:清蛋白 28 g/L。无消化道出血和肠道严重感染,既往除高血压外无其他疾病史。

请问:

医生如何判断该病人的营养状态?如何对该病人进行营养支持?

【背景知识】

机体良好的营养状态和正常代谢是维持生命活动的重要保证,任何营养不良或代谢紊乱都可影响组织及器官功能,甚至导致器官功能衰竭。从 20 世纪 60 年代开始,营养支持的基础理论、营养制剂及应用技术不断发展,并广泛用于临床。

临床上许多外科病人由于疾病、创伤、手术、感染等引起摄入不足及代谢改变,使机体糖原、脂肪储备及蛋白质迅速消耗而影响其营养状态,出现营养不良,导致机体抵抗力降低,从而影响疾病的转归和痊愈,加重病情,使死亡率上升。

(一) 外科病人的代谢变化

1. 饥饿时机体的代谢变化 外科病人由于疾病本身的原因如肠梗阻、食管癌等不能进食或手术需要而禁饮食,常使病人处于饥饿状态。体内的能量来源包括糖原、蛋白质及脂肪。糖原的储备有限,在饥饿状态下仅能供 12 h 之用;蛋白质为体内各器官、组织的重要组分,一旦消耗将影响脏器功能,故不能视作能量储备物;只有脂肪是饥饿时的主要能量来源。

2. 创伤应激状态下机体代谢变化 严重创伤、手术、感染等可使机体处于应激状态,此时交感神经兴奋,体内分解代谢的激素如儿茶酚胺、糖皮质激素、生长激素、胰高血糖素等分泌增加,胰岛素分泌减少;因机体能量消耗增加,胰岛素反应降低,导致机体对糖的利用率降低,易出现高血糖与糖尿;蛋白质分解加速,尿氮排出量增加,机体出现负氮平衡;脂肪动员、分解增强,体重下降,抵抗力降低并发或加重感染。若能及时补充营养,则可减少糖异生,脂肪水解,增加合成代谢,减少并发症的发生,有利于病人尽早康复。

(二) 营养状态的评定

1. 病史 包括有无慢性消耗性疾病、手术创伤、感染等应激状态,注意摄食量变化、体重变化以及是否有呕吐、腹泻等消化道症状。

2. 人体测量指标

(1) 体重 体重是机体脂肪组织、瘦组织群、水和矿物质的总和,通常采用实际体重占理想体重的百分比来表示。计算公式:实际体重占理想体重百分比(%)=(实际体重/理想体重)×100%。结果判断:80%～90%为轻度营养不良;70%～79%为中度营养不良;0%～69%为重度营养不良;110%～120%为超重;>120%为肥胖。

(2) 体重指数 体重指数(BMI)是反映蛋白质能量营养不良及肥胖的可靠指标,BMI=体重(kg)/身高(m)的平方。中国成人 BMI 正常参考值为 18.5≤BMI<24,<18.5 为消瘦,≥24 为超重。

(3) 其他 皮褶厚度是测定皮下脂肪储备的指标;上臂肌围可反映肌肉发育状况或肌蛋白储存和消耗程度;握力反映肌肉总体力量的指标。

3. 实验室检查

(1) 血浆蛋白 血浆蛋白水平可以反映机体蛋白营养状态,疾病严重程度和预测手术的风险程度。常用的血浆蛋白指标有清蛋白、转铁蛋白、前清蛋白和视黄醇结合蛋白等,血浆蛋白浓度降低是营养不良明显的生化指标,清蛋白半衰期较长(18～20 天),而转铁蛋白及前清蛋白的半衰期较短,分别为 8 天和 2 天,后者是营养不良早期诊断和评价营养支持效果的敏感指标。

(2) 氮平衡 能反映体内蛋白质的平衡情况,氮平衡=摄入氮-排出氮。若氮的摄入量大于排出量为正氮平衡;若氮的摄入量小于排出量为负氮平衡;若氮的摄入量与排出量相等为正氮平衡。机体处于正氮平衡时,合成代谢大于分解代谢,意味着蛋白净合成;而负氮平衡时,分解代谢大于合成代谢。

（3）免疫指标 总淋巴细胞计数是评价细胞免疫功能的简易方法,测定简便、快速,适用于各种年龄段,其正常值为$(2.5 \sim 3.0) \times 10^9/L$。$(1.5 \sim 1.8) \times 10^9/L$为轻度营养不良,$(0.9 \sim 1.5) \times 10^9/L$为中度营养不良,$< 0.9 \times 10^9/L$为重度度营养不良。

知识链接

人体成分分析仪简介

人体成分分析仪使用生物电阻抗技术测定人体成分。人体成分分析仪通过节段测量,特别是躯干阻抗值测量、8点电压电流分流测量、多频下的高低频结合测量,且不使用性别、年龄作为经验变数等先进技术,来完成对身体(如细胞内液、细胞外液、水分分布、身体细胞质量、蛋白质、体脂肪、基础代谢率等)40多项成分数据的评价。该种监测方法操作便捷、测试过程无创、易为病人所接受,有利于提高临床营养支持治疗的效果,促进病人早日康复。

（三）营养风险筛查

2002年欧洲学者提出营养风险的概念,是指现存的或潜在的营养和代谢状况对疾病或手术有关的不良临床结局的影响,营养支持对这类病人可能带来更好的临床结局。常用的营养风险筛查工具有以下4种:①营养风险筛查工具(NRS-2002):适用于住院病人的营养筛查。②主观全面评定法(SGA):适用于发现已经存在的营养不良,是美国肠外肠内营养学会(ASPEN)推荐的临床营养不良筛查工具。③营养不良通用筛查工具(MUST):适用于社区人群的营养筛查,主要用于评定因功能受损所致的营养不良。④微型营养评定法(MNA):主要用于社区老年病人的营养筛查。

（四）营养需要量

1. 能量计算

1) 简易估算法 应激状态下,男性为$25 \sim 30$ kcal/(kg·d),女性为$20 \sim 25$ kcal/(kg·d);非应激状态下,男性为$30 \sim 35$ kcal/(kg·d),女性为$25 \sim 30$ kcal/(kg·d);可根据病情和治疗目标适量增减。

2) 公式估算法

$$能量需要 = BEE \times 活动系数 \times 体温系数 \times 应激系数$$

BEE可采用H-B公式:

$$男性\ BEE(kcal/24\ h) = 66 + 13.8W + 5.0H - 6.8A$$
$$女性\ BEE(kcal/24\ h) = 65 + 9.6W + 1.85H - 4.7A$$

其中,W为体重(kg),H为身高(cm),A为年龄(岁)。

活动系数:卧床为1.2,下床少量活动为1.25,正常活动为1.3。

体温系数:正常体温为1.0;体温每升高1 ℃,系数增加0.1。

应激系数:中等手术为1.1,脓毒血症为1.3,腹膜炎为1.4等。

2. 营养素需要量 人体所需营养素有碳水化合物、脂肪、蛋白质、维生素、矿物质及微量元素,其中碳水化合物、脂肪、蛋白质是生命活动的重要供能物质,碳水化合物为我国居民膳食的主要成分,也是热量的主要来源,供热占总能量的 50%～60%;脂肪是人体能量主要的储存形式,也是人体应激状态下主要的供能物质,供热占总能量的 20%～30%;蛋白质构成机体的主要成分,供热占总能量的 15%～20%。成人蛋白质需要量为 1.0 g/(kg·d),一般外科病人,体内分解代谢增强,营养支持时蛋白质供给量可增加至 1.2～1.5 g/(kg·d)。

一、肠内营养

肠内营养是指通过胃肠道途径提供营养的方式,它符合生理状态,能维持肠道结构和功能的完整,费用低,使用和监护简便,并发症较少,因而是临床营养支持的首选方法。

(一)适应证

凡有营养支持指征、胃肠道有功能并可利用的病人都有指征接受肠内营养支持,包括以下几类病人。

(1)吞咽和咀嚼困难的病人。

(2)意识障碍或昏迷致无进食能力的病人。

(3)消化道疾病稳定期,如消化道瘘、短肠综合征、炎症性肠病和胰腺炎等病人。

(4)高分解代谢状态,如严重感染、手术、创伤及大面积烧伤病人等。

(5)慢性消耗性疾病,如结核病、肿瘤等病人。

(二)禁忌证

肠梗阻,重症胰腺炎急性期,消化道活动性出血,腹膜炎,严重腹泻、休克。

(三)肠内营养制剂

1. 非要素型制剂 非要素型制剂也称整蛋白制剂,该类制剂以整蛋白或蛋白质游离物为氮源,渗透压接近等渗,口感较好,口服或管饲均可,耐受性强,适用于胃肠道功能较好的病人。

2. 要素型制剂 该制剂是氨基酸或多肽类、葡萄糖、脂肪、矿物质和维生素的混合物。具有成分明确、营养全面、不需要消化即可直接吸收或接近直接吸收、含残渣少、不含乳糖等特点,但其口感较差,适合于胃肠道消化、吸收功能部分受损的病人,如短肠综合征、胰腺炎等病人。

3. 组件型制剂 该制剂是仅以某种或某类营养素为主的肠内营养制剂,是对完全型肠内营养制剂的补充或强化,适合病人的特殊需要。主要有蛋白质组件、脂肪组件、糖类组件、维生素组件和矿物质组件等。

4. 疾病专用型制剂 此类制剂是根据不同疾病特征设计的针对特殊病人的专用制剂,主要有糖尿病、肝病、肿瘤、肺病、肾病、创伤等病人及婴幼儿专用制剂。

(四)肠内营养途径选择

1. 鼻胃管或胃造瘘 适用于胃肠道功能良好的病人,鼻胃管多用于短期(1个月内)肠内营养支持者;胃造口适用于需长期营养支持者。

2. 鼻肠管或空肠造瘘 适用于胃功能不良、误吸危险较大者,鼻肠管多用于短期(1个月内)营养支持者,空肠造瘘适用于需长期营养支持者。

(五)肠内营养的输注

1. 分次给予 适用于喂养管尖端位于胃内和胃功能良好者,将配好的肠内营养液用注射器分次缓慢注入,每次入量 100～300 mL,在 10～20 min 内完成,此方式易引起胃肠道反应。

2. 间隙重力滴注　将营养液置于吊瓶内,经输注管与喂养管相连,借助重力缓慢滴注。每次入量在 2～3 h 内完成,间隔 2～3 h。

3. 连续输注　装置与间隙重力滴注相同,在 12～24 h 内持续滴注。采用肠内营养泵输注可保持恒定滴速,便于监控管理,尤其适用于胃肠道功能和耐受性差、病情危重、并发症多、高应激状态的病人。

（六）肠内营养的并发症

1. 机械性并发症　主要是鼻、咽及食管损伤,造口并发症。

2. 胃肠道并发症　主要是恶心、呕吐、腹泻、腹胀、肠痉挛等。

3. 代谢并发症　主要有水、电解质及酸碱代谢异常,糖代谢异常,维生素、微量元素及脂肪酸的缺乏等。

（七）护理评估

1. 健康史及相关因素

（1）疾病和相关因素　评估病人近期的饮食情况,如饮食习惯和食欲有无改变;有无明显厌食;饮食种类和进食量;是否因检查或治疗而需禁食,禁食的天数;有无额外丢失;是否存在消化道梗阻、出血、严重腹泻或因腹部手术等而不能经胃肠道摄食的病症或因素。

（2）既往史　病人近期或既往有无消化系统手术史、较大的创伤、灼伤、严重感染或慢性消耗性疾病,如结核病、癌症等。

2. 身体状况

（1）局部　有无腹部胀痛、恶心呕吐、腹泻、压痛、反跳痛和肌紧张等腹膜炎体征。

（2）全身　病人生命体征是否平稳,有无腹部胀痛、休克、脱水或水肿征象。

（3）辅助检查　了解病人的体重、血浆清蛋白、细胞免疫功能等检查结果。

3. 心理-社会支持状况　病人及家属对营养支持重要性和必要性的认知程度,对营养支持的接受程度和对营养支持费用的承受能力。

【护理诊断/问题】

1. 有误吸的危险　与胃排空障碍、喂养管位置、病人意识和体位等有关。

2. 有胃肠动力失调的危险　与不能经口摄食、管饲、病人不耐受等有关。

3. 有皮肤完整性受损的危险　与长期留置胃喂养管有关。

4. 潜在并发症　感染、血糖异常等。

【护理目标】

（1）病人未发生误吸或发生误吸的危险性降低。

（2）病人接受肠内营养期间能维持正常的排便形态,未出现腹胀或腹泻。

（3）病人未发生黏膜、皮肤的损伤。

（4）病人未发生与肠内营养支持相关的感染。

【护理措施】

（1）妥善保存营养液　营养液每日在无菌环境下配制,放于 4 ℃以下的冰箱中暂存,并于 24 h 内用完,严禁加热使用。

（2）正确输注　营养液一般由小剂量、低浓度、低速度开始输入胃肠道,浓度由 12% 逐渐增至 25%,注入速度原则从 25～50 mL/h 开始,逐步增加到 100～120 mL/h,用量由 500 mL/d,逐渐增至 2000～2500 mL/d。输注时保持营养液温度合适（38～40 ℃）,室温较低时可使用恒温加热器。输注过程中,如果出现腹泻、腹胀、腹痛、恶心、呕吐等胃肠道症状,应减慢滴速,降低浓度,或停止滴注 12～24 h,一般可缓解不良反应。

（3）采用鼻胃管管饲者,喂食者应将头部抬高 30°～45°;喂食前回抽胃液,并评估胃内残留量,若胃内残留量超过 100～150 mL,应缓慢或暂停输注,必要时遵医嘱加用胃动力药物,以防胃潴留引起反流和误吸。

（4）保持口腔、鼻腔或胃肠造口处清洁,盛营养液的容器及滴注管应每日更换,每日管饲营养液前后应冲洗导管,保持畅通。

（5）代谢及效果监测　记录液体出入量;监测血糖及尿糖,电解质变化,肝、肾功能及内脏蛋白质;进行人体测量,评价肠内营养效果。

【健康指导】
（1）饮食摄入不足和营养不良对机体可能造成危害。
（2）经口饮食和肠内营养有助于维护肠道功能。
（3）术后病人恢复经口饮食是逐步递增的过程;在康复过程中,应保持均衡饮食,保证足够的能量、蛋白质和维生素等摄入。
（4）指导携带胃或空肠喂养管出院的病人和其家属进行居家喂养和自我护理,于输注营养液前、后,应用温开水冲洗喂养管,以避免喂养管阻塞。

【护理评价】
（1）未发生误吸或发生误吸的危险性降低。
（2）在接受肠内营养期间维持正常的排便型态,未出现腹胀或腹泻。
（3）未发生黏膜、皮肤的损伤。
（4）未发生与肠内营养支持相关的感染。

二、肠外营养

肠外营养是指通过静脉提供包括氨基酸、脂肪、碳水化合物、维生素及矿物质在内的营养素,纠正或预防营养不良,改善营养状态,使胃肠道得到充分休息的营养治疗方法。当病人被禁食,所需营养素完全经静脉获得的营养支持方式称全肠外营养。

（一）适应证
（1）不能从胃肠道进食者,如高流量消化道瘘、食管胃肠道先天性畸形、短肠综合征、急性坏死性胰腺炎等病人。
（2）肠道炎性疾病,如溃疡性结肠炎、克罗恩病、长期腹泻等。
（3）高分解代谢状态,如严重感染、烧伤、创伤或大手术前后等。
（4）需要改善营养状况者,如营养不良,放射治疗和化学治疗期间胃肠道反应重者,肝、肾功能衰竭者。

（二）禁忌证
严重水、电解质、酸碱平衡失调,出凝血功能紊乱,休克。

（三）肠外营养的制剂

1. 葡萄糖　葡萄糖是肠外营养中最主要的能源物质,其来源丰富、价廉,无配伍禁忌,符合人体生理要求,省氮效果肯定。但输入过多过快时,部分葡萄糖可转化为脂肪沉积于肝脏,导致脂肪肝,因此,每日供给总量不超过 300 g,占总能量的 50%～60%。常用浓度为 25%、

50%,为促进合成代谢和葡萄糖的利用,可按比例添加胰岛素。

2. 脂肪乳剂 脂肪乳剂具有能量密度高、等渗、不从尿排泄,富含必需脂肪酸,对静脉壁无刺激、可经外周静脉输入等优点,是肠外营养中较理想的能源物质,占总能量的 30%~40%。目前临床上常用的脂肪乳剂有长链脂肪乳剂、中/长链脂肪乳剂、含橄榄油的脂肪乳剂以及含鱼油脂肪乳剂。

3. 氨基酸 氨基酸是肠外营养的氮源物质,是机体合成蛋白质所需的底物。由于各种蛋白质由特定的氨基酸组成,因此输入的氨基酸溶液中各种氨基酸的配比应该合理,才能提高氨基酸的利用率,有利于蛋白质的合成。临床上氨基酸制剂有平衡型氨基酸溶液、23%支链氨基酸溶液、肾病型氨基酸溶液、谷氨酰胺等。

4. 其他营养素制剂 水溶性维生素包括 B 族维生素、维生素 C 和生物素,在体内无储备,不能正常进食时会缺乏,因此,应每日给予。脂溶性维生素包括维生素 A、维生素 D、维生素 E 和维生素 K,在体内有一定储备,短期禁食病人不会缺乏,禁食超过 2 周才需补充。复方微量元素静脉用制剂,含人体所需锌、铜、锰、铁、铬、钼、氟、碘 9 种微量元素,短期禁食者不可补充,肠外营养超过 2 周时静脉需补充。

(四) 肠外营养的输注途径

1. 周围静脉途径 适用于营养支持疗程短于 2 周、肠外营养液较少时、作为肠内营养的补充。操作简便,安全,并发症较少。

2. 中心静脉途径 适用于需长期肠外营养、高渗透压营养液的病人。临床上常用的中心静脉途径有:①经锁骨下静脉或颈内静脉途径:优点是中心静脉血流量大,血流速度快,高渗透压营养液输入后迅速被血液稀释,对血管刺激小,损伤小;缺点是操作技术及护理较复杂,并发症较多。②经头静脉或贵要静脉置入中心静脉导管(经外周中心静脉置管,PICC)途径:PICC 具有安全、并发症少、操作简单、带管时间长、护理方便、不影响病人日常生活的优点,是长期静脉营养的极佳途径。

(五) 肠外营养的输注方法

1. 全营养混合液(TNA)输注 将每天所需的营养物质,在无菌环境(层流室和层流台)中按次序混合装入由聚合材料制成的输液袋或玻璃容器后再输注。TNA 又称全合一营养液,其优点是:①营养物质能被更好地利用吸收;②混合后液体的渗透压降低,可减少对静脉的刺激;③单位时间内脂肪乳剂输入量大大低于单瓶输注,可避免因脂肪乳剂输注过快引起的副作用;④全封闭的输注系统,减少了污染和空气栓塞的机会,一般全营养混合液在 8~12 h 内输完即可。

2. 单瓶输注 在不具备 TNA 输注条件时,可采用单瓶输注,但这种输注方式也有不足之处:①各营养素非同步输入,不利于所供营养素的有效利用;②单瓶输注高渗葡萄糖或脂肪乳剂,可因单位时间内进入人体的葡萄糖或脂肪乳剂比较多而增加代谢负荷,甚至引起代谢性并发症。

(六) 肠外营养的并发症

1. 静脉导管相关并发症 分为非感染性和感染性并发症两大类,非感染性并发症,发生于经外周中心静脉置管过程中,可发生气胸、血管损伤、胸导管损伤、空气栓塞、导管移位等;感染性并发症是指发生导管性脓毒血症、血栓性静脉炎等。

2. 代谢性并发症 肠外营养提供的营养物质直接进入循环中,营养底物过量容易引起或加重机体代谢紊乱和器官功能异常,产生代谢性并发症,如高血糖、低血糖、氨基酸代谢紊乱、高脂血症、电解质及酸碱代谢失衡、必需脂肪酸缺乏、再喂养综合征、维生素及微量元素缺乏症等。

3. 脏器功能损害 长期肠外营养,引起肠黏膜萎缩、肠屏障功能减退、肠内细菌和内毒素移位,引起肠源性感染。过高能量供给或不恰当的营养物质摄入,引起肝脏损害,主要病理改变为肝脏脂肪浸润和胆汁淤积。

【护理评估】

1. 健康史 评估病人的年龄,饮食,有无手术创伤、严重感染和消耗性疾病,既往病史。

2. 身体状况

(1)局部 病人周围静脉显露是否良好,颈部和锁骨上区皮肤有无破损,有无气管切开或其他影响静脉穿刺(置管)的因素。

(2)全身 病人的生命体征是否平稳,有无脱水或休克等征象。

(3)辅助检查 评估病人的体重、血电解质、血生化和细胞免疫功能等检查结果。

3. 心理-社会支持状况 病人及家属对肠外营养支持重要性和必要性的认知程度及对相关知识的了解程度,对肠外营养支持费用的承受能力。

【护理诊断/问题】

1. 营养失调 与饮食摄入不足、疾病消耗过多或高分解代谢等致机体营养代谢异常有关。

2. 有感染的危险 与经外周中心静脉置管、病人抵抗力下降和肠黏膜屏障受损有关。

3. 潜在并发症 气胸、血管或胸导管损伤、空气栓塞、导管移位、感染、糖或脂肪代谢紊乱、血栓性浅静脉炎。

【护理目标】

(1)病人未发生营养失调。

(2)病人未发生与肠外营养支持相关的感染。

(3)病人未发生与经外周中心静脉置管和肠外营养支持相关的并发症。

【护理措施】

1. 营养液的配制 专人负责,每日在层流环境、按无菌操作技术要求进行配制,营养液不得加入抗生素、激素、升压药等;TNA 在 24 h 内输完,暂时不用可保存于 4 ℃冰箱内,输注前 0.5～1 h 取出置室温下复温后再行输注。

2. 置管护理 掌握静脉导管留置技术,遵循静脉治疗临床实践指南规范;防止导管移位,每日查看体外导管长度,确保输注装置、接头紧密连接;严格无菌操作,消毒置管管口皮肤,更换透明敷贴并注明时间;中心静脉导管不可用于输注血制品、抽血及测压;保证滴注通畅,防止血液凝固导致导管堵塞;采用正压封管技术,保持管腔通畅。

3. 做好肠外营养的监测 记录 24 h 液体出入量、摄入热量及各种营养成分含量;初期每日监测电解质、血糖及血气分析,稳定后每周测 1～2 次;体重、血浆蛋白、淋巴细胞计数等营养指标及肝肾功能每 1～2 周检测 1 次。

4. 并发症的观察与护理 病人一旦出现异常反应,迅速与医师联系,及时处理。①经外周中心静脉置管后,重点注意呼吸、循环、中枢神经系统表现,以防发生气胸、血胸、液气胸、局部血肿、空气栓塞等并发症的危险。②留置导管行营养支持期间,注意细菌性或真菌性脓毒症发生,一切护理操作必须严格执行无菌操作原则。③代谢性并发症如高血糖、低血糖、电解质素乱等较常见,重点是控制肠外营养液输注的速度和浓度,正确加用胰岛素。

【健康指导】

1. 肠外营养相关知识 告诉病人及家属合理输注营养液及控制速度的重要性,不能自行调节速度;告诉保护静脉导管的方法,避免翻身、活动、更衣时导管脱出。

2. 尽早经口进食或肠内营养 当病人胃肠道功能恢复或允许进食情况下,鼓励病人经口进食或行肠内营养,以降低和防治肠外营养相关并发症。

3. 出院指导 制订饮食计划,指导均衡营养,定期到医院复诊。

【护理评价】

(1) 与经外周中心静脉置管及肠外营养支持相关的并发症是否得到有效预防或及时发现和处理。

(2) 病人有无发热,舒适感有无改善,能否耐受长时间输注营养液。

(3) 病人体液是否得以维持平衡。

(严彩红)

直通护考

一、选择题(A1/A2 型题)

1. 下列适宜选用肠内营养支持的病人为( )。

A. 麻痹性肠梗阻病人 B. 食管静脉曲张出血期病人

C. 克罗恩病病人,每日腹泻超过 10 次 D. 大面积烧伤休克期病人

E. 短肠综合征术后稳定期病人

2. 可不经消化道消化,直接吸收的肠内制剂是( )。

A. 匀浆膳 B. 要素饮食 C. 大分子聚合物

D. 牛奶 E. 蔬菜汁

3. 关于手术前后病人营养补充途径的选择不正确的是( )。

A. 消化道功能正常者,以口服为主

B. 昏迷或不能进食的病人可用管饲

C. 结肠手术前准备病人可用要素饮食

D. 对口服或管饲有困难的营养不良病人可采用肠外营养支持

E. 手术后病人应提倡早期给予肠外营养支持

4. 下列不属于评价营养状况的实验室指标有( )。

A. 转铁蛋白 B. 肌酐升高指数 C. 清蛋白

D. 体重指数(BMI) E. T 细胞亚群分析

5. 为实施肠外营养而进行经外周中心静脉置管时,不可能出现的并发症有( )。

A. 气胸 B. 血管损伤 C. 胸导管损伤

D. 空气栓塞 E. 非酮性高渗性高血糖性昏迷

6. 李某,女性,80 岁,胃大部切除术后,腹胀明显,禁食,肺部感染,需肠外营养支持,在选择肠外营养输注途径即经中心静脉还是周围静脉时,最主要的决定因素是( )。

A. 病人的基础疾病 B. 病房的护理条件 C. 病人的依从性

D. 病人的经济条件　　　　E. 肠外营养支持的量和天数

二、案例分析题

李某,男性,80 岁,胃癌姑息性切除术后第 5 天,禁食,血清清蛋白 27 g/L,经空肠造瘘予以肠内营养支持(500 mL/d)。肠内营养支持的第 2 天,病人主诉在营养液输注期间腹部不适,24 h 排便 6 次,且大便不成形。体检:T 37 ℃,P 92 次/分,R 20 次/分,腹平软,无压痛、反跳痛和肌紧张,粪便隐血试验(一)。请问:

(1) 该病人出现的为哪种并发症?

(2) 试述肠内营养支持期间导致上述并发症的相关因素有哪些?

任务6　肿瘤病人的护理

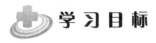

学习目标

1. 知识目标

(1) 掌握肿瘤病人的护理评估和护理措施。

(2) 熟悉肿瘤的分类与命名、病因、病理生理。

(3) 了解肿瘤病人不同时期的心理反应。

2. 能力目标

能运用护理程序为肿瘤病人实施整体护理。

3. 素质目标

(1) 在护理过程中,具备预知疾病发展的能力。

(2) 体会肿瘤病人的心理变化,根据不同时期的心理反应实施相应的护理措施。

(3) 培养爱伤观念,主动关心病人,尽量帮助减轻痛苦。

案例引导

陈女士,45 岁,体检时发现右乳房包块,约硬币大小,质硬,与周围组织分界不清,到医院检查确诊右乳腺癌,拟行"右乳腺癌根治术",陈女士得知诊断后,不愿相信天天抽泣,一直犹豫不决是否接受手术治疗。请问:

(1) 若你作为责任护士,应如何对病人进行护理评估?

(2) 如何给病人实施正确的护理措施?

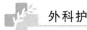

任务 6-1　认识肿瘤

【背景知识】

肿瘤是机体正常细胞在不同始动与促进因素长期作用下产生的增生与异常分化所形成的新生物。新生物一旦形成，不因病因消除而停止生长，其生长不受正常机体生理调节，还可破坏正常组织与器官。

【病因】

肿瘤的病因尚未完全明了，目前认为肿瘤是环境与基因相互作用引起，是多因素共同作用的结果，机体的内在因素在肿瘤发生、发展上起着重要作用。

1. 外界因素

（1）物理因素　电离辐射是最主要的物理性致癌因素。如 X 线防护不当可致皮肤癌、白血病等，紫外线可引起皮肤癌，石棉纤维可导致肺癌等。

（2）化学因素　长期与化学致癌物质接触。烷化剂（如有机农药、硫芥等）可致肺癌及造血器官肿瘤；多环芳香烃类化合物（如煤焦油、沥青等）与皮肤癌、肺癌有关；亚硝胺类与食管癌、胃癌和肝癌有关；黄曲霉素与肝癌、胃癌发病有关。

（3）生物因素　病毒是最主要的生物致癌因素，如 EB 病毒与鼻咽癌有关，乙型肝炎病毒与肝癌有关，单纯疱疹病毒、乳头瘤病毒与宫颈癌有关。少数寄生虫和细菌也可引起肿瘤，如华支睾吸虫与肝癌有关，幽门螺杆菌与胃癌有关。

（4）不良生活习惯　不良饮食习惯与酗酒导致消化系统肿瘤相关；吸烟与肺癌相关。

（5）癌前疾病史　如萎缩性胃炎、慢性溃疡等都与胃癌相关。

2. 内在因素

（1）遗传因素　肿瘤有遗传倾向性，如食管癌、肝癌、胃癌、乳腺癌等有家族聚集现象。某些遗传性综合征与肿瘤密切相关，如家族性结肠腺瘤病病人几乎都会发展成结直肠癌。

（2）内分泌因素　某些激素与肿瘤发生有关，如雌激素和催乳素与乳腺癌有关，雌激素与子宫内膜癌的发生有关，生长激素可以刺激癌肿发展。

（3）免疫因素　先天或后天免疫缺陷者易发生恶性肿瘤，如艾滋病病人易患恶性肿瘤，器官移植后长期使用免疫抑制剂者肿瘤发生率较高等。

（4）心理-社会因素　人的性格、情绪、工作压力、环境变化等，可影响人体内分泌、免疫功能而诱发肿瘤。

【病理生理】

1. 发生发展过程　恶性肿瘤的发生发展可分为癌前期、原位癌、浸润癌三个阶段。癌前期表现为上皮增生明显，并伴有不典型增生；原位癌通常指癌变细胞局限于上皮层、未突破基底膜的早期癌；浸润癌是指原位癌突破基底膜向周围组织浸润、发展，破坏周围组织的正常结构。

2. 分化与分级　肿瘤细胞的分化程度不同，其恶性程度与预后亦不同。恶性肿瘤可分为高分化、中分化和低分化（或未分化）三类，又称Ⅰ、Ⅱ、Ⅲ级。高分化（Ⅰ级）细胞形态接近正常，恶性程度低；低分化（Ⅲ级）细胞核分裂增多，恶性程度高，预后差；中分化（Ⅱ级）的恶性程度介于前两者之间。

3. 转移方式　恶性肿瘤易发生转移，转移方式有以下四种。

（1）直接蔓延 肿瘤细胞向与原发病灶相连续的组织扩展生长，如宫颈癌侵及骨盆壁等。

（2）淋巴转移 多数癌肿先转移至邻近区域淋巴结，也可出现"跳跃式"越级转移。皮肤真皮层淋巴管的转移可出现皮肤水肿，如乳腺癌呈橘皮样改变等。

（3）血行转移 肿瘤细胞侵入血管，随血流转移至远隔部位，如腹内肿瘤经门脉系统转移到肝等。

（4）种植转移 肿瘤细胞脱落后在体腔或空腔脏器内发生转移，最多见的是胃癌种植到盆腔。

【分类与命名】

根据肿瘤的形态及对机体的影响，分为良性肿瘤、恶性肿瘤和交界性肿瘤。

1. 良性肿瘤 一般称为"瘤"，无浸润和转移能力。肿瘤细胞形态近似正常细胞，通常有包膜或边界清楚，呈膨胀性生长，生长速度缓慢，彻底切除后少有复发，对机体危害小。

2. 恶性肿瘤 来自上皮组织者称为"癌"；来自间叶组织者称为"肉瘤"；胚胎性肿瘤通常称为"母细胞瘤"，如神经母细胞瘤。恶性肿瘤具有浸润和转移能力，通常无包膜，边界不清，呈浸润性生长，生长速度快，对机体危害大，病人常因肿瘤复发、转移而死亡。

3. 交界性肿瘤 组织形态和生物学行为介于良性和恶性之间的肿瘤，为交界性或临界性肿瘤。其形态上属于良性，但常呈浸润性生长，切除后易复发，甚至可出现转移。

【肿瘤分期】

恶性肿瘤的分期有助于合理制订治疗方案，正确地评价疗效，判断预后。

国际抗癌联盟提出 TNM 分期法，T 指原发肿瘤、N 为淋巴结、M 为远处转移。根据肿块大小、浸润深度在字母后标以 0～4 的数字，表示肿瘤发展程度。0 代表无，1 代表小，4 代表大；有远处转移为 M_1，无为 M_0；临床无法判断肿瘤体积时用 TX 表示。根据 TNM 的不同组合，诊断为Ⅰ、Ⅱ、Ⅲ、Ⅳ期，各种肿瘤 TNM 分类的具体标准由各专业会议协定。

【临床表现】

1. 局部表现

（1）肿块 常是体表或浅在肿瘤的首发症状，因肿块性质不同，其硬度和活动度均不同。

（2）疼痛 因肿块膨胀性生长、破溃、感染、压迫末梢神经或神经干所致，可出现局部隐痛、刺痛、烧灼痛、放射痛或痉挛性绞痛，晚期肿瘤的疼痛常难以忍受，尤其夜间更为明显。

（3）溃疡 体表或空腔器官恶性肿瘤因生长过快、血供不足，可继发坏死或感染而形成溃疡，可有恶臭及血性分泌物。

（4）出血 体表及体外相交通的肿瘤，由于组织发生破溃或血管破裂可致出血。不同部位肿瘤表现不同，如：上消化道肿瘤可有呕血或黑便，下消化道肿瘤可有血便或黏液血便；肺癌表现为咯血或血痰；泌尿道肿瘤表现为血尿等。

（5）梗阻 肿瘤生长达到一定体积则会阻塞或压迫空腔脏器，出现不同的临床表现，如胃癌伴幽门梗阻可致呕吐，肠道肿瘤可致肠梗阻等。

（6）转移症状 如：区域淋巴结肿大；相应部位静脉回流受阻，致肢体水肿或静脉曲张；骨转移可有疼痛、可触及硬结或病理性骨折等表现。

2. 全身表现 早期多无明显的全身症状或仅有非特异性症状，如乏力、消瘦、贫血、低热等。恶性肿瘤晚期，病人可出现全身衰竭，呈现恶病质，不同部位肿瘤恶病质出现的迟早不一。

【辅助检查】

1. 实验室检查 血、尿、粪常规检查的阳性结果常可提供诊断线索；免疫学检查特别是肿瘤标志物检测,对于恶性肿瘤的筛查、诊断、预后判断均有重要意义,常用的有甲胎蛋白(AFP)、癌胚抗原(CEA)、前列腺特异性抗原(PSA)等。

2. 影像学检查　利用 X 线、超声波、造影、放射性核素、电子计算机断层扫描(CT)、磁共振成像(MRI)等各种检查,可明确有无肿块及肿块部位、形态、大小等,有助于肿瘤的诊断及性质的判断。

3. 内镜检查　能直接观察病变,同时可取细胞或组织进行病理学检查,对肿瘤的诊断具有重要价值,此外,还能对小的病变(如息肉)做摘除治疗。常用的内镜有支气管镜、食管镜、胃镜、直肠镜、膀胱镜、腹腔镜等。

4. 病理学检查　病理学检查是目前确定肿瘤的直接而可靠的方法,包括细胞学检查与病理组织学检查。细胞学检查包括体液自然脱落细胞、黏膜细胞、细针吸取或 B 超引导穿刺吸取涂片等方法;病理组织学检查一般需行手术切除取活检或术中快速冷冻切片送检,活体组织检查有可能促使恶性肿瘤扩散,故应在术前短期内或术中施行。

【处理原则】

恶性肿瘤存在转移特征,应采取局部和全身综合治疗措施,包括手术治疗、化学药物治疗、放射治疗、生物治疗、中医中药治疗和内分泌治疗等,根据肿瘤性质、发展程度和全身状态而选择。

1. 手术治疗　目前手术切除肿瘤仍是最常用和最有效的治疗方法,根据手术治疗目的不同分为以下几类。

(1)预防性手术　用于治疗癌前期病变,防止其发生恶变或发展为进展期癌。

(2)诊断性手术　采用不同方式,如组织活检或剖腹探查术获取肿瘤组织标本,经病理组织学检查明确诊断后再进行相应的治疗。

(3)根治性手术　切除全部肿瘤组织和可能累及的周围组织和区域淋巴结,以求达到彻底治愈的目的。

(4)姑息性手术　当恶性肿瘤已超越根治性手术切除范围,不能彻底清除体内病灶时,通过手术解除或减轻症状,而非根治肿瘤。

2. 化学药物治疗　简称化疗,是应用特殊化学药物杀死恶性肿瘤细胞或组织的治疗方法,是中晚期恶性肿瘤综合治疗的重要手段,目前已能单独应用化疗治愈绒毛膜上皮癌、急性淋巴细胞白血病等。

(1)药物分类　按化学结构、来源及作用机制可分为细胞毒素类、抗代谢类、抗生素类、生物碱类、激素类等。

(2)给药方式　全身性用药一般通过静脉、口服、肌内注射等途径;为提高药物在肿瘤局部的浓度,有些药物可做肿瘤内注射、腔内注射、局部涂抹、动脉内注入或局部灌注等;介入治疗为经动脉插管单纯灌注或栓塞加化疗,亦可同于皮下留置微泵。

3. 放射治疗　利用各种放射线直接抑制或杀死肿瘤细胞,照射方法有外照射与内照射。各种肿瘤细胞对放射线的敏感性不一:分化程度低,代谢旺盛的癌细胞,对放射线高度敏感,宜选用放疗;鳞状上皮癌及部分未分化癌,对放射线中度敏感,可作综合治疗的一部分;胃肠道腺癌、软组织及骨肉瘤等对放射线低度敏感,不宜选用放疗。

4. 生物治疗　包括基因治疗和免疫治疗。

【预防】

肿瘤是由各种原因及生活方式等多种因素相互作用引起的,目前并无单一的预防措施。

控制癌症的最好方法就是预防,国际抗癌联盟提出恶性肿瘤的三级预防概念。

1. 一级预防 病因预防,消除或减少可能致癌的因素,降低发病率,如保护环境,改变不良饮食习惯,减少与致癌物的接触等。

2. 二级预防 早发现、早诊断、早治疗,降低死亡率,积极开展普查与筛查工作。

3. 三级预防 康复预防,提高生存质量、减轻痛苦、延长生命。

任务 6-2 肿瘤病人的护理

【护理评估】

(一) 健康史

了解病人有无长期吸烟、饮酒、不良饮食习惯或与职业有关的接触史、暴露史及感染史;家族中有无肿瘤病人;有无经历重大精神刺激、剧烈情绪波动或抑郁;询问有无其他部位肿瘤病史、手术治疗史等。

(二) 身体状况

根据病人的病情、相关辅助检查结果,评估病人对手术、放疗、化疗的副反应;重点了解肿瘤的部位、大小、形状、活动度、有无坏死、出血及区域淋巴结肿大;掌握疼痛的性质、范围及程度;了解病人近期有无肿瘤引起的相应器官的功能变化,如消瘦、乏力、低热、贫血及体重下降等恶病质表现。

(三) 心理-社会支持状况

1. 认知程度 评估病人及家属对疾病认识、治疗方式、疾病预后及康复的认知和配合程度。

2. 心理反应 评估病人的心理反应,常见的心理反应有五期。

(1) 震惊否认期 病人初悉病情后,会出现短暂的震惊反应,表现为面无表情、眼神呆滞、知觉淡漠甚至昏厥;继而极力否认,存在侥幸心理,拒绝治疗。此期是病人面对疾病应激产生的自我保护反应,若反应强烈,可能延误治疗。

(2) 愤怒期 当病人确信癌症诊断后,会感到愤怒和不公,表现为易怒、恐慌、哭泣,常迁怒于亲属及医务人员。此期属于适应性心理反应,表示病人已开始正视现实。

(3) 磋商期 病人常心存幻想,访名医、求偏方,希望能够治愈疾病、延长生命。进入此期,病人开始树立与疾病抗争的信念,能主动配合治疗。

(4) 忧郁期 当治疗副反应大、效果不佳或肿瘤复发,病人会对治疗失去信心,感到无助和绝望。表现为悲观抑郁、意志消沉、拒绝治疗,严重者甚至产生轻生念头。

(5) 接受期 经过一段时间内心的激烈挣扎,病人心境变得平静,并能理性地对待治疗和预后,坦然面对人生的最后阶段。此期病人不再关注自我的角色,而专注于自身症状和体征,处于平静、无望的心理状态。

应注意上述分期不是绝对的,病人的心理变化可同时或反复出现,不同病人各期持续时间、出现顺序也有不同,评估时应把握病人实际心理状态。

3. 家庭和社会支持度 评估病人及家属对癌症诊断、治疗及预后的心理承受能力;病人的经济来源,家庭对手术、化疗、放疗的经济承受能力及社会的支持状况等。

【护理诊断/问题】

1. 焦虑与恐惧　与担心手术、放疗、化疗及疾病预后、治疗费用及生活形态改变等有关。

2. 营养失调:低于机体需要量　与肿瘤导致的高代谢性状态,化疗、放疗导致的摄入减少、吸收障碍等有关。

3. 疼痛　与肿瘤侵及神经、肿瘤压迫及手术创伤有关。

4. 自我形象紊乱　与手术、放疗、化疗后形象改变等有关。

5. 潜在并发症　静脉炎、静脉栓塞、骨髓抑制、多器官功能障碍等。

【护理措施】

（一）心理护理

病人因各自的文化背景、心理特征、病情性质及对疾病的认知程度不同,可产生不同的心理反应,应给予病人针对性的心理支持和疏导。

（1）对震惊否认期的病人　应鼓励家属给予其情感和生活上的关心,使之有安全感。

（2）对愤怒期的病人　尽量让其表达自身的想法,有宣泄情感的机会,引导病人正视疾病。

（3）对磋商期病人　应注意维护病人的自尊,尊重其隐私。

（4）对忧郁期的病人　应给予更多关爱和抚慰,诱导其发泄不满,帮助其树立生活的信心;同时加强防范措施,防止发生意外。

（5）对接受期的病人　应尊重其意愿,尽可能提高生活质量。

（二）营养支持

充分的营养是提高机体的抵抗力和对治疗耐受性的重要条件,因此,应加强营养知识宣教、创造愉快舒适的进餐环境、制订合理的饮食计划,注意调整食物的色香味,鼓励病人摄入高蛋白、高维生素、易消化的清淡食物。化疗或放疗后的病人多出现口腔溃疡,应鼓励病人多饮水及新鲜果汁,进食无刺激易消化的流质或半流质饮食,并加强口腔护理;对不能经口进食或经口摄入不足者应采取肠内或肠外营养支持,以保证营养供给。

（三）疼痛护理

1. 活动与休息　术前疼痛多系肿瘤浸润或压迫临近内脏器官所致。护士应观察疼痛的部位、程度、性质、疼痛规律,为病人创造安静舒适的环境,采取有效减轻疼痛的方法,如指导病人取舒适体位,采取松弛疗法、音乐疗法等,并鼓励家属关心病人、参与止痛计划。

2. 用药护理　术后切口的疼痛,会影响病人休息与康复,应遵医嘱给予止痛剂。晚期肿瘤疼痛难以控制者,可按世界卫生组织提出的三级阶梯镇痛方案处理。一级镇痛法:疼痛较轻者,可用阿司匹林等非阿片类解热消炎镇痛药。二级镇痛法:适用于中度持续性疼痛者,可用可待因等弱阿片类药物。三级镇痛法:疼痛剧烈,改用强阿片类药物,如吗啡、哌替啶等。镇痛药物剂量应根据病人的疼痛程度和需要由小到大直至病人疼痛消失为止,癌性疼痛的用药原则为口服、按时(非按需)、按阶梯、个体化给药。

（四）化疗病人的护理

1. 化疗前准备　向病人介绍解释拟定的化疗方案、应用化疗药物常见的不良反应,使其做好心理准备,并有效配合。

2. 化疗药物的使用与护理

（1）药物准备　①配药时严格执行无菌技术操作和三查八对制度,根据药性选用适宜的溶媒稀释,配药剂量准确,现配现用。②配药时做好自我防护,应戴手套、护目镜等。③药物应按要求输注,需要避光的药物应使用避光罩。

（2）保护静脉血管　①静脉血管选取:有计划地由远端开始合理选择静脉穿刺,并注意保护血管。②妥善固定:妥善固定针头并确保针头在血管内,以防药液外漏。③合理安排给药顺序:用药前、后应注入生理盐水,减轻化疗药物对血管壁的刺激。

3. 并发症的观察与护理

（1）组织坏死及静脉炎　①组织坏死:由强刺激性药物漏入皮下所致,注意观察穿刺部位有无刺痛、水肿、灼烧感等组织损害的表现,一旦发现须立即停止用药,保留针头连接注射器回抽后,注入解毒剂再拔针;局部涂氢化可的松,冷敷24 h。②血栓塞性静脉炎:化疗药物注射不当可引起血管硬化、血流不畅,应注意保护血管,预防血栓塞性静脉炎的发生。一旦出现静脉发红、变硬、触痛等静脉炎表现,应停止使用此静脉,给予热敷、硫酸镁湿敷或理疗等,促进炎症消退。

（2）骨髓抑制　骨髓抑制是最严重的化疗反应。化疗期间每周检查血常规$1\sim2$次,当白细胞计数低于$3.5\times10^9/L$时,应遵医嘱停药或减量;当白细胞计数低于$1.0\times10^9/L$,血小板计数低于$80\times10^9/L$时,应做好保护性隔离,预防交叉感染;严重血小板降低者,可出现全身出血倾向,注意观察病人有无牙龈、鼻出血,皮肤淤斑,血尿及便血等症状,并及时报告医生。

（3）肝、肾功能障碍　应定期监测肝、肾功能,准确记录出入量;鼓励病人多饮水、碱化尿液;观察病人有无皮肤巩膜黄染,尿量减少及血尿等肝、肾功能损害征象,发现异常及时报告医生。

（4）胃肠道反应　化疗期间应大量饮水以减轻药物对消化道黏膜的刺激,并有利于毒素排泄。鼓励病人进食,给予清淡易消化的饮食,少食多餐,注意调整食物的色香味。严重恶心呕吐、腹泻者,适当给予止吐药并保持口腔卫生,同时静脉补液,防止水、电解质、酸碱失衡,必要时给予病人营养支持。

（5）脱发　化疗导致的脱发会造成病人的恐惧心理(尤其是女性),护士应耐心做好解释工作,让病人了解化疗引起的脱发是一种可逆性反应,在化疗停止后头发可再生,以消除其顾虑。指导并协助病人选购合适的假发、帽子等修饰物,增强病人的自尊。

（五）放疗病人的护理

1. 放疗前准备　放疗前做好定位标志,保持照射区皮肤清洁干燥;照射野内的组织器官进行必要的辅助治疗。告知病人放疗前取下金属饰品,减少射线的吸收;指导病人在放疗前、后静卧30 min,不可进食,保证充足的休息和睡眠。

2. 照射野皮肤/黏膜的护理

（1）皮肤护理　放疗皮肤反应分为3度。Ⅰ度:干反应(干性皮炎),皮肤出现红斑、灼热、刺痒感,甚至脱屑。Ⅱ度:湿反应,皮肤高度充血水肿、有水疱形成,有渗出液及糜烂。Ⅲ度:皮肤有溃疡形成或坏死,侵犯到真皮引起放射性损伤,难以愈合。病人在放疗期间应注意:①穿着柔软、宽松、吸湿性强的棉质衣物,勤换洗内衣。②保持皮肤清洁干燥,避免摩擦及理化刺激,禁用肥皂、粗毛巾搓擦,禁贴胶布,禁用碘酒、酒精等擦涂,避免冷热刺激。③局部皮肤出现红斑瘙痒时禁搔抓;有脱皮时让其自然脱落,禁用手撕剥。④外出注意戴帽子或打伞,避免阳光直射。

（2）黏膜护理　局部黏膜损害表现为口、鼻腔及阴道等黏膜充血、水肿、有出血点、白斑或白膜,远期可出现黏膜干燥和萎缩,引起食管狭窄、阴道黏膜粘连、闭锁等。护理要点:①加强局部黏膜清洁,如口腔含漱、阴道冲洗、鼻腔滴药等。②避免黏膜刺激,选用软毛刷刷牙,饮食宜清淡、细软,避免过硬、过冷、过热及辛辣刺激性食物。

3. 照射器官反应及护理 受射线影响,肿瘤所在器官或照射野内正常组织可发生一系列反应,如胸部照射后发生放射性肺纤维化,胃肠道照射后可引起出血、溃疡、放射性肠炎等,膀胱照射后出现血尿。放疗期间应加强对照射器官功能状态的观察,发现异常及时报告医生,有严重不良反应时应暂停放疗。

4. 感染预防 保持室内空气新鲜,严格执行各项无菌技术操作,防止交叉感染;指导病人注意个人卫生,外出注意保暖,避免感冒诱发肺部感染;严密监测体温变化,注意有无感染征象;每周常规监测血常规,若白细胞计数过低,应实行保护性隔离,限制人员探视,并遵医嘱予以升白细胞药物治疗。

【健康教育】

1. 心理指导 动员社会支持系统力量,鼓励家属、朋友给予病人更多的关心和照顾,增强其自尊心和被爱感。

2. 饮食指导 加强营养,均衡膳食,摄入高热量、高蛋白、高维生素、富含膳食纤维的食物,多食新鲜蔬菜、水果,饮食宜清淡、易消化,忌油腻及辛辣食物。

3. 休息与活动 嘱病人注意休息,避免过劳,适量的运动有利于康复。

4. 功能锻炼指导 鼓励病人尽早进行障碍器官及残障肢体的功能锻炼,如全喉切除术后食管发音训练、乳腺癌切除术后患肢功能锻炼、截肢术后义肢锻炼,提高病人的自理能力。

5. 随访指导 告知病人应终身坚持定期随访,在手术治疗后最初 3 年内,至少每 3 个月随访 1 次,3 年后每半年复查 1 次,5 年后每年复查 1 次。解释定期随访对减轻癌症的恐惧感、帮助早期发现复发或转移征象并对及时治疗有重要意义。

知识链接

体表常见良性肿瘤

良性肿瘤可发生在全身不同的组织和器官,因肿瘤来源和发生部位不同,其病理生理变化和临床表现各异。体表肿瘤是指来源于皮肤、皮肤附件、皮下组织等浅表软组织的肿瘤。

1. **皮肤乳头状瘤** 皮肤乳头状瘤是表皮乳头样结构的上皮增生所致,同时向表皮下乳头状延伸,有蒂,单发或多发,表面常角化,伴溃疡。好发于躯干、四肢及会阴,易恶变为皮肤癌,手术切除为首选的治疗方法。

2. **黑痣** 为良性色素斑块,分为皮内痣、交界痣和混合痣三种。皮内痣位于皮下和真皮层内,可高出皮肤,表面光滑,可存有汗毛(称毛痣),没有活跃的痣细胞,较稳定,很少恶变;交界痣位于表皮和真皮交界处,呈扁平状,色素较深,多位于手、足,有活跃的痣细胞,易在局部刺激或外伤后发生恶变,称为黑色素瘤;混合痣为皮内痣与交界痣同时存在,痣细胞位于表皮基底细胞层和真皮层,当色素加深、变大或有瘙痒、疼痛时,可能为恶变,应及时做完整切除,切忌做不完全切除或化学烧灼。

3. **脂肪瘤** 为脂肪样组织的瘤状物。女性多见,好发于四肢、躯干,多数单发,质地软,边界清,呈分叶状,可有假囊性感,无痛,生长缓慢。位置深者可恶变,应及时切除。多发者瘤体常较小,呈对称性,可伴疼痛,常有家族史。

4. 纤维瘤 位于皮肤及皮下的纤维组织肿瘤,呈单个结节状,瘤体不大,质硬,边界清,活动度大,生长缓慢,极少恶变,可手术切除。

5. 神经纤维瘤 来源于神经鞘膜的纤维组织及鞘细胞,常位于四肢屈侧较大的神经干上,多发、对称,大多无症状,也可伴明显疼痛或感觉过敏,手术切除时应注意避免伤及神经干。

6. 血管瘤 多为先天性,生长缓慢,按结构可分为三类。

(1)毛细血管瘤 多见于女婴的面部。

(2)海绵状血管瘤 由小静脉和脂肪组织构成。

(3)蔓状血管瘤 由较粗的迂曲血管构成,范围较大。

7. 囊性肿瘤及囊肿

(1)皮样囊肿 为囊性畸胎瘤,浅表者好发于眉梢或颅骨骨缝处,呈圆珠状,质地硬,囊肿可与颅内交通呈哑铃状,手术切除前应做充分评估和准备。

(2)皮脂囊肿 非真性肿瘤,以头面部及背部多见,为皮脂腺排泄受阻所形成的囊肿。囊内为油脂样"豆渣物",易继发感染而伴奇臭。

(3)表皮样囊肿 由外伤所致表皮移位至皮下而生成的囊肿。常见于臀、肘等易受外伤或磨损的部位,应采取手术切除治疗。

(4)腱鞘或滑液囊肿 非真性囊肿,为浅表滑囊经慢性劳损而发生黏液样变。多见于手腕、足背肌腱或关节附近,屈曲关节时有坚硬感。可加压挤破或抽出囊液,但易复发,手术治疗较为彻底。

(杨美芳)

🏥 直通护考

一、选择题

A1/A2 型题(以下每一道考题下面有 A、B、C、D、E 五个备选答案,请从中选择一个最佳答案)

1. 肿瘤定性检查的诊断是(　　)。

A.内镜检查　　　　　　　B.磁共振成像　　　　　　　C.B超检查

D.放射性同位素检查　　　E.病理学检查

2. 有关癌症肿块的特征,不正确的是(　　)。

A.表面高低不平　　　　　B.边界不清　　　　　　　　C.早期出现疼痛

D.质地坚硬　　　　　　　E.固定、不活动

3. 恶性肿瘤最早出现的常见症状是(　　)。

A.疼痛　　　B.肿块　　　C.出血　　　D.溃疡　　　E.梗阻

4. 以下哪项是肿瘤发生的内在因素?(　　)

A.化学因素　　　　　　　B.物理因素　　　　　　　　C.生物学因素

D.长期慢性刺激　　　　　E.遗传因素

5. 恶性肿瘤的最佳治疗措施是(　　　)。

A. 手术 　　　　　　　　　B. 化疗 　　　　　　　　　C. 放疗

D. 以手术为主的综合治疗 　　E. 中医药治疗

二、案例分析题

陈女士在医务工作者的耐心解释及家属的关心支持下,行右乳腺癌根治术,术后接受化疗。近日出现明显的恶心、呕吐、食欲缺乏等表现,头发也开始脱落,张女士因此抗拒化疗,要求出院。请问:

你作为责任护士,应如何进行化疗护理及解释指导?

项目二　外科危重症病人的护理

任务 1　休克病人的护理

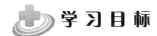

学 习 目 标

1. 知识目标

(1) 掌握休克的护理措施,能够对常见外科休克病人进行整体护理。

(2) 熟悉休克的概念、病因与分类。

(3) 了解休克的病理生理。

2. 能力目标

能运用护理程序为病人实施整体护理。

案例引导

　　李某,男性,62 岁。2 h 前从山上滚下来,致右胫腓骨开放性粉碎性骨折,伤口有明显的活动性出血,头面部及体表见多处皮肤破损,急诊收治入院。查体:神志清醒,表情淡漠,面色苍白,全身发冷颤抖;R 较浅,28 次/分;P 细弱,128 次/分;BP 84/60 mmHg;体表血管塌陷。病人有高血压病史 9 年,平时长期服药控制 BP 在 150/90 mmHg 左右。请问:

　　作为护士,请你对病人进行评估,并列出病人的护理问题与护理措施。

任 务 1-1　认 识 休 克

　　休克是由于机体受到强烈的致病因素侵袭,导致有效循环血容量锐减、组织灌流不足而引起的以微循环障碍、细胞代谢紊乱和器官组织功能受损为特征的病理综合征。休克发病急、进展快,是一种危急的临床病理综合征,若不及时发现和治疗,可发展成为不可逆性的病理改变而威胁病人的生命。

【病因与分类】

休克的分类方法有很多,临床上根据病因不同可将休克分为低血容量性、感染性、心源性、神经源性和过敏性休克五大类,其中低血容量性休克和感染性休克是外科休克类型中最常见的。

【病理生理】

各类休克的共同病理生理基础是有效循环血容量锐减、组织灌流不足而引起的微循环、细胞代谢变化、炎性介质释放及内脏器官的继发性损害等。

> **知识链接**
>
> 有效循环血容量是指在单位时间内通过心血管系统进行全身循环的血量,它不包括储存于肝、脾等血窦或停滞于毛细血管中的血量。维持有效循环血容量有三个要素:充足的血容量、足够的心排出量和适当的外周血管张力。

(一)微循环变化

1. 微循环收缩期 在休克早期,当人体有效循环血容量锐减时,血压下降,刺激主动脉弓和颈动脉窦压力感受器,导致血管舒缩中枢加压反射,使交感神经-肾上腺轴兴奋,引起大量儿茶酚胺释放及肾素-血管紧张素分泌增加等,使心率加快、心排血量增加;选择性地收缩外周(如皮肤、骨骼肌)和内脏(如肝、脾、胃肠)小血管、微血管平滑肌,使循环血量重新分布,以保证心、脑等重要器官的有效灌注;毛细血管前括约肌强烈收缩,动静脉短路和直截通路开放,真毛细血管网内血流减少,毛细血管内压力降低,组织液回吸收入毛细血管网,也在一定程度上补充了回心血量。此期微循环内出现"少灌多流"的状态,故又称为休克代偿期,如在此期积极采取措施,去除病因,则休克容易纠正。

2. 微循环扩张期 若休克得不到及时纠正、继续发展下去,流到毛细血管的血流进一步减少,组织严重缺氧而处于无氧代谢状态,此时大量乳酸类酸性代谢产物堆积,组胺、缓激肽等血管活性物质释放,使毛细血管前括约肌松弛,毛细血管扩张,而后括约肌对酸耐受力较大,故仍处于相对收缩状态,从而大量血液淤滞在毛细血管,结果毛细血管内静水压升高、通透性增强,血浆外渗至第三间隙。最终,血液浓缩,血黏稠度增加,回心血量进一步减少,血压下降,重要脏器也灌注不足。此期微循环内出现"多灌少流"的状态,休克进入抑制期。

3. 微循环衰竭期 随着休克的病程发展,休克进入不可逆阶段。由于微循环内血液浓缩,黏稠度增加,加上酸性环境中血液的高凝状态,红细胞与血小板易发生凝集,在血管内形成微血栓,甚至发生弥散性血管内凝血。随着各种凝血因子消耗,纤维蛋白溶解系统激活,病人出现严重的出血倾向。由于组织缺少血流灌注,细胞缺氧更加严重;加上酸性代谢产物和内毒素的作用,使细胞溶酶体膜破裂、释放多种水解酶,造成组织细胞发生自溶、死亡,导致广泛的组织损害甚至发生多器官功能受损。此期微循环内"不灌不流",也称为休克失代偿期,最终可导致病人死亡。

(二)代谢变化

1. 代谢性酸中毒 一方面,由于组织灌注不足、细胞缺氧,体内的葡萄糖无氧酵解使乳酸不断增加;另一方面,肝脏灌流量减少,清除乳酸的能力减弱,使体内的乳酸清除率降低,体液酸碱平衡失调,而引起代谢性酸中毒。

2. 能量代谢障碍　随着无氧代谢的加重,葡萄糖经无氧代谢产生的三磷酸腺苷(ATP)大大少于有氧代谢时产生的,因此,休克时机体能量极度缺乏。

休克时儿茶酚胺等大量释放,促进胰高血糖素生成及抑制胰岛素分泌,加速糖异生(肝糖原和肌糖原分解);刺激垂体分泌促肾上腺皮质激素,使血糖水平升高;休克时还会抑制蛋白合成、促进蛋白分解。

能量不足和代谢性酸中毒影响细胞各种膜的屏障功能。细胞膜的钠-钾泵功能失常,细胞外钾离子无法进入细胞内,细胞外液却随钠离子进入到细胞内,造成细胞外液量减少和细胞过度肿胀、变性甚至死亡。另外,细胞膜、线粒体膜和溶酶体膜等细胞器受损破坏后可释放出大量水解酶,引起细胞自溶和组织损伤,其中最重要的是组织蛋白酶,可使组织蛋白分解而生成多种活性肽,对机体产生不利影响,进一步加重休克。

(三) 内脏器官的继发性损害

休克时超过 10 h,内脏器官由于持续的缺血、缺氧状态,可发生变性、出血、坏死,导致器官功能障碍或衰竭。多脏器功能障碍综合征(MODS)是休克病人死亡的主要原因,心、肺、肾功能衰竭则是造成休克病人死亡的三大原因。

1. 肺　低灌注和缺氧会损伤肺毛细血管的内皮细胞和肺泡上皮细胞。内皮细胞损伤可致血管壁的通透性增加而造成肺间质水肿;肺泡上皮细胞受损可导致肺表面活性物质的生成减少,使肺泡表面张力升高,继而出现肺泡萎陷和局限性肺不张;休克病人进而出现氧弥散障碍,通气/血流比例失调,肺内分流和无效通气增加,表现为进行性呼吸困难和严重缺氧,称为急性呼吸窘迫综合征(ARDS)。

2. 肾　休克时儿茶酚胺、血管升压素、抗利尿激素、醛固酮分泌增加,肾血管收缩、肾血流量减少,使肾小球滤过率降低,水钠潴留,尿量减少。此时,肾内血流重新分布并主要转向髓质,致肾皮质血流锐减,肾小管上皮细胞大量坏死,引起急性肾功能衰竭(ARF)。

3. 心　休克发生后,心率过快可使舒张期过短或舒张压降低,冠状动脉灌流量80%来自于舒张期,因此冠状动脉灌流量减少,心肌因缺血缺氧而受损。一旦心肌微循环内形成血栓,可能会引起局灶性心肌坏死和心力衰竭;此外,休克时发生的酸中毒、高钾血症等都会加重心肌功能的损害。

4. 脑　在休克晚期,血压持续性下降,使脑灌注压和血流量随之下降,出现脑缺氧症状。病人发生脑缺氧和酸中毒会引起毛细血管周围胶质细胞肿胀、血管壁通透性升高,血浆外渗,可能继发脑水肿,甚至导致颅内压升高。

5. 肝　由于肝细胞缺血、缺氧,肝血窦及中央静脉内微血栓形成,肝小叶中心区坏死而引起肝功能障碍。肝灌流障碍使肝脏的解毒功能不全和代谢能力减弱,易发生内毒素血症,临床上可出现黄疸、转氨酶升高等表现,严重情况下可出现肝性脑病。

6. 胃肠道　胃肠道黏膜缺血、缺氧使正常黏膜上皮细胞屏障功能受损,并发急性胃肠黏膜糜烂或应激性溃疡;病人肠黏膜缺血,可致肠道的屏障作用被破坏,肠道内大量的细菌及毒素进入血液循环,并发肠源性感染或毒血症。

【护理评估】

(一) 健康史

了解可能引起休克的各种原因,如有无大量失血、严重损伤、感染、过敏等。

（二）身体状况

根据休克的发病过程,将其临床表现分为休克代偿期和休克抑制期两个阶段(表2-1)。

1. 休克代偿期　休克代偿期由于机体具有一定的代偿作用,病人中枢神经系统兴奋性增高,交感-肾上腺轴兴奋,表现为神志清醒、精神紧张、兴奋或烦躁不安;口渴、面色苍白、手足湿冷;心率和呼吸增快;血压变化不大,但舒张压可升高,脉压缩小;尿量正常或略减少。若及时处理,休克可很快得到纠正,但若处理不当,病人将进入休克抑制期。

2. 休克抑制期　病人意识改变明显,表现为神情淡漠,反应迟钝,甚至出现意识模糊或昏迷;肢端皮肤、黏膜发绀,四肢厥冷;呼吸加快,脉搏细速,血压进行性下降,脉压减小;尿量减少甚至无尿。若皮肤黏膜出现花斑或消化道出血,则提示病人并发弥散性血管内凝血(DIC);若出现进行性呼吸困难、烦躁、发绀,给予吸氧仍不能改善,则提示病人并发 ARDS。最终病人常因继发 MODS 而死亡。

表 2-1　休克不同时期的临床表现

分期	程度	神志	口渴	皮肤黏膜 色泽	皮肤黏膜 温度	脉搏	血压	体表血管	尿量	估计失血
休克代偿期	轻度	神志清醒伴痛苦表情、精神紧张	口渴	开始苍白	正常发凉	<100次/分,尚有力	收缩压↑舒张压↑脉压↓	正常	正常	<20%
休克代偿期	中度	神志尚清、表情淡漠	很口渴	苍白	发冷	100~120次/分	收缩压70~90 mmHg脉压↓	塌陷,充盈延迟	尿少	20%~40%
休克抑制期	重度	意识模糊甚至昏迷	极度口渴	明显苍白、肢端青紫	四肢厥冷	速而细弱或摸不到	收缩压<70 mmHg	塌陷,充盈延迟	尿少或无尿	>40%

（三）辅助检查

1. 实验室检查

（1）血常规检查　对红细胞计数、血红蛋白含量进行检查可了解失血情况。血细胞比容增高,反映血浆丢失情况;白细胞计数和中性粒细胞占比增加,常提示有感染存在。

（2）动脉血气分析　有助于了解酸碱平衡失调的情况,二氧化碳分压($PaCO_2$)正常值为 4.8~5.8 kPa。休克时病人呼吸加快导致过度换气,$PaCO_2$ 一般等于或低于正常值;若 $PaCO_2$ 超过 5.9~6.6 kPa 而通气良好,提示严重肺功能不全;PaO_2 低于 8 kPa,吸入纯氧后仍不改善,提示 ARDS。

（3）血生化检查　反映细胞的缺氧程度,包括肝功能检查、肾功能检查、动脉血乳酸盐测定、血糖检查、电解质检查等。

（4）凝血功能检查　包括血小板、出凝血时间、纤维蛋白原含量、凝血酶原时间及其他凝血因子的测定。若血小板计数低于 $80×10^9$/L,纤维蛋白原少于 1.5 g/L,凝血酶原时间较正常延迟 3 s 以上时,提示病人存在 DIC。

2. 影像学检查　若休克是由创伤引起的,病人应做相应部位的影像学检查;感染病人也可通过 B 超检查及早发现深部感染病灶。

3. 血流动力学监测

（1）中心静脉压（CVP）　它代表右心房或胸腔内上、下腔静脉内的压力,正常值在 0.49～1.18 kPa（5～12 cmH$_2$O）,其变化可反映血容量和右心功能。若 CVP 低于 0.49 kPa（5 cmH$_2$O）提示血容量不足;若 CVP 高于 1.47 kPa（15 cmH$_2$O）提示心功能不全;若 CVP 高于 1.96 kPa（20 cmH$_2$O）提示存在充血性心力衰竭。

（2）肺毛细血管楔压（PCWP）　PCWP 是应用气囊漂浮导管测量肺毛细血管内的压力,反映肺静脉、左心房及左心室功能状态。正常值为 0.8～2 kPa,小于正常值提示血容量不足;增高则提示肺循环阻力增加,如肺水肿等。

（3）心排出量和心脏指数　正常成人的心排出量为 4～6 L/min,心脏指数＝心率×每搏心排出量;单位体表面积上的心排出量为心脏指数,正常值为 2.5～3.5 L/(min·m^2)。

4. 后穹窿穿刺　育龄妇女有月经过期史者可做后穹窿穿刺,若抽出不凝固血,应怀疑为异位妊娠破裂出血。

（四）心理-社会支持状况

观察病人和家属的情绪反应,评估病人及家属的心理承受能力以及对疾病治疗和预后的知晓程度。休克病人起病急、病情进展快,加之在抢救过程中使用的监护治疗仪器较多,易使病人及家属有病情危重及面临死亡的感受,导致不同程度的紧张、焦虑、恐惧等。

（五）处理原则

治疗休克的关键是尽早去除病因,迅速恢复有效循环血量,纠正微循环障碍,增强心肌功能,恢复人体正常代谢。

1. 紧急措施　主要包括以下几个方面:①控制止血:对大出血的病人,立即采取措施控制大出血,如加压包扎、扎止血带等,必要时可使用抗休克裤(图 2-1)。抗休克裤是一种膨胀的完全包绕肢体末端和腹部的装置,不仅可起到止血作用,而且可以压迫下肢,增加回心血量,改善重要脏器的血流灌注。②保持呼吸道通畅:清除呼吸道内异物或分泌物,保持气道通畅。早期以鼻导管及面罩间歇性给氧,增加动脉血氧含量,减轻组织缺氧状态。呼吸困难严重者,做气管插管或气管切开。③休克体位:取去枕平卧位或中凹卧位,头和躯干抬高 20°～30°,下肢抬高 15°～20°,以增加回心血量及减轻呼吸困难。④其他:注意做好病人的保暖,及早建立静脉通道,尽量少搬动,骨折处临时固定,必要时可遵医嘱应用镇静、止痛剂。

2. 补充血容量　补充血容量是纠正组织低灌注和缺氧的关键。尽快建立静脉通道,恢复有效循环血容量是抗休克的根本措施。根据监测指标估算输液量及判断补液效果。输液种类主要有晶体溶液和胶体溶液两种。一般先快速输入晶体溶液,降低血液黏稠度、疏通微循环,达到迅速扩容作用。平衡盐溶液因具有与细胞外液相似的电解质成分及渗透压,常常作为首选的晶体溶液。输入一定量的晶体溶液后,再输入扩容作用持久的胶体溶液,可选用的胶体溶液有右旋糖酐、血浆和全血等。近年发现,3.0%～7.5%的高渗盐溶液在抗失血性休克治疗中也有一定的扩容和减轻组织细胞肿胀的作用,但应用时应控制其浓度及用量。

3. 积极处理原发病　在恢复有效循环血量后,及时处理引起休克的原发病变,抢救病人生命。若是活动性出血,有时就需在抗休克的同时施行手术止血,才能有效处理休克。

4. 纠正酸碱平衡失调　休克常伴有不同程度的酸中毒。在休克早期,由于过度换气可引起病人出现低碳酸血症及呼吸性碱中毒。碱中毒时,血红蛋白氧离曲线左移,使氧不易从血红蛋白释出,加重组织缺氧,故休克早期发生轻度酸中毒者一般不应用碱性药物。但休克严重、

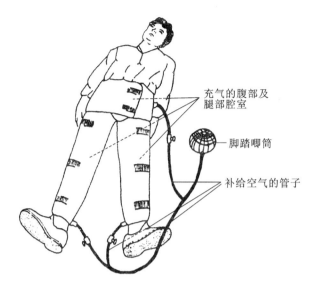

充气的腹部及腿部腔室

脚踏唧筒

补给空气的管子

图 2-1　抗休克裤示意图

酸中毒明显、扩容治疗效果不佳时,需应用碱性药物纠正,常用的碱性药物为 5% 碳酸氢钠溶液。

5. 应用血管活性药物　主要包括血管收缩剂、血管扩张剂及强心药物。根据病情可应用血管活性药物,缓解周围血管舒缩功能的紊乱,以维持脏器的血液灌注;必要时,可使用强心剂。

(1) 血管收缩剂　血管收缩剂使小动脉处于收缩状态,虽可暂时升高血压,但会加重组织缺氧,应慎重选用,临床常用的血管收缩剂有去甲肾上腺素、间羟胺和多巴胺等。很多人认为,去甲肾上腺素是治疗感染性休克最为可靠的升压药物,同时还有增加肾的灌流和尿量、提高肌酐清除率等优点,一般与酚妥拉明合用。多巴胺大剂量使用时会使血管收缩,外周阻力增加,故多采用小剂量维持起到增强心肌收缩力和增加心排血量等。

(2) 血管扩张剂　血管扩张剂可以解除小动脉痉挛,关闭动静脉短路,改善微循环,但会使血管容量扩大,血容量相对不足而导致血压下降。故只有当血容量已基本补足但病人发绀、四肢厥冷、毛细血管充盈延迟等休克表现未见明显好转时,才考虑使用。常用的血管扩张剂有酚妥拉明、酚苄明、阿托品、山莨菪碱、东莨菪碱等。

(3) 强心剂　休克发展到一定程度可伴有不同程度的心肌损害,应用强心药增强心肌收缩力和减慢心率。最常用的是强心苷,如毛花苷丙(西地兰)等。

6. 治疗 DIC、改善微循环　DIC 早期应及早应用肝素等进行抗凝治疗,用量为 1.0 mg/kg,每 6 h 1 次;DIC 晚期,纤维蛋白溶解系统亢进,可使用抗纤维蛋白溶解药,如氨甲苯酸、氨基己酸等,以及抗血小板黏附和聚集的药物,如阿司匹林、双嘧达莫(潘生丁)和低分子右旋糖酐等。

7. 皮质类固醇和其他药物的应用　严重休克及感染性休克病人可使用皮质激素进行治疗。作用机制是:①扩张血管,改善微循环障碍;②增强心肌收缩力,增加心排血量;③防止细胞内溶酶体的破裂;④促进糖异生,减轻酸中毒等。一般主张早期、大剂量静脉滴注,一次滴注完,一般只用 1~2 次,以防产生不良反应。其他药物还包括三磷酸腺苷-氯化镁(ATP-MgCl$_2$)、纳洛酮、超氧化物歧化酶(SOD)、依前列环素(PGI$_2$)等,也对休克的治疗有帮助。

【护理诊断/问题】

1. 体液不足 与循环血量锐减、体液大量丢失有关。

2. 气体交换受损 与微循环障碍、缺氧和呼吸型态改变等有关。

3. 体温异常 与感染引起组织灌注不良有关。

4. 有感染的危险 与免疫力下降、治疗手段等有关。

5. 有受伤的危险 与微循环障碍引起烦躁不安、意识不清等有关。

【护理目标】

(1) 病人能维持体液平衡,表现为意识清楚、生命体征平稳。

(2) 病人保持呼吸道通畅,呼吸平稳。

(3) 病人体温维持正常。

(4) 病人未发生感染或感染发生后被及时发现并处理。

(5) 病人未发生意外损伤等情况。

【护理措施】

(一) 恢复有效循环血容量

1. 体位 取去枕平卧位或中凹卧位,将病人头和躯干抬高 20°～30°,下肢抬高 15°～20°,可增加回心血量,改善重要器官血液供应,还可使膈肌下降,促进肺膨胀,有利于呼吸。

2. 建立静脉通道 应迅速建立两条静脉(最好是留置静脉)输液通路,如周围血管塌陷或肥胖病人等静脉穿刺困难时,应立即行中心静脉插管,同时监测中心静脉压(CVP)。

3. 合理补液 休克病人应先快速输入晶体液,如平衡盐溶液、等渗生理盐水等,一般不首选葡萄糖溶液;后输入胶体溶液,如低分子右旋糖酐、全血、血浆等,以减少晶体溶液渗入到第三间隙。根据血压及血流动力学监测情况调整输液速度。血压及 CVP 均低,提示血容量不足,应快速大量补液;若血压低而 CVP 升高,提示心功能不全或容量超负荷,应减慢补液速度,限制补液量,以防肺水肿及心力衰竭。CVP 与补液的关系见表 2-2。

表 2-2 CVP 与补液的关系

CVP	血 压	原 因	处理原则
低	低	血容量严重不足	快速充分补液
低	正常	血容量不足	适当补液
高	低	心功能不全或血容量相对过多	给强心药、纠正酸中毒、舒张血管
高	正常	容量血管过度收缩	舒张血管
正常	低	心功能不全或血容量不足	*补液试验

*补液试验:取等渗盐水 250 mL,于 5～10 min 内经静脉快速滴入。如血压升高而 CVP 不变,提示血容量不足;若血压不变而 CVP 升高 0.29～0.49 kPa(3～5 cmH₂O)则提示心功能不全。

4. 抗休克裤的使用 抗休克裤充气后在腹部与腿部加压,使血液回流到心脏而改善组织灌流,同时还可以控制腹部及下肢出血。当纠正休克后,由腹部开始缓慢放气,每 15 min 测量血压 1 次,若发现病人血压下降超过 5 mmHg,应停止放气,并重新注入气体。

5. 记录出入量 抢救过程中,输液情况应有专人准确记录,包括输入液体的种类、数量、时间、速度等,并详细记录 24 h 出入量作为下一步治疗的依据。

6. 严密观察病情变化 定时监测血压、呼吸、脉搏、体温及 CVP 变化。观察病人意识状态,口唇色泽、皮肤肢端温度,注意瞳孔的大小及尿量的变化。若病人从烦躁不安转为清醒,能准确回答问题,血压升高、口唇红润、肢体转暖,尿量超过 30 mL/h 等,均提示休克好转。

（二）改善组织灌注

遵医嘱应用血管活性药物,使用时应遵循小剂量、低浓度、慢速度开始的原则。心电监护仪每 5～10 min 测 1 次血压,血压平稳后每 15～30 min 测 1 次。应用血管活性药物的前提条件是血容量已补足,应用时注意选择合适的血管和输液器材,慎防药液外渗或引起脉管炎。若出现脉搏细速、四肢厥冷、出冷汗、尿量减少,应立即停药,以防因血管过度收缩而加重器官功能损害。

（三）呼吸道管理

1. 保持呼吸道通畅　给予病人鼻导管吸氧,氧浓度为 40%～50%,氧流量为 6～8 L/min,以提高血氧浓度;严重呼吸困难者,协助医师行气管插管或气管切开,并尽早使用呼吸机辅助呼吸;昏迷病人头偏向一侧,清除气道分泌物或置入通气管,以免发生舌后坠或窒息的危险。

2. 监测呼吸功能　密切观察病人的呼吸频率、节律及口唇色泽的变化,动态监测动脉血气分析、缺氧程度及呼吸功能。

（四）预防感染

严格执行无菌操作,遵医嘱全身应用有效抗生素;保持床单清洁、干燥;病情允许的情况下,每 2～3 h 翻身和拍背 1 次,同时可按摩局部受压部位皮肤,以防压疮。

（五）维持体温正常

1. 保暖　采用加盖棉被、毛毯和调节室内温度等措施来进行保暖,切忌用热水袋、电热毯等进行局部体表加温,以防烫伤或导致皮肤血管扩张,增加局部组织耗氧而加重局部缺氧。失血性休克病人在抢救时,若需要输注大量库存血,也会使病人体温降低,故输血前应注意将库存血置于常温下一段时间,复温后再输入到病人体内。

2. 降温　高热病人予以物理降温,必要时遵医嘱用药物降温,及时更换被汗液浸湿的衣、被等。

（六）预防意外损伤

对躁动或神志不清的病人,应加床栏以防坠床的危险发生;输液肢体可用夹板进行固定。必要时用约束带约束病人的四肢,防止意外损伤发生。

（七）心理护理

因病人病情危重,病人及家属容易产生焦虑、恐惧心理,护士应及时做好心理安慰和解释工作。

【健康指导】

向病人及家属讲解治疗、护理的必要性及疾病的转归过程;讲解意外损伤后的初步处理和自救知识,做好疾病预防;指导病人康复期应加强营养补充;若发生感染或高热表现时应及时就诊。

【护理评价】

通过治疗和护理,了解病人是否:①体液维持稳定,生命体征平稳、尿量正常;②微循环障碍改善,呼吸、血气分析值等监测指标维持在正常范围;③体温维持在正常范围内;④病人未发生感染或感染发生时被及时发现和控制;⑤未发生压疮和意外损伤等。

任务 1-2　失血性休克病人的护理

由于急性大出血所引起的休克称为失血性休克,通常机体在迅速失血超过全身总血量的20%时,即发生休克,失血性休克在外科休克中很常见。

【病因及发病机制】

失血性休克多见于大血管破裂,腹部损伤引起的肝、脾破裂,消化性溃疡出血,肝硬化、门静脉高压致食管、胃底静脉曲张破裂出血,宫外孕出血,手术创面广泛渗血或手术所致大血管或脏器损伤,动脉瘤等瘤体自发破裂出血等。

【护理评估】

健康史、身体状况、辅助检查、心理-社会支持状况等参见本项目任务 1-1。

【处理原则】

尽早去除病因,补充血容量,同时做好止血措施,尽快恢复有效血容量,纠正微循环障碍,促进内脏器官功能的恢复。

1. 迅速补充血容量,积极处理原发病以控制出血

(1)补充血容量　根据血压和脉率变化评估病人的失血量以进行快速补充扩容。先经静脉快速滴注平衡盐溶液或等渗盐水,观察病人表现是否好转。再根据血压、脉率、CVP和血细胞比容等监测指标情况,遵医嘱适当补充新鲜血或浓缩红细胞。

(2)止血　在补充血容量的同时,对怀疑有活动性出血的病人,迅速控制出血。可先采用非手术止血方法,如止血带止血、加压包扎、三腔双囊管压迫、纤维内镜止血等;若出血速度快、量大时,应积极做手术前准备,尽早实施手术止血措施。

【护理诊断/问题】

1. 体液不足　与循环血量锐减、体液大量丢失有关。

2. 气体交换受损　与微循环障碍、缺氧和呼吸型态改变等有关。

3. 体温异常　与感染引起组织灌注不良有关。

4. 有感染的危险　与免疫力下降、治疗手段等有关。

5. 有受伤的危险　与微循环障碍引起烦躁不安、意识不清等有关。

【护理目标】

(1)病人能维持体液平衡,表现为意识清楚、生命体征平稳。

(2)病人保持呼吸道通畅,呼吸平稳。

(3)病人体温维持正常。

(4)病人未发生感染或感染发生后被及时发现并处理。

(5)病人未发生意外损伤等情况。

【护理措施】

输液扩容是纠正失血性休克的首要措施。病人及时补充血容量,一般可较快恢复。护士应迅速建立两条以上的静脉通道,遵医嘱快速补充平衡盐溶液,改善组织灌注;准确记录 24 h出入量,输液的种类、量、速度、时间等作为补液量计算的依据;做好病情观察。病人出现意识清醒,口唇红润,肢端温暖,动脉血压接近正常,脉压增大,大于 30 mmHg,尿量大于 30 mL/h和 CVP 正常等,提示血容量补足。

其余护理措施参见本项目任务 1。

任务 1-3　感染性休克病人的护理

感染性休克是指由感染灶的病原微生物及其释放的毒素进入人体内引起的一种微循环障碍、组织缺氧、代谢紊乱和细胞损害。常见致病菌为革兰阴性菌,释放内毒素导致休克的发生,故又称之为内毒素休克。内毒素促使体内多种炎性介质的释放,可引起全身炎症反应综合征(SIRS),具体可表现为:①体温突然上升达到 $39\sim40$ ℃或未达到 36 ℃;②心率加快,超过 90 次/分;③呼吸急促,超过 20 次/分或过度通气,$PaCO_2<4.3$ kPa;④白细胞计数 $>12\times10^9$/L 或 $<4\times10^9$/L,或未成熟白细胞计数超过 10%。SIRS 继续发展会导致 MODS 的发生,病死率可超过 50%。

【病因】

常见于急性化脓性腹膜炎、胆道化脓性感染、绞窄性肠梗阻、泌尿系统感染及败血症等。

【病理生理与分类】

感染性休克病人的血流动力学变化复杂,微循环障碍常缺乏典型的三期表现,可一开始就出现微循环衰竭期,DIC 出现较早。临床上常见的分类方法是根据血流动力学将其分为低排高阻型和高排低阻型(表 2-3)。

表 2-3　感染性休克的分类

	低排高阻型(低动力型休克)	高排低阻型(高动力型休克)
致病菌	革兰阴性菌	革兰阳性菌
心排出量	↓	↑
外周阻力	↑	↓
皮肤	苍白、冷湿	温暖、潮红
临床发生	多见	感染性休克早期可见

1. 低排高阻型　又称低动力型休克,是感染性休克最常见的类型。其病理生理主要表现为外周血管收缩、外周阻力增高,微循环淤滞,毛细血管通透性增高、渗出增加,以致心排出量和血容量减少。

2. 高排低阻型　又称高动力型休克,临床较少见,仅见于部分革兰阳性菌感染引起的休克早期。其病理生理主要表现为外周血管扩张、外周阻力降低,心排出量正常或增高,血流分布异常,动静脉短路开放增多,存在细胞代谢障碍和 ATP 合成不足。

【护理评估】

（一）健康史

（1）了解病人有无发生腹膜、胆道、肠道、呼吸道、泌尿道等严重感染及大面积烧伤。

（2）了解有无感染的诱因,如老年人或婴幼儿使用免疫抑制剂、皮质激素等药物及免疫系统的慢性疾病等。

（二）身体状况

高排低阻型休克病人表现为意识清楚;面色潮红、肢端皮肤温暖等。低排高阻型休克表现为:烦躁不安甚至淡漠、昏迷;体温下降、皮肤湿冷;面色苍白、发绀或花斑样改变;毛细血管充盈时间长;脉搏细速,血压下降,脉压缩小;尿量减少(小于 25 mL/h),甚至无尿。

（三）辅助检查

参见本项目任务 1-1。

（四）心理-社会支持状况

感染性休克病情严重，发展变化快，病人及家属易产生紧张、恐惧、濒危感等心理反应。

【处理原则】

纠正休克与控制感染并重。在休克未纠正之前，将抗休克放在首位，同时抗感染治疗；休克纠正以后，重点为控制感染。

1. 补充血容量 先快速输入平衡盐溶液或等渗盐水，再适当补充胶体溶液，如血浆、全血等。补液期间应严密监测 CVP，调整输液种类、量和速度。

2. 控制感染 尽早处理原发病灶，对未明确病原菌的病人，可根据临床判断选用抗生素或应用广谱抗生素，再行药物敏感试验，根据试验结果调整为窄谱抗生素。

3. 纠正酸碱平衡失调 感染性休克病人常有不同程度的酸中毒，应给予纠正。轻度酸中毒，一般在补充血容量后即可自行纠正；严重酸中毒者，需补充碱性药物，可经静脉适当输入 5% 碳酸氢钠，复查血气分析等指标再调整用量。

4. 应用血管活性药物 经补充血容量和纠正酸中毒后休克未见好转，可考虑使用血管扩张剂。联合使用 α 受体和 β 受体兴奋剂，增强心肌收缩力、改善组织灌流。若病人心功能受损，表现为心功能不全时，可给予毛花苷丙、多巴酚丁胺等。

5. 应用皮质类固醇 早期、大剂量、短时间应用皮质类固醇能抑制体内多种炎性介质的释放、稳定细胞内溶酶体、减轻细胞损害、缓解 SIRS。一般不超过 48 h，否则有发生应激性溃疡、免疫抑制等并发症的可能。临床常用地塞米松、氢化可的松或甲泼尼龙静脉注射。

6. 其他 包括营养支持、DIC 治疗和重要器官功能不全的治疗等。

【护理诊断/问题】

参见本项目任务 1-1。

【护理措施】

感染性休克的护理措施基本与失血性休克相同，此外需要注意以下几点。

1. 病情观察 护士要严密观察病人的病情变化，若出现神志、面色、脉搏、血压、尿量等改变时警惕感染性休克的发生。外科感染病人若体温骤然升至 40 ℃ 以上或突然下降，则提示病情危重。

2. 控制感染 早期遵医嘱使用有效抗生素，必要时采集标本行细菌培养。可采集局部分泌物或穿刺抽脓作为标本，也可抽取血液作为标本，在病人寒战、高热发作时采集血培养标本阳性率高。

3. 吸氧 氧疗是感染性休克病人的重要措施，可减轻酸中毒、改善组织缺氧。应注意监测病人的血氧饱和度、末梢循环情况等。

4. 对症护理 感染性休克的病人常有高热，应给予物理降温，可将冰帽或冰袋置于头部、腋下、腹股沟等血流丰富的血管处降温，也可用 0～4 ℃ 冰生理盐水灌肠，必要时可采用药物降温的措施。

其余护理措施参见本项目任务 1-1。

（潘映霞）

任务 2　多器官功能障碍综合征病人的护理

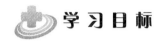

1. 知识目标

（1）掌握急性呼吸窘迫综合征和急性肾功能衰竭的护理措施，能够对急性呼吸窘迫综合征、急性肾功能衰竭病人进行整体护理。

（2）熟悉急性呼吸窘迫综合征、急性肾功能衰竭、多器官功能障碍综合征的概念、病因、分类、身体状况及护理措施。

（3）了解多器官功能障碍综合征的发病机制。

2. 能力目标

能运用护理程序为病人实施整体护理。

案例引导

一位左上腹闭合性损伤的男性病人，表情淡漠、面色苍白、四肢冰冷，脉搏细弱，脉搏 110 次/分，血压 82/60 kPa，尿少，腹腔穿刺抽出不凝血 10 mL。治疗中病人突然呼吸频率加快至 40 次/分，呼吸急促、面色发绀，面罩吸氧不见好转。请问：

该病人病情发生了什么改变？应如何护理？

【背景知识】

多器官功能障碍综合征（MODS）是指严重创伤、感染等原发疾病在 24 h 后，同时或序贯继发两个或更多的重要器官功能障碍或衰竭的临床综合征。感染是 MODS 最常见的诱发因素，严重创伤、休克也是导致 MODS 的常见因素。在重症监护病房（ICU）中，MODS 的发病率可达 15%，MODS 一旦发生，病死率可高达 60%，四个以上器官受损者几乎 100% 死亡。MODS 的发病机制至今尚未完全清楚，但有关 MODS 发病机理探索较多，有"缺血-再灌注损伤""微循环障碍""炎症失控""胃肠道损伤"等假说，本任务主要介绍急性呼吸窘迫综合征和急性肾功能衰竭。

任务 2-1　急性呼吸窘迫综合征

急性呼吸窘迫综合征（ARDS）是指在创伤、感染、休克及大手术等严重疾病后病人继发的以进行性呼吸困难和难以纠正的低氧血症为特征的异常呼吸综合征，属于急性肺损伤严重阶段或类型。常见病因如下。

1. 损伤

（1）肺内损伤 肺挫伤、肺冲击伤、误吸胃内容物、呼吸道烧伤、淹溺、吸入呼吸机纯氧或高浓度氧等。

（2）肺外损伤 大面积烧伤或创伤，骨折后并发脂肪栓塞，心肺转流术（体外循环）、大血管手术、重大手术后等。

2. 感染

（1）肺外感染 革兰阴性菌败血症、出血坏死性胰腺炎、急性梗阻性化脓性胆管炎等。

（2）肺部感染 各种肺炎、粟粒型肺结核。

3. 休克和 DIC 常见于中毒性、出血性、心源性、过敏性休克等。

4. 其他 吸入有害气体；服用海洛因、美沙酮、丙氧芬（镇痛剂）、乙氯戊烯炔醇（安眠剂）、噻嗪类、秋水仙碱、水杨酸盐、巴比妥类等药物；大量输血；癫痫；空气或羊水栓塞等。

尽管 ARDS 的病因各异，但其发病基础相同，即由通气功能障碍、通气与血流比例失调、气体弥散障碍所致。

【护理评估】

（一）健康史

了解病人现阶段有无严重创伤、烧伤或失血、缺水等各种原因的休克，有无急性坏死性胰腺炎、重症胆管炎等各种外科严重感染，有无心搏、呼吸骤停复苏后又引起"再灌注"损伤等；了解既往有无心肺疾病史。

（二）身体状况

根据病情进展，ARDS 可分为以下过程。

1. 初期 在肺刚受损的数小时内，病人可无呼吸系统症状。随后呼吸频率不断加快，气促逐渐加重，一般吸氧不能缓解。肺部体征一般无异常发现或可听到吸气时细小湿啰音。X线胸片显示清晰肺野或仅有肺纹理增多模糊，提示血管周围液体聚集。动脉血气分析显示 PaO_2 和 $PaCO_2$ 偏低。

2. 进展期 随着病情发展，病人吸气费力呈现明显呼吸困难、发绀，感胸部紧束，常伴有烦躁、焦虑不安或意识障碍；X线胸片见两肺广泛间质浸润；动脉血气分析提示 PaO_2 进一步降低，出现呼吸性和代谢性酸中毒。此时需行气管插管、正压通气才能缓解缺氧症状。

3. 末期 如上述病情继续恶化，呼吸窘迫和发绀继续加重，病人可呈深昏迷、心律失常，胸片示肺部大片融合浸润阴影，乃至发展成"白肺"。通气不足导致缺氧和二氧化碳潴留，混合性酸中毒持续加重。当 PaO_2 降至 25 mmHg(3.33 kPa)、$PaCO_2$ 升至 55 mmHg(7.33 kPa)时，提示呼吸衰竭已达临终状态。

（三）辅助检查

1. 实验室检查

（1）动脉血气分析 PaO_2 降低是 ARDS 诊断和监测的常用指标，呼吸空气时 PaO_2 降低（不超过 60 mmHg 或 8.0 kPa）。

（2）肺动脉楔压 ARDS 病人肺动脉楔压（PAWP）均低于 18 mmHg(2.40 kPa)。

2. 影像学检查

（1）胸部 X 线表现 胸部 X 线平片早期表现为轻度间质改变，继之出现斑片状，以致大片融合阴影，晚期两肺呈广泛实变，结合顽固低氧血症，对诊断有很大帮助。

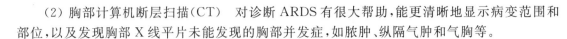

（2）胸部计算机断层扫描（CT）　对诊断 ARDS 有很大帮助，能更清晰地显示病变范围和部位，以及发现胸部 X 线平片未能发现的胸部并发症，如脓肿、纵隔气肿和气胸等。

（四）心理-社会支持状况

突发的严重疾病常使病人情绪低落、忧虑，发生 ARDS 可使病人更加悲观甚至绝望。

【护理诊断/问题】

1. 低效性呼吸型态　与肺水肿、肺不张等病理改变有关。

2. 气体交换受损　与急性肺损伤有关。

3. 有感染的危险　与缺氧、营养失调、机体抵抗力低下有关。

4. 焦虑、恐惧或预感性悲哀　与意外伤害或病情严重有关。

5. 知识缺乏　缺乏疾病的预防、治疗和康复保健等知识。

【护理措施】

（一）基础护理

1. 饮食　ARDS 病人处于高代谢状态，应尽早给予强有力的营养支持，供给足够的热量，以减少组织蛋白的分解，不能进食者通过管饲或静脉补充葡萄糖、氨基酸、脂肪乳等。

2. 休息　病人最好住单间病房，空气要流通，重视病房消毒，医护人员注意洗手，严格无菌操作，杜绝各种可能的污染机会，防止交叉感染。保持病人安静，定时翻身、拍背、吸痰等，确保呼吸道通畅。

（二）病情监测

密切观察病情变化，注意体温、呼吸、脉搏、心率、心律、血压等变化。应做到关注其早期表现、及时发现急性呼吸窘迫。

（三）执行医嘱

1. 治疗原则　治疗 ARDS 的关键是呼吸支持治疗，及时纠正病人严重缺氧，从而赢得治疗、处理原发病的时机，如处理创伤，制止炎症反应造成肺损伤等。

2. 遵医嘱用药，配合治疗

（1）呼吸支持治疗　氧疗纠正缺氧刻不容缓，需借助机械通气吸入氧气。应对病人采用呼吸机行呼气末正压通气（PEEP）或持续气道正压通气（CPAP）为主的综合治疗。通过其呼气末正压使陷闭的支气管和闭合的肺泡张开，随着陷闭的肺泡复张，肺内静动脉血分流降低，通气与血流比例和弥散功能亦得到改善。PaO_2 和 SaO_2 随着 PEEP 的增加不断提高，但 PEEP 过高仍有可能发生气压伤和影响循环功能，减少心排出量的副作用。

知识链接

ARDS 的特殊治疗方法

1. 体外膜氧合（ECMO）与静脉内膜氧合器　对于严重的 ARDS，常用的呼吸支持治疗无效时，可考虑使用体外膜氧合的治疗。静脉血经重力作用从股静脉引流至小的储存器内，在通过膜氧合器后经滚动泵回到颈内静脉。静脉内膜氧合的作用是经外科手术暴露右侧股静脉，膜氧合器插入到大的腔静脉内运转，当血液经过各个微渗性中空纤维时因分压梯度的原理，达到血液氧合和去碳酸基的作用。

2. 高频通气（HFV）　此通气技术通过一个注入套管直接引入到气管插管的管腔内，喷射的气体通过注入套管进入开放性气管插管的管腔内，通气频率为 110～600 次/分，从而使氧气在肺泡内充分弥散且避免气压伤的危险。

（2）维持适宜的血容量，防治肺水肿　创伤出血较多，必须输血。输血切忌过量，滴数不宜过快，最好输入新鲜血。库存 1 周以上血液含微型颗粒，可引起微栓塞，损害肺毛细血管内皮细胞，必须加用微过滤器。在保证血容量、稳定血压前提下，要求出入液量轻度负平衡（－1000～－500 mL/d）。

（3）肾上腺皮质激素治疗　早期可以应用激素，以抗炎和促使肺间质液吸收，缓解支气管痉挛，还可抑制后期肺纤维化。常用地塞米松 60～80 mg/d，或氢化可的松1000～2000 mg/d，每次间隔 6 h，连用 2 天，有效者继续使用 1～2 天停药，无效者停用。

（4）抗感染治疗　脓毒症是 ARDS 的常见病因，也是其高病死率的主要原因。ARDS 发生后又可并发肺部感染，因此抗感染疗法是必要的。及时选用有效抗生素，必要时可预防性口服或口咽部局部应用非吸收性抗生素。

（四）心理护理

做好家属及病人的思想工作、稳定情绪，解释病情及治疗方案，以取得合作。

任务 2-2　急性肾功能衰竭

急性肾功能衰竭（ARF）是指由肾脏本身或肾外因素引起的肾实质破坏、肾功能急剧下降的临床综合征，病人常以急性少尿或无尿，氮质血症以及水、电解质和酸碱平衡紊乱为特征，并由此产生一系列循环、呼吸、神经、消化、内分泌、代谢等功能障碍。近年来学者提出另一种尿量正常或尿量较多的急性肾功能衰竭，但氮质血症逐日加重乃至尿毒症，称为非少尿型急性肾功能衰竭。急性肾功能衰竭发病的中心环节是肾微循环障碍，肾缺血和弥漫性肾血管内凝血，主要病理改变是肾小管坏死。

【护理评估】

（一）健康史

急性肾功能衰竭分为以下三类。

1. 肾前性急性肾功能衰竭　由于脱水、出血、休克等因素所致的血容量减少，均可引起肾血灌注压力不足，不能维持正常肾小球滤过率而引起少尿。早期阶段属于功能性改变，肾本身尚无结构损害，但若不及时处理，可发展为肾实质损害而成为肾性急性肾功能衰竭。

2. 肾性急性肾功能衰竭　由各种肾实质性疾病或肾前性急性肾功能衰竭发展而来，如各种类型的肾小球肾炎，严重挤压伤、重金属化合物（如汞）中毒、有机化合物（如 DDT、敌敌畏等）中毒、生物毒物（如蛇毒和毒蕈等）或肾毒性抗生素中毒、血型不配合的输血等所致的肾小管损害等。

3. 肾后性急性肾功能衰竭　由于各种原因引起的急性尿路梗阻所致，梗阻导致肾盂内压力升高，压迫、损害肾实质导致肾功能衰竭。

（二）身体状况

急性肾功能衰竭的临床过程分为四期，即开始期、少尿或无尿期、多尿期和恢复期，中毒所致者可能无开始期。

1）开始期　由于血容量不足和肾血管痉挛，肾血流量减少，肾小球滤过率亦减少，导致尿量减少，加之机体反应增加了抗利尿激素、醛固酮和促肾上腺皮质激素的分泌，使尿量进一步减少，比重升高，尿钠减低，若能及时进行妥善处理，便能避免发展至器质性肾功能衰竭阶段。

2）少尿或无尿期　致病因素持续存在引起肾实质性损害,主要是肾小管上皮细胞的变性与坏死,从而进入少尿或无尿期。本期的主要表现如下。

（1）水的排泄紊乱　①少尿或无尿:凡 24 h 尿量少于 400 mL 或每小时尿量低于 17 mL 者称为少尿,24 h 尿量少于 100 mL 者称为无尿。少尿期尿量的减少可突然发生,亦可逐渐出现。此期一般持续 7～14 天,少尿期越短,预后越好,尿比重固定在 1.010 左右,一般均在 1.014 以下。尿检查可见蛋白质,镜检有红细胞、颗粒或红细胞管型。尿内钠含量增高,尿素及肌酐浓度降低。非少尿型急性肾功能衰竭的病例尿量并不减少,但尿比重、尿检查改变与少尿型急性肾功能衰竭相同。②水中毒:肾功能衰竭病人由于肾脏排尿减少和代谢旺盛而产生过多内生水即可产生水中毒,其表现为全身软组织水肿、急性肺水肿和脑水肿。水中毒可加重心脏负担引起心力衰竭,也可导致电解质紊乱。

（2）电解质紊乱　①高钾血症:急性肾功能衰竭最严重的并发症,也是主要的死因之一。高血钾的原因主要是排出减少、内生和摄入增加所致。②低钠血症:急性肾功能衰竭时的低钠血症多为稀释性低钠血症。③高磷血症:当肾功能衰竭时磷酸盐的排泄受到影响,形成高磷血症。它本身并不产生症状,但可影响血中钙离子的浓度,使其更趋下降。④低钙血症:由于磷从肾脏排泄发生障碍而改为由肠道排泄,并与钙结合成不吸收的磷酸盐而形成低钙血症,但由于酸中毒时钙的游离度增加,故不出现临床症状,如一旦酸中毒被纠正,则可出现低钙性抽搐。⑤高镁血症:正常情况下镁主要由肾脏排出,故肾功能衰竭时可产生高镁血症。病人可出现深部肌腱反射消失、心动过速、各种心脏传导阻滞、血压降低、肌肉瘫痪等,重者嗜睡并可出现昏迷。

（3）代谢性酸中毒　由于酸性物质的滞留并消耗过多的储备碱,加上肾小管泌氢制氨能力低落,使钠离子和碱性磷酸盐不能回收和保留,导致代谢性酸中毒。这种酸中毒常为进行性,且不易纠正。

（4）氮质血症　急性肾功能衰竭时,体内蛋白质分解代谢旺盛,代谢产物不能从肾脏排泄,引起穴内非蛋白氮的含量大幅度地增加,临床上即出现氮质血症及尿毒症症状。轻度者无显著临床症状;中度者恶心呕吐,进而出现腹胀、腹泻等消化道症状;重度者嗜睡、昏迷乃至死亡。

（5）高血压　急性肾功能衰竭病人中,约有 2/3 的病例出现不同程度的高血压,其原因与肾脏缺血而产生过多的升压物质及尿少致水中毒有关。

（6）心力衰竭　常发生在肺水肿和高血压之后,与心脏负荷过重有关。

（7）出血倾向　急性肾功能衰竭时由于血小板的缺陷、毛细血管脆性增加、凝血酶原的生成受到抑制等,可有明显的出血倾向,可表现为鼻出血、皮下淤斑、口腔齿龈及消化道出血等。

（8）贫血　几乎所有病例都有进行性贫血的表现,产生贫血的原因,一方面是由于创伤、出血、溶血等造成红细胞的过多损失和破坏,另一方面是由于尿毒症的毒性物质抑制了骨髓红细胞的生成。

3）多尿期　病人如能得到正确的治疗而安全度过少尿期,肾机能可逐渐恢复,当 24 h 尿量超过 400 mL 时即可进入多尿期,表示肾实质开始修复。多尿期分为两个阶段,即从 24 h 尿量超过 400 mL 至血非蛋白氮开始下降为多尿期早期,从非蛋白氮开始下降起至正常值为多尿期后期,此期可持续 1～3 周。其主要表现如下。

（1）多尿　尿量增多是多尿期的主要特点,尿量增加的速度和程度与病人肾功能恢复情况和体内的含水量有关。

（2）水、电解质紊乱　由于大量排尿而不注意补充,病人可发生脱水、低钾血症、低钠血症等。

（3）氮质血症　多尿期早期肾脏对于溶质的滤过及排泄虽已增加,但在短期内尚不足以清除蓄积在体内的代谢产物,血中非蛋白氮仍可不断上升加重氮质血症。此后随着肾功能的继续恢复,血中非蛋白氮、尿素氮、肌酐等才能很快下降。

4）恢复期　此期可持续 3 个月至 1 年。随着肾功能的逐渐恢复,尿量恢复至正常水平,紊乱得到纠正,病人情况日渐好转。但由于病程中的消耗,仍有无力、消瘦、贫血等,低比重尿将持续数月。

（三）辅助检查

1. 尿液检查　检查尿液比重、蛋白质、管型和细胞情况。

2. 血生化检查　了解血尿素氮、肌酐及电解质水平。

3. 影像学检查　通过 B 超检查、X 线检查及肾血管造影等了解肾功能衰竭的原因。

（四）心理-社会支持状况

突发的严重疾病导致 ARF 常使病人情绪低落、忧虑,甚至感到悲观、绝望。

【护理诊断/问题】

1. 体液过多　与肾功能衰竭导致尿少、水中毒有关。

2. 潜在并发症　脑水肿、肺水肿及心律失常等,与水中毒、电解质紊乱有关。

3. 有感染的危险　与分解代谢增强、机体抵抗力下降有关。

4. 焦虑、恐惧　与意外伤害或病情严重有关。

5. 知识缺乏　缺乏疾病的预防、治疗和康复保健等知识。

【护理措施】

（一）一般护理

1. 休息　病人最好住单人病房,空气要流通,重视病房消毒,医护人员注意洗手,严格无菌操作,杜绝各种可能的污染,防止交叉感染。

2. 饮食与营养　ARF 病人处于高分解状态,应尽早给予强有力的营养支持,供给足够的热量,少尿期病人适当限制蛋白质的摄入及含钾丰富的食物,多尿期病人需补充优质蛋白,不能进食者通过管饲或静脉补充葡萄糖、氨基酸、脂肪乳等。

（二）心理护理

做好病人及家属的思想工作、稳定情绪,解释病情及治疗方案,取得合作。

（三）病情观察

观察尿量、尿比重及尿成分的变化,以及血肌酐、尿素氮的情况等。ARF 常以心力衰竭、心律失常、感染、惊厥为主要死亡原因,注意体温、呼吸、脉搏、心率、心律、血压等变化。应及时发现其早期表现,并随时与医师联系。

（四）执行医嘱

1. 开始期的治疗

（1）病因治疗　由于 ARF 的病因繁多,故应根据实际情况分别进行处理,具体见相关任务。

（2）改善肾血循环　遵医嘱使用 654-2 解除肾血管痉挛,也可用血管扩张剂扩张血管。

（3）使用利尿剂　应用渗透性利尿剂如20％甘露醇或25％山梨醇、利尿酸（依他尼酸）及速尿（呋塞米）等增加尿量。

2. 少尿或无尿期治疗

1）控制饮食　给予低蛋白质、高糖饮食。蛋白质摄入量每日每千克在0.3～0.4 g范围内，应摄入含有必需氨基酸的高质量蛋白质，同时供给足够的热量。

2）限制入液量　液体入量应掌握"宁略少而勿多"的原则，可根据下列方法计算日常量：每日需求量＝显性失水量＋非显性失水量－内生水量。一般成人内生水量为300 mL，非显性失水量为850 mL，故实际应用上可用550 mL为基数加上前一日的尿量及额外排出量。另外，关注补液是否为恰当的指标，适当的补液要做到体重每日减轻0.5 kg，血清钠超过130 mmol/L，中心静脉压正常且无循环衰竭、肺水肿及脑水肿的表现。

3）纠正电解质平衡紊乱

（1）防止高钾血症　此期病人易发生高钾血症，早期常无明显症状，严重时可突然致死，故应严密观察，积极防治。①钙剂的应用：钙离子不能使血清钾降低，但能对抗钾离子对心脏的抑制，有加强心肌收缩的作用。可用10％葡萄糖酸钙10 mL或10％氯化钙5～10 mL缓慢静注或静脉滴注。②钠溶液（碱性药物）的应用：钠是钾的对抗剂。一般应用乳酸钠或碳酸氢钠溶液，因其除对抗钾离子的作用外，能同时纠正代谢性酸中毒，有利于高钾血症的治疗。③高渗葡萄糖和胰岛素的应用：使用高渗葡萄糖和胰岛素可使细胞外钾离子转入细胞内以减轻高钾血症，一般比例为每日3 g葡萄糖加入1 U胰岛素。④钠型/钙型磺酸聚苯乙烯树脂灌肠：每克树脂可交换3 mEq的钾。用20～60 g树脂加入150～400 mL水中保留灌肠可脱钾60～180 mEq。⑤透析疗法：可酌情使用血液透析或腹膜透析，详见"内科护理"相关内容。

（2）低钠血症　治疗原则主要是限制水分，一般不予特殊处理。

（3）低钙血症　引起抽搐症状时应补钙，一般可用10％葡萄糖酸钙10 mL加入10％葡萄糖20 mL静脉缓慢推注，或加入葡萄糖中静脉滴注。

（4）高镁血症　引起症状时可用镁的对抗剂钙剂、胆碱酯酶抑制剂等治疗。

（5）代谢性酸中毒　一般应用碳酸氢钠溶液或乳酸钠溶液补碱，纠正酸中毒。

（6）氮质血症及尿毒症的防治。

（7）供给足够的热量　每日供给热量不少于2000 cal，其中葡萄糖应在150 g以上，适当控制蛋白质的摄入。

（8）使用促进蛋白质合成代谢的药物　如丙酸睾酮及苯丙酸若龙等。

（9）透析疗法　如尿素氮高于100 mg/dL或每日升高7 mmol/L，应采用透析疗法。

4）控制感染　可用氨苄西林、羧苄西林、氯霉素、红霉素、青霉素等，急性肾功能衰竭时一般不用磺胺药。抗生素中四环素族、链霉素、卡那霉素、多黏菌素等都从肾脏排泄，可在短期内导致蓄积中毒，应尽量不用。

3. 多尿期的治疗　此期病人一般情况开始逐渐好转，食欲增进，但由于水和电解质的大量丢失，如不及时补充也会带来一系列的并发症。为此，此期的治疗措施主要如下。

（1）维持水的平衡　病人在少尿期内大多处于程度不同的水过多状态，因此随着多尿期的到来，让其自行排出过量的水分，以达到新的平衡，液体的补充应按照尿量的1/3～2/3的量即可。

（2）维持电解质平衡　随着水分的排出，必有大量电解质丢失，因此必须及时补充。

（3）防治感染　此期病人往往十分虚弱，抵抗力极低，容易发生感染，必须积极予以防治。

（4）加强营养 逐渐增加高质量蛋白质的摄入,贫血严重者可输血。

4. 恢复期的治疗 此期常需 1 年左右,严重的病人可能形成慢性肾功能不全。此期主要的治疗方针是积极补充营养,给予高蛋白质、高糖、高维生素的易消化饮食,逐步增加活动量,以促进全身各器官功能的恢复,避免一切肾毒害的可能,如疲劳、感染等。

【健康教育】

其主要目的是保护肾功能:①应向病人及家属进行 ARF 防治知识的宣教;②加强营养,适当锻炼,避免过劳;③避免各种肾损害因素,如疲劳、感染、妊娠等;④定期复查。

（潘映霞）

直通护考

一、选择题（A1/A2 型题）

1. 休克的实质是（   ）。

A. 血压下降　　　　　　　B. 中心静脉压降低　　　　　C. 心脏指数下降

D. 脉压下降　　　　　　　E. 微循环灌流不足

2. 所谓有效循环血量是指（   ）。

A. 每分钟心脏输出的血量　　　　　　　B. 回流至心脏的血量

C. 单位时间内通过毛细血管的血量　　　　D. 单位时间内心血管系统内循环血量

E. 循环系统内血量加储存于脾脏的血量

3. 病人,男性,36 岁。左上腹外伤致脾破裂,神志淡漠,面色苍白,四肢湿冷,血压 80/60 mmHg,脉搏 120 次/分,该病人的诊断是（   ）。

A. 失血性休克　　　　　　B. 过敏性休克　　　　　　　C. 感染性休克

D. 神经源性休克　　　　　E. 心源性休克

4. 病人,女性,30 岁,因急性梗阻性化脓性胆管炎收入院,3 h 后出现休克。该病人的休克类型属于（   ）。

A. 失血性休克　　　　　　B. 过敏性休克　　　　　　　C. 感染性休克

D. 神经源性休克　　　　　E. 心源性休克

5. 多器官衰竭最常发生在（   ）。

A. 肾　　　B. 肺　　　C. 心脏　　　D. 肝　　　E. 凝血系统

6. 休克代偿期的表现是（   ）。

A. 血压稍升高,脉搏、脉压正常　　　　　B. 血压稍降低,脉搏、脉压正常

C. 血压稍升高,脉搏快,脉压无变化　　　　D. 血压稍升高,脉搏快,脉压缩小

E. 血压稍降低,脉搏快,脉压缩小

7. 病人,女性,烧伤后处于休克期。护士调整补液速度最有效的观察指标为（   ）。

A. 意识　　　B. 脉搏　　　C. 血压　　　D. 末梢循环　　　E. 尿量

8. 病人,男性,25 岁,背部刀伤、流血 2 h,主诉口渴。查体:神志清楚,皮肤苍白,稍冷,脉搏 110 次/分,血压 90/70 mmHg,表浅静脉塌陷,尿少。该病人的失血量占全身血量的（   ）。

A. <20%　　　B. 20%～40%　　C. 40%～50%　　D. 50%～60%　　E. >60%

9. 中凹位正确的卧位要求是(　　　)。

A. 抬高病人头胸部约 10°,抬高下肢约 15°

B. 抬高病人头胸部约 20°,抬高下肢约 40°

C. 抬高病人头胸部约 20°,抬高下肢约 30°

D. 抬高病人头胸部约 30°,抬高下肢约 20°

E. 抬高病人头胸部约 30°,抬高下肢约 30°

10. 病人,45 岁,失血性休克,正在进行扩容疗法,中心静脉压监测为 5 cmH_2O,血压 70/50 mmHg,应进行的操作是(　　　)。

A. 加快输液速度 　　　　　B. 维持原速输液 　　　　　C. 减慢滴速

D. 停止输液 　　　　　E. 加用强心剂

11. 病人,男性,45 岁。因车祸致伤急诊入院。初步检查拟诊骨盆骨折合并腹腔内脏损伤,有休克征象。护士应首先(　　　)。

A. 建立静脉通道 　　　　　　　　　　　B. 准备骨盆兜,行悬吊牵引

C. 准备腹腔手术止血 　　　　　　　　　D. 准备髋部石膏固定

E. 准备骨牵引器材

12. 某护士在检查急救车上的药品时,发现血管扩张药中混有其他药物,为防止发生差错,请从以下药物中取出不属于血管扩张药的药品(　　　)。

A. 硝普钠 　　　　　　　B. 硝酸甘油 　　　　　　　C. 氨茶碱

D. 利多卡因 　　　　　　E. 甲磺酸酚妥拉明

13. DIC 早期最常用的抗凝药物是(　　　)。

A. 阿司匹林 　　　　　　B. 潘生丁 　　　　　　　　C. 肝素

D. 速避凝 　　　　　　　E. 低分子右旋糖酐

14. 治疗失血性休克的关键措施是(　　　)。

A. 取中凹卧位 　　　　　　B. 补充血流量 　　　　　　C. 纠正酸碱平衡失调

D. 维护重要器官功能 　　　E. 应用血管活性药物

二、案例分析题

左上腹闭合性损伤内出血病人,伤后 6 h 病人呈现表情淡漠,面色苍白,四肢冰冷,脉搏细弱,脉搏 110 次/分,血压 10.7/8 kPa,尿少,腹腔穿刺抽出不凝血 10 mL,B 超检查示脾破裂。请问:

(1) 该病人目前有无休克?

(2) 休克依据有哪些?

(3) 若不及时处理可有什么危害?

(4) 该病人应采取什么治疗方法?

(5) 主要护理诊断/问题有哪些?

(6) 主要护理措施有哪些?

项目三　外科感染病人的护理

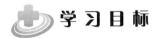 学习目标

1. 知识目标

（1）掌握外科感染的特点、身体状况和治疗原则。

（2）熟悉常见软组织化脓性感染、手部急性化脓性感染、全身化脓性感染、破伤风感染的身体状况和治疗原则。

（3）了解常见软组织化脓性感染、全身化脓性感染、破伤风感染的病因和病理生理。

2. 能力目标

对常见软组织化脓性感染、全身化脓性感染、破伤风病人进行护理评估，能熟练对常见软组织化脓性感染、全身化脓性感染、破伤风病人实施整体护理。

任务1　浅部软组织化脓性感染病人的护理

 案例引导

病人，男性，30岁。鼻部疖挤压后，出现寒战、高热、头痛，眼部周围组织红肿。

请问：

作为护士，请对病人进行护理评估，并列出病人的护理问题与处理措施。

浅部软组织化脓性感染是指发生于皮肤、皮下组织、淋巴管、淋巴结、肌间隙及周围疏松结缔组织处，由化脓性致病菌引起的各种感染，常见的有疖、痈、急性蜂窝织炎等。

【护理评估】

（一）健康史

1. 致病菌　疖和痈的致病菌以金黄色葡萄球菌为主，急性蜂窝织炎、丹毒、急性淋巴管炎和急性淋巴结炎等主要致病菌为溶血性链球菌和金黄色葡萄球菌。

2. 人体抵抗力 ①局部因素:病人常有皮肤损伤、足癣、口腔溃疡等皮肤或黏膜的病理损伤。②全身因素:免疫力较低的糖尿病病人或小儿。

3. 环境 与环境温度较高有关。

（二）身体状况

1. 疖 疖是单个毛囊及其所属皮脂腺的急性化脓性感染,好发于毛囊及其皮脂腺丰富的部位。多个疖同时或反复发生在身体各部,称为疖病。

初起时,局部皮肤出现红、肿、痛的小硬结,以后逐渐增大呈锥形隆起。数日后,结节中央组织坏死、软化、红、肿、痛范围扩大,触之稍有波动,中心出现黄白色的脓栓,继而脓栓脱落、破溃流脓,炎症逐渐消失而愈合。疖一般无明显的全身症状,但若发生在血液丰富的部位,或全身抵抗力减弱时,可有全身不适、畏寒、发热、头痛和厌食等毒性血症状。尤其是面部上唇周围和鼻部"危险三角区"的疖如被挤压或处理不当,病菌可沿内眦静脉和眼静脉向颅内扩散,引起颅内化脓性海绵状静脉窦炎,眼部及其周围出现进行性脓肿,病人可有寒战、高热、头痛甚至昏迷等症状,病情严重,可危及生命。

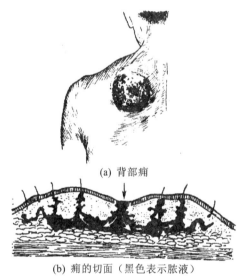

(a) 背部痈

(b) 痈的切面（黑色表示脓液）

图 3-1 痈

2. 痈 痈是相邻近的多个毛囊及周围组织的急性化脓性感染,也可由多个疖融合而成,好发于颈部、背部等皮肤厚韧的部位(图 3-1)。

早期表现为皮肤小片暗红硬肿,其中可有多个脓点,疼痛较轻。随着病情进展,皮肤硬肿范围扩大,局部疼痛加剧,全身症状加重;脓点增大增多,中心处破溃流脓、组织坏死脱落,疮口呈蜂窝状如同"火山口"。病灶周围可出现浸润性水肿,区域淋巴结肿大,局部皮肤因组织坏死可呈现紫褐色。病人多伴有寒战、高热、食欲减退、乏力等全身症状,严重者可致全身化脓性感染而危及生命。唇痈容易引起颅内化脓性海绵状静脉窦炎。

3. 急性蜂窝织炎 急性蜂窝织炎是皮下、筋膜下、肌间隙或深部疏松结缔组织的急性弥漫性化脓性感染。①一般性皮下蜂窝织炎:表现为局部明显红肿、疼痛,向四周迅速扩散不易局限,病变区与正常皮肤无明显界限,病变中央常因缺血而发生坏死。病变位于较疏松的组织时,疼痛较轻;深部感染者局部表现多不明显,但有表面组织水肿和深部压痛,全身症状明显。②产气性皮下蜂窝织炎:致病菌以厌氧菌为主。病变主要局限于皮下结缔组织,不侵犯肌层。病变进展快,局部可触及皮下捻发音,蜂窝组织和筋膜出现坏死,且伴进行性皮肤坏死,脓液恶臭,全身症状严重。③新生儿皮下坏疽:多发生在背部、臀部等经常受压的部位。④颌下急性蜂窝织炎:此类蜂窝织炎可发生喉头水肿和气管受压,引起呼吸困难,甚至窒息。

4. 急性淋巴管炎和淋巴结炎 急性淋巴管炎是指病菌经破损的皮肤、黏膜或其他感染灶侵入淋巴管,引起淋巴管及其周围组织的急性炎症。急性淋巴管炎波及所属淋巴结时,即为急性淋巴结炎。①急性淋巴管炎:分为网状淋巴管炎和管状淋巴管炎。网状淋巴管炎,又称丹毒,好发于下肢和面部,起病急,蔓延很快;局部出现片状鲜红色斑,境界清楚,稍微隆起,压之褪色,有明显的灼痛感,随着范围扩大,中央色淡,周围色深,表面可伴有大、小水疱,但很少引起组织坏死和化脓;足癣或丝虫感染者可引起下肢丹毒反复发作,有时可导致淋巴水肿,甚至发展为象皮肿;病人常有寒战、高热等全身中毒症状。管状淋巴管炎:分为深、浅两种,皮下浅层急性淋巴管炎,表现为伤口近侧表皮下有一条或多条"红线",质硬有压痛;皮下深层淋巴管炎无"红线"表现,但可出现患肢肿胀,有条形压痛区;两种淋巴管炎都可引起畏寒、发热、头痛、乏力、全身不适、食欲减退等全身症状。②急性淋巴结炎:轻者仅有局部淋巴结肿大,触痛,与周围组织分界清楚,多能自愈;重者可有多个淋巴结肿大,可融合形成肿块,疼痛加重,表面皮肤发红发热,并伴有全身症状。淋巴结炎可发展为脓肿,脓肿形成时有波动感,少数可破溃流脓。

5. 脓肿　急性感染后,病变组织坏死、液化,在器官、组织或体腔内形成脓液聚积,并形成完整脓腔壁者,称脓肿。浅部脓肿,局部有红、肿、热、痛的典型症状,与周围正常组织境界清楚,压之剧痛,触之有波动感;深部脓肿,局部常无波动感,红肿多不明显,在病变区可出现凹陷性水肿。在压痛或波动明显处,用粗针穿刺,抽出脓液,即可确定诊断。小而浅表的脓肿,多无全身反应,大而深的脓肿,常有明显的全身症状,如发热、头痛、食欲不振、乏力等。

(三)治疗原则

1. 疖　早期未溃破的炎性结节可用热敷、超短波照射等物理疗法,亦可外涂碘伏、鱼石脂软膏或黄金膏。出现脓头时,可在其顶点涂苯酚(石炭酸);有波动感时,应及时切开排脓。未成熟的疖,勿挤压,以免引起感染扩散。面部疖或并发急性淋巴管炎和淋巴结炎者,应静脉给予抗菌药物治疗。

2. 痈　早期可用 50% 硫酸镁或 75% 乙醇湿敷,也可用 0.5% 络合碘湿敷,或蒲公英等鲜草捣烂外敷,促进炎症消退,减轻疼痛。已有溃破者需及时切开改善引流,但唇痈不宜采用。可采用"十"或"十十"形切口(图 3-2),尽量清除坏死组织。加强支持疗法,应用抗生素。糖尿病病人,根据病情控制饮食同时给予胰岛素治疗等。

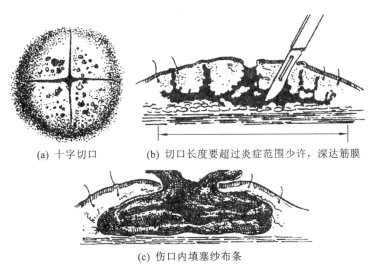

(a) 十字切口　　(b) 切口长度要超过炎症范围少许,深达筋膜

(c) 伤口内填塞纱布条

图 3-2　痈的手术切口示意图

3. 急性蜂窝织炎　早期一般性蜂窝织炎,可用 50% 硫酸镁湿敷,或敷以黄金膏、鱼石脂膏

等,若形成脓肿应切开引流;颌下急性蜂窝织炎,及早切开减压,以防喉头水肿,压迫气管;其他各型皮下蜂窝织炎,可在病变处做多个小切口,以浸有药液的湿纱条引流;对产气性皮下蜂窝织炎,伤口可用3%过氧化氢冲洗和湿敷。同时注意休息,加强营养,必要时给予止痛退热药物。应用磺胺药或广谱抗生素,合并厌氧菌感染者加用甲硝唑。

4. 急性淋巴管炎和淋巴结炎 主要是对原发病灶的处理,应用抗菌药物、休息和抬高患肢,均有利于早期愈合。急性淋巴结炎形成脓肿时,应切开引流。

5. 脓肿 脓肿形成后,应及时切开引流。切口应在压痛和波动最明显处,范围足够大,位置要低,术后加强换药,直至脓肿消失,创口愈合。

【护理诊断/问题】

1. 疼痛 与炎症刺激有关。

2. 体温过高 与感染有关。

3. 潜在并发症 颅内化脓性海绵状静脉窦炎、脓毒症、窒息。

【护理措施】

1. 控制感染 ①观察体温变化,注意病人有无寒战、高热、头痛、头晕、意识障碍等症状;注意有无白细胞计数升高、血细菌培养阳性等全身性化脓性感染征象;发现异常及时报告医师并配合救治。②遵医嘱及早合理应用抗菌药物,协助行细菌培养和药物敏感试验。③注意休息,加强营养,鼓励进食高能量、高蛋白、含丰富维生素的饮食,提高机体抵抗力。高热病人给予物理或药物降温,鼓励病人多饮水。

2. 预防窒息 特殊部位,如口底、颌下、颈部等的蜂窝织炎可能影响病人呼吸,应注意观察病人有无呼吸费力、呼吸困难、窒息等症状,及时发现及时处理;警惕突发喉痉挛,做好气管插管等急救准备。

【健康教育】

重视皮肤日常清洁卫生,防止损伤;受伤后及早医治。婴儿和老年人抗感染能力较弱,应重视生活护理。①疖:保持疖周围皮肤清洁,避免挤压未成熟的疖,尤其是"危险三角区"的疖,防止感染扩散引起颅内化脓性海绵状静脉窦炎。②丹毒:接触丹毒病人后要洗手,防止传染;与丹毒相关的足癣、溃疡等应积极治疗避免复发。

(潘映霞)

任务2 全身化脓性感染病人的护理

全身化脓性感染是指致病菌侵入人体血液循环,并在体内生长繁殖或产生毒素而引起的严重的全身性感染或中毒症状,通常指脓毒症和菌血症。脓毒症是指因病毒菌因素引起的全身性炎症反应,可使病人的体温、循环、呼吸、神志发生明显改变。细菌侵入血液循环,血培养检出病原菌,称为菌血症,是脓毒症的一种。

知识链接

全身化脓性感染的病因

全身性外科感染常继发于严重创伤后的感染或各种化脓性感染,如大面积烧伤创面感染、开放性骨折合并感染、急性弥漫性腹膜炎、急性梗阻性化脓性胆管炎、绞窄性肠梗阻等。主要原因是致病菌数量多、毒力强和(或)机体抗感染能力低下。常见致病菌包括革兰染色阴性杆菌、革兰染色阳性球菌、无芽胞厌氧菌和真菌。

导致脓毒症的危险因素:①机体抵抗力低下,如年老、体弱、营养不良者和幼儿;糖尿病、尿毒症、长期应用糖皮质激素或抗癌药者;②长期中心静脉置管引起的静脉导管感染,病原菌直接侵入血液引起的全身性感染;③局部病灶处理不当,脓肿未及时引流,清创不彻底,伤口存有异物、无效腔、引流不畅等;④使用广谱抗生素改变了原有共生菌状态,非致病菌或条件致病菌得以大量繁殖,转为致病菌引发感染。

【护理评估】

(一)健康史

了解病人是否有严重创伤、局部感染,感染发生的时间、经过及发病后的治疗情况等;病人有无免疫缺陷、营养不良、糖尿病等全身性疾病;有无长期应用广谱抗生素、免疫抑制剂、糖皮质激素或抗肿瘤药物等。

(二)身体状况

全身化脓性感染包括原发感染病灶、全身炎症反应和器官灌注不足三个方面。其共性临床表现是:骤起寒战,继之高热,体温可高达 40～41 ℃,老年人及衰弱病人可出现体温不升(低于 36 ℃);头痛、头晕、恶心、呕吐、腹胀、腹泻、面色苍白或潮红、出冷汗,神志淡漠、谵妄甚至昏迷;心率加快、脉搏细速、呼吸急促或困难;肝脾可肿大,严重者可出现黄疸或皮下出血淤斑等。

如病情发展,感染未能控制,可出现感染性休克及发展为多器官功能障碍综合征乃至衰竭。

(三)心理-社会支持状况

多数全身化脓性感染病人起病急、病情重、发展快,病人和家属常有焦虑等心理表现。应及时评估病人和家属的心理状态,以及对疾病、拟采取的治疗方案和预后的认知程度。

(四)辅助检查

1. 实验室检查

(1)血常规检查 白细胞计数明显升高或降低,中性粒细胞核左移,幼稚型粒细胞增多,出现中毒颗粒。多数病人有贫血征象,且呈进行性加重趋势。

(2)血生化检查 可有不同程度的酸中毒,代谢失衡和肝、肾受损征象,血脂和血糖水平也可发生异常。

(3)细菌学检查 病人寒战、发热时采血进行细菌和真菌培养,较易发现致病菌。

2. 影像学检查 X 线、B 超、CT 等检查,有助于转移性脓肿的诊断,也有助于对原发感染灶的情况做出判断。

（五）治疗原则及主要措施

处理原发感染灶、控制感染和全身支持疗法。

1. 及时彻底处理原发感染灶　包括清除坏死组织和异物、消除无效腔、充分引流脓肿等。对暂时不明确原发感染灶者，全面检查。

2. 应用抗菌药物　在未获得细菌培养结果之前，可先根据原发感染灶的性质，尽早、尽量联合应用两种以上的抗菌药物，以后再根据细菌培养及药物敏感实验结果予以调整。对真菌性脓毒症，应停用广谱抗菌药物，改用针对性强的抗菌药物，并全身应用抗真菌药物。

3. 支持疗法　补充血容量、输注新鲜血、纠正低蛋白血症等。控制高热、纠正电解质紊乱和维持酸碱平衡等。治疗原有的全身性疾病，如糖尿病等。

【护理诊断/问题】

1. 体温过高　与病菌感染有关。

2. 营养失调：低于机体需要量　与机体分解代谢升高有关。

3. 潜在并发症　感染性休克，水、电解质代谢紊乱。

【护理措施】

1. 控制感染，维持正常体温

（1）观察体温、脉搏的变化及原发感染灶的处理效果等。寒战、高热发作时，正确采集血标本做细菌或真菌培养。

（2）遵医嘱及时、准确应用抗菌药物，观察药物疗效及不良反应。

（3）高热病人给予物理或药物降温，及时补充液体和电解质。

（4）严格无菌操作，每日常规消毒静脉留置导管入口部位，及时更换敷料，以免并发导管性感染。

2. 营养支持　给予高热量、高蛋白、富含维生素、易消化饮食；鼓励病人多饮水。进食不足者，遵医嘱给予肠内肠外营养支持，必要时输清蛋白、血浆等。对严重感染者，可多次少量输注新鲜血液、免疫球蛋白等。

3. 并发症的观察与防治

（1）感染性休克　密切观察病情，若发现意识障碍、体温降低或升高、脉搏及心率加快、血压下降、呼吸急促、面色苍白或发绀、尿量减少、白细胞计数明显增多等感染性休克表现，及时报告医师，配合抢救，如置病人于合适体位、建立输液通道、吸氧等。

（2）水、电解质代谢紊乱　注意观察病人有无皮肤弹性降低、尿量减少或血细胞比容增高等缺水表现，定时监测血电解质变化，发现异常及时报告医师，配合处理。高热和大量出汗病人，若病情许可，鼓励其多饮水；遵医嘱及时补充液体及电解质。

【健康教育】

注意劳动保护，避免损伤。注意饮食卫生，避免肠源性感染；有感染病灶存在时应及时就医，防止感染进一步发展。应尽早查明并适当处理隐匿的病灶；加强营养、体育锻炼，增强机体抵抗力。

（潘映霞）

任务3　特异性感染病人的护理

案例引导

病人,男性,45岁。在野外工作时足底不慎被铁钉刺伤,出现全身肌肉强直性收缩,阵发性痉挛,来急诊就诊,考虑可能为破伤风。请问:

作为护士,应如何对病人进行护理评估?

任务3-1　破伤风病人的护理

破伤风是由破伤风梭菌经由皮肤或黏膜伤口侵入人体,在缺氧环境下生长繁殖,产生毒素而引起阵发性肌肉痉挛的特异性感染。常继发于各种创伤后,亦可发生于不洁条件下分娩的产妇和新生儿。

知识链接

破伤风感染的病因

致病菌为破伤风梭菌,是革兰阳性厌氧菌。平时存在于人畜的肠道内,随粪便排出体外,以芽胞状态分布于自然界,广泛存在于灰尘、粪便和土壤中。破伤风梭菌不能侵入正常皮肤和黏膜,一旦发生开放性损伤,可直接侵入人体伤口发生感染。破伤风梭菌侵入人体伤口后引起破伤风,其发生需要3个条件:①破伤风梭菌侵入人体伤口;②人体抵抗力降低;③局部伤口缺氧,即厌氧环境。伤口深窄、缺血、坏死组织多、引流不畅,且合并其他需氧化脓菌感染时,更有利于破伤风厌氧梭菌繁殖与生长。

一般开放性损伤,如火器伤、开放性骨折、烧伤、锈钉刺伤等均有可能发生破伤风;新生儿脐带残端受破伤风梭菌感染时,可能引起新生儿破伤风。

破伤风感染的病理生理

破伤风梭菌的主要致病因素为外毒素(痉挛毒素和溶血毒素)。痉挛毒素与神经组织有特殊亲和力,可经血液循环和淋巴系统作用于脊髓前角细胞和脑干运动神经核,抑制突触释放抑制性传递介质。运动神经元因失去中枢抑制而兴奋性增强,致随意肌紧张与痉挛;同时可阻断脊髓对交感神经的抑制,导致交感神经过度兴奋,引起血压升高、心率加快、体温升高、大汗等症状。溶血毒素可引起局部组织坏死和心肌损害。

【护理评估】

（一）健康史

了解病人有无火器伤、开放性骨折、深部软组织开放性损伤、烧伤、生锈铁钉刺伤等外伤史。

（二）身体状况

1. 潜伏期 破伤风的潜伏期一般为 6～12 日，最短 24 h，最长可达数月或数年。新生儿破伤风常在断脐带后 7 日左右发病，俗称"七日风"。一般情况下，潜伏期越短，症状越严重，死亡率也越高。

2. 前驱期 前驱症状有乏力、头晕、头痛、咀嚼肌紧张和酸胀、烦躁不安、打哈欠、多汗等，一般持续 12～24 h。

3. 发作期 典型症状是肌肉阵发性痉挛和强直性收缩。

（1）阵发性痉挛 典型症状是在肌肉紧张性收缩的基础上，呈现阵发性强烈痉挛。通常先影响的是咀嚼肌，以后依次为面部表情肌、颈项肌、背腹肌、四肢肌群、膈肌、肋间肌。病人初始感到咀嚼不便，张口困难；随后出现牙关紧闭，"苦笑面容"；颈项强直，头向后仰；背、腹部肌肉同时收缩时，因背肌力量较强，引起"角弓反张"；四肢肌肉痉挛时多呈半握拳、屈肘、伸膝姿态；呼吸肌痉挛时可出现呼吸困难，甚至窒息。

（2）强直性收缩 在肌肉阵发性痉挛的基础上，任何轻微的刺激，如声、光、触摸、饮水等均可诱发强烈的阵发性痉挛。痉挛发作时，病人口吐白沫、大汗淋漓、呼吸急促、口唇发绀、流涎、牙关紧闭、磨牙、头频频后仰，手足抽搐不止。发作时病人非常痛苦，但神志始终清楚，一般无高热。发病期间，可能发生意外损伤（坠床、舌咬伤、肌肉断裂、骨折等）、肺部感染，心力衰竭，水、电解质、酸碱平衡紊乱等并发症。发作可持续数秒或数分钟不等，间歇期长短不一，病程一般为 3～4 周。发作越频繁，病情越重。

（三）心理-社会支持状况

破伤风病人因痉挛的反复发作和隔离治疗，常会产生焦虑、紧张、恐惧和孤独的感觉，应了解病人紧张、焦虑和恐惧的程度；了解病人及家属对本病的认识程度和心理承受能力，病人对医院环境的适应情况。

（四）辅助检查

伤口渗液涂片检查可见大量革兰染色阳性的破伤风梭菌。破伤风发作期，病人因水分摄入不足、大汗及肌肉抽搐而将发生水、电解质平衡紊乱，二氧化碳结合力降低等。若合并肺部感染，可见血白细胞计数增多，中性粒细胞占比增高。

（五）治疗原则及主要措施

破伤风是一种极为严重的疾病，死亡率高，故应采取积极的综合治疗措施。

1. 清除毒素来源 在良好麻醉和控制痉挛的情况下进行彻底的清创术。

2. 中和游离毒素 注射 TAT 或破伤风人体免疫球蛋白。

3. 控制并解除肌痉挛 控制并解除肌痉挛是治疗的重要环节。目的是使病人镇静，降低其对外界刺激的敏感性，控制或减轻痉挛。镇静及解痉药：水合氯醛 20～40 mL 保留灌肠，苯巴比妥钠、地西泮或冬眠 1 号。肌松药：氯化琥珀胆碱等。

4. 防治并发症 保持呼吸道通畅，预防窒息、肺不张、肺部感染等，必要时可行气管切开，人工辅助呼吸等,也可行高压氧舱辅助治疗;防治水、电解质代谢紊乱和营养不良,及时输液及必要时给予 TPN 营养支持;防治感染,使用青霉素和甲硝唑对抑制破伤风梭菌最有效。

【护理诊断/问题】

1. 有窒息的危险 与持续性喉头痉挛及气道堵塞有关。

2. 有受伤害的危险 与强烈肌肉痉挛有关。

3. 有体液不足的危险 与反复肌痉挛消耗、大量出汗有关。

4. 潜在并发症 肺不张、肺炎、尿潴留、心力衰竭等。

【护理措施】

1. 病情观察 每 4 h 测量体温、脉搏、呼吸 1 次,根据需要测量血压。观察并记录痉挛、抽搐发作的次数,持续时间及有无伴随症状,发现异常及时报告医生,并协助处理。

2. 保持呼吸道通畅

(1)配合医生急救 病室内备气管切开包及氧气吸入装置,急救药品和物品准备齐全。对抽搐频繁、持续时间长、药物不易控制的严重病人,应配合医生尽早行气管切开。气管切开病人应注意做好呼吸道管理,包括气道雾化、湿化、冲洗等护理。

(2)协助排痰 在痉挛发作控制后,协助病人翻身、拍背,以利于排痰,必要时吸痰,防止痰液堵塞;痰液黏稠时,给予雾化吸入。

(3)避免误吸 病人进食时避免呛咳、误吸;频繁抽搐者,禁止经口进食。

3. 控制痉挛的护理

(1)用药护理 遵医嘱使用镇静、解痉药物;在每次发作后检查静脉通道,防止因抽搐使静脉通道脱落或阻塞,而影响治疗。

(2)减少外界刺激 医护人员要做到走路轻,语声低,操作稳,避免光、声、寒冷及精神刺激;使用器具无噪声;护理治疗安排集中有序,可在使用镇静剂 30 min 内进行,减少探视,尽量不要搬动病人。

4. 保护病人,防止受伤 使用带护栏的病床,必要时加用约束带,防止痉挛发作时病人坠床和自我伤害;应用合适的牙垫,以防舌咬伤;剧烈抽搐时勿强行按压肢体,关节部位放置软垫,以防肌腱断裂,骨折及关节脱位;床上置治疗气垫,防止压疮。

5. 加强营养 应争取在痉挛发作的间歇期,协助病人进高热量、高蛋白、高维生素饮食,进食应少量多次,以免引起咳嗽、误吸。病情严重不能经口进食者,予以鼻饲。必要时予以 TPN,以维持人体正常营养需求。

6. 防止交叉感染

(1)环境要求 将病人置于单人隔离病室,室内遮光、安静、温湿度适宜。

(2)严格隔离消毒 破伤风梭菌具有传染性,应严格执行消毒隔离制度;设专人护理,医护人员进入病房穿隔离衣,戴口罩、帽子、手套,身体有伤口者不能参与护理;病人用过的碗、筷、药杯等用 0.1%～0.2% 过氧乙酸浸泡后,再煮沸消毒。病人排泄物应严格消毒后处理,伤口处更换的敷料必须焚烧。尽可能使用一次性物品,室内的物品未经处理不得带出隔离间。病室内空气、地面、用物等需定时消毒。

7. 并发症的护理 遵医嘱使用抗生素,防止肺部感染等并发症的发生。加强心电监护,注意防止心力衰竭。

8. 心理护理 安慰病人及家属,稳定情绪,减轻焦虑。解释病情发展情况、主要的治疗和护理措施,鼓励病人及家属积极配合各项治疗和护理工作。

【健康指导】

破伤风是可以预防的疾病。创伤后早期彻底清创,改善局部血液循环是预防破伤风发生的关键措施;另外,还可采取人工免疫,人工免疫包括主动和被动两种方法。

(1)主动免疫法　主动免疫法是对健康人群有效的预防方法。方法是皮下注射破伤风抗毒素 3 次,每次均为 0.5 mL。首次皮下注射后,间隔 4～6 周再进行第 2 次皮下注射,再间隔 6～12 个月后皮下注射第 3 针。以后每 5 年强化注射 1 次(0.5 mL)。免疫力在首次注射后 10 日内产生,30 日后能达到有效保护的抗体浓度。如果一旦受伤,只需再注射 0.5 mL 即可有效预防破伤风,不需注射破伤风抗毒素。针对儿童群体通常实施百日咳、白喉、破伤风三联疫苗的免疫注射。

(2)被动免疫法　①注射破伤风抗毒素:对伤前未接受自动免疫的伤员,尽早皮下注射破伤风抗毒素 1500～3000 U,因为破伤风的发病有潜伏期,尽早注射有预防作用,但其作用短暂,有效期为 10 日左右,因此对深部创伤,潜在厌氧菌感染可能的病人,可在 1 周后追加 1 次量。破伤风抗毒素易引起过敏反应,注射前必须进行过敏试验,如有过敏反应,应按脱敏法注射。②注射人体破伤风免疫球蛋白(TIG):人体破伤风免疫球蛋白由人体血浆中免疫球蛋白提纯而成,效能大于破伤风抗毒素的 10 倍,无过敏反应,注射后被动免疫可持续 3～4 周,剂量为 250 U,做深部肌内注射。

(3)加强劳动保护　防止木刺伤、锈钉刺伤及其他可能引起破伤风的损伤。要正确处理深部感染如化脓性中耳炎等;避免不洁接产,以防止新生儿破伤风及产妇后破伤风等。

任务 3-2　气性坏疽病人的护理

气性坏疽通常是指由梭状芽胞杆菌所致的以肌坏死或肌炎为特征的急性特异性感染。其发展急剧,预后严重。

【病因和病理生理】

气性坏疽致病菌为革兰阳性厌氧梭状芽胞杆菌,广泛存在于泥土和人、畜粪便中。致病菌进入伤口并不一定致病,只有在伤口缺氧环境下及机体抵抗力降低时才可发病。致病菌在伤口内生长繁殖,产生多种外毒素和酶,引起组织严重水肿、气肿及广泛坏死,并因分解蛋白质产生硫化氢而出现恶臭。坏死组织和毒素吸收后,可引起全身严重中毒反应,或者发展为感染性休克以及心、肝、肾等重要器官的损害和功能衰竭。气性坏疽发展迅速,如不及时处理,病人常丧失肢体,甚至危及生命,病人的死亡率高。

【护理评估】

(一)健康史

了解病人有无开放性的损伤史,伤口处有无大片组织坏死,深部肌肉损伤或开放性骨折伴有血管损伤等缺氧情况,还要了解受伤的时间、伤后处理的经过等。

(二)身体状况

1. 潜伏期　发病一般在伤后 1～4 日,最短 6～8 h,长可达 5～6 日。

2. 发作期

(1)局部表现　①气性坏疽最早的症状为伤部有"胀裂样"剧痛,使用一般止痛剂不能缓解;②患处进行性加剧肿胀,压痛剧烈;③伤口周围的皮肤水肿、紧张、苍白、发亮,很快变为紫红、紫黑,并出现大小不等的水疱,可触及捻发感;④伤口内可有恶臭的、夹有气泡的浆液性或血性液体流出;⑤伤口内肌肉坏死,坏死的肌肉呈暗红或土灰色,失去弹性,刀割时不收缩、不出血,犹如煮熟的肉。

（2）全身表现　病人早期表现为高热、脉速、呼吸急促、出冷汗、焦虑或表情淡漠;晚期可出现严重的中毒症状,如感染性休克、多器官功能衰竭和循环障碍等。

（三）心理-社会支持状况

气性坏疽多在严重创伤的基础上发病,且病情严重、疼痛剧烈、发展迅速,还要面临广泛切开和组织切除或截肢等致残性治疗,病人和家属常有焦虑等心理反应。应了解病人和家属对疾病的认识,对治疗后和预后的知晓程度、家庭的经济状况和对病人的支持能力等。

（四）辅助检查

1. 实验室检查　由于溶血毒素的作用,红细胞计数和血红蛋白降低,白细胞计数增加。伤口渗液涂片检查可见大量革兰阳性梭状芽胞杆菌,同时可行渗出细菌培养。

2. 影像学检查　X线检查显示伤口肌群间有气体。

（五）处理原则

预防的关键是尽早彻底清创,包括清除失活、缺血的组织,去除异物。对深而不规则的伤口充分敞开引流,避免无效腔的存在,对疑有气性坏疽的伤口,可用3%过氧化氢或1:1000的高锰酸钾溶液等冲洗,湿敷。治疗越早越好,可以更多地挽救病人的生命,减少组织的坏死或截肢率。

1. 急症清创　术前静脉滴注大剂量青霉素、输血等,准备时间应尽量缩短。清创范围应达正常肌组织、切口敞开、不予缝合。若整个肢体已广泛感染,应果断截肢,以挽救生命;若感染平面已部分超过关节截肢平面,其上的筋膜腔应充分敞开,术后用氧化剂冲洗、湿敷,经常更换敷料,必要时还要再次清创。

2. 应用抗生素　首选青霉素,常见产气荚膜梭菌对青霉素较敏感,但剂量需大,每日应在1000万U以上。大环内酯类（如琥乙红霉素、麦迪霉素等）和硝咪唑类（如甲硝唑、替硝唑等）也有一定疗效,氨基糖苷类抗生素对此类细菌已证实无效。

3. 高压氧治疗　提高组织间的含氧量,形成不适合细菌生长繁殖的环境,可提高治愈率,减轻伤残率。

4. 全身支持疗法　包括输血,纠正水、电解质失衡,营养支持与对症处理等。

【护理诊断/问题】

1. 疼痛　与局部组织创伤、炎症刺激及肿胀有关。

2. 组织完整性受损　与细菌感染、组织坏死及毒素吸收有关。

3. 自我形象紊乱　与失去部分肢体导致形体改变有关。

4. 潜在并发症　感染性休克。

【护理措施】

1. 监测病情变化　①观察伤口:对严重创伤病人,尤其伤口肿胀明显者,应严密监测伤口肿痛情况,特别是突然发作的伤口"胀裂样"剧痛;准确记录疼痛的性质、特点及发作相关情况。②监测生命体征:对高热、烦躁、昏迷病人应密切观察生命体征的变化,警惕感染性休克的发生。

2. 疼痛护理　疼痛剧烈者遵医嘱给予麻醉镇痛剂或采用自控镇痛泵。对截肢后出现幻觉疼痛者,应给予耐心解释,解除其忧虑和恐惧。

3. 控制感染 遵医嘱及时、准确、合理应用抗菌药物,同时给予营养支持,提高病人的抗感染能力。

4. 伤口护理 对开放或截肢后敞开的伤口,应用3%过氧化氢溶液冲洗,湿敷,及时更换伤口敷料。

5. 隔离消毒 严格按照接触隔离的制度执行,具体参见破伤风病人的护理。

6. 心理护理 解释手术的必要性和重要性,帮助病人正确理解并接受截肢术,鼓励病人正确看待肢体残障,增强其生活的自信心。

【健康指导】

指导病人对患肢进行自我按摩及功能训练,以便尽快恢复患肢的功能。对伤残者,指导正确使用假肢和适当训练。帮助其制订出院后的康复计划,使之逐渐康复自理能力。

(潘映霞)

 直通护考

一、选择题(A1/A2 型题)

1. 李某,女,68 岁。因面部肿块疼痛来诊,诊断为面部疖肿。与病人的疾病相关度最低的健康史内容是( )。

A. 局部受伤史 B. 糖尿病史 C. 营养状况 D. 卫生习惯 E. 家族史

2. 挤压面部"危险三角区"未成熟的疖,最严重的后果是( )。

A. 鼻部感染 B. 化脓性海绵状静脉窦炎 C. 面部肿胀

D. 形成痈 E. 留瘢痕

3. 王某,男,68 岁。因颈部蜂窝织炎入院,医嘱给予气管切开。操作前,护士向其解释该措施的目的是预防( )。

A. 窒息 B. 肺不张 C. 全身感染

D. 吞咽困难 E. 化脓性海绵状静脉窦炎

4. 王某,男,20 岁。铁钉扎伤 1 周后,出现张口受限、苦笑面容、角弓反张、抽搐频繁,护理措施不正确的是( )。

A. 注射破伤风抗毒素 B. 保持病室安静避光 C. 病情严重时少食多餐

D. 密切观察病情 E. 做好消毒隔离

5. 张某,男,46 岁,因足底刺伤后出现全身肌肉强直性收缩,阵发性痉挛,诊断为破伤风,导致病人死亡的常见原因是( )。

A. 休克 B. 窒息 C. 肺部感染

D. 心脏损害 E. 脱水,酸中毒

6. 张某,男,46 岁,因足底刺伤后出现全身肌肉强直性收缩,阵发性痉挛,诊断为破伤风,下列哪一项护理措施与控制痉挛无关?( )

A. 保持病室安静 B. 护理措施要集中进行 C. 按时使用镇定药

D. 鼻饲流质饮食 E. 避免强光照射

7. 病人右下肢外伤后未得到正确的处理而导致破伤风,为其伤口换药后,污敷料的处理方法是(　　)。

　　A.过氧乙酸浸泡后清洗　　　　B.高压灭菌后再清洗　　　　C.丢入污物桶再集中处理

　　D.日光下暴晒再清洗　　　　　E.送焚烧炉焚烧

8.急性蜂窝织炎病人应用抗生素治疗,选择抗生素最理想的依据是(　　)。

　　A.感染发生部位　　　　　　B.感染的严重程度　　　　　C.药物敏感试验结果

　　D.病人的抵抗力　　　　　　E.病菌的类型

9.章某,男,59岁,2 h前不慎被镰刀割伤手指,伤口较深,为预防破伤风的发生下列哪种
处理是最有效的?(　　)

　　A.给病人注射破伤风类毒素　　B.给病人注射破伤风抗毒素

　　C.彻底清创　　　　　　　　　D.彻底清创并给病人注射破伤风抗毒素

　　E.给病人注射青霉素

10.与丹毒的临床表现不相符合的是(　　)。

　　A.多有寒战、高热　　　　　　B.局部烧灼样疼痛　　　　　C.与正常皮肤界限不明显

　　D.局部肤色鲜红　　　　　　　E.一般不化脓

11.李某,男,27岁,3天前其上嘴唇出现肿胀,后局部出现多个脓头,诊断为唇痈。下列
治疗方法不恰当的是(　　)。

　　A.让病人充分休息　　　　　　B.饮食以流食为主　　　　　C.全身使用抗生素

　　D.局部药物外敷　　　　　　　E.早期切开减压

12.破伤风治疗最重要的环节是(　　)。

　　A.注射破伤风抗毒素　　　　　B.镇静、解痉　　　　　　　C.局部创口护理

　　D.全身支持疗法　　　　　　　E.病室安静、减少刺激

13.余某,男,15岁,破伤风病人,抽搐时引起窒息。急救处理首先应是(　　)。

　　A.口服水合氯醛　　　　　　　B.肌注苯巴比妥钠　　　　　C.立即气管切开

　　D.静脉滴注破伤风抗毒素　　　E.气管插管

14.深部脓肿诊断的主要依据是(　　)。

　　A.畏寒、发热、白细胞计数升高　B.局部有疼痛和深压痛　　　C.有波动感

　　D.局部有凹陷性水肿　　　　　E.穿刺抽到脓液

15.脓肿形成后的处理原则是(　　)。

　　A.局部热敷　　　　　　　　　B.外敷鱼石脂软膏　　　　　C.抗生素治疗

　　D.切开引流　　　　　　　　　E.患肢抬高、制动

16.关于全身化脓性感染的护理措施,以下哪项是错误的?(　　)

　　A.对感染严重者,严密观察病情

　　B.高热者应给予物理降温

　　C.体温突然降至正常以下,说明病情好转,不需处理

　　D.加强生活护理和基础护理

　　E.遵医嘱合理、正确使用抗生素

17.破伤风是破伤风梭菌引起的(　　)。

　　A.败血症　　　B.菌血症　　　C.毒血症　　　D.脓血症　　　E.脓毒败血症

18.注射破伤风抗毒素预防破伤风的原理是(　　)。

　　A.抑制痉挛　　　　　　　　　B.抑制破伤风梭菌生长　　　C.使体内产生破伤风抗体

D. 中和结合毒素   E. 中和游离毒素

二、案例分析题

陈某,男,46 岁,因足底刺伤后出现全身肌肉强直性收缩,阵发性痉挛,诊断为破伤风。
请问:

(1) 该病人的主要护理措施有哪些?

(2) 如何预防破伤风?

项目四　外科损伤病人的护理

任务 1　认识外科损伤

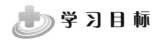

学习目标

1. 知识目标

(1) 掌握损伤的概念和临床表现。

(2) 熟悉损伤病人的病因及发病机制。

(3) 了解损伤的病理生理。

2. 能力目标

能运用护理程序为损伤病人实施整体护理。

3. 素质目标

(1) 在护理过程中,具备预知疾病发展的能力。

(2) 提高认识疾病的能力。

案例引导

　　李某,男,20 岁。因工程塌方右大腿被石板压迫 3 h,患肢严重肿胀,组织广泛坏死。请问:

　　该损伤属于什么损伤?

　　致伤因素作用于机体,引起组织破坏和功能障碍统称为损伤。

【病因及发病机制】

1. 机械性损伤　又称创伤,由于锐器切割、钝器撞击、重物挤压、摔跤、火器等因素造成,这是损伤最为常见的病因。

2. 物理性损伤　由高温、冷冻、电流、激光、放射等因素造成。

3. 化学性损伤　由强酸、强碱、毒气等因素造成。

4. 生物性损伤　由于遭受动物如毒蛇、犬、猫、昆虫等咬、抓、螫伤引起的损伤。除可引起局部机械性损伤外,还可经伤口带入毒素和致病微生物。

【创伤分类】

1. 按致伤因素分类　可分为烧伤、冻伤、挤压伤、刃器伤、火器伤、冲击伤、爆震伤、毒剂伤、核放射伤及多种因素所致的复合伤等。利于评估伤后的病理变化。

2. 按受伤部位分类　一般分为颅脑伤、颌面部伤、颈部伤、胸(背)部伤、腹(腰)部伤、骨盆伤、脊柱脊髓伤和四肢伤等。利于判断重要器官的损害和功能紊乱。

3. 按伤后皮肤完整性分类　按皮肤完整性是否受损分为开放性与闭合性创伤两大类。

1)闭合性创伤　皮肤保持完整性,无开放性伤口者称闭合性创伤,包括以下几种。

(1)挫伤　最为常见,由钝器直接作用于人体软组织而发生的损伤。多为浅表软组织挫伤,表现为局部破损、肿胀、触痛或皮肤发红、青紫。

(2)扭伤　外力作用使关节超过正常的活动范围,造成关节囊、韧带、肌腱等组织撕裂破坏。

(3)挤压伤　机体或躯干肌丰富部位较长时间受钝力挤压,严重时肌组织广泛缺血、坏死、变性,随着坏死组织的分解产物(肌红蛋白、乳酸等)吸收,有可能发生挤压综合征,出现高钾血症和急性肾功能衰竭。

(4)爆震伤(冲击伤)　爆炸产生的强烈冲击波可对胸、腹部等器官造成损伤,伤者体表无明显损伤,但胸、腹腔内器官或鼓膜可发生出血、破裂或水肿等。闭合性创伤常有深部器官损伤。

2)开放性创伤　受伤部位皮肤或黏膜完整性遭到破坏,深部组织伤口与外界相通,此为开放性创伤。包括以下几种。

(1)擦伤　粗糙物伤及皮肤表层、表皮及部分真皮被不规则地刮除。

(2)刺伤　尖锐器物刺入组织的损伤,伤口深而细小。

(3)切割伤　多因锐利器械切割组织而造成损伤,切口长度、深度各不相同。创缘平整,仅少数伤口的边缘组织因有破碎而较粗糙。

(4)裂伤　钝器打击所致皮肤和皮下组织断裂,创缘多不整齐,周围组织破坏较重。

(5)撕脱伤　伤口不规则,浅表和深部组织撕脱、断裂,周围组织破坏较重,出血多,易感染。

(6)砍伤　也为刃器造成,但作用力较大,接近垂直方向运动,伤口较深,多伤及骨。

(7)火器伤　弹片或枪弹造成的创伤,可能发生贯穿伤(既有入口又有出口),也可能导致非贯通伤(只有入口没有出口),损伤范围大,坏死组织多,易感染,病情复杂。

4. 按伤情轻重分类　一般分为轻、中、重伤。

(1)轻度　伤及局部软组织,只需局部处理或小手术治疗。

(2)中等　广泛软组织损伤、四肢长骨骨折及一般腹腔脏器损伤等,需手术治疗,但一般无生命危险。

(3)重伤　重伤指危及生命或治愈后有严重残疾者。

知识链接

创伤评分是一种相对量化的分类方法,是以计分的形式估计创伤的严重程度。一般用量化和权重处理的方法,选择生命体征、解剖部位的损伤严重度和其他指标(如年龄、既往疾病、生化指标等)作为参数,经数学计算而得,并以分值大小反映伤员伤情的轻重。创伤评分在国内外临床实践中已得到广泛应用,其目的是估计损伤的严重程度,指导合理的治疗,评价治疗效果,还可用于创伤流行病学研究和比较不同救治单位的治疗水平。创伤评分的方法较多,可分为院前评分和院内评分两类,分别用于自受伤到医院确定性诊断前和医院内伤员伤情严重程度的判断。常用的主要有院前指数(PHI)、创伤指数(TI)、简明损伤定级(AIS)和损伤严重度评分(ISS)等。

【病理生理】

创伤后机体在局部和全身两方面可发生一系列病理变化,以维持机体自身内环境的稳定。严重创伤性反应超过机体调节功能时,可损害机体本身。

1. 局部反应　创伤的局部反应是由于组织结构破坏,或细胞变性坏死、微循环障碍,或病原微生物入侵及异物存留所致。局部变化是在多种细胞因子参与下所发生的创伤性炎症反应、细胞增生和组织修复过程。局部反应轻重与致伤因素的种类、作用时间、组织损害和性质,以及污染程度和是否有异物存留有关。创伤发生时,由于局部组织细胞损伤较重,多存在组织结构破坏及邻近组织细胞严重变性坏死。如果伤口有污染、异物存留、局部微循环障碍、缺血缺氧及各种化学物质生成而造成的继发性损伤,会使局部炎症反应更为严重,血管通透性及渗出更加明显,局部炎症细胞浸润更为显著,炎症持续时间可能更长,对全身的影响将更大。局部炎症反应是非特异性的防御反应,有利于清除坏死组织、杀灭细菌及组织修复。

2. 全身性反应　全身性反应是因受到严重创伤时,机体受刺激所引起的非特异性应激反应及代谢反应,为维持自身稳定所必需。损伤后受伤组织发生炎症,局部充血、渗出,临床上表现为红、肿、热、痛。渗出过程中,纤维蛋白原转变为纤维蛋白,可充填组织损伤裂隙和作为细胞增生的网架;中性粒细胞经过趋化、吞噬作用,可清除组织内的细菌,单核细胞转变为巨噬细胞后可吞噬组织中的坏死组织碎片、异物颗粒。故一般情况下的创伤性炎症有利于创伤修复,但反应强烈或广泛时不利于创伤愈合。

3. 组织修复　创伤修复是由伤后增生的细胞和细胞间质充填、连接或代替缺损的组织。其修复过程分为纤维蛋白充填(局部炎症性渗出,伤口内形成纤维蛋白网)、细胞增生(有新生毛细血管与成纤维细胞构成肉芽组织,再合成胶原纤维,同时上皮细胞增生覆盖,使伤口愈合)、组织塑形(肉芽组织退化变成以胶原纤维为主的瘢痕组织,再吸收软化)3个阶段。创伤愈合的类型分为两种:①一期愈合(又称原发愈合):组织修复以同类细胞为主,仅含少量纤维组织,创缘对合良好,伤口愈合快、功能良好。②二期愈合(又称瘢痕愈合):组织修复以纤维组织为主,不同程度的影响结构和功能恢复,创口较大,创缘不齐,主要通过肉芽组织增生和伤口收缩达到愈合。治疗和护理创伤,应采取恰当措施,创造条件,争取达到一期愈合。

【临床表现】

（一）局部表现

1. 疼痛 其程度与创伤部位、性质、范围、炎症反应强弱有关。伤处活动时疼痛加剧,制动后减轻。2～3日后疼痛逐渐缓解,如持续存在,甚至加重,表示可能并发感染。严重创伤并发休克时病人常不诉疼痛;内脏损伤所致的疼痛常定位不确切。为避免漏诊或误诊,创伤引发的体腔内疼痛,在确诊前慎用麻醉止痛剂。

2. 局部肿胀 因受伤局部出血和创伤性炎症反应所致。局部出现淤斑、肿胀或血肿,组织疏松和血管丰富的部位,肿胀尤为明显。严重肿胀可致局部组织或远端肢体血供障碍,出现远端苍白、皮温降低等。

3. 功能障碍 因解剖结构破坏、疼痛或炎症反应所致,如脱位、骨折的肢体不能正常运动。局部炎症也可引起功能障碍,如咽喉创伤后水肿可造成窒息。神经或运动系统创伤所致的功能障碍,对诊断有定位价值。

4. 伤口或创面 伤口或创面是开放性创伤特有的征象。按伤口清洁度可分为三类:①清洁伤口:通常指无菌手术切口,也包括经清创术处理的无明显污染的创伤伤口。②污染伤口:指有细菌污染,但未构成感染的伤口,适用于清创术。一般认为伤后8h以内的伤口即属于污染伤口。③感染伤口:伤口有脓液、渗出液及坏死组织等,周围皮肤常红肿。

5. 伤口并发症 影响伤口愈合甚至威胁生命的三种主要并发症如下。

（1）伤口出血 伤口出血指发生在手术或意外伤害性伤口48h内的继发性出血,也可发生在修复期任何时段。若伤口邻近主要血管区,更易发生。

（2）伤口感染 各种伤口均有发生感染的可能。化脓性感染是最为常见的并发症,主要症状是持续性的炎症反应,如体温升高、心率增快、白细胞计数增高;伤口出现红、肿、热、痛,已减轻的疼痛反而加重,有脓性分泌物出现等。

（3）伤口裂开 伤口裂开指伤口未愈合,皮肤以下各层或全层完全分离。

（二）全身表现

1. 发热 创伤出血或组织坏死分解产物吸收以及外科术后均可发生吸收热。由创伤性炎症引起的发热,体温一般在38℃左右。如发生脑损伤或继发感染,病人将出现高热。

2. 生命体征变化 创伤后释放的炎症介质及疼痛、精神紧张、血容量减少等均可引起脉搏和心率增加,血压稍高或下降,呼吸加深加快等变化。

3. 其他 因失血、失液,病人可有口渴、尿少、疲倦、失眠等,妇女可出现月经异常。

4. 并发症 创伤后大量失血、失液、强烈的神经刺激和并发严重感染等均可引起全身性并发症。常见有化脓性感染和创伤性休克,开放性损伤和闭合性损伤均可并发各种感染。伤后还可能发生破伤风、气性坏疽等特异性感染;严重创伤、失血、并发严重感染等,可引起有效循环血量锐减、微循环障碍而发生休克。重度创伤并发感染、休克后,可发生急性肾功能衰竭、成人呼吸窘迫综合征等多系统器官衰竭。

（吴　艳）

任务 2　创伤病人的护理

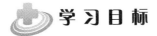

学习目标

1. 知识目标

（1）掌握创伤的护理措施。

（2）熟悉创伤病人的护理评估及治疗原则。

（3）了解创伤的辅助检查和健康教育。

2. 能力目标

能运用护理程序为创伤病人实施整体护理。

3. 素质目标

（1）在护理过程中，具备预知疾病发展的能力。

（2）提高认识疾病的能力。

案例引导

　　王某，男，29岁。车祸致伤，即来院急诊。神志不清，咯血、口鼻均有泥沙夹血外溢，呼吸困难、烦躁不安。左胸严重擦伤、肿胀，心率98次/分，血压120/90 mmHg，左大腿中下段中度肿胀，有淤斑和严重擦伤。请问：

　　你作为责任护士，此时最紧迫的抢救措施是什么？

　　创伤是机械性致伤因素作用于人体造成的组织结构完整性破坏或功能障碍，是常见的一种损伤。

【护理评估】

1. 健康史　详细询问受伤史，了解致伤原因、部位、时间，受伤当时和伤后的情况。曾接受过何种治疗，既往健康状况，有无药物过敏史等。致伤原因不同，造成的损伤类型也不同。

2. 身体评估　密切观察病人的全身状况，如神志、面色、生命体征、尿量及尿色改变，做出详细记录。通过体检、化验、各种穿刺术、必要的特殊检查了解病人的情况。

3. 心理-社会评估　了解病人的心理反应，病人及家属对疾病的态度和家庭经济状况。

4. 辅助检查

（1）实验室检查　血常规和红细胞比容可判断失血或感染情况；尿常规异常可提示泌尿系统损伤和糖尿病；血电解质和血气分析可了解水、电解质及酸碱平衡失调状况及有无呼吸功能障碍。其他血生化检查有助于了解肝肾功能状况。

（2）穿刺和导管检查　　各种穿刺技术有较可靠的诊断价值，如胸腹腔穿刺可用以判断内脏受损破裂情况；放置导尿管或膀胱灌洗可诊断尿道、膀胱损伤；留置导尿管可观察每小时尿量，以作补充液体、观察休克变化的参考；监测中心静脉压可辅助判断血容量和心功能。

（3）影像学检查　　X线平片可证实骨折、气胸、肺实变、气腹等；超声波检查可诊断胸、腹腔内的积血及肝脾包膜内破裂；CT检查可辅助诊断颅脑损伤和某些腹部实质性器官、腹膜后损伤；MRI有助于诊断颅脑、脊柱、脊髓等损伤。

（4）其他　　对严重创伤病人，还可根据需要采用多种功能监护仪器和其他实验室检查方法，监测心、肺、脑、肾等重要器官的功能，以利于观察病情变化，及时采取治疗措施。此外，血管造影可确定血管损伤或外伤性动脉瘤、动静脉瘘。

5. 治疗原则

（1）全身治疗　　抗休克、保护器官功能、加强营养支持、预防继发性感染和破伤风等。

（2）局部治疗　　①闭合性损伤：若无内脏合并伤、出血、血管或神经受压，多不需特殊处理；有骨折脱位，宜及时复位，并妥善固定，逐步进行功能锻炼；遇颅内血肿、内脏破裂等，应紧急手术。②开放性损伤：如果是形成的污染伤口，须尽早清创缝合，以使污染伤口变为清洁伤口，争取实现一期愈合。

【护理诊断/问题】

1. 疼痛　　与损伤刺激神经末梢、炎性物质刺激细胞壁，致通透性增加，引起组织水肿有关。

2. 组织完整性受损　　与开放性伤口、皮肤的防御和保护功能受损等有关。

3. 体液不足　　与组织出血、体液丢失或液体补充不足有关。

4. 焦虑或恐惧　　与创伤刺激或伤口的视觉刺激、忧虑伤残等因素有关。

5. 潜在并发症　　休克、挤压综合征、多器官功能障碍综合征、伤口或其他部位感染、肢体伤残等。

【护理目标】

（1）病人疼痛得到缓解或消失。

（2）伤口未发生感染，组织逐渐修复。

（3）水、电解质及酸碱平衡得以维持，代谢稳定。

（4）能正确面对创伤事件，焦虑、恐惧感减轻或消失，情绪稳定。发生并发症的危险性小，组织器官功能恢复正常。

（5）发生并发症的危险性减小，各种组织器官功能趋于稳定。

【护理措施】

（一）急救

妥善的现场急救是挽救病人生命的重要保证，并与病人预后密切相关。在紧急情况下，优先处理危及病人生命的紧急问题。健全阶梯式的救治系统，做到轻伤就地治疗，中度伤收治进一般医院，重伤经急救后及时送往大医院或创伤中心进行专科处理。救治工作原则：保存生命第一，恢复功能第二，顾全解剖完整性第三。

1. 抢救生命　　优先处理危及生命的紧急情况，如心搏骤停、窒息、活动性大出血、张力性或开放性气胸、休克、腹腔内脏脱出等，并迅速将病人抢救至安全处，避免继续或再次受伤。

2. 判断伤情　　经紧急处理后，迅速进行全面、简略且有重点的检查，注意有无其他创伤情况，并做出相应处理。

3. 呼吸支持　维持呼吸道通畅,立即清理口腔异物,使用通气道、加压面罩等。

4. 迅速有效止血　根据条件,以无菌或清洁的敷料包扎伤口。用压迫法、肢体加压包扎、止血带或器械迅速控制伤口大出血。使用止血带止血时,要注意正确的缚扎部位、方法和持续时间,一般每隔 1 h 放松 1 次止血带,避免引起肢体缺血性坏死。

5. 循环支持　积极抗休克,主要是止痛、有效止血和扩容。立即开放静脉通道,输入平衡液或血浆代用品。血压低于 90 mmHg 的休克病人,可使用抗休克裤。

6. 严密包扎、封闭体腔伤口　颅脑、胸部、腹部伤应用无菌敷料或干净布料包扎,填塞封闭开放的胸壁伤口,用敷料或器具保护有腹腔脱出的内脏。熟练掌握绷带包扎技术。

7. 妥善固定骨折、脱位　可用夹板或代用品,也可用躯体或健肢以中立位固定患肢,注意远端血运。已污染的开放性骨折,可予受伤位包扎固定。

8. 安全转运病人　经急救处理,待伤情稳定、出血控制、呼吸好转、骨折固定、伤口包扎后,专人迅速护送病人到医院。搬动前应对四肢骨折妥善固定,以防止再次损伤和发生医源性损害;疑有脊柱骨折,应 3 人以平托法或滚动法将病人轻放、平卧于硬板床上,防止脊髓损伤;胸部损伤重者,宜取伤侧向下的低斜坡卧位,以利健侧呼吸;运转途中保持病人适当体位,尽量避免颠簸,病人应头部朝后(与运行方向相反),避免脑缺血突然死亡。保证有效输液,给予止痛、镇静,预防休克;严格监测和创伤评估。

(二) 软组织闭合性创伤的护理

1. 观察病情　对伤情较重者要注意观察局部症状、体征的发展;密切观察生命体征的变化,注意有无深部组织器官损伤;对挤压伤病人应观察尿量、尿色、尿比重,注意是否发生急性肾功能衰竭。伤情较重者卧床休息,其体位应利于呼吸和促进伤处静脉回流。

2. 局部制动　抬高患肢 15°～30° 以减轻肿胀和疼痛。伤处先行复位,再选用夹板、绷带等固定方法制动,以缓解疼痛,利于修复。

3. 配合局部治疗　小范围软组织创伤后早期局部冷敷,以减少渗血和肿胀。24 h 后可温敷和理疗,促进吸收和炎症消退。血肿较大者,应在无菌操作下穿刺抽吸,并加压包扎,预防感染。

4. 促进功能恢复　病情稳定后,配合应用理疗、按摩和功能锻炼,促进患肢功能尽快恢复。

知识链接

挤压综合征

　　凡肢体受到重物长时间挤压致局部肌缺血、缺氧改变,继而引起肌红蛋白血症、肌红蛋白尿、高钾血症和急性肾功能衰竭为特点的全身性改变。表现为肢体肿胀、压痛、皮温下降、感觉异常、弹性减退,在 24 h 内出现茶褐色尿或血尿等。

　　处理原则有以下几点。

　　(1) 早期禁止抬高患肢和对患肢进行按摩和热敷。

　　(2) 协助医师切开减压,清除坏死组织。

　　(3) 用碳酸氢钠及利尿剂,防止肌红蛋白阻塞肾小管;对肾功能衰竭者行腹膜透析或血液透析治疗。

（三）软组织开放性创伤的护理

1．术前准备　做好备皮、药物过敏试验、配血、输液、局部 X 线摄片检查等。有活动性出血者，在抗休克同时积极准备手术止血。

2．配合医师进行清创手术　对污染伤口进行清洁处理，防止感染，以使伤口一期愈合。

3．术后护理

（1）密切观察病情　严密注视伤情变化，警惕活动性出血等情况的发生。观察伤口情况，如出现感染征象时，应配合治疗进行早期处理。注意患肢末梢循环情况，如发现肢端苍白或发绀、皮温降低、动脉搏动减弱时，报告医师及时处理。

（2）加强支持疗法　根据脱水性质与程度，遵医嘱给予输液、输血，防止水、电解质紊乱，纠正贫血。加强营养，促进创伤的愈合。

（3）预防感染　依据伤情尽早选用合适的抗生素，达到预防用药的目的。受伤后或清创后应及时加用破伤风抗毒素，预防破伤风。

（4）功能锻炼　病情稳定后，鼓励并协助病人早期活动，指导病人进行肢体功能锻炼，促进功能恢复和预防并发症。

（四）深部组织或器官损伤的护理

疑有颅脑、胸部、腹部和骨关节等任何部位的损伤，除处理局部，还要兼顾其对全身的影响，加强心、肺、肾、脑等重要器官功能的监测，采取相应的措施防治休克和多器官功能障碍综合征，最大限度地降低病人死亡率。

（五）心理护理

安慰病人，稳定情绪。尤其对容貌受损或有致残可能的病人，医务人员与家属都应与病人沟通，多做心理疏导，减轻其心理上的痛苦，积极配合治疗。

【健康教育】

教育病人及社区人群注意交通安全及劳动保护。要善于调节良好的心境，遵守社会公德，日常生活中避免意外损伤的发生。向病人讲解创伤的病理、伤口修复的影响因素、各项治疗措施的必要性。指导病人加强营养，以积极的心态配合治疗，促进组织和器官功能的恢复。督促病人坚持身体各部位的功能锻炼，防止因制动引起关节僵硬、肌萎缩等并发症，以促使患部功能得到最大限度康复。

【护理评价】

（1）病人疼痛是否被有效控制，能否配合治疗。

（2）伤口处理是否妥当，有无感染发生。

（3）内环境是否平衡，有无脱水，水、电解质及酸碱紊乱发生。

（4）机体结构和功能是否完整统一，有无并发症发生。

（吴　艳）

直通护考

一、选择题

A1/A2 型题（以下每一道考题下面有 A、B、C、D、E 五个备选答案，请从中选择一个最佳答案）

1．挤压伤最严重的后果是（　　）。

A.失血　　　　　　　　　　B.肌肉缺血　　　　　　　　C.骨折

　　D.急性肾功能衰竭　　　　　E.组织坏死

　　2. 伤口修复以原来细胞组织为主,连接处仅有少量纤维组织,边缘整齐,愈合类型为(　　　)。

　　A. 一期愈合　　B. 二期愈合　　C. 三期愈合　　D. 延期愈合　　E. 瘢痕愈合

　　3. 软组织闭合性损伤局部冷敷的时间应在(　　　)。

　　A.12 h之内　　　　　　　　B.24 h之内　　　　　　　　C.48 h之内

　　D.6 h之内　　　　　　　　 E.36 h之内

　　4. 对于创伤所致大出血的病人,急救车上采取的一般紧急措施首先为(　　　)。

　　A.加压包扎　　　　　　　　B.鼻导管吸氧　　　　　　　C.立即采取休克体位

　　D.保暖　　　　　　　　　　E.给予镇痛剂

　　5.余某,女,25岁,下楼时不慎致踝关节扭伤,2 h后来医院就诊,应如何处理? (　　　)

　　A.病人平放　　B.局部用冰袋　C.用热水泡脚　D.局部按摩　　E.冷热敷交替

　　6. 下列属于开放性损伤的是(　　　)。

　　A.扭伤　　　　B.挫伤　　　　C.爆震伤　　　D.挤压伤　　　E.刺伤

　　7. 李某,男,21岁,左小腿被钝性暴力打击,形成闭合性损伤,其局部处理下列哪项是错误的? (　　　)

　　A.局部制动　　　　　　　　B.抬高患肢　　　　　　　　C.血肿加压包扎

　　D.早期局部热敷　　　　　　E.血肿若进行性增大,需切开止血

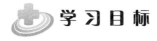

任务3　烧伤病人的护理

学习目标

1. 知识目标

（1）掌握烧伤病人的烧伤面积、烧伤深度和严重程度的评估;烧伤现场急救护理;烧伤病人的补液护理及创面护理。

（2）熟悉烧伤病人的临床分期。

（3）了解烧伤病人的健康教育。

2. 能力目标

能运用所学知识,制订烧伤病人护理计划,正确进行补液及创面护理。

3. 素质目标

（1）在护理过程中,具备预知疾病发展的能力。

（2）具备充当病人知心者和代言人的能力。

（3）在护理过程中,提高认识疾病的能力。

案例引导

黄某,男,35岁,体重60 kg,已婚,全身多处被火焰烧伤,伤后1 h后被送往医院。主诉创面疼痛,感觉口渴、胸闷、紧张害怕。病人烦躁不安,呻吟,表情痛苦,脉搏112次/分,血压110/84 mmHg,面部、胸腹部、双上肢广泛烧伤,双大腿有3个手掌大小的创面,创面可见大小不等的水疱,部分表皮剥脱,基底红白相间,肿胀,渗液较多,痛觉迟钝。请问:

怎样判断病人的伤情? 对该病人应如何护理?

烧伤指由热力(火焰、热液、热蒸气、热金属)、电流、放射线和某些化学物质作用于人体引起的组织损伤。一般以热力烧伤多见,约占80%。烧伤不仅可引起皮肤、皮下组织、肌肉、骨骼的损伤,严重时还可引起一系列全身性反应,危及生命。

【护理评估】

（一）健康史

1. 一般情况 了解病人姓名、年龄、性别、职业、饮食及睡眠。

2. 受伤史 了解病人烧伤原因、热源种类、时间、现场情况;现场急救情况;伤后有无治疗及效果;途中运送情况。

3. 既往史 了解既往健康状况,有无营养不良,是否有呼吸系统疾病、是否长期应用糖皮质激素或接受化疗,有无吸烟史及饮酒史。

（二）身体评估

1. 烧伤面积估算 ①中国新九分法:将全身体表面积分为11个9%的等份,另加1%。其中头面颈部为9%(1个9%)、双上肢为18%(2个9%)、躯干(包括会阴)为27%(3个9%)、双下肢为46%(包括臀部)(5个9%+1%),具体见表4-1、图4-1。②手掌估计法:以病人自己的手掌测量其烧伤面积,将五指并拢,单掌的掌面积占体表面积的1%(图4-2)。

表4-1 中国新九分法

部 位		占成人体表面积/(%)		占儿童体表面积/(%)	
头颈部	发部	3	9×1=9	(9%)	9+(12-年龄)
	面部	3			
	颈部	3			
双上肢	双手	5	9×2=18	(18%)	9×2
	双前臂	6			
	双上臂	7			
躯干	躯干前	13	9×3=27	(27%)	9×3
	躯干后	13			
	会阴	1			

续表

部 位		占成人体表面积/(%)		占儿童体表面积/(%)	
双下肢	双臀*	5	9×5＋1＝46	（46％）	9×5＋1-(12-年龄)
	双足*	7			
	双小腿	13			
	双大腿	21			

*成年女性的臀部和双足各占6％。

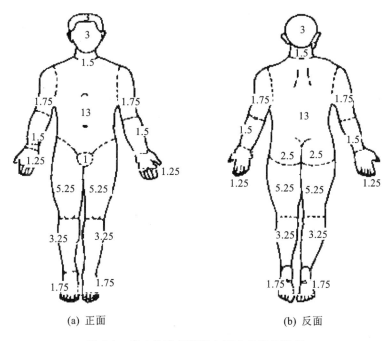

(a) 正面　　　　　　　　(b) 反面

图 4-1　成人体表各部所占百分比的示意图

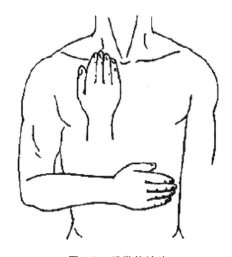

图 4-2　手掌估计法

2. 烧伤深度评估 目前主要采用三度四分法,即Ⅰ°、浅Ⅱ°、深Ⅱ°、Ⅲ°。一般将Ⅰ°和浅Ⅱ°称浅度烧伤,深Ⅱ°和Ⅲ°称深度烧伤,损伤组织层次及其局部表现特点见图4-3和表4-2。

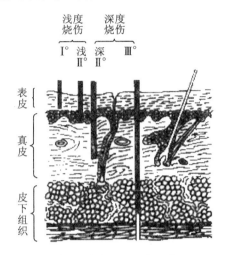

图4-3 烧伤深度分度示意图

表4-2 损伤组织层次及其局部表现特点

深度	损伤组织层次	局部表现	预后
Ⅰ° (红斑)	表皮浅层、生发层健在	局部发红,烧灼感,轻度水肿,干燥	3~7天痊愈,无瘢痕,短期内可有色素
浅Ⅱ° (水疱)	真皮浅层、真皮乳头层	红肿明显,疼痛剧烈,可形成大水疱,基底红润	1~2周愈合,有色素沉着,无瘢痕
深Ⅱ° (水疱)	真皮网状层、仍残留皮肤附件	痛觉迟钝,水疱较小创面红白相间、微湿	3~4周痊愈,常有瘢痕
Ⅲ° (焦痂)	皮肤全层、皮下组织、肌肉、骨骼	创面蜡白、焦黄或炭化,干燥皮革样,痛觉消失,可见树枝状栓塞血管	除非面积很小,一般需手术植皮,有瘢痕,常造成畸形

3. 烧伤严重程度分类 烧伤的严重程度取决于烧伤面积与深度,我国通用的是按烧伤的总面积(Ⅰ°烧伤面积不计算在内)和烧伤深度分为4类。

(1) 轻度烧伤 Ⅱ°烧伤面积10%以下。

(2) 中度烧伤 Ⅱ°烧伤面积 11%～30%;或Ⅲ°烧伤面积不足10%。

(3) 重度烧伤 Ⅱ°烧伤面积31%～50%;或Ⅲ°烧伤面积11%～20%;或Ⅱ°～Ⅲ°烧伤面积虽达不到上述百分比,但已发生休克、呼吸道烧伤或有较重的复合伤。

(4) 特重烧伤 Ⅱ°烧伤面积50%及以上;或Ⅲ°烧伤20%及以上。

临床上所谓的大面积烧伤是指成人Ⅱ°烧伤面积大于15%,小儿大于10%,或Ⅲ°烧伤面积大于5%,多需住院治疗。反之,就是小面积烧伤,一般可在门诊处理。

4. 烧伤临床分期 根据烧伤病理生理特点,将烧伤临床发展过程分为3期,各期之间相互交错,烧伤愈重,其关系密切。

(1) 体液渗出期(休克期) 较小面积的烧伤,体液渗出主要表现为局部的组织水肿,对有效循环血量无明显影响。较大面积的烧伤,迅速发生的体液渗出,以伤后6～12 h内最快,持续 24～36 h,可延至 48 h 以上。如果抢救不及时或不当,可引起血流动力学变化,极易导致休克,是烧伤后 48 h 内病人死亡的主要原因。防治休克是此期护理的重点。

(2)感染期　烧伤面积越大、越深、程度越严重,感染的机会就越多,且感染的机会持续至创面愈合。烧伤 48 h 后,水肿液在回吸收过程中,创面的毒素和细菌被回吸收进入体内,此时机体由于经过休克的打击,全身免疫功能低下,对病原菌的易感性增高,将引发全身感染。深度烧伤形成凝固性坏死组织及焦痂,于伤后 2～3 周发生广泛溶解,创面暴露,细菌和毒素侵入血液循环,是全身感染的另一个高峰。加强创面护理,预防和控制感染是此期护理的重点。

(3)修复期　烧伤早期出现炎症反应的同时组织修复开始。Ⅰ°和浅Ⅱ°烧伤多能自行修复;深Ⅱ°烧伤依靠残存上皮增生修复;Ⅲ°烧伤主要靠皮肤移植修复。此期护理的重点是加强营养支持,加强功能锻炼,促进功能的恢复,尤其是关节部位功能的恢复。

5. 吸入性损伤　又称"呼吸道烧伤",除由热力引起外,燃烧时烟雾中还含有大量的化学物质,如 CO_2、氰化物等,被吸入至下呼吸道,引起局部腐蚀或全身中毒。因此,在相对封闭的火灾现场,死于窒息者往往多于体表烧伤。合并严重吸入性烧伤仍为烧伤救治中突出的难题。据统计,重度吸入性损伤可使烧伤死亡率增加 20%～40%。

6. 烧伤并发症　严重烧伤病人,可引起休克、全身感染、肺部感染、急性呼吸功能衰竭、急性肾功能衰竭、应激性溃疡和胃扩张等并发症。

(三)辅助检查

1. 血常规检查　可发现有无血液浓缩、贫血、感染。感染时血白细胞计数及中性粒细胞比例明显增高。

2. 血生化检查和动脉血气分析　可发现有无电解质及酸碱平衡失调、急性肾功能障碍、急性呼吸窘迫综合征等。

(四)心理-社会支持状况

烧伤是意外事故,病人缺乏心理准备,多造成心理打击和压力。早期可表现恐惧性反应,后期可能因容貌损毁、躯体功能障碍而恐慌、焦虑,甚至悲观厌世。病人的情绪反应与其年龄、担负的角色、价值观念等因素有密切关系。家属担心病人烧伤严重性、预后及治疗经费等。

【护理诊断/问题】

1. 皮肤完整性受损　与烧伤导致皮肤组织破坏有关。

2. 疼痛　与组织破坏、局部痛觉敏感,以及烧伤后炎症反应有关。

3. 体液不足　与烧伤后创面渗出大量血浆样液体有关。

4. 有感染的危险　与烧伤组织受损、创面污染、免疫力下降有关。

5. 有窒息的危险　与吸入性烧伤有关。

【护理目标】

(1)烧伤创面得到及时、有效地处理。

(2)病人疼痛减轻,情绪稳定。

(3)体液得到及时补充,有效改善血容量。

(4)未发全身及局部感染。

(5)保持呼吸道通畅,维持呼吸功能正常。

【护理措施】

(一)急救护理

1. 迅速脱离热源　尽快扑灭火焰、脱去着火或沸液浸渍的衣物。着火时,切忌奔跑呼叫,用双手扑打火焰。较小面积烧伤,立即用清水连续冲洗或浸泡(水温一般为 15～20 ℃),或用冷水浸湿的毛巾、纱布等敷于创面。一般冷疗至不再有剧痛为止,多需 0.5～1 h。

2. 妥善保护创面 根据创面大小,用无菌敷料或清洁布类包扎,避免污染和再损伤。

3. 保持呼吸道通畅 注意保持呼吸道通畅。必要时切开气管,给予吸氧。合并 CO 中毒者应移至通风处,必要时吸入氧气。

4. 快速转送 休克者应先抗休克,待病情平稳后再转送,转送前和转送过程中,疼痛剧烈可酌情使用镇静和止痛药物,避免使用冬眠药物和抑制呼吸的药物。

(二) 补液护理

1. 建立静脉通道 迅速建立 2～3 条能快速补液的静脉通道,必要时静脉切开置管输液,保证液体及时输入,尽早恢复有效循环血量。

2. 估计补液量的计算 国内通用的补液方案是按烧伤面积与体重估计补液总量。伤后第 1 个 24 h 补液量(mL)＝烧伤面积(Ⅱ°、Ⅲ°)×体重×1.5(儿童为 1.8,婴幼儿为 2.0)＋2000 mL(儿童为 60～80 mL/kg,婴儿为 100 mL/kg)。其含义是烧伤后第 1 个 24 h,每 1% 的Ⅱ°、Ⅲ°烧伤面积,成人需补给晶体液和胶体液总量 1.5 mL/kg,另加每日基础需水量 2000 mL,伤后第 2 个 24 h:晶体液和胶体液为第 1 个 24 h 计算量的一半,再加每日生理需水量。

3. 液体种类 晶体液首选平衡液,其次是生理盐水;胶体液以血浆为主,也可以选取用血浆代用品如低分子右旋糖酐,每日生理需要量用 5% 葡萄糖溶液补充。中、重度烧伤补充胶体液和电解质液的比例为 1:2,特重度烧伤为 1:1。

4. 补液安排 遵循先快后慢、先晶后胶、液种交替的输液原则。伤后 8 h 输入补液总量的 1/2,另 1/2 于后 16 h 均匀输入。第 2 个 24 h,补液总量在 24 h 内均匀输入。

例:病人体重 60 kg,Ⅰ°烧伤面积为 10%,Ⅱ°烧伤面积为 30%,Ⅲ°烧伤面积为 10%。病人为重度烧伤,第 1 个 24 h 补液量(mL)＝(30＋10)×60×1.5＋2000＝5600(mL)。其中 1200 mL 为胶体液,2400 mL 为晶体液,2000 mL 为 5% 葡萄糖溶液。

5. 观察输液效果

(1) 尿量 尿量是最简便、最客观反映组织器官灌流状态的指标。一般要求成人尿量在 30 mL/h、小儿尿量 1 mL/(h·kg)以上,若尿量过少,说明补液量不足,应加快输液。

(2) 若病人心率快、烦躁、口渴、皮肤弹性差等,提示液体量不足,应加快补液速度。

(3) 中心静脉压 有助于了解循环血量和右心功能,小于 5 cmH$_2$O 表示血容量不足。

(三) 创面护理

正确处理创面是治愈烧伤的关键环节。其目的是保护创面、防治感染、促进愈合,最大限度地恢复功能。

1. 初期处理 剃净创周毛发,用灭菌水冲洗创面,无菌纱布轻轻拭干。浅Ⅱ°创面的小水疱不予处理,大水疱可用无菌注射器抽取液体,已脱落及深度创面上的水疱皮应去除。然后根据烧伤部位、面积、医疗条件采取包扎疗法或暴露疗法。处理创面时动作应轻柔,可用吗啡、杜冷丁等药物止痛。清创术后常规注射 TAT,尽早使用抗生素预防感染。

2. 包扎疗法的护理 包扎疗法有利于保护创面、减轻疼痛,及时引流渗液,适用于面积小或四肢的浅Ⅱ°烧伤、昏迷不合作的病人。护士应协助医生实施包扎疗法,经清创处理后,先将一层油纱布或几层药液纱布覆盖创面作为内敷料,再加 2～3 cm 吸水性强的棉垫作为外敷料,然后用绷带自肢体远端向近心端包扎,注意指(趾)间用油纱布隔开并显露末端,以便于观察。

包扎后的护理要点：①观察肢体末梢感觉、运动、血液循环情况,如皮温和动脉搏动,若发现指(趾)端发凉、发绀、麻木等情况,应立即放松绷带;②抬高肢体,注意保持肢体功能位,适当进行局部肌肉锻炼;③加强换药,每日检查包扎敷料有无松脱、伤口有无臭味或疼痛,敷料浸湿后及时更换,以防感染。

3. 暴露疗法的护理　暴露治疗是将烧伤创面暴露于空气中,使创面渗液和坏死组织逐渐干燥,形成痂壳,暂时保护创面,而且干燥的环境也不利于细菌繁殖。适用于大面积、头面部或会阴部烧伤。创面局部可应用1‰磺胺嘧啶银霜等处理。暴露疗法病房应具备室内清洁,具备必要的消毒隔离条件;恒定的温、湿度,病室温度宜控制在28~32 ℃,相对湿度50%~60%。

暴露疗法的护理要点：①保持床单清洁干燥;②促进创面干燥、结痂,可用烤灯或红外线照射,创面涂收敛、抗菌药物;③定时翻身,用翻身床定时为病人翻身,以避免创面因长时间受压而影响愈合。

4. 手术治疗的护理　深度烧伤创面须尽早手术,切除或削除痂皮,植皮覆盖,使创面早日愈合。小面积深度烧伤,可采用自体皮片移植、皮瓣移植等方法。大面积烧伤,因自体供皮区不足,可采用大张异体皮开洞嵌植小块自体皮、大张异体皮下移植微粒自体皮、网状自体皮片移植等方法,尽量覆盖创面,减少感染,减轻瘢痕挛缩,降低致残率。

知识链接

悬浮治疗床

悬浮治疗床是目前大面积烧伤病人抢救中最先进的设备,该系统中,由陶瓷粉、硅胶和碳酸钙粉等组成的特殊颗粒充满流动舱,当经过过滤、加热后的压缩空气进入流动舱后,使微颗粒产生管状的自下而上的单一方向气泡流动效果,从而达到悬浮、按摩病人的作用,并吸附病人的渗出液。吸附后的微颗粒,由于重力的原因而沉降到舱底。如此循环反复,不但保证了特殊颗粒的流动,而且从根本上阻止了细菌的繁殖和交叉感染,从而保证在有效的工作状态下的局部消毒环境。

5. 感染创面的护理　常见致病菌为铜绿假单胞菌、金黄色葡萄球菌、大肠埃希菌等。感染创面应采用湿敷、半暴露(薄层药液纱布覆盖)、浸浴等方法引流脓液和去除坏死组织,痂下感染时剪去痂皮或坏死组织,以清洁和引流创面。根据创面感染的程度和脓液的多少,决定每日换药次数,根据感染特征或细菌培养和药敏试验选择外用药,如醋酸磺胺米隆、烧伤膏等制剂。待感染基本控制,肉芽组织生长良好,及时植皮,消灭创面。

(四)防治感染护理

1. 密切观察病情　注意观察病人生命体征、意识状态,了解有无脓毒症的表现;注意局部创面情况,有无创面水肿、肉芽颜色转暗、焦痂潮湿腐烂等化脓性感染征象;若病人出现寒战、高热,创面出现脓性分泌物、坏死和异味,外周血白细胞计数和中性粒细胞占比明显升高,应警惕是否并发感染;若创面出现紫黑色出血坏死斑提示铜绿假单胞菌感染。

2. 正确处理创面　积极处理创面,切除坏死组织,及时切痂、削痂、植皮,加强无菌管理。

3. 应用抗生素　根据细菌学检查和药敏试验针对性地选用抗生素。

4. 严格消毒隔离制度　保持病室空气流通,定期进行病室空气消毒,每日用紫外线照射消毒2次;严格执行手卫生,防止交叉感染;限制人员的探视。

5. 加强支持　增强机体的免疫力,及时注射破伤风抗毒素,还可应用免疫球蛋白、烧伤免疫血清、新鲜血浆等增强病人的免疫功能。

（五）心理护理

说明手术治疗的必要性，使其了解病情、创面愈合和治疗的过程，并消除顾虑、积极合作。鼓励病人说出内心感受，认真倾听，给予支持、理解与同情。鼓励病人面对现实，增强生活信念，树立战胜疾病的信心。鼓励病人积极参与社交活动和工作，减轻心理压力，促进康复。

【健康教育】

（1）宣传防火、灭火和自救等安全教育知识。

（2）创面愈合过程中，可能会出现皮肤干燥、瘙痒等，告诉病人避免使用刺激性肥皂清洗，水温不宜过高，不要搔抓；烧伤部位在 1 年内避免太阳暴晒。

（3）指导康复训练，最大程度恢复机体的生理功能。

（4）指导生活自理能力的训练，鼓励参与一定的家庭和社会活动，重新适应生活和环境，树立重返工作岗位的信心。

【护理评价】

（1）平稳渡过休克期，生命体征平稳。

（2）创面疼痛得到缓解，情绪稳定，饮食恢复，睡眠改善。

（3）皮肤再生，创面修复，病人可自主活动，生活自理。

（4）积极配合瘢痕的预防、治疗和功能锻炼。

（5）病人恢复自信，接受现实，回归社会。

（严彩红）

直通护考

一、选择题（A1/A2 型题）

1. 浅Ⅱ°烧伤的深度是（　　）。

A. 深至皮肤角质层　　　　　B. 达真皮深层　　　　　　C. 深至皮肤生发层

D. 皮下组织浅层　　　　　　E. 达真皮浅层，部分生发层健在

2. 吸入性烧伤最危险的并发症是（　　）。

A. 感染　　　B. 窒息　　　C. 心衰　　　D. 败血症　　　E. 肺炎

3. 烧伤病人"体液不足"护理诊断的依据是（　　）。

A. 创面有焦痂　　　　　　　B. 创面有感染　　　　　　C. 创面渗出过多

D. 创面组织坏死较多　　　　E. 皮肤屏障作用受到破坏

4. 烧伤病人输液时，判断有效循环血量的最简便的观察指标是（　　）。

A. 尿量　　　B. 血压　　　C. 脉搏　　　D. 呼吸　　　E. 神志

5. 严重烧伤病人死亡的主要原因是（　　）。

A. 低血容量休克　　　　　　B. 感染　　　　　　　　　C. 肾功能衰竭

D. 呼吸衰竭　　　　　　　　E. 高钾血症

6. 大面积烧伤病人使用电解质溶液补充血容量，应首选（　　）。

A. 0.9%氯化钠溶液　　　　　B. 5%葡萄糖生理盐水　　　C. 5%碳酸氢钠溶液

D. 平衡盐溶液　　　　　　　E. 低分子右旋糖酐

7. 张某,男性,38 岁,头面部烧伤入院,主诉:病人诉创面剧烈疼痛,烧灼感。查体:有大小不一的水疱形成,疱壁较厚。考虑为浅Ⅱ°烧伤时,下列哪项是错误的?（　　）

　　A. 去疱皮后创面潮红　　　　　B. 愈合后有色素沉着　　　　　C. 伤及表皮的生发层

　　D. 伤及真皮乳头层　　　　　　E. 伤及真皮深层

8. 李某,男性,矿井瓦斯燃烧,烧伤头面部,双下肢和双手,估计烧伤面积时,下列哪项不正确?（　　）

　　A. 头面颈部各为 3%　　　　　B. 双前臂为 6%　　　　　C. 躯干为 27%

　　D. 双手为 5%　　　　　　　　E. 双大腿、双小腿为 32%

二、案例分析题

李某,男性,48 岁,体重 60 kg,锅炉工,不慎被烧伤,急诊入院。查体:血压 100/60 mmHg,脉搏 102 次/分,胸腹部、双大腿、双小腿Ⅱ°烧伤,右足部及后背部约有 2 个手掌面积大小的Ⅲ°烧伤。三天后病人呕吐咖啡样胃内容物,偶有柏油样大便。请问:

(1) 该病人属于何种程度的烧伤?

(2) 伤后第 1 个 24 h 补液量为多少?

(3) 怎样合理安排第 1 个 24 h 输液量?

(4) 可能发生了什么并发症? 应采取哪些护理措施?

任务4　清创术与更换敷料

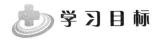

学习目标

1. 知识目标

(1) 掌握清创术的目的和适应证及清创术的步骤。

(2) 熟悉换药目的和原则。

2. 能力目标

能运用护理程序为创伤病人实施整体护理。

3. 素质目标

在护理过程中,具备预知疾病发展的能力。

 案例引导

王某,女性,25 岁。右小腿有 2.5 cm×12.5 cm 的肉芽组织水肿创面。请问:换药时应选用的湿敷药液是什么?

一、清创术

清创术是处理开放性损伤最重要、基本、有效的手段。通过清创,可使污染伤口变为清洁伤口,开放性损伤变为闭合性损伤,争取伤口一期愈合,通常在局部浸润或全身麻醉下施行。清创越早效果越好,应争取在伤后 6～8 h 内施行。在此期间,细菌仅存在于创口表面,尚未形成污染伤口,是手术的最佳时机。但时间并非绝对指标,还需考虑其他影响感染形成的因素。若伤口污染极其严重,4～6 h 即可变为感染伤口,清创有可能促进感染扩散;若伤口污染轻,位于头面部的伤口,早期已应用了有效抗生素等情况,清创缝合时间可延长至伤后 12 h 或更迟;特殊部位伤口如面部、关节附近及有神经、大血管、内脏等重要组织或器官暴露的伤口,如果无明显感染现象,尽管时间延长,原则上也应清创并缝合伤口。

清创术(图 4-4)一般分五步骤进行。①清创前准备:根据损伤部位和程度选择麻醉方式。无菌纱布覆盖伤口,剃除创口周围毛发,清除油污等。②清洗消毒:用肥皂水洗伤口周围皮肤,再以等渗盐水洗净皮肤。去除伤口内敷料,分别用等渗盐水、3%过氧化氢溶液反复冲洗伤口,用无菌纱擦干伤口周围皮肤,术者更换无菌手套后常规消毒,铺无菌巾。③清创:仔细检查伤口,去除血凝块及异物,切除失去活力和已游离的组织,修剪出较整齐的健康组织创面和边缘,随时冲洗干净伤口各层,术中注意严格止血。④修复组织:更换全部已用过的手术物品,重新消毒铺单实施手术。对清创彻底的新鲜伤口,可按组织层次即时将伤口缝合,此为一期缝合;对伤口污染重,清创不彻底,感染危险大者,也可观察 1～2 日后考虑延期愈合。施行较大清创术同时,可能还需骨折内固定、关节复位、血管和神经吻合、肌腱缝合、器官切除等修复和功能重建性手术。清创后的伤口内还应酌情放置各种引流物,如引流条、引流管等,以促使分泌物排出、减少毒素吸收、控制感染、促进肉芽生长。⑤包扎:目的是保护伤口、减少污染、固定敷料和有助止血。包扎时应注意引流物的固定并记录其数量,包扎后酌情使用外固定。

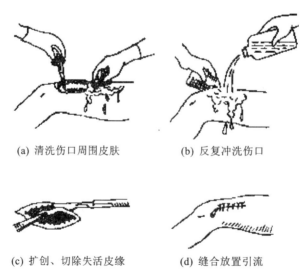

(a) 清洗伤口周围皮肤　　　　　(b) 反复冲洗伤口

(c) 扩创、切除失活皮缘　　　　　(d) 缝合放置引流

图 4-4　清创术

二、更换敷料法

更换敷料又称换药,是对经过初期治疗的伤口(包括手术切口)做进一步处理的总称。其

目的是动态观察伤口变化,保持引流通畅,控制局部感染,使肉芽组织健康生长,以利于伤口愈合或为植皮做好准备。换药是外科的一项基本技术操作,合理的换药方法、伤口的用药、引流物的放置、科学的敷料更换间隔时间,是保证伤口愈合的重要条件。正确更换敷料是提高外科治疗效果的关键措施之一,操作中要求严格遵守无菌操作原则,防止交叉感染。

（一）换药原则

（1）严格遵守无菌操作原则,防止发生医院内感染。

（2）换药环境和时间　换药时要求室内空气清洁,光线明亮,温度适宜。一般下列情况不安排换药:①晨间护理时;②病人进餐时;③病人睡眠时;④家属探视时;⑤手术人员上手术台前。

（3）换药顺序　先换清洁伤口,再换污染伤口,最后换感染伤口。特异性感染伤口应专人换药。

（4）换药次数　按伤口情况和分泌物多少而定。清洁伤口一般在缝合后第3日换药一次,至伤口愈合或拆线时,再度换药;肉芽组织生长健康、分泌物少的伤口,每日或隔日更换一次;放置引流的伤口,渗出较多时应及时更换;脓肿切开引流次日可不换药,以免出血;感染重、脓液多时,一日需更换多次,保持外层敷料不被分泌物浸湿。

（二）换药步骤

1. 换药前准备　①病人准备:向病人做好解释工作,取得配合。帮助病人取舒适体位,充分暴露创面、便于操作,同时注意保暖。严重损伤或大面积烧伤病人,必要时在换药前应用镇静剂或止痛剂。②换药者准备:按无菌操作原则戴口罩、帽子、穿工作服,操作前需清洁双手。应先了解病人伤口情况,然后准备换药用品。③物品准备:无菌换药碗（盘）、器械、消毒棉球（有75%乙醇棉球和盐水棉球,分置于治疗碗两侧,勿混在一起,干纱布）、绷带、敷料、引流物及污物盘等;无菌镊2~3把,一把用于传递无菌物品,另一把用于操作、接触伤口和敷料。必要时备探针、刮匙和剪刀等。将另一空治疗碗覆盖在盛有敷料的治疗碗上。特殊伤口需备上述所需溶液及药品。

2. 操作　①去除伤口敷料:外层敷料用手揭去,内层用无菌镊除去。撕胶布时方向与伤口纵轴方向平行,动作轻柔,胶布痕迹可用汽油棉签浸湿后除去;最内层敷料干燥,与创面粘贴紧密时,可用生理盐水浸湿软化敷料后再揭除。防止用力揭开,引起疼痛、渗血及新生肉芽组织损伤。②处理创面:用双手执镊操作。处理时先以75%乙醇棉球由外向内擦拭消毒伤口周围皮肤,消毒范围稍大于敷料范围,避免拭入伤口内。再以生理盐水棉球蘸吸除去创口内的分泌物及脓液,拭净分泌物、脓液和纤维素膜等,坏死组织、痂皮等予以剪除,酌情取标本送细菌培养。视伤口深度和创面情况置入适宜的引流物。一般浅部伤口常用凡士林纱布;分泌物多时可用盐水纱布,外加多层干纱布。③包扎固定伤口:用75%乙醇再次消毒周围皮肤一遍,以无菌敷料覆盖创面及伤口,用胶布或绷带固定。敷料覆盖的大小以不暴露伤口并达伤口外3cm左右为宜,数量视渗出情况而定。最后以胶布固定,如创面广泛、渗液多,可加用棉垫及绷带包扎。

3. 换药后整理　换药完毕,协助病人卧于舒适体位,整理床单位。整理用物,更换下来的各种敷料集中于弯盘,倾倒入污物桶内;所用器械浸泡在消毒液中预处理,再进一步消毒灭菌。特殊感染的敷料如破伤风梭菌、绿脓杆菌污染的敷料应随即焚烧销毁,器械、器皿做特殊灭菌处理。

（三）不同伤口的处理

1. 缝合伤口的处理 无引流物的缝合伤口，如无感染现象，可至拆线时更换伤口敷料。对于手术中渗血较多或有污染的伤口，伤口内常放置橡皮片或橡皮管引流，如渗血、渗液湿透外层纱布，应随时更换敷料，引流物一般术后 24～48 h 取出。局部以 75% 乙醇消毒后，更换敷料。伤口拆线时间：一般头、面和颈部手术 4～5 日拆线，四肢手术 10～12 日拆线，其他部位手术 7～9 日拆线，减张缝合需 14 日拆线。年老体弱或营养不良者，应适当推迟拆线时间。

术后 3～4 日若病人自觉伤口疼痛或有发热，应及时检查伤口，是否有感染发生。如出现缝线反应，针眼周围发红，可用 75% 乙醇湿敷或红外线照射，使炎症吸收。出现线眼处小脓疱时，即刻拆去此针缝线并去除伤处脓液，再涂以碘伏。伤口感染初期给予物理疗法，化脓时应拆除部分缝线，进行引流。

2. 肉芽创面的处理 根据创面的变化采取不同措施：①生长健康的肉芽为鲜红色，较坚实，呈颗粒组织、分泌物少，触之易出血，处理时先以生理盐水棉球蘸吸除去分泌物，外敷等渗盐水纱布或凡士林纱布即可。较窄的伤口可用蝶形胶布拉拢创缘，以利尽早愈合，减少瘢痕形成。面积较大的新鲜肉芽创面，应尽早植皮覆盖，缩短愈合时间，增强伤口表层强度。②肉芽生长过度、高于创缘者，阻碍周围上皮生长，可将其剪平，以棉球压迫止血，或用硝酸银烧灼后生理盐水湿敷，数小时后肉芽可复原，再拉拢创缘或植皮。③肉芽水肿者，创面淡红、表面光滑，质地松软，触之不易出血，宜用 3%～5% 高渗氯化钠液湿敷，并注意病人全身营养状况。④创面脓液量多而稀薄时多用抗菌溶液的纱布湿敷，促进水肿消退。⑤创面脓液稠厚，坏死组织多，且有臭味者，应用含氯石灰硼酸溶液（优琐）等湿敷。

3. 脓肿伤口的处理 伤口深而脓液多者，换药时必须保持引流通畅，必要时冲洗脓腔。可向脓腔插入导尿管，选用生理盐水、碘伏溶液等进行有效的脓腔冲洗。根据创面、伤口情况选用引流物，浅部伤口常用凡士林或石蜡油纱布；伤口较小而深时，应将凡士林纱条送达创口底部，但不可堵塞外口，个别小的引流口需再切开扩大。由于肉芽组织有一定的抗感染能力，一般无须在局部使用抗菌药物。

（四）拆线

一期愈合的伤口或切口，应按预期愈合的时间及缝合方法按清洁伤口操作和拆除皮肤缝线。消毒皮肤和缝线后，以手术镊夹起缝合线结，用线剪在线结下紧贴皮肤处剪断缝线，随即将其抽出，再消毒切口，用无菌敷料覆盖，胶布固定。

（吴　艳）

直通护考

一、选择题

A1/A2 型题（以下每一道考题下面有 A、B、C、D、E 五个备选答案，请从中选择一个最佳答案）

1. 清创术的最好时机是伤后（　　）。

A. 48 h 内　　　　　　　　　B. 24 h 内　　　　　　　　　C. 6～8 h 内

D. 10～12 h 内　　　　　　　E. 8～10 h 内

2. 污染伤口是指( )。

A. 伤后 12 h 以上处理的伤口   B. 切口感染的手术切口

C. 有异物存留 24 h 以上的伤口   D. 伤后 8 h 以内处理的伤口

E. 甲状腺手术的切口

3. 感染伤口换药后愈合达到( )。

A. 清洁伤口   B. 污染伤口   C. 感染伤口   D. 二期愈合   E. 一期愈合

4. 感染伤口的处理原则是( )。

A. 控制感染,加强换药   B. 控制感染,立即缝合

C. 彻底清创,择期植皮   D. 控制感染,立即植皮

E. 局部制动、理疗

5. 换药的顺序应该是( )。

A. 清洁伤口、污染伤口、感染伤口   B. 感染伤口、污染伤口、清洁伤口

C. 污染伤口、感染伤口、清洁伤口   D. 污染伤口、清洁伤口、感染伤口

E. 清洁伤口、感染伤口、污染伤口

项目五　普外科病人的护理

任务1　甲状腺疾病病人的护理

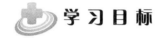

学习目标

1. 知识目标

（1）掌握甲状腺肿瘤病人的护理；掌握甲状腺功能亢进症病人的身心状况和病人的整体护理。

（2）熟悉甲状腺肿瘤的临床特点；熟悉甲状腺功能亢进症的护理诊断。

（3）了解甲状腺功能亢进症的分类。

2. 能力目标

能运用护理程序对甲状腺术后病人出现的并发症进行正确的整体护理。

3. 素质目标

（1）在护理过程中，具备基本的护理礼仪规范。

（2）具备良好的护患沟通能力。

 案例引导

张某，女性，32岁，甲状腺肿大1年，性情急躁，失眠，怕热，食欲亢进，消瘦乏力，入院后检查见甲状腺弥漫性肿大、质软，腺体上部血管杂音明显，双手震颤，心率110次/分，血压140/80 mmHg，诊断为原发性甲状腺功能亢进症（简称甲亢），准备行甲状腺大部切除术。请问：

（1）该病人的基础代谢是多少？甲亢程度如何？

（2）术前主要护理诊断和护理措施有哪些？

（3）术后常见并发症有哪些？如何护理？

任务 1-1 甲状腺功能亢进症病人的护理

【背景知识】

甲状腺位于甲状软骨下方的气管两侧,分左右两叶,中间以峡部相连,呈 H 形(图 5-1)。由内外两层被膜包裹,在甲状腺的背面,两层被膜的间隙内一般附有数个甲状旁腺。成人甲状腺重 20～30 g。由于甲状腺借外层被膜固定于气管和环状软骨,还借两叶上极内侧的悬韧带悬吊于环状软骨,故做吞咽动作时,甲状腺可随之上下移动,临床上常以此了解颈部肿块与甲状腺的关系。

甲状腺的血供主要来自两侧的甲状腺上、下动脉。甲状腺上、下动脉与咽部、喉部、气管及食管的动脉分支存在广泛的吻合支,故手术结扎两侧甲状腺上、下动脉后,残留的甲状腺和甲状旁腺仍有足够的血液供应。甲状腺淋巴回流至颈深淋巴结。甲状腺周围有来自迷走神经的喉返神经和喉上神经,喉返神经穿行于甲状腺下动脉的分支之间,支配声带运动,手术中在处理甲状腺下动脉时容易造成该神经的损伤;喉上神经的内支分布于喉黏膜,外支支配环甲肌,与甲状腺上动脉贴近行走,手术中在分离、结扎甲状腺上动脉时可造成该神经损伤。

甲状腺是人体最大的内分泌腺,具有合成、储存和分泌甲状腺素的功能。甲状腺素分三碘甲状腺原氨酸(T_3)和四碘甲状腺原氨酸(T_4)2 种,与甲状腺球蛋白结合,储存于甲状腺滤泡中。甲状腺素的主要作用是参与人体物质和能量代谢,并影响机体的生长发育。甲状腺素分泌过多时,可引起甲状腺功能亢进症。甲状腺素合成分泌不足时,可引起甲状腺功能减退症,成人发病后称为"成人甲减",重者表现为黏液性水肿,小儿则表现为呆小症。碘是合成甲状腺素的原料,当体内碘缺乏或过剩时,甲状腺本身还具有改变甲状腺素产生和释放的自身调节系统。

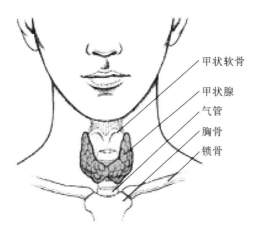

图 5-1　甲状腺位置

【背景知识】

甲状腺功能亢进症(简称甲亢)是由于各种原因导致正常甲状腺素分泌的反馈控制机制丧失,引起循环中甲状腺素过多而出现以全身代谢亢进为主要特征的疾病总称,可分为原发性、继发性和高功能腺瘤三类。①原发性甲亢:最常见,病因不明,为一种自身免疫性疾病。腺体肿大和功能亢进的综合征同时出现,腺体肿大多为弥漫性,两侧对称,病人多有眼球突出。②继发性甲亢:病因不明且较少见,多由结节性甲状腺肿转变而来,病人多无突眼。③高功能腺瘤实际上是继发性甲亢的一种特殊型,较少见。病人无眼球突出。

【护理评估】

（一）健康史

详细了解病人有无家族发病史,是否存在其他自身免疫性疾病,如桥本甲状腺炎等。精神刺激和感染也是本病常见诱因,因此需了解病人近期是否存在精神刺激、病毒感染、劳累或严重应激等因素。继发性甲亢和高功能腺瘤病人病因不明,应了解有无结节性甲状腺肿及甲状腺腺瘤等病史。

（二）身体评估

1. 甲状腺肿大　一般无局部压迫症状。因腺体内血管扩张、血流加速,大部分病人可扪及震颤感,听诊可闻及杂音,尤其甲状腺上动脉进入上极处。

2. 高代谢状态　性情急躁、容易激动、失眠、两手震颤、怕热、多汗、食欲亢进、体重减轻、心悸、脉快有力、脉压增大、内分泌紊乱。脉率和脉压为判断病情和治疗效果的主要指标。

3. 突眼症　为部分原发性甲亢的典型特征。表现为双侧眼球突出,眼裂增宽,严重时上、下眼睑闭合困难,突眼的严重程度和甲亢的严重程度无明显关系。

（三）实验室检查

1. 基础代谢率(BMR)增高　正常值为$\pm 10\%$,测定需在停药、禁食 12 h、睡眠 8 h 以上、静卧、空腹状态下进行。常用计算公式:BMR$(\%)$=（脉率+脉压）-111。BMR 可以用于判断是否存在甲亢及严重程度,轻度甲亢为$+20\% \sim +30\%$,中度甲亢为$+30\% \sim +60\%$,重度甲亢为$+60\%$以上。现多用基础代谢检测装置（代谢车）测定,较可靠。

2. 甲状腺摄^{131}I率升高　2 h 内甲状腺摄^{131}I量超过人体总量的 25%,或在 24 h 内超过人体总量的 50%,且吸^{131}I高峰提前出现,都表示甲亢。

3. 血清T_3和T_4增高　血清T_3可高于正常 4 倍左右,而T_4仅为正常的 2.5 倍,因此,T_3测定对甲亢的诊断具有较高的敏感性。

（四）心理-社会支持状况

病人情绪是否稳定;是否了解甲状腺疾病的相关知识,是否适应医院环境,是否接受手术治疗,是否掌握术后康复的相关知识;家庭经济承受能力等。

【护理诊断/问题】

1. 焦虑或恐惧　与甲状腺激素分泌过多,对术前准备、手术治疗和预后等缺乏了解有关。

2. 营养失调:低于机体需要量　与高代谢状态有关。

3. 潜在并发症　呼吸困难和窒息、喉返神经损伤、喉上神经损伤、手足抽搐和甲状腺危象等。

【护理目标】

（1）病人情绪稳定,焦虑减轻。

（2）营养状况改善,体重得以维持或增加。

（3）能有效清除呼吸道分泌物,保持呼吸道通畅。

（4）术后生命体征平稳,未发生并发症,或出现并发症时能被及时发现和处理。

【护理措施】

1. 基础护理

（1）饮食　给予高蛋白、高碳水化合物、高维生素饮食,鼓励多饮水,以满足高代谢的需要,禁饮浓茶、咖啡等。

(2)休息　情绪稳定、睡眠良好、适当运动,劳逸结合。

2. 完善术前各项检查　对于甲亢或甲状腺巨大肿块者,除全面的体格检查和必要的化验检查外,还包括:①颈部透视或摄片,了解气管有无受压或移位;②检查心脏有无扩大、杂音或心律不齐等,并做心电图检查;③喉镜检查确定声带功能;④测定基础代谢率,要在完全安静、空腹时进行;⑤检查神经肌肉的应激性是否增高,测定血钙、血磷含量,了解甲状旁腺功能状态。

3. 执行医嘱

1)治疗原则　甲状腺大部切除术是目前治疗甲亢的一种常用而有效的方法。

(1)手术指征　继发性甲亢或高功能腺瘤;中度以上的原发性甲亢;腺体较大,伴有压迫症状,或胸骨后甲状腺肿等类型甲亢;抗甲状腺药物或碘治疗后复发者。

(2)禁忌证　青少年病人;症状较轻者;老年病人或有严重器质性疾病不能耐受手术治疗者。

2)遵医嘱用药,配合治疗　甲亢病人的术前准备是关系到甲亢外科治疗成效的重要因素之一。甲亢病人充分与完善的药物准备是手术前降低基础代谢率,防止术后甲状腺危象的重要环节。

(1)碘剂　先服硫氧嘧啶类药物,待甲亢症状基本控制后,改服碘剂 1～2 周,再行手术治疗。碘剂可抑制蛋白水解酶,减少甲状腺球蛋白的分解,抑制甲状腺素的释放,可减少腺体血流量,使腺体充血减少、变小变硬,有利于手术治疗。因碘剂不能抑制甲状腺激素合成,一时停服,储存于腺滤泡内的甲状腺球蛋白即可分解,大量甲状腺素释放入血,使甲亢症状加重。因此,凡不准备手术者不给碘剂。常用的碘剂是复方碘化钾溶液,自每日 3 次,每次 3 滴开始,逐日每次增加 1 滴,至每日 3 次,每次 16 滴为止。以此剂量维持至手术时机成熟。病人情绪稳定,睡眠好转,体重增加,脉率稳定在 90 次/分以下,基础代谢率低于+20%,腺体缩小变硬。碘剂可刺激口腔黏膜和胃黏膜,应在饭后给药,可将药液滴在饼干或面包片上吞服,或用冷开水稀释后服用。

(2)对于上述药物准备不能耐受或无效者,可单用普萘洛尔或与碘剂合用做术前准备。方法:普萘洛尔 20～60 mg,每 6 h 1 次,连服 4～7 日,术前 1～2 h 再服 1 次。

(3)糖皮质激素　糖皮质激素有利于合并紧急手术的甲亢病人(如急腹症的甲亢病人)快速术前准备。有研究对病人术前应用地塞米松加入葡萄糖溶液中静脉滴注,每日 1 次,连续静脉滴注 3 日,最终能较快地控制甲亢症状,降低基础代谢率(BMR)以达到手术要求。

3)手术治疗　一旦确诊为甲亢,可选择^{131}I 治疗、抗甲状腺药物(ATD)治疗或外科手术治疗。在美国,最常选择^{131}I 治疗;而在英国、日本和中国,医生更倾向于 ATD 和(或)外科手术治疗。目前认为甲状腺大部切除术仍是治疗中度以上甲亢的一种最常用而有效的方法,手术切除腺体的 80%～90%,仅保留成人末节拇指大小的腺体。

(1)手术适应证　①中度以上的原发性甲亢;②继发性甲亢或高功能腺瘤;③伴有压迫症状或胸骨后甲状腺肿等类型的甲亢;④抗甲状腺药物或^{131}I 治疗后复发者;⑤妊娠早、中期具有上述指征者。

(2)手术禁忌证　①青少年病人;②症状较轻者;③老年病人或有严重的器质性疾病不能耐受手术者。

4. 手术治疗后的护理　甲状腺大部切除术后护理的重点是观察术后并发症的出现,并及时有效地做出处理。

1）体位　病人清醒、血压平稳后,改半卧位,有利于呼吸和痰液咳出,防止肺部并发症,也有利于切口引流。

2）进食　术后 1～2 日,可进流质饮食,但不可过热,以免颈部血管扩张,加重切口渗血。若有呛咳,可进半固体食物。

3）病情观察　严密观察体温、脉搏、呼吸、血压和切口渗血情况,一旦发现异常,立即报告医生,并协助处理。

4）药物治疗　术后继续服用复方碘化钾溶液,每日 3 次,每次 10 滴,共 1 周左右,或每日 3 次,每次 16 滴,逐日每次减少 1 滴,至每次 3 滴为止。

5）主要并发症的护理

（1）呼吸困难和窒息　引起呼吸困难和窒息的原因:①切口内出血;②喉头水肿;③气管塌陷;④痰液阻塞;⑤双侧喉返神经损伤。表现为术后 48 h 内,出现进行性呼吸困难、烦躁、发绀,甚至窒息。可出现颈部进行性增粗,伴有切口渗血。床头常规准备气管切开包、无菌手套和吸引器等,以备急用。观察呼吸、血压、脉搏及切口渗血情况,发现呼吸困难和窒息,立即查找原因,对因处理。如切口内出血,应拆线清除血肿;黏痰阻塞,应吸痰,给予雾化吸入;喉头水肿,给予糖皮质激素;经上述处理症状无改善者考虑气管塌陷,则行气管切开。

（2）喉返神经损伤　表现为声音嘶哑或失音。暂时性损伤 3～6 个月内可逐渐恢复,一侧永久性损伤也可由对侧代偿,6 个月内发音好转。应做好解释工作;给促进神经恢复药物,针刺、理疗等;双侧喉返神经损伤造成严重呼吸困难者,应做气管切开。

（3）喉上神经损伤　外支损伤,音调降低;内支损伤饮水时容易误咽发生呛咳。应协助病人取坐位进半流质饮食,一般经理疗后可自行恢复。

（4）手足抽搐　往往是因为手术过程中损伤或误切甲状旁腺所导致。病人术后 1～3 日出现症状。轻者面部、口唇、手足针刺感或麻木感;重者面肌、手足阵发性疼痛性痉挛,甚至喉及膈肌痉挛,引起窒息死亡。病人应限制高磷食物。轻者口服葡萄糖酸钙溶液,较重者加服维生素 D_3、二氢速固醇;抽搐发作时,静脉注射葡萄糖酸钙溶液。

（5）甲状腺危象　与术前准备不足,甲亢未能很好控制及手术应激有关。表现为术后 12～36 h 内,出现高热、脉细速（>120 次/分）、烦躁、谵妄甚至昏迷,伴有呕吐、腹泻。护理措施:①降温:给予物理降温、退热药物、冬眠药物等。②给氧。③补充大量葡萄糖溶液和维生素 B_1。④遵医嘱给药:包括复方碘化钾溶液 3～5 mL 口服,紧急时 10% 碘化钠 5～10 mL 加入 10% 葡萄糖溶液中静脉滴注;氢化可的松每日 200～400 mg,分次静脉滴注;给利血平 1～2 mg,肌内注射;给苯巴比妥钠 100 mg 或冬眠合剂Ⅱ号半量,肌内注射,6～8 h 1 次;有心力衰竭者,加用洋地黄制剂。

5. 心理护理　针对病人的具体情况做好心理护理。

【健康教育】

（一）康复与自我护理指导

（1）指导病人自我控制情绪,保持精神愉快、心境平和。

（2）讲解甲状腺术后并发症的表现和预防办法。

（3）指导术后病人早期下床活动,注意保护头颈部。拆线后教会病人练习颈部活动,促进功能恢复。指导声嘶者做发音训练。

（4）合理安排术后的休息与饮食,鼓励病人尽可能生活自理,促进康复。

（二）用药指导

说明甲亢术后继续服药的重要性并督促执行。教会病人正确服用碘剂的方法，如将碘剂滴在饼干、面包等固体食物上，一并服下，以保证剂量准确。

（三）复诊指导

嘱咐出院病人定期至门诊复查，以了解甲状腺的功能，出现心悸、手足震颤、抽搐等情况时及时就诊。

任务 1-2　甲状腺肿瘤病人的护理

1. 甲状腺腺瘤的临床特点　　多见于 40 岁以下的中青年女性。肿块多为单发，圆形或椭圆形，表面光滑，质韧，边界清楚，无压痛，可随吞咽上下移动；生长缓慢，可长时期内不变，若迅速增大，伴有胀痛，多为乳头状囊性腺瘤发生囊内出血；少数可出现甲亢和恶变。最有效的治疗方法是早期手术切除。由于甲状腺腺瘤有诱发甲亢（20％）和恶变（10％）的可能，原则上应早期手术切除。一般行患侧甲状腺大部切除，若腺瘤小可行单纯腺瘤切除。切除标本须经病理学检查，若为恶性应按甲状腺癌治疗。

2. 甲状腺癌的临床特点　　甲状腺癌是头颈部比较常见的恶性肿瘤，约占全身恶性肿瘤的 1％，女性发病率高于男性，近年来发病率呈明显上升趋势。儿童甲状腺结节中，甲状腺癌的比例高达 50％～70％。多数甲状腺癌起源于滤泡上皮细胞。颈部肿块是主要表现，无意中或查体中发现，单发，质硬，表现高低不平，固定或随吞咽上下移动度较小；晚期可压迫喉返神经、气管和食管，出现声音嘶哑、呼吸困难和吞咽困难；若压迫颈交感神经节，可产生 Horner 综合征，表现为同侧瞳孔缩小、上眼睑下垂、眼球内陷、同侧头面部无汗等；髓样癌，可有家庭史，出现顽固性腹泻、心悸、面色潮红和血钙降低等症状。

以手术为主，手术范围和疗效与肿瘤的病理类型有关。一般多行患侧腺体连同峡部全切除，对侧腺体大部分切除，并根据病情及病理类型决定是否加行颈部淋巴结清扫术或放射性碘治疗等，未分化癌通常采用外放射治疗。

（周一峰）

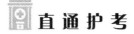

一、选择题（A1/A2 型题）

1. 预防甲状腺大部切除术后出现甲状腺危象最重要的措施是（　　）。

　　A. 充分做好术前准备　　　　　　　　　　B. 防止损伤甲状旁腺

　　C. 尽量多地保留甲状腺　　　　　　　　　D. 保证残余甲状腺的血液供应

　　E. 手术中尽量少挤压甲状腺

2. 甲状腺大部切除术术前病人应练习的体位是（　　）。

　　A. 半卧位　　　　　　　　B. 俯卧位　　　　　　　　C. 头颈过伸位

　　D. 垫枕平卧位　　　　　　E. 去枕平卧位

3. 关于甲亢术后护理，哪项不正确？（　　）

A.病人清醒,血压平稳给予半卧位　　　　B.床旁备气管切开包

C.鼓励病人咳痰　　　　D.定时测体温、血压、脉搏、呼吸

E.继续服用碘剂,方法同术前

4.甲状腺手术后最危险的并发症是(　　)。

A.呼吸困难,窒息　　　　B.手足抽搐　　　　C.误咽后呛咳

D.声音嘶哑　　　　E.甲状腺危象

5.下列哪项是甲亢病人术前必不可少的药物准备?(　　)

A.碘剂　　　　B.普萘洛尔(心得安)　　　　C.镇静剂

D.丙硫氧嘧啶　　　　E.甲亢平

6.甲状腺大部切除术后伤口内出血,引起呼吸困难,紧急措施是(　　)。

A.注射止血剂　　　　B.氧气吸入　　　　C.拆除缝线,去除血块

D.气管插管　　　　E.加压包扎

7.甲亢手术前,为抑制甲状旁腺素的释放,并使腺体缩小变硬,常用的药物是(　　)。

A.复方碘化钾溶液(卢戈氏液)　　B.普萘洛尔(心得安)　　　C.他巴唑

D.丙硫氧嘧啶　　　　E.地西泮(安定)

8.判断甲亢程度的主要依据是(　　)。

A.体温、呼吸　　　　B.血压、脉搏　　　　C.体重、食欲

D.突眼程度　　　　E.睡眠时间

9.判断甲亢病情严重程度的主要根据是(　　)。

A.突眼程度　　　　B.甲状腺大小　　　　C.情绪是否稳定

D.体重是否增加　　　　E.脉率和脉压大小

二、案例分析题

李某,女性,30岁,甲状腺肿大,怕热多汗,食欲亢进,逐渐消瘦已半年,脉搏 110 次/分,血压 140/80 mmHg,基础代谢率＋55％,放射性碘摄取试验 24 h 超过人体总量 60％。

(1)该病人最可能的诊断是什么?

(2)若该病人采取手术治疗,术前应如何护理?

(3)病人术后 12 h 出现呼吸困难,可能的原因有哪些? 如何护理?

任务2　乳房疾病病人的护理

学习目标

1. 知识目标

(1)掌握乳腺癌病人的护理目标、身体状况;乳腺恶性肿瘤的转移途径和治疗原则、护理措施。

（2）熟悉乳房检查方法、乳腺炎的护理及乳腺疾病病人的健康教育。

（3）了解乳房的生理解剖及乳腺癌的分期。

2. 能力目标

能运用护理程序为乳腺癌术后病人实施整体护理。

3. 素质目标

（1）在护理过程中，具备预知疾病发展的能力。

（2）具备充当病人知心者和代言人的能力。

（3）在护理过程中，提高认识疾病的能力。

 案例引导

　　李某，女性，46岁，商店售货员，初中文化，发现有乳房外上象限肿块，直径3 cm，质硬，表面凹凸不平，能推动，腋窝淋巴结不肿大，临床诊断为乳腺癌，准备行乳腺癌根治术。术前病人闷闷不乐、失眠、食欲不振，护士和病人谈话中了解到病人对预后很担忧。

　　（1）根据病人的心理反应，请做出这一健康问题的护理诊断，并提出护理目标和护理措施。

　　（2）手术经过顺利，病人出院时，护士进行健康教育，关于手术侧上肢的功能锻炼要求和防止复发方面要介绍些什么？

【背景知识】

乳房解剖和生理概要

　　成年女性乳房是两个半球形的性征器官，位于胸大肌浅表、前胸第2至第6肋骨水平浅筋膜的浅、深层之间，乳房的外上方向腋窝角状延伸形成乳房腋尾区。乳头位于乳房中心，指向前方并略偏向外下，周围色素沉着区为乳晕。乳腺有15～20个腺叶，每个腺叶分成若干个由许多腺泡和小乳管组成的腺小叶，是乳腺的基本单位。每个腺叶有各自汇总的导管，呈放射状向乳晕集中，开口于乳头。乳房的腺叶、腺小叶和腺泡有结缔组织间隔，腺叶之间有许多与皮肤垂直的纤维，称为Cooper韧带（乳房悬韧带），起支持、固定乳房的作用。

　　正常乳腺的生理活动受垂体前叶、卵巢和肾上腺等分泌的激素影响。妊娠和哺乳期乳腺明显增生，腺管伸长、腺泡分泌乳汁；哺乳期后，乳腺处于相对静止状态。在月经周期各阶段，乳腺生理状态随激素水平呈周期性变化。绝经后乳腺逐渐萎缩，由脂肪组织替代。

　　乳房淋巴液主要沿4条途径回流（图5-2）。①大部分乳房淋巴液经胸大肌外缘淋巴管回流至腋窝淋巴结，再流向锁骨下淋巴结，继之达锁骨上淋巴结；②来自乳房中央区和内侧的淋巴液，沿肋间隙流向胸骨旁淋巴结，继而至锁骨上淋巴结；③乳房深部淋巴网与腹直肌鞘和肝镰状韧带的淋巴管相通，进入肝脏；④两侧乳房皮下有交通淋巴网，并与胸壁、颈部、腹壁的皮下淋巴网广泛联系，一侧乳房淋巴液可流向对侧乳房。

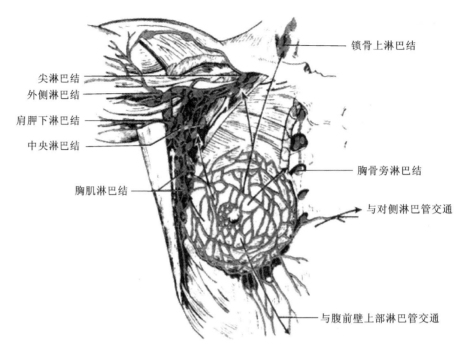

图 5-2　乳房淋巴液回流途径

锁骨上淋巴结
尖淋巴结
外侧淋巴结
肩胛下淋巴结
中央淋巴结
胸肌淋巴结
胸骨旁淋巴结
与对侧淋巴管交通
与腹前壁上部淋巴管交通

任务 2-1　急性乳腺炎病人的护理

急性乳腺炎是乳房的急性化脓性感染,好发于产后 2～4 周哺乳期的妇女,以初产妇多见。多为金黄色葡萄球菌感染所致,少数为链球菌感染。病因除病人产后抵抗力下降外,还与下列因素有关。

1. 乳汁淤积主要原因　①乳头发育不良(过小或凹陷),妨碍正常哺乳。②乳汁过多或婴儿吸乳过少,以致不能完全排空乳汁。③乳管不通畅,影响乳汁排出。

2. 细菌入侵　①乳头破损或皲裂使细菌沿淋巴管入侵是感染的主要途径。②婴儿患口腔炎或口含乳头睡眠,细菌直接入侵乳管。

【护理评估】

（一）健康史

评估有无乳头发育不良、哺乳是否正常、乳汁能否完全排空;了解有无乳头破损。

（二）身体状况

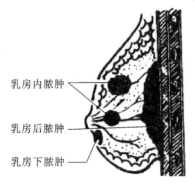

乳房内脓肿
乳房后脓肿
乳房下脓肿

图 5-3　乳房脓肿

病人患侧乳房胀痛,局部红、肿、发热、压痛。继之出现高热、寒战、脉率加快,常有患侧淋巴结肿大、压痛。患侧乳房可同时存在数个炎性病灶而先后形成多个脓肿(图5-3),脓肿可以是单房或多房性。脓肿可自行向外溃破,深部脓肿也可向深部穿至乳房与胸肌间的疏松组织中,形成乳房后脓肿。感染严重者,可并发脓毒血症。

（三）辅助检查

1. 血常规　血白细胞计数及中性粒细胞比例均升高。

2. B超　可发现脓腔数目、大小、形态不一，甚至可发现乳房深部脓肿。常伴有腋窝淋巴结肿大。

3. 诊断性脓肿　穿刺抽出脓液。

（四）心理-社会支持状况

注意观察病人情绪，有无焦虑和恐惧，家属对病人生活和情绪是否有影响。

【护理诊断/问题】

1. 体温过高　与细菌或细菌毒素入血有关。

2. 疼痛　与乳汁淤积、炎症肿胀有关。

3. 皮肤完整性受损　与手术切开引流或脓肿破溃有关。

4. 焦虑　与担心婴儿喂养及乳房形态改变有关。

5. 知识缺乏　缺乏哺乳期卫生和预防乳房炎知识。

【护理目标】

（1）体温得到控制。

（2）疼痛得到缓解。

（3）有良好的心态应对疾病。

（4）病人能复述哺乳期卫生和预防乳房炎知识。

【护理措施】

（一）基础护理

加强哺乳期护理，以增强抵抗力，促进产后恢复，防止并发症。

1. 饮食　高蛋白、高热量、高维生素、低脂肪食物；保证足量水分的摄入。

2. 休息　注意休息、适当运动，劳逸结合。

（二）病情监测

定时测量体温、脉搏、呼吸，了解血白细胞计数及分类变化，必要时做血培养及药敏试验。

（三）执行医嘱

1. 治疗原则　患乳停止哺乳，排空乳汁。早期热敷，促进炎症消散。早期、足量抗生素控制感染。形成脓肿时及时切开引流。

2. 遵医嘱用药，配合治疗

（1）高热者，予以物理降温，必要时应用解热镇痛药物。

（2）患乳暂停哺乳，定时用吸乳器吸空乳汁，防止乳汁淤积。

（3）促进局部血循环　用宽松的胸罩托起两侧乳房，以减轻疼痛、促进血液循环。

（4）伤口护理　脓肿切开后，保持引流通畅，按时更换敷料。

（5）抗生素应用　原则为早期、足量。选用青霉素类抗生素或根据脓液培养、细菌药敏试验结果调整抗生素。

（6）中药治疗　服用清热解毒类中药及用金黄散或鱼石脂软膏局部外敷。

3. 手术治疗　切开引流深部脓肿波动感不明显，可在超声波引导下定位穿刺，明确诊断后再行切开引流。

（1）切口呈放射状至乳晕处，以避免损伤乳管发生乳瘘。乳晕部脓肿可沿乳晕边缘做弧形切口。乳房深部或乳房后脓肿可在乳房下缘做弓形切口（图 5-4）。

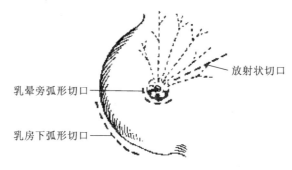

图 5-4　乳房脓肿手术切口

（2）分离多房脓肿的房间隔膜以利于引流。为保证引流通畅，引流条应放在脓腔最低部位，必要时另加切口做对口引流。

【健康教育】

1. 保持乳头和乳晕清洁　孕妇定期用肥皂及温水清洗两侧乳头，妊娠后期每天清洗一次；产后每次哺乳前后均需清洁乳头，以保持局部干燥和洁净。

2. 纠正乳头内陷　乳头内陷者于妊娠期每天挤捏、提拉乳头。

3. 养成良好的哺乳习惯　定时哺乳，每次哺乳时让婴儿吸净乳汁，如有淤积及时用吸乳器或手法按摩排空乳汁，培养婴儿养成不含乳头睡眠的好习惯。注意婴儿口腔卫生，及时治疗婴儿口腔炎症。

4. 乳头、乳晕破损或皲裂者暂停哺乳　用吸乳器吸出乳汁哺育婴儿。局部用温水清洗后涂抗生素软膏，待愈合后再行哺乳。症状严重时应及时就诊。

5. 养成良好的产褥期卫生习惯　勤更衣，定期沐浴，保持口腔皮肤和会阴部的清洁。

任务 2-2　乳腺癌病人的护理

乳腺癌是我国最常见的恶性肿瘤之一，在我国发病率呈逐年上升趋势，占全身恶性肿瘤的 7%～10%，一般多见于 40～60 岁、绝经前后的妇女，尤以 45～49 岁、60～63 岁两个年龄段最为多见。但近年来有趋于年轻化的倾向，已经跃升为女性第一位的恶性肿瘤。乳腺癌是一种以多中心发生为特点的全身性疾病，早期施以手术治疗，辅以化疗、放疗效果较好，采取针对性的护理，提高病人的生存质量。

【背景知识】

乳腺癌多发生于 40～60 岁、绝经前后的妇女。病因尚未阐明，但有报道指出：雌激素与乳腺癌的发生密切相关，雌酮和雌二醇与乳腺癌的发生直接相关。乳腺癌发生的易感因素有以下几点：①乳腺癌家族史（尤其是生母或同胞姊妹患有乳腺癌）；②内分泌因素，月经初潮早于 12 岁、绝经期迟于 50 岁，于 40 岁以上未孕或初次足月产迟于 35 岁；③部分乳房良性疾病；④高脂饮食；⑤环境因素和生活方式。

（一）病理类型

乳腺癌分类方法较多，目前我国多采用以下病理分型。

1. 非浸润性癌即原位癌　包括导管内癌(癌细胞未突破基膜)、小叶原位癌(癌细胞未突破末梢乳管或腺泡基膜),属早期,预后较好。

2. 早期浸润性癌　包括早期浸润性导管癌(癌细胞突破基膜,向周质浸润)及早期浸润性小叶癌(癌细胞突破基膜向间质浸润,但未超过小叶范围),仍属早期。

3. 浸润性特殊癌　包括乳头状癌、髓样癌(伴大量淋巴细胞浸润)、小管癌(高分化腺癌)、腺样囊性癌、黏液腺癌、大汗腺样癌、鳞状细胞癌、乳头湿疹样癌等类型癌细胞。一般分化程度高,预后尚好。

4. 浸润性非特殊癌　包括浸润性小叶癌、浸润性导管癌、硬癌、髓样癌(无大量淋巴细胞浸润)、腺癌等此类癌共占乳腺癌的 70%～80%;预后较上述三种类型差。

5. 其他罕见癌　略。

(二)转移途径

(1)局部扩展　癌细胞直接蔓延浸润皮肤、胸肌、胸筋膜等周围组织。

(2)淋巴转移　可循乳房淋巴液的四条输出途径扩散。转移部位与乳腺癌细胞原发部位有一定关系,原发癌灶位于乳头、乳晕及乳房外侧者,约 80% 发生腋窝淋巴结转移;位于乳房内侧者,约 70% 发生胸骨旁淋巴结转移。

(3)血运转移　乳腺癌细胞可直接侵入血循环而发生远处转移。一般易侵犯肺、骨骼和肝脏,骨骼又以椎骨、骨盆和股骨等处的转移最常见。血运转移除见于晚期乳腺癌病人外,亦可见于早期乳腺癌病人。乳腺癌好发血性转移往往是导致治疗失败的主要原因。

【护理评估】

(一)健康史

(1)一般资料　年龄、生育史、月经史。

(2)既往史　有无对侧乳腺癌及其他部位肿瘤病史或手术治疗史;有无其他伴随疾病,如心血管疾病、糖尿病等。重要脏器功能状态及营养状况等。

(3)家族史　家族中有无乳腺癌或其他肿瘤病人。

(二)身体状况

1. 乳房肿块　常无自觉症状,病人多在无意中发现乳房内无痛性、单发的小肿块,肿块质硬,表面不甚光滑,与周围组织分界不清且不易推动,一般多位于乳房外上象限。

2. 乳房外形变化　表现为乳房局部隆起;若癌肿侵及 Cooper 韧带(乳房悬韧带),癌肿表面皮肤凹陷,呈"酒窝征"。乳腺皮下淋巴管被癌肿阻塞,引起淋巴回流障碍,出现真皮水肿,毛囊处皮肤呈"橘皮样"改变。邻近乳头或乳晕的癌肿因侵及乳管使之收缩,可将乳头牵向癌肿侧。乳头深部癌块侵及乳管可使乳头内陷。

3. 晚期表现

1)全身表现　呈恶病质表现:消瘦、乏力、贫血、发热等。

2)局部表现　①癌肿固定:癌肿侵入胸肌筋膜、胸肌时可固定于胸壁而不易推动。②卫星结节:乳房皮肤表面出现多个坚硬小结或条索,呈卫星样围绕原发病灶。结节彼此融合、弥漫成片,延伸至背部和对侧胸壁;使胸壁紧缩呈铠甲状时,呼吸受限。③皮肤溃破:癌肿侵及皮肤使之破溃形成溃疡,其外形凹陷似弹坑或外翻似菜花状,易出血、伴恶臭。

知识链接

乳腺癌 TNM 临床分期

1. T:原发肿瘤　　TX:原发肿瘤不详　　T_0:原发肿瘤未扪及

Tis:原位癌　　T_1:癌瘤长径$\leqslant 2\ cm$　　T_2:癌瘤长径$>2\ cm$,$\leqslant 5\ cm$

T_3:癌瘤长径$>5\ cm$　　T_4:癌瘤大小不计,但侵及皮肤或胸壁,炎性乳腺癌也在列

2. N:区域淋巴结

NX:局部淋巴结情况不详　　N_0:同侧腋窝淋巴结无扪及

N_1:同侧腋窝有肿大淋巴结,但可推动　　N_2:同侧腋窝肿大淋巴结彼此融合,或与周围组织粘连　　N_3:有同侧胸骨旁淋巴结转移

3. M:远处转移

MX:不能确定远处转移的存在　　M_0:无远处转移　　M_1:有远处转移

0 期:$TisN_0M_0$

Ⅰ 期:$T_1N_0M_0$

Ⅱ 期:$T_{0\sim1}N_1M_0$,$T_2N_{0\sim1}M_0$,$T_3N_0M_0$

Ⅲ 期:$T_{0\sim2}N_2M_0$,$T_3N_{1\sim2}M_0$,T_4 下任何 NM_0 或任何 TN_3M_0

Ⅳ 期:包括 M_1 下的任何 TN

4. 转移　常见部位为患侧腋窝淋巴结。先为少数、散在、质硬、无痛、可被推动;继之个数增多并融合成团,甚至与皮肤或深部组织粘连。若癌细胞阻塞腋窝主要淋巴管,可致上臂淋巴回流障碍,手臂出现蜡白色水肿。锁骨下或腋窝淋巴结压迫腋静脉,同侧手臂出现青紫色水肿;压迫神经干,引起手臂和肩部剧烈疼痛。锁骨上淋巴结转移者,少数可出现对侧腋窝淋巴结转移。

5. 特殊类型乳腺癌　其发展规律和临床表现不同于常见乳腺癌。

(1)炎性乳腺癌少见,多发于年轻妇女,尤其妊娠或哺乳期妇女。临床表现为患侧乳房皮肤红、肿、热且硬,似急性炎症,但无明显肿块。癌肿迅速浸润整个乳腺,通常累及对侧乳房。该型乳腺癌恶性程度高,早期即发生转移,预后极差,病人常在发病后数月内死亡。

(2)乳头湿疹样癌(Paget 病)甚少见,起源于乳头内的大乳管再移行至乳头。临床表现同慢性湿疹,乳头和乳晕皮肤发红、糜烂、潮湿,有时覆盖黄褐色的新鲜鳞屑样痂皮,病变皮肤较硬,与周围分界清楚。该病恶性程度低,淋巴转移较迟。

(三)辅助检查

1. 影像学检查

(1)乳房 X 线检查　①钼靶摄影术或钼铑双靶摄影术:可检出较小肿块和微小钙化灶。②CT 检查:表现征象与钼靶摄影相似,但分辨率较高。③乳腺导管造影:对判断乳管内病变的大小、部位和性质有一定帮助。

(2)B 超检查　能清晰显示乳房各层次软组织结构及肿块的形态和质地,但不能显示直径小于 0.5 cm 的乳腺癌。

2. 热像仪检查

(1)近红外线扫描　恶性肿瘤的血供丰富;周围有异常的血管影。利用血红蛋白吸收红

外光后在检查仪上呈现不同灰度影的原理;可初步鉴别肿瘤的良、恶性。

（2）胆甾型液晶显示　利用肿瘤代谢旺盛,病变部位温度高于正常组织的原理,对乳房肿块可做初步筛选,但也存在假阳性及假阴性。

3. 细胞学检查　①溢液涂片经脱落细胞学检查有助于确定溢液的原因,但阴性者不能完全排除乳腺癌。②乳房肿块经细针抽吸做细胞学检查可明确肿块性质。

4. 活体组织病理学检查　完整切下肿块连同少许邻近组织做快速冰冻切片检查,较安全、可靠,确诊率高。

（四）心理-社会支持状况

1. 认知程度　病人对疾病预后、拟采取手术方案以及手术后康复知识的了解和掌握程度。

2. 心理承受程度　病人对手术及手术可能导致的并发症、自我形象紊乱和生理机能改变的恐惧、焦虑程度和心理承受能力,以确认其输出性行为,促进适应性反应。

3. 家属心理状态　家属对本病及其治疗方法、预后的认知程度及心理承受能力。

4. 经济状况　家庭对病人的手术、化疗和放疗的经济承受能力。

【护理诊断/问题】

1. 恐惧、焦虑　与对癌症的恐惧、乳房缺失后的忧虑有关。

2. 有组织完整性受损的危险　与患侧上肢淋巴引流不畅、头静脉被结扎、腋静脉栓塞或感染有关。

3. 有感染的危险　与引流管留置有关。

4. 自我形象紊乱　与乳房或邻近组织切除、瘢痕形成、乳房再造或义乳致双侧不对称有关。

5. 知识缺乏　缺乏有关术后上肢功能锻炼及乳腺癌预防的相关知识。

【护理目标】

（1）病人恐惧、焦虑减轻,情绪稳定。

（2）患侧上肢肿胀减轻或消失。

（3）伤口愈合良好,未出现感染。

（4）病人能够主动应对自我形象的变化。

（5）病人能复述功能锻炼和乳腺癌预防的要点和相关知识,能正确进行功能锻炼、自我保健。

【护理措施】

（一）执行医嘱

1. 治疗原则　以手术治疗为主,辅以化学药物、放射、激素、免疫等综合治疗措施。

2. 手术治疗　为提高乳腺癌治疗效果和病人的生活质量,近年更趋向根据肿瘤分期实施不同类型手术。

1）保留乳房手术　适用于:①乳房内单个肿瘤,直径≤2 cm,距离乳头 2 cm 以上;②腋窝淋巴结无转移;③钼靶摄片示局灶性钙化灶;④年龄≥35 岁。

2）乳腺癌改良根治术　适用于无上组腋淋巴结转移的Ⅱ、Ⅲ期乳腺癌。

3）乳腺癌标准根除术　适用于有上组腋淋巴结转移,但临床无远处转移征象者。

4）乳腺癌扩大根治术　适用于肿瘤位于乳房内侧象限、直径>3 cm 及临床无远处转移征象者。

5）乳房单纯切除术　适用于：①Ⅰa、Ⅰb期乳腺癌；②叶状囊肉瘤（低分化型）；③导管内乳头状瘤病；④晚期乳腺癌局部尚能切除者（在全身化疗的基础上）；⑤不能耐受乳腺癌根治术者。

3. 化学药物治疗（化疗）　化疗是一种必要的全身性辅助治疗，需在手术后近期内开始。一般主张联合用药。

知识链接

乳腺癌新辅助化疗

　　新辅助化疗是指在实施局部治疗方法（如手术或放疗）前所做的全身化疗，目的是使肿块缩小、及早杀灭看不见的转移细胞，以利于后续的手术、放疗等治疗。对于早期肿瘤病人通常可以通过局部治疗方案治愈，并不需要做新辅助化疗。而对于晚期肿瘤病人由于失去了根治肿瘤的机会，通常也不采用新辅助化疗的方法。

4. 放射治疗（放疗）　属局部治疗，术前放疗可用于局部进展期乳腺癌；术后放疗可减少腋淋巴结阳性病人的局部复发率。Ⅳ期或炎性乳腺癌病人可在化疗基础上加做放疗，常用 Co（钴）和深部 X 线。

5. 激素治疗　对激素依赖的乳腺癌可通过调节内分泌治疗。①去势治疗：年轻妇女可采用卵巢去势治疗，包括药物（LHR 类似物）、手术或 X 线去势。②抗雌激素治疗：常用三苯氧胺，适用于绝经期前后妇女。③芳香化酶抑制剂：适用于绝经后妇女。④孕酮类药物治疗：如大剂量甲羟孕酮或甲地孕酮，但有引起肥胖、阴道出血和血脂升高的副作用，应慎用。

（二）手术治疗的护理

1. 术前护理

1）皮肤准备　术前一日备皮，对切除范围大、考虑植皮的病人，需做好供皮区皮肤准备。

2）心理护理　乳腺癌病人术前，复杂的心理变化主要表现为对癌症的否认、对手术的害怕、对预后的恐惧及对根治术后胸部形态改变的担忧。多了解和关心病人，加强心理疏导，向病人和家属耐心解释手术的必要性和重要性，解除其思想顾虑。介绍病人与曾接受过类似手术且已痊愈的妇女联系，通过成功者的现身说法帮助病人度过心理不适期，使其相信一侧乳房切除将不影响正常的家庭生活、工作和社交。告知病人今后行乳房重建的可能，鼓励其树立战胜疾病的信心，以良好的心态面对疾病和治疗。

3）饮食　鼓励和提供病人进食高蛋白、高能量、富含维生素和膳食纤维的食物，为术后创面愈合创造有利条件。

2. 术后护理

1）体位　病人术后血压平稳后可取半卧位，以利于呼吸和引流。

2）饮食　术后 6 h 无恶心、呕吐等麻醉反应者，可正常饮食，并保证足够热量和维生素，以促进病人康复。

3）皮瓣护理　观察皮瓣颜色及创面愈合情况并记录。手术部位用胸带加压包扎，使皮瓣紧贴创面，松紧度适宜，以维持正常血运为宜；观察患侧上肢远端血液循环，若皮肤呈青紫色伴皮肤温度降低、脉搏不能扪及，提示腋部血管受压，应及时调整绷带或胸带的松紧度；若胸带或绷带松脱,应及时加压包扎。

4)引流管护理　乳房切除术后,皮瓣下常规放置引流管,以及时引流皮瓣下的渗液和积气,使皮瓣紧贴创面,避免坏死、感染,促进愈合。术后应观察伤口引流管是否通畅;引流液的色、质、量;皮瓣愈合情况等。

(1)妥善固定乳引管,病人卧床时固定于床旁,起床时固定于上身衣服。

(2)保证有效的负压吸引,每小时逆向挤压引流管或负压吸引器。

(3)观察引流液色、质、量并记录。术后 1~2 日,每日引流血性液体 50~100 mL,以后逐渐减少;术后 4~5 日,皮瓣下无积液、创面与皮肤紧贴即可拔管。若拔管后仍有皮下积液,可在严格消毒后抽液并局部加压包扎。

(4)引流过程中若有局部积液、皮瓣不能紧贴胸壁且有波动感,应报告医师,及时处理。

(三)潜在并发症的预防和护理

(1)患侧上肢肿胀　系患侧腋窝淋巴结切除后上肢淋巴回流不畅或头静脉被结扎、腋静脉栓塞、局部积液或感染等因素导致回流障碍所致。故术后忌经患侧上肢测血压、抽血、静脉或皮下注射等。指导病人自我保护患侧上肢。平卧时用两垫枕抬高患侧上肢;下床活动时用吊带托扶;需他人扶持时只能扶健侧,以防腋窝皮瓣滑动而影响愈合,按摩患侧上肢或进行握拳、屈、伸肘运动,以促进淋巴回流。肢体肿胀严重者,可戴弹力袖促进淋巴回流;局部感染者,及时应用抗生素治疗。

(2)气胸　乳腺癌扩大根治术有损伤胸膜可能,术后应加强观察,病人若感胸闷、呼吸困难,应作肺部听诊、叩诊和 X 线检查,以早期发现和处理气胸。

(四)功能锻炼

为减少或避免术后残疾,鼓励和协助病人早期开始患侧上肢的功能锻炼。术后 3 日内患侧上肢制动,避免外展上臂;下床活动时用吊带托扶;需他人扶持时只能扶健侧。术后 2~3 日开始手指的主动和被动活动;术后 3~5 日活动肘部;术后 1 周,待皮瓣基本愈合后可进行肩部活动、手指爬墙运动(逐渐增加幅度),直至患侧手指能高举过头并能自行梳理头发。

(五)心理护理

鼓励夫妻双方坦诚相待,诱导正向观念,正确面对现状并鼓励病人表述手术创伤对自己今后角色的影响,提供改善自我形象的措施或方法。注重病人隐私,在护理操作时避免过度暴露手术部位,必要时用屏风遮挡。

【健康教育】

1. 活动　术后近期避免用患侧上肢搬动、提取重物。

2. 避孕　术后 5 年内应避免妊娠,以免促使乳腺癌的复发。

3. 放疗或化疗　放疗期间注意保护皮肤,出现放射性皮炎时及时就诊。化疗期间定期复查肝功能、血常规,一旦出现骨髓抑制现象(血白细胞计数<4×10^9/L),应暂停放疗和化疗。

4. 义乳或假体　提供病人改善自我形象的方法:①介绍假体的作用和应用;②出院时暂佩戴无重量的义乳(有重量的义乳在治愈后佩戴),乳房硕大者,为保持体态匀称,待伤口愈合后即可佩戴有重量的义乳;③衣着不过度紧身;④根治术后 3 个月行乳房再造术,但有肿瘤转移或乳腺炎者,严禁假体植入。

5. 自查　术后病人每月自查 1 次,健侧乳房每年 X 线摄片检查 1 次,以便早期发现复发征象。乳腺癌病人的姐妹和女儿属发生乳腺癌的高危人群;应自乳腺发育后每月自查乳房 1

次,并定期到医院体检。

【护理评价】

（1）心理和认知状况　病人及家属对有关乳房疾病健康教育内容的掌握程度和出院前的心理状况。

（2）病人患侧肢体有无肿胀,功能有无障碍。

（3）置引流管期间病人有无出现感染征象。

（4）病人及家属能否正确接受手术所致的乳房外形改变。

（5）病人是否掌握功能锻炼的方法,是否具备自我保健的知识,能否正确使用假体。

自查方法:站在镜前以各种姿势（两臂放松垂于身侧、向前弯腰或双手高举枕于头后）比较双侧乳房是否对称、乳头有无内陷及皮肤颜色（图5-5）。于不同体位（仰卧床上、被查侧的手臂分别放于身侧及枕于头后）将手指平放于乳房,从外向乳头逐圈检查有无肿块;再检查两侧腋窝有无肿大淋巴结;最后用拇指及食指轻轻挤压乳头查有无溢液;疑有异常及时就医。

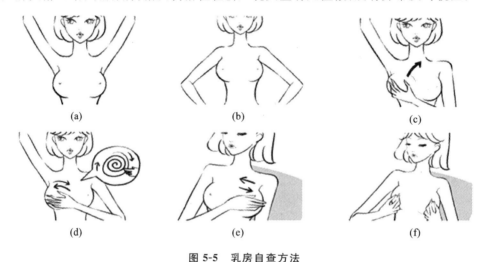

图 5-5　乳房自查方法

知识链接

女性乳房检查在乳房疾病的诊断中具有重要意义。检查时病人端坐,完全显露两侧乳房,以利于对比。

（一）视诊

细致的视诊可获得许多有诊断意义的体征。

1. 乳房大小和外形　正常乳房,两侧大小、位置和外形对称。若两侧不对称常提示:一侧乳房内有占位性或炎性病变,往往表现为病变侧乳房大于健侧;局部皮肤凹陷常是深部癌肿侵及 Cooper 韧带使之收缩所致;一侧乳房表浅静脉扩张常是晚期乳腺癌或肉瘤的征象。

2. 乳头　正常乳头,两侧对称、指向前方并略向外下。若邻近有癌肿或慢性炎症浸润可将乳头牵拉至病变侧;乳头上方癌肿,乳头因受其牵拉而抬高;乳房深部癌肿可使乳头内陷,但后者也可能是发育缺陷所致,故只有近期发生的内陷才具临床意义。此外,还应注意乳头有无糜烂、破溃和溢液,乳晕有无水肿等。

3. 乳房皮肤　乳房皮肤未用刺激性外敷药或热敷而发红,考虑炎症;若皮肤大范围充血水肿,需警惕炎性乳腺癌;癌细胞阻塞乳房表浅淋巴管可致淋巴水肿,局部皮肤呈现"橘皮样"变。

（二）扪诊

了解乳房有无肿块及其性质。

宜在月经期后做扪诊,以免经前乳腺增生影响扪诊效果。扪诊时病人端坐,手臂自然下垂;乳房肥大下垂者取平卧位,肩下垫小枕。检查者用手指掌面依次扪摸乳房外上（包括腋尾部）、外下、内下、内上象限及中央（乳头、乳晕）区,最后检查腋窝、锁骨下区和锁骨上区。先查健侧,后查患侧。

1. 乳房肿块　注意:①肿块位置和大小,50%以上乳腺癌位于乳房的外上象限;②质地、形状、表面及边界;③活动程度:肿块与皮肤有无粘连及肿块与筋膜、胸肌的关系。多数情况下,良性肿块边界清楚,表面光滑,活动度大。恶性肿瘤边界不清、质硬、表面高低不平,活动度小。但乳房中央区的良性肿块,因有大乳管穿过,也可出现与乳晕区皮肤粘连征象。

2. 乳头溢液　除哺乳期外,多数乳头溢液属病理性。依次轻挤乳晕或肿块可了解溢液来自单个或多个乳管,有助于推断病因和病灶的性质。肿瘤性病变多为单管溢液,血性溢液多见于乳管内乳头状瘤,其次为乳管内癌;棕褐色溢液多为乳管内乳头状瘤或乳腺囊性增生病;黄色或黄绿色溢液常为乳腺囊性增生病。

3. 淋巴结　腋窝淋巴结有四组,应依次检查。检查者位于病人前方,将手伸至病人腋顶部,自上而下滑移扪查中央组淋巴结;继而转向腋窝前壁,扪查胸大肌深面的胸肌组淋巴结;再站在病人背后扪摸位于背阔肌前内面及腋窝后壁肩胛下组淋巴结;最后检查锁骨下及锁骨上淋巴结;同时需检查对侧腋窝。若扪到肿大淋巴结,应注意其位置、大小、数目、质地及活动性。

目前临床有按 Berg 方法分组的倾向,即以胸小肌为界,将腋区淋巴结分三组:胸小肌内侧（上）组;胸小肌后侧（中）组和胸小肌外侧（下）组。

任务 2-3　乳房良性疾病

（一）乳腺囊性增生病

本病是妇女常见、多发病之一,多见于 25～45 岁女性,其本质上是一种生理增生与复旧不全造成的乳腺正常结构的紊乱。在我国,囊性改变少见,多以腺体增生为主,故多称"乳腺增生症",世界卫生组织（WHO）统称"良性乳腺结构不良"。本病恶变的危险性较正常妇女增加2～4倍,临床症状和体征有时与乳腺癌相混。其发生与卵巢功能失调（黄体素分泌减少、雌激素量增多）有关。

临床症状与月经周期密切相关,表现为周期性乳房胀痛和乳房肿块（于月经前期加重）,少数病人有乳头溢液;肿块常位于乳房外上象限,大小不一,呈片状、条索状或者不规则增厚,质韧、与周围组织分界不清;可被推动,有轻度触痛。X 线摄片、红外线热像图、超声波检查、乳头分泌物细胞学检查或活体组织检查等有助诊断。

本病发展缓慢,病程较长,可观察一个至数个月经周期,若月经来潮后肿块缩小,则可继续观察。若症状较明显,病变范围较广泛的病人,可以胸罩托起乳房;口服中药小金丹或逍遥散或5%碘化钾均可缓解症状。近年来类似的药物产品较多,如乳块消、乳癖消、天冬素片、平消片、囊癖灵、三苯氧胺等,治疗效果不一。近年来也使用激素疗法,采用雄激素治疗本病,以抑制雌激素效应,软化结节,减轻症状;但这种治疗有可能加剧人体激素间失衡,不宜常规应用。一旦发现有短期内迅速生长或质地变硬的肿块,应高度怀疑其癌变可能,必要时行活检或患乳单纯切除,术中冰冻切片查到癌细胞者,应按乳腺癌处理。

(二)乳房纤维腺瘤

常发生于20～25岁青年女性,发病与雌激素有密切关系。纤维腺瘤好发于乳房外上象限,多为单发性,呈卵圆形,质韧,表面光滑,与周围组织无粘连,活动度大。X线钼靶摄片或活体组织检查等有助于诊断。乳房纤维腺瘤生长缓慢,癌变可能小,但在妊娠或哺乳期可迅速长大。乳房纤维腺瘤虽属于良性,癌变可能性小,但有肉瘤变的可能,故手术切除是唯一有效的治疗方法。25岁以上乳腺纤维腺瘤一经发现,立即手术治疗并做病理学检查。

(三)乳管内乳头状瘤

常发生于40～50岁妇女,无自觉症状,常因乳头溢液沾染内衣而发现。乳头状瘤常呈单个或多个发生在近乳头的扩张乳管中,因瘤体小常不能触及,仅少数病人偶尔扪及直径数毫米的圆形小结节,质软,压之可见乳头溢出血性液体。乳头状瘤有癌变可能,多以手术治疗为主。

(周一峰)

直通护考

一、选择题(A1/A2型题)

1. 急性乳房炎的主要病因是(　　)。

A. 乳汁淤积　　　　　　　　B. 乳头破损　　　　　　　　C. 乳头内陷

D. 婴儿口腔感染　　　　　　E. 哺乳习惯不良

2. 急性乳房炎早期的局部症状是(　　)。

A. 搏动性疼痛　　　　　　　B. 胀痛、有压痛的肿块　　　C. 患侧乳房肿大

D. 明显的红、肿、热、痛　　E. 患侧腋窝淋巴结肿大

3. 乳房内脓肿的切口选择为(　　)。

A. 乳晕周围做弧形切口　　　　　　　　B. 以乳头为中心做放射状切口

C. 乳房下皱襞做弧形切口　　　　　　　D. 乳房外侧做弧形切口

E. 以脓肿中心做放射状切口

4. 乳腺癌向淋巴结转移的常见部位是(　　)。

A. 锁骨下　　B. 锁骨上　　C. 腋窝　　D. 胸骨旁　　E. 纵隔

5. 早期乳腺癌最常见的症状是(　　)。

A. 无痛性肿块　　　　　　　B. 皮肤局限性凹陷　　　　　C. 乳头内陷

D. 橘皮样改变　　　　　　　E. 乳头溢血性液

6. 乳房肿瘤好发部位是(　　)。

A. 外上象限　　B. 内上象限　　C. 内下象限　　D. 外下象限　　E. 乳晕区

7. 乳腺癌根治术后,为了预防皮下积血积液导致的皮瓣坏死,主要的护理措施是(　　)。

A. 引流管持续负压吸引　　　　　　　　　B. 伤口加压包扎

C. 局部用砂袋压迫　　　　　　　　　　　D. 早期限制患侧肩部活动

E. 穿刺抽吸皮瓣下积液

8. 乳腺癌根治手术后,护士指导病人患侧上肢功能锻炼,下列哪项不妥?(　　)

A. 3 天内屈腕伸指运动　　　　　　　　　B. 第 4 天活动肘关节

C. 术后 5 天练习手指爬墙　　　　　　　　D. 伤口愈合后,练习梳头

E. 出院后全面功能锻炼

9. 李某,女性,30 岁,月经来潮期间有乳房胀痛,两侧乳房内发现有多个大小不等、质地坚韧的结节状肿块,首先考虑(　　)。

A. 乳腺癌　　　　　　　　B. 乳腺囊性增生病　　　　　　　　C. 乳管内乳头状瘤

D. 乳房纤维腺瘤　　　　　E. 乳房脂肪瘤

10. 李某,女性,25 岁,左乳房肿块 3 年,近 2 个月生长较快,无痛。查体:左乳房外上象限肿块大小为 3 cm×3 cm×4 cm,可推动,质地中等,边界清楚,考虑可能为哪一种疾病?(　　)

A. 乳腺癌　　　　　　　　B. 乳房结核　　　　　　　　C. 乳房囊性增生病

D. 乳管内乳头状瘤　　　　E. 乳房纤维腺瘤

A3/A4 型题

(11~14 题共用题干)

李某,女性,60 岁,右乳房外上方发现肿物 1 个月,无痛。查体:右乳外上象限触及肿物一个,大小为 3 cm×3 cm×2.5 cm,质地硬,表面不光滑,活动度小,界限不清,右腋下触及 3 个孤立的淋巴结,质硬。

11. 初步诊断是(　　)。

A. 乳腺癌　　　　　　　　B. 乳管内乳头状瘤　　　　　　　　C. 乳腺囊性增生病

D. 乳房纤维腺瘤　　　　　E. 炎性乳瘤

12. 为进一步确诊,进行的下列检查中哪项不妥?(　　)

A. X 线检查　　　　　　　B. 超声波检查　　　　　　　　　　C. 红外线扫描

D. 乳头溢液涂片　　　　　E. 血清甲胎蛋白

13. 病人如果进行手术治疗,术后病情平稳应取什么卧位?(　　)

A. 平卧位　　B. 侧卧位　　C. 半卧位　　D. 中凹卧位　　E. 俯卧位

14. 首选哪种治疗方法?(　　)

A. 放射治疗　　B. 化学疗法　　C. 手术疗法　　D. 免疫疗法　　E. 中草药疗法

二、案例分析题

王某,女性,51 岁。4 个月前无意中发现左侧乳房内无痛性肿块,肿块初起时较小,近 1 个月生长较快。查体:两侧乳房大小对称,外形无改变,无乳头溢液,左侧乳房外上象限可扪及大小为 5 cm×3 cm 的质硬肿块,边界不清,表面不光滑,活动度尚可,同侧腋窝可扪及多个散在可推动的淋巴结。考虑为乳腺癌,拟行手术治疗收治入院。请问:

(1) 若病人行乳腺癌改良根治术,术后护理评估的主要内容是哪些?

(2) 术后的护理诊断/问题及相应的护理措施是什么?

（3）如何对病人进行健康教育？

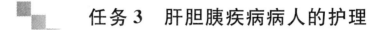

任务 3　肝胆胰疾病病人的护理

任务 3-1　门静脉高压症病人的护理

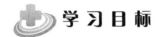

学习目标

1. 知识目标

（1）掌握门静脉高压症的病因、护理评估和护理措施。

（2）熟悉门静脉高压症的病理生理。

（3）了解门静脉高压症的解剖生理。

2. 能力目标

能运用护理程序为肝硬化门静脉高压症病人实施整体护理。

3. 素质目标

（1）在护理过程中，具备基本的护理礼仪规范。

（2）具备良好的护患沟通能力。

（3）在护理过程中，具备爱伤观念，减轻病人的痛苦。

 案例引导

　　王某，女性，45 岁。因无明显诱因出现呕血、黑便伴头晕、心慌、胸闷 3 天入院。1 h 前再呕鲜血 500 mL，伴出冷汗，门诊以上消化道大出血收入院。查体：心率 120 次/分，血压 90/60 mmHg，肝浊音界不大，肋下 1 cm，剑突下 3.0 cm，脾肋下 10 cm，其他正常。辅助检查：HBsAg（＋），肝功能降低，血红蛋白减少；CT 显示右肝第 7、8 段有 5.2 cm×6.4 cm 实质性占位性病变；B 超示脾大（20 cm×15 cm×12 cm）；胃镜发现食管胃底静脉 3 度曲张。诊断为原发性肝癌，肝硬化，门静脉高压症，食管胃底静脉曲张伴上消化道大出血。请问：

　　（1）门静脉高压症的临床表现是什么？

　　（2）门静脉高压症手术后的护理措施是什么？

【背景知识】

门静脉高压症是指门静脉的血流受阻、血液淤滞时使门静脉系统压力增高，继而引起脾大和脾功能亢进,食管胃底静脉曲张和呕血,腹水等一系列表现。门静脉正常压力为 1.27~2.35 kPa(13~24 cmH$_2$O),门静脉高压症时增大到 2.9~4.9 kPa(30~50 cmH$_2$O)。门静脉血流阻力增加,是门静脉高压症的始动因素。在我国,肝炎后肝硬化是引起肝窦和窦后阻塞性门静脉高压症的常见病因。

门静脉系统内没有控制血流方向的静脉瓣膜,其两端都是毛细血管网,一端是胃、肠、脾、胰的血管网,另一端是肝窦。门静脉与腔静脉之间存在 4 组交通支(图 5-6):①胃底、食管下段交通支;②直肠下段、肛管交通支;③前腹壁交通支;④腹膜后交通支。其中最主要的是胃底、食管下段交通支。这些交通支在正常情况下都很细小,血流量很少。

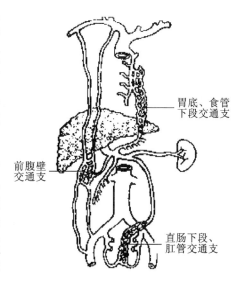

图 5-6　门静脉与腔静脉交通支

门静脉高压形成后,可以发生下列病理变化:①脾大、脾功能亢进:门静脉血流受阻后,出现充血性脾大,脾窦扩张,脾内纤维组织增生,外周血细胞减少,尤其是白细胞和血小板减少最为多见,又称脾功能亢进。②交通支扩张:由于门静脉通道受阻,离门静脉主干最近、压力差最大的食管胃底静脉曲张最早、最显著,常常出现曲张静脉破裂,导致致命性的大出血。③腹水:肝硬化使肝内淋巴液回流受阻、肝合成清蛋白减少引起低蛋白血症,血浆胶体渗透压下降及淋巴生成增加,促使液体从肝表面、肠浆膜面漏入腹腔而形成腹水。

【护理评估】

(一) 健康史

评估病人有无肝炎、血吸虫病病史。对于门静脉高压症所致上消化道大出血病人,注意了解有无劳累、进食坚硬或粗糙食物、咳嗽、呕吐、用力排便、负重活动等诱发因素。

(二) 身体状况

(1) 脾大和脾功能亢进　在门静脉高压症早期即可有脾大,伴有程度不同的脾功能亢进,白细胞、血小板计数下降,并逐渐出现贫血。

(2) 呕血和黑便　由食管胃底静脉曲张破裂所致,上消化道大出血是门静脉高压症中最危急的并发症。出血量大,一次可达 1000~2000 mL,病人会呕吐鲜红色血液或排出柏油样便,甚至有出血性休克。由于肝功能损害致凝血功能障碍,脾功能亢进致血小板减少,因此出血常不易自止;大出血同时引起肝组织严重缺氧,易发生肝性脑病。

(3) 腹水　肝功能损害的表现,表现为腹部膨隆,叩诊有移动性浊音。

(4) 其他　消化吸收功能障碍、营养不良、全身出血倾向,还可有黄疸、蜘蛛痣、腹壁静脉曲张等。

(三) 辅助检查

1. 血常规检查　在脾功能亢进时,全血细胞减少,以白细胞和血小板计数下降明显,白细胞计数可降到 3×10^9/L,血小板计数可降到(70~80)×10^9/L。

2. 血生化检查　肝功能检查可见血清清蛋白降低而球蛋白升高,清、球蛋白比例倒置;凝血酶原时间延长。

3. 影像学检查

（1）食管吞钡 X 线检查　曲张的静脉使食管的轮廓呈虫蚀状改变；排空时，曲张的静脉表现为蚯蚓样或串珠状负影。

（2）腹部超声波检查　可显示腹水、肝密度及质地异常、门静脉扩张。

（四）心理-社会支持状况

门静脉高压症多为肝硬化所致，病程较长，反复发病，影响工作和生活，病人有不同程度的焦虑和悲观情绪；合并上消化道大出血时，病人精神紧张，有恐惧感。评估家庭成员能否提供足够的心理和经济支持，以及病人和家属对疾病的认识程度。

【护理诊断/问题】

1. 焦虑或恐惧　与长期患病或突然大量呕血、病情危重有关。

2. 体液不足　与食管、胃底静脉曲张破裂出血有关。

3. 营养失调：低于机体需要量　与肝功能损害及消化吸收功能不良有关。

4. 知识缺乏　缺乏预防上消化道出血的有关知识。

5. 潜在并发症　食管、胃底静脉曲张破裂出血、术后腹腔内出血、感染、肝性脑病、静脉血栓形成等。

【护理目标】

（1）病人恐惧与焦虑得以减轻或缓解，情绪稳定。

（2）病人未发生水、电解质紊乱和酸碱平衡失调，并发症得到预防或及时发现和处理。

（3）病人具备相关知识，能积极应对疾病所致的各项变化。

（4）病人未发生昏迷、贫血、肝性脑病等并发症。

【护理措施】

（一）基础护理

（1）饮食　给予高糖、高蛋白质、高维生素、低盐、低脂肪饮食，改善全身情况，提高肝脏代偿功能，肝功能受损严重者应限制蛋白质摄入。腹水病人必须限钠，给无盐或低盐饮食，每日摄入钠盐 500～800 mg（氯化钠 1.2～2.0 g）；每日进水量限制在 1000 mL 左右，如有显著低钠血症，则应限制在 500 mL 以内。指导病人禁烟酒，避免进食粗糙、干硬和过热的食物。

（2）休息　术前保证充分的休息，必要时卧床休息，休息可减轻代谢负担，增加肝血流量，有利于保护肝脏功能。为防止分流术后血管吻合口破裂，手术后 48 h 内平卧或取半坐卧位，2～3 日后改半卧位；手术后不宜过早下床活动，一般需卧床 1 周，以防血管吻合口破裂出血。

（二）病情监测

监测神志、生命体征、肝功能，密切观察病人有无呕血、黑便等出血征象。注意有无水、电解质紊乱和酸碱平衡失调。手术后病人密切观察有无术后并发症的发生。常见的并发症有脾切除后静脉血栓形成、腹腔内出血、肝性脑病、感染。

（三）执行医嘱

1. 治疗原则　以内科综合治疗为重点。但发生食管胃底静脉曲张破裂出血、严重的脾大或伴明显的脾功能亢进、肝硬化引起的顽固性腹水，常需采取外科手术治疗。

2. 遵医嘱用药，配合治疗　①营养不良、低蛋白血症者静脉输入支链氨基酸、人体清蛋白或血浆等。②建立通畅的静脉输液通道，遵医嘱静脉输液，补充足够的水、电解质和营养，必要时输全血或血浆,以维持有效循环血量。凝血机制障碍者可输给新鲜全血、补充维生素 K。③适当使用肌苷、辅酶 A、葡萄糖醛酸内酯等保肝药物,注意补充 B 族维生素和维生素 C,避免使用巴比妥类、氯丙嗪等有肝损害副作用的药物。④手术前 3～5 日静脉滴注极化液(每日补给葡萄糖 200～250 g,并加入适量胰岛素及氯化钾)。术前 2 日遵医嘱使用广谱抗生素预防感染,术后继续使用抗生素。分流术病人术前 2～3 日口服肠道不吸收抗菌药物,减少肠道氨的产生,防止术后肝性脑病;手术前晚清洁灌肠,避免手术后肠胀气压迫血管吻合口。

3. 手术治疗

(1) 食管胃底静脉曲张破裂出血的治疗　①分流术:通过手术吻合血管的方法,使门静脉血液分流到压力较低的腔静脉内,以降低门静脉压力,制止出血(图 5-7)。分流术仅适用于无活动性肝病及肝功能代偿良好者。②断流术:以贲门周围血管离断术(图 5-8)最为有效,不仅离断了食管胃底的静脉侧支,还保存了门静脉的入肝血流。适合于门静脉系统中无可供与体静脉吻合的通畅静脉、肝功能较差及不适合做分流术的病人。③肝移植:是治疗终末期肝病并发门静脉高压,食管胃底静脉曲张破裂出血的理想方法;既替换了病肝,又使门静脉系统血流动力学恢复到正常。

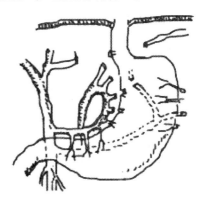

图 5-7　分流术

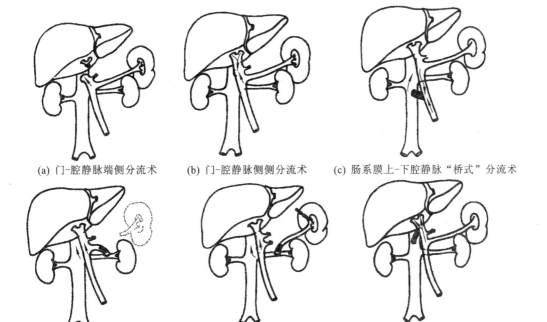

(a) 门-腔静脉端侧分流术　　(b) 门-腔静脉侧侧分流术　　(c) 肠系膜上-下腔静脉"桥式"分流术

(d) 中心性脾-肾静脉分流术　　(e) 远端脾-肾静脉分流术　　(f) 限制性门-腔静脉"桥式"分流术

图 5-8　贲门周围血管离断术

(2) 腹水的治疗:单纯放腹水只能临时改善症状,2～3 日内腹水迅速复原。对肝硬化引起的顽固性腹水,有效的治疗方法是肝移植,其他疗法包括经颈静脉肝内门腔静脉内支架分流术(TIPS)和腹腔-静脉转流术。该手术是利用胸腹腔间的压力差使腹水随呼吸有节律地流入上腔静脉。

（四）手术治疗后的护理

1. 病情观察 ①密切观察病人神志、血压、脉搏变化；②胃肠减压引流和腹腔引流液的性状与量，若引流出的新鲜血液量较多，应考虑是否发生内出血。

2. 饮食 手术后2～3日肠蠕动恢复后可进流质饮食，逐步过渡到半流质饮食和软食；分流术后应限制蛋白质摄入，每日不能大于30 g，避免诱发或加重肝性脑病。

3. 观察和预防并发症

（1）静脉血栓形成：脾切除后血小板迅速增高，有诱发静脉血栓形成的危险。术后2周内定期复查血小板计数，若超过600×10^9/L，立即通知医师，协助抗凝治疗，注意用药前后的凝血时间变化。脾切除术后不用维生素K及其他止血药物，以止防血栓形成。

（2）肝性脑病：分流术后部分门静脉血未流经肝脏解毒而直接进入体循环，因其血氨含量高，加之术前肝功能已有不同程度受损及手术对肝功能的损害等，术后易诱发肝性脑病。若发现病人有神志淡漠、嗜睡、谵妄，应立即通知医师；遵医嘱测定血氨浓度，对症使用谷氨酸钾、钠，降低血氨水平；限制蛋白质的摄入，减少血氨的产生；忌用肥皂水灌肠，减少血氨的吸收。

4. 腹腔引流管护理 主要是膈下引流管，要保持通畅，必要时接负压吸引，观察记录引流液的颜色、性状和量。更换引流管时注意无菌操作，一般术后2～3日，引流量减少至每日10 mL，色清淡，即可拔管。

5. 心理护理 对急性上消化道大出血的病人，要专人护理，关心、体贴病人。工作中要沉着冷静、不慌张，抢救动作要娴熟，使病人恐惧减轻、情绪稳定。

【健康教育】

主要目的是保护肝功能，防止食管胃底曲张静脉再次破裂出血。

（1）给予高热量、高维生素饮食；肝功能严重受损及分流术后病人，限制蛋白质的摄入；有腹水者限制水和钠的摄入；禁烟酒及粗糙、过热、刺激性食物。

（2）保证足够休息，避免引起腹内压增高的因素。

（3）保持心情舒畅，避免情绪波动、诱发出血。

（4）遵医嘱使用保肝药物，定期来医院复查。

【护理评价】

（1）病人体液是否维持平衡，或已发生的代谢紊乱是否纠正。

（2）病人能否主动表述内心的恐惧和焦虑，能否积极配合各项治疗、检查和护理，情绪是否稳定。

（3）病人能否复述相关疾病的预防和保健知识，能否适应疾病所致的环境和生活改变。

（4）病人是否发生静脉栓塞、肝性脑病等并发症，若发生并发症是否得到及时发现、有效治疗和护理。

（裴　星）

直通护考

一、选择题（A1/A2型题）

1. 正常门静脉的压力是（　　）。

A. 小于 1.3 kPa　　　　　　　B. 1.27～2.35 kPa　　　　　　C. 2.4～3.0 kPa

D. 3.0～5.0 kPa　　　　　　　E. 3.0～4.0 kPa

2. 引起门静脉高压症的最常见原因是(　　)。

A. 肝炎后肝硬化　　　　　　B. 血吸虫性肝硬化　　　　　　C. 胆汁性肝硬化

D. 先天性门静脉狭窄　　　　E. 肝包虫病

3. 门静脉高压症分流术后护理,下列措施中错误的是(　　)。

A. 术后取平卧位,活动要少　　　　　　　B. 注意观察意识变化

C. 给予高热量、高蛋白质饮食　　　　　　D. 保持大便通畅

E. 观察有无腹痛、腹胀、血便

4. 门静脉高压症合并食管、胃底静脉曲张手术治疗最主要的目的是(　　)。

A. 预防肝癌　　　　　　　　　　　　　　B. 预防上消化道出血

C. 防止肝功能衰竭　　　　　　　　　　　D. 减少腹水

E. 预防脾大

5. 门静脉高压症最危急的并发症是(　　)。

A. 食管胃底静脉曲张破裂　　　　　　　　B. 肝性脑病

C. 脾功能亢进　　　　　　　　　　　　　D. 严重顽固性腹水

E. 肝功能衰竭

6. 门静脉与腔静脉的交通支中,下列哪支是错误的?(　　)

A. 胃底、食管下段交通支　　　　　　　　B. 直肠下段、肛管交通支

C. 前腹壁交通支　　　　　　　　　　　　D. 肠系膜血管交通支

E. 腹膜后交通支

7. 汪某,男性,36 岁,因肝硬化合并食管静脉曲张破裂出血用三腔管压迫后发现抽出胃内容物有鲜红色血液,病人血压不稳定,应采用(　　)。

A. 口服去甲肾上腺素　　　　　　　　　　B. 加大输血、输液量

C. 大剂量静脉点滴垂体后叶素　　　　　　D. 加大三腔管压力

E. 立即行胃底贲门周围血管离断术

8. 李某,男性,45 岁,10 年前有乙型肝炎病史,因呕血、黑便,伴头晕、出冷汗而入院,经治疗后出血停止,但出现低蛋白血症和腹水,经常血清谷丙转氨酶(SGPT)升高,择期手术治疗的最主要目的是(　　)。

A. 减轻肝性脑病　　　　　　　　　　　　B. 纠正血小板减少

C. 预防腹水并发感染　　　　　　　　　　D. 防治食管胃底静脉曲张破裂出血

E. 治疗顽固性腹水

二、案例分析题

张某,男性,45 岁,半年前曾有上消化道出血。过去有肝硬化病史 8 年,伴反复 SGPT 升高。体检:肝肋下 1 指,质硬,脾肋下 3 指。化验:血白细胞计数、血小板计数明显低于正常值,清蛋白/球蛋白倒置。食管钡餐摄片为食管静脉曲张,临床诊断为门静脉高压症。

(1) 该病人的护理措施有哪些?

(2) 该病人的潜在并发症有哪些?

任务 3-2 原发性肝癌病人的护理

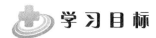 学习目标

1. 知识目标

掌握原发性肝癌的概念和护理措施。

2. 能力目标

（1）能运用护理程序为原发性肝癌病人制订整体护理计划。

（2）能运用护理知识对原发性肝癌常见并发症进行预防和护理。

3. 素质目标

（1）在护理过程中，具备基本的护理礼仪规范。

（2）具备良好的护患沟通能力。

（3）在护理过程中，具备爱伤观念，减轻病人的痛苦。

 案例引导

病人，男性，28岁，右上腹疼痛20余天入院。病人20天前无明显诱因出现右上腹疼痛，呈持续性钝痛，以夜间最为明显，疼痛不向肩背部放射，不伴有发热及恶心、呕吐等表现。在门诊检查B超发现肝脏有占位性病变。查体：明显消瘦，腹部膨隆，巩膜轻度黄染，腹平软，移动性浊音（±），肝脏未触及，脾脏肋缘3 cm。辅助检查：CT检查发现肝内多个占位性病变，大小为8 cm×10 cm，肝硬化，脾大。拟诊断：①原发性肝癌；②肝炎后肝硬化失代偿期，脾大伴脾功能亢进。但入院第2天突发剧烈右上腹痛，并扩散至下腹部，伴腹胀、面色苍白，血压80/50 mmHg。请问：

（1）该病人最可能发生了什么并发症？依据是什么？

（2）对该病人作出护理诊断。

（3）列出主要的护理措施。

【背景知识】

原发性肝癌是指发生于肝细胞和肝内胆管上皮细胞的恶性肿瘤，是我国常见的恶性肿瘤之一，目前占我国恶性肿瘤死亡原因的第二位。东南沿海地区高发，本病可发生于任何年龄，原发性肝癌按大体类型可分为结节型、巨块型和弥漫型3种，以结节型多见，多伴有肝硬化。

原发性肝癌发病原因不明，与下列因素有关：①黄曲霉素：来源于霉变的玉米、花生等，肝癌相对高发地区粮食被黄曲霉菌及其毒素污染的程度高于其他地区。②亚硝胺：能在很多动物中引起肝癌。③肝癌发病与农作物中硒含量有一定关系。④营养、饮酒与人类肝癌的关系还在研究中。⑤病毒性肝炎：临床注意到肝癌病人常有肝炎—肝硬化—肝癌（常称之为"三部曲"）的病史。与肝癌有关的肝炎病毒有乙型肝炎病毒（HBV）、丙型肝炎病毒（HCV）和丁型肝炎病毒（HDV），我国90%的肝癌病人HBV阳性。⑥肝硬化：肝癌合并肝硬化的发生率较高，

其过程可能是肝细胞损害与增生过程中发生间变与癌变(即肝组织破坏—增生—间变—癌变)。⑦其他:寄生虫可能与肝癌的发病有关,肝癌还有明显的家族聚集性。

原发性肝癌转移途径以血行转移为主,极易侵犯门静脉分支,癌栓经门静脉系统在肝内播散。肝外转移多为血行转移,多见于肺、骨、脑等,也可经淋巴系统转移至肝门淋巴结及胰周、腹膜后、主动脉旁和锁骨上淋巴结。此外,可向膈及附近器官直接蔓延和发生腹腔种植。

【护理评估】

（一）健康史

对原有肝炎和肝硬化的病人,应仔细询问疾病的发生、发展情况,注意有无家族遗传史(家族中有无肝癌和其他肿瘤病人),了解病人的居住环境、饮食和生活习惯,有无进食被黄曲霉素污染的食物,有无亚硝胺等致癌物接触史,了解有无肝炎、肝硬化等病史。

（二）身体状况

原发性肝癌早期缺乏典型症状,多数病人是在体检时发现。

1. 症状

（1）肝区疼痛　为病人的首发症状,多为持续性钝痛、胀痛或刺痛,特别是夜间或劳累后加重。当肝癌结节发生坏死、破裂引起大出血时,可突然出现右上腹剧痛,并有压痛、反跳痛、腹肌紧张等腹膜刺激征的表现。

（2）消化道症状　主要表现为食欲减退、腹胀、恶心、呕吐、腹泻等,这些症状缺乏特征性,易被忽视。

（3）全身症状　乏力不适、消瘦、发热等,晚期出现恶病质。

2. 体征

（1）肝大　中、晚期肝癌最常见的表现。肝呈不对称性肿大,质地坚硬,边缘不规则,表面凹凸不平,呈大、小结节或巨块。

（2）黄疸　一旦出现,一般已属晚期,多数是肿瘤引起的肝细胞性黄疸,少数为胆管癌栓形成或肝门淋巴结转移压迫肝外胆管引起的梗阻性黄疸。

（3）腹水　与低蛋白血症、腹膜肿瘤转移、门静脉受压或门静脉内癌栓引起和加重原有的门静脉高压状态等有关,肿瘤破裂时可引起腹腔积血。

3. 其他　可有癌旁表现,主要有低血糖、红细胞增多症、高钙血症和高胆固醇血症等,合并肝硬化者常有肝掌、蜘蛛痣、男性乳房增大、脾大、腹壁静脉曲张等表现,若发生肺、骨、脑等肝外转移,可产生相应的症状。

（三）心理-社会支持状况

1. 认知程度　病人及家属对疾病本身、治疗方案、疾病预后及手术前后康复知识的了解和掌握程度。

2. 心理承受能力　病人及家属对本病、手术、术后并发症及疾病预后所产生的恐惧、焦虑程度和心理承受能力。

3. 社会支持状况　亲属对病人的关心程度、支持力度,家属对病人手术等治疗的经济承受能力,社会和医疗保障系统的支持程度。

（四）辅助检查

1. 实验室检查

（1）甲胎蛋白（AFP）　诊断原发性肝癌最常用的方法和最有价值的肿瘤标记物。

（2）血清酶学及其他肿瘤标记物检查　由于缺乏特异性,多作为辅助指标,常用的有血清碱性磷酸酶（ALP）、γ-谷氨酰转移酶（γ-GT）等。

（3）肝功能及病毒性肝炎检查　肝功能异常、HBV 标志物或 HCV RNA 阳性,常提示有原发性肝癌的肝病基础。

2. 影像学检查

（1）B 超检查　诊断肝癌最常用的方法,可作为高发人群首选的普查工具或用于术中病灶定位。B 超可显示肿瘤的大小、形态、所在部位及肝静脉或门静脉有无癌栓。能发现直径 2 cm 或更小的病变,是目前肝癌定位检查中首选的检查方法。

（2）CT 和 MRI 检查　可显示肝内实质性肿物,检查出直径约为 1 cm 的早期肝癌,诊断准确率达 90% 以上。能显示肿瘤的位置、大小、数目及其与周围器官和重要血管的关系,有助于制订手术方案。

（3）其他检查方法　放射性核素肝扫描、选择性动脉造影、细针肝穿刺细胞学检查等对肝癌的诊断都有一定价值。

3. 肝穿刺活检及腹腔镜探查　B 超引导下细针穿刺活检可以获得肝癌的病理学确诊依据(金标准),但有出血、肿瘤破裂和肿瘤沿针道转移的危险。经各种检查未能确诊而临床又高度怀疑肝癌者,可行腹腔镜探查以明确诊断。

【护理诊断/问题】

1. 恐惧　与担心疾病的预后有关。

2. 疼痛　与肿瘤进行性肿大、肝包膜张力增加有关。

3. 营养失调:低于机体需要量　与肿瘤慢性消耗有关。

4. 潜在并发症　出血、肝性脑病、胆瘘、膈下感染。

【护理目标】

（1）病人未发生过度恐惧或恐惧减轻。

（2）主诉疼痛减轻或缓解。

（3）病人未发生明显的营养不良或营养状况得到改善。

（4）病人未出现并发症,或并发症能被及时发现和处理。

【护理措施】

（一）基础护理

1. 饮食　肝癌病人宜采取高热量、高蛋白、高维生素、易消化饮食。宜少量多餐,创造舒适、安静的环境以促进食欲。合并肝硬化有肝功能损害者,应适当限制蛋白质的摄入。对进食差、营养不良的病人可行静脉营养支持治疗,补充各种营养物质,以增强机体的抵抗力。

2. 休息　注意休息,必要时卧床休息,减少体力的消耗,增加肝脏的血流量,有利于保护肝脏功能。

3. 疼痛护理　①评估疼痛发生的时间、部位、性质、诱因和程度。②遵医嘱按照三级镇痛原则给予镇痛药物,并观察药物疗效及不良反应。③指导病人控制疼痛和分散注意力的方法。

（二）病情监测

应注意观察病人黄疸程度、出血倾向及防止肝性脑病。加强腹部情况的观察,如病人突然出现腹痛,伴腹膜刺激征,应高度怀疑肝癌破裂出血,及时通知医生,积极配合抢救。应告诫病人尽量避免导致癌肿破裂的诱因,如用力排便、剧烈咳嗽等致腹内压骤然增高的动作。

（三）执行医嘱

（1）治疗原则　以手术治疗为主的综合治疗,早期手术切除是目前治疗肝癌最有效的方法。

（2）遵医嘱用药,配合治疗　改善肝功能行护肝疗法,给予清蛋白、血浆、全血和保肝药物,避免使用对肝脏有损害的药物。为防止术中渗血,可肌内注射维生素 K_1。术前 2～3 天口服肠道不吸收抗菌药物,手术前晚清洁灌肠,以减少血氨来源,避免诱发肝性脑病。

（3）手术治疗　①肝部分切除术:治疗肝癌最有效的方法,术后 5 年生存率为 30%～40%,微小肝癌的 5 年生存率可达 90% 左右。②肝移植:已取得很大进展,移植后肝功能的恢复和控制肿瘤复发是关键。

（4）化疗　全身化疗主要配合肝癌手术切除后,用于经探查已不能切除者和弥漫性肝癌病人。

（5）介入治疗　肝动脉栓塞化疗即经股动脉插管达肝动脉,选择性肝动脉插管,注入化疗药物及吸收性明胶海绵行肝动脉栓塞化疗,可使肿瘤缩小,部分病人可因此而获得二期手术切除的机会。

（6）其他治疗　包括放疗、免疫治疗和中医中药治疗等。

知识链接

介入治疗的护理

1. 介入治疗前准备　向病人解释肝动脉插管化疗的目的、方法及注意事项,消除其紧张、恐惧心理。注意出凝血时间、血常规、肝肾功能、心电图等检查结果,判断有无禁忌证。做好穿刺处皮肤准备,术前禁食 6 h。

2. 操作后护理

（1）预防出血　术后嘱病人平卧,穿刺部位压迫止血 15 min 后再加压包扎,沙袋压迫 6 h,保持穿刺肢体伸直 24 h,并观察穿刺部位有无血肿及渗血。

（2）术后禁食 2～3 天,逐渐过渡到流质饮食,并注意少量多餐,以减轻恶心、呕吐。

（3）密切观察病情变化　术后多数病人体温波动在 37.5～38.8 ℃,持续 1 周左右,是机体对坏死肿瘤组织重吸收的反应,一般不需特殊处理。如果体温超过 39 ℃,应报告医生给予处理。

（4）导管护理　妥善固定和维护导管。严格遵守无菌原则,每次注药前消毒导管,注药后用无菌纱布包扎,防止发生逆行性感染。为防止导管堵塞,注药后用肝素稀释液 2～3 mL(25 U/mL)冲洗导管。

（5）栓塞后综合征的护理　肝动脉栓塞化疗后多数病人可出现发热、腹痛、恶心、呕吐、心悸、白细胞计数下降等,称为栓塞后综合征。发热、肝区疼痛、恶心、呕吐等可对症处理;当白细胞计数低于 $4×10^9/L$ 时,应暂停化疗,并应用升白细胞药物。

（四）肝部分切除术后护理

（1）病情观察　密切观察病人的生命体征、腹部体征、切口敷料、胃管、腹腔引流管引流量、心电图、血生化和尿的颜色、量、比重等的变化,监测心、肺、肾、肝等主要脏器的功能情况。

切口敷料渗液渗出多者报告医生换药;切口感染者,协助做好分泌物培养,加强换药。

（2）体位与活动　手术后病人血压平稳,可取半卧位。术后1～2天应卧床休息,不宜过早起床活动,避免剧烈咳嗽,以防术后肝断面出血。

（3）饮食与营养　手术后禁食、胃肠减压,肠蠕动恢复后,逐渐给予流质、半流质饮食,直至正常饮食。术后2周内应适当补充清蛋白和血浆,以提高机体的抵抗力。广泛肝切除后,可使用要素饮食或静脉营养支持,保证热量供给,氨基酸以支链氨基酸为主。

（4）引流管护理　密切观察腹腔引流情况,保持引流管通畅,记录好引流液的量及性状。如引流量逐天减少,且无出血及胆汁,引流管一般可在手术后3～5天内完全拔出;如引流物呈血性且逐天增加,疑有内出血时,应及时向医生报告,必要时做好手术探查止血的术前准备。

（五）术后并发症的观察与护理

（1）肝断面出血　手术后,常因凝血机制障碍或肝切除后肝断面出血导致腹腔内出血,严重者可发生失血性休克或死亡。护理措施包括:①按医嘱正确使用止血剂、维生素K及输入新鲜血液;②术后不宜过早起床活动,避免剧烈咳嗽,防止肝断面再出血;③随时监测生命体征,保持引流管引流通畅;④如出现腹腔引流血性液体过多、脉搏加快、血压下降等表现,应立即通知医生。

（2）胆瘘　因肝断面小胆管渗漏或胆管结扎线脱落、胆管损伤所致。护理措施包括:①观察病人有无剧烈腹痛、发热等胆瘘、胆汁性腹膜炎症状。②观察腹腔引流液的性质及量,保持引流管通畅,使漏出胆汁充分引流到体外,并做好记录,如有异常,应及时向医生报告。

（3）肝性脑病　术后威胁生命的严重并发症。术后护理主要包括:①早期密切观察病人神志状况,如有无嗜睡、烦躁不安等肝性脑病前驱症状。②降低血氨浓度,严密观察血氨变化,清洁肠道,防止便秘,减少血氨产生,可用生理盐水100 mL加入食醋50 mL,每天灌肠1～2次,再按医嘱配合药物治疗。③吸氧,切除半肝以上的病人,需持续吸氧3～4天,定时检测血氧饱和度,使其维持在95%以上,以增加门静脉血氧饱和度。④保护肝功能,补充血容量以增加门静脉血流,并按医嘱补充葡萄糖、氨基酸、维生素C及清蛋白、血浆等,以促进肝细胞代偿和再生能力。⑤避免使用巴比妥类等对肝细胞有损害的药物。

（六）心理护理

肝癌病人的心理状态比较复杂,主要表现在以下几个方面:①在未明确诊断以前,有的病人不愿相信有肝癌而拒绝与医护人员配合。对此类病人应采用诱导的方法,说明各种疾病均应早治疗的重要性。②已确诊后,病人产生恐惧,以至失眠,食欲减退,营养障碍,各器官功能不全或水、电解质紊乱,造成恶性循环而加速病情变化。此时,更需要家庭和社会的关心、体贴,尤其是需要医护人员的热情、耐心、周到的服务,使之树立起战胜疾病的信心,接受和配合治疗。③采用介入治疗的病人,术前应向其讲解该法是一种创伤较小的新技术,简要介绍治疗方法和注意事项,介绍成功病例或请成功者现身说法,消除恐惧、紧张心理。④化疗和放疗所致头发脱落者,应做好心理护理,以消除其顾虑。

【健康教育】

（1）注意防治肝炎,不吃霉变食物。有肝炎肝硬化病史者和肝癌高发区人群应定期体格检查,作AFP测定、B超检查。

（2）树立战胜疾病的信心,坚持治疗　病人和家属应了解肝癌虽然是严重疾病,但不是无法治疗的疾病,目前已有不少病人被治愈。

（3）保持大便通畅，防止便秘，可适当应用缓泻剂，预防血氨升高。

（4）注意营养，多吃含能量、蛋白质和维生素丰富的食物和新鲜蔬菜、水果。食物以清淡、易消化为宜，若有腹水、水肿，应控制食盐的摄入量。

（5）病人应注意休息，如体力许可，可做适当活动或参加部分工作。

（6）定期复查并根据医嘱坚持化疗或其他治疗。

【护理评价】

（1）病人焦虑是否减轻或未发生焦虑。

（2）病人是否能复述减轻或缓解疼痛的方法。

（3）病人营养状况是否得到维持或改善。

（4）并发症是否得到预防、及时发现和处理，康复程度如何。

（裴　星）

直通护考

一、选择题（A1/A2 型题）

1. 关于继发性肝癌下列叙述错误的是（　　）。

A. 大多数病人有肝外癌病史　　　　　　B. 有肝区痛的临床表现

C. 与原发性肝癌难以鉴别　　　　　　　D. 一般均可采用手术切除

E. 预后不良

2. 原发性肝癌多见于男性，好发年龄最多见的是（　　）。

A. 30～40 岁　　B. 40～50 岁　　C. 50～60 岁　　D. 30～60 岁　　E. 40～60 岁

3. 原发性肝癌主要转移的部位（　　）。

A. 肝内　　　　　　　　　B. 肺　　　　　　　　　C. 左锁骨上淋巴结

D. 骨　　　　　　　　　　E. 腹腔内种植

4. 肝癌病人最常见和最主要的症状是（　　）。

A. 肝区疼痛　　B. 低热　　　C. 腹胀，乏力　　D. 食欲不振　　E. 消瘦

5. 为明确肝内占位病变的性质，下列检查项目最有意义的是（　　）。

A. 谷丙转氨酶　　　　　　B. 谷草转氨酶　　　　　C. 甲胎蛋白

D. 癌胚抗原　　　　　　　E. 乳酸脱氢酶

6. 治疗早期原发性肝癌，最有效的方法是（　　）。

A. 手术切除　　　　　　　B. 肝动脉插管化疗　　　C. 肝动脉栓塞治疗

D. 放射治疗　　　　　　　E. 局部注射无水酒精疗法

7. 肝癌病人术前肠道准备最主要的目的是（　　）。

A. 预防术中污染　　　　　B. 有利切口愈合　　　　C. 预防术后血氨增高

D. 预防术后肠道感染　　　E. 预防腹腔脓肿的形成

8. 对确诊肝癌最有价值的检查是（　　）。

A. B超检查　　　　　　　B. 放射性核素扫描　　　C. 肝血管造影

D. CT 检查　　　　　　　E. 肝穿刺活检

9. 甲胎蛋白阳性最常见于（　　）。

A.原发性肝癌 　　　　　 B.继发性肝癌 　　　　　 C.肝硬化

D.慢性活动性肝炎 　　　　 E.重症肝炎

10. 普查早期原发性肝癌首选的检查是(　　)。

A.超声波检查 　　　　　 B.甲胎蛋白测定 　　　　 C.碱性磷酸酶测定

D.γ-谷胺酰基转移测定 　　 E.腹腔镜检查

11. 原发性肝癌早期重要的表现是(　　)。

A.肝区疼痛　　B.进行性肝大　　C.黄疸　　　　D.食欲减退　　E.体重减轻

二、案例分析题

李某,男性,55 岁,有慢性肝炎史 20 年,肝区隐痛 3 个月,食欲减退,消瘦乏力。体检:贫血貌,肝右肋下缘触及,质硬,轻度压痛。实验室检查:甲胎蛋白阳性,B 超和 CT 检查发现肝右叶 5 cm 占位,肝肾功能基本正常。请问:

(1) 该病人可能的诊断是什么?

(2) 应该采取哪种治疗方法?

(3) 该病人存在哪些主要护理诊断?

(4) 应提供哪些主要护理措施?

任务 3-3 　肝脓肿病人的护理

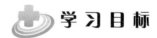

学习目标

1. 知识目标

(1) 掌握肝脓肿病人的护理评估、护理诊断和护理措施。

(2) 熟悉细菌性肝脓肿和阿米巴性肝脓肿的区别。

2. 能力目标

(1) 能对肝脓肿病人进行健康教育。

(2) 能运用相关知识对肝脓肿病人进行整体护理。

3. 素质目标

护理过程中注重无菌观念,具备良好的护患沟通能力。

 案例引导

李某,男,58 岁,因右上腹疼痛两天入院。病人诉两天前无明显诱因出现右上腹隐痛,伴发热、恶心、食欲不振。体格检查:体温 39.5 ℃,剑突下偏右侧压痛,肝区有叩击痛,余查体无异常。血常规显示:白细胞计数 17×10^9/L,中性粒细胞比例 0.85。肝胆B超示:肝内混合性占位,内见不规则液性暗区,范围约 68 mm×50 mm。初步诊断:细菌性肝脓肿。请问:

(1) 为了明确诊断还需进行哪些辅助检查?

(2) 列出该病人的护理措施?

肝受感染后形成的脓肿,称为肝脓肿,属于继发性疾病。一般根据病原微生物的不同分为细菌性肝脓肿和阿米巴性肝脓肿,临床上细菌性肝脓肿较阿米巴性肝脓肿多见。

（一）细菌性肝脓肿

细菌性肝脓肿是指化脓性细菌引起的肝内化脓性感染,故又称化脓性肝脓肿。最常见致病菌为大肠杆菌和金黄色葡萄球菌,其次为链球菌、类杆菌属等。

病原菌入侵肝的常见病因和途径包括:①胆道系统:最主要的入侵途径和最常见的病因,胆囊炎、胆道蛔虫病或胆道结石等并发急性化脓性胆管炎时,细菌沿胆管上行,感染肝细胞而形成肝脓肿。②肝动脉、门静脉系统:全身性感染时病原菌均可随肝动脉入侵形成多发性脓肿。腹腔感染、肠道感染、痔核感染及脐部感染可引起门静脉属支的血栓性静脉炎,及栓子脱落经门静脉系统入肝导致肝脓肿。③淋巴系统:肝相邻部位的感染,如膈下脓肿或肾周脓肿时,细菌可经淋巴系统入侵。④开放性肝损伤:细菌可随致伤异物或从伤口直接入侵引起肝脓肿。⑤隐源性肝脓肿:有一些不明原因的肝脓肿,称为隐源性肝脓肿,可能与肝内已存在隐匿病变有关。

细菌侵入肝后,发生炎症改变,或形成多个小脓肿,在适当治疗下,散在的小脓肿大多能吸收机化,但在病灶较密集部位,由于肝组织破坏,小的脓肿可融合成较大的脓肿。若感染来自胆道系统,则有胆管扩张、管壁增厚,脓肿为多发性且与胆管相通。由于肝血运丰富,在肝脓肿形成及发展过程中,大量毒素吸收入血后呈现较严重的毒血症。当脓肿转为慢性后,脓腔四周肉芽组织增生、纤维化,此时毒血症也可减轻或消失。肝脓肿若未能得到适当的控制,可向膈下、腹腔或胸腔穿破,胆道感染引起的肝脓肿还可发生胆道出血等严重并发症。

【护理评估】

1. 健康史

除评估病人一般情况外,重点评估病人有无胆道结石、胆道感染、腹腔感染病史以及引发抵抗力下降的营养不良等情况。

2. 身体状况

1）症状

（1）寒战和高热　　最常见的早期症状,反复发作,体温可达 38～41 ℃,多呈一天数次的弛张热,伴多汗、脉率增快。

（2）肝区疼痛　　肝脏肿大,肝包膜急性膨胀和炎性渗出物的局部刺激,多数病人出现肝区持续性胀痛或钝痛,有时可伴有右肩牵涉痛或胸痛及刺激性咳嗽、呼吸困难。

（3）消化道及全身症状　　由于细菌毒素吸收及全身消耗,病人有乏力、食欲不振、恶心、呕吐;少数病人可有腹泻、腹胀及呃逆等症状。

2）体征　　最常见为肝区压痛和肝大,右下胸部和肝区有叩击痛。有胆道梗阻的病人常有黄疸,非胆道系统疾病所引起的化脓性肝脓肿,一旦出现黄疸,表示病情严重,预后不良。

3）并发症　　细菌性肝脓肿如得不到及时有效治疗,脓肿可向各个脏器穿破引起严重的并发症。脓肿自发性穿破入腹腔引起腹膜炎,右肝脓肿向膈下间隙穿破而形成膈下脓肿,也可穿破膈肌形成脓胸。左肝脓肿可穿破心包,发生心包积液,严重者导致心包填塞。少数肝脓肿可穿破血管壁引起上消化道大出血。

3. 辅助检查

1）实验室检查　　血白细胞计数增高,中性粒细胞比例可高达 0.9 以上,有核左移现象和中毒颗粒,血细胞比容可下降;肝功能检查可见轻度异常。

2）影像学检查　①X线检查:肝阴影增大,右膈肌抬高和活动受限。②B超:能分辨肝内直径为 2 cm 的液性病灶,并明确其部位和大小。③放射性核素扫描、CT、MRI 和肝动脉造影对诊断肝脓肿有帮助。

3）诊断性肝穿刺　必要时可在肝区压痛最剧处或在 B 超探测引导下施行诊断性穿刺,抽出脓液即可证实。

4. 心理-社会支持状况　由于突发疾病,忍受较重的痛苦,病人有不同程度的焦虑和悲观情绪。合并严重并发症时更加明显。评估家庭成员能否提供足够的心理和经济支持,以及病人和家属对疾病的认识程度。

【护理诊断/问题】

1. 体温过高　与肝脓肿及其产生的毒素有关。

2. 营养失调:低于机体需要量　与感染引起的分解代谢增加有关。

3. 潜在并发症　腹膜炎、膈下脓肿、休克等。

【护理目标】

（1）病人的体温得到有效控制。

（2）病人的营养状况得到改善。

（3）病人未出现并发症,或并发症能被及时发现和有效处理。

【护理措施】

1. 基础护理

（1）饮食　肝脓肿是消耗性疾病,应鼓励病人多食高蛋白、高热量、富含维生素和膳食纤维的食物,保证足够的液体摄入量;必要时经静脉输注血制品或提供肠内、肠外营养支持。纠正体液失衡,纠正低蛋白血症,改善肝功能和增加机体抵抗力。

（2）高热病人的护理　加强对体温的动态观察,可使用头枕冰袋、乙醇擦浴等方法进行物理降温,必要时使用解热镇痛药。保持病室空气新鲜,定时通风,维持室温在 18～22 ℃,湿度为 50%～70%。病人衣着适量,床褥勿盖过多,及时更换汗湿的衣裤和床单,以保持清洁和舒适。除需控制入水量者外,保证高热病人每天至少摄入 2000 mL 液体,防止缺水。

2. 病情监测　加强对病人生命体征和腹部体征的观察,注意脓肿是否破溃而引起腹膜炎、膈下脓肿、胸腔感染等严重并发症。肝脓肿若继发脓毒血症、急性化脓性胆管炎或出现中毒性休克征象时,可危及生命,应立即抢救。

3. 执行医嘱

（1）治疗原则　应用足量有效抗生素控制感染。若发生脓毒症或感染性休克时,立即实施急救。根据脓肿情况可行穿刺置管引流或手术治疗。

（2）遵医嘱用药,配合治疗　①应用抗生素:大剂量、联合应用抗生素,根据细菌培养及药物敏感试验结果选择有效的抗生素。对长期应用抗菌药物者应警惕继发双重感染。②经皮肝穿刺脓肿置管引流术:单个较大的脓肿可在 B 超定位下穿刺抽脓,抽出脓液后可向脓腔内注入抗生素,或在穿刺针内插入导管做持续引流。

（3）手术治疗　①脓肿切开引流术:适用于较大的脓肿,常用的手术途径有经腹腔、经前侧腹膜外和经后侧腹膜外脓肿切开引流术。若脓肿已向胸腔穿破,或由胆道感染引起的肝脓肿,应同时行胸腔引流和胆道引流。②肝叶切除术:适用于慢性厚壁肝脓肿切开引流术后长期不愈,或肝内胆管结石合并左外叶多发性肝脓肿且该肝叶功能丧失者。

4. 经皮肝穿刺脓肿置管引流术的护理

（1）穿刺后护理　①严密监测生命体征、腹部是否疼痛与腹部体征，观察有无脓液流入腹腔和出血的表现；②位置较高的肝脓肿穿刺后注意观察呼吸、胸痛及胸部体征，以防发生气胸、脓胸等并发症；③观察发热、肝区疼痛等肝脓肿症状和体征改善情况；④复查B超，了解肝脓肿好转情况。

（2）引流管护理　目的是彻底引流脓液，促进脓腔闭合。护理措施包括：①妥善固定引流管，防止滑脱；②置病人于半卧位，以利于引流和呼吸；③严格遵守无菌原则，每天用生理盐水冲洗脓腔，观察和记录引流液的颜色、性状和量；④每天更换引流袋，防止感染；⑤当脓腔24 h的引流量少于10 mL时，可拔除引流管，改为凡士林纱布引流，适时换药，直至脓腔闭合。手术行脓肿切开引流或肝叶切除者，除上述护理措施外，应注意观察术后有无腹腔出血、胆瘘等；右肝后叶、膈顶部脓肿引流时，观察有无损伤膈肌或误入胸腔；术后早期一般不冲洗，以免脓液流入腹腔，术后1周左右开始冲洗脓腔。

5. 观察和预防并发症　若治疗不及时，脓肿逐渐增大，脓液增多，脓腔内压力不断升高，即有破溃的危险。根据脓肿的不同部位，可形成继发性膈下脓肿、脓胸、肺脓肿、心包积脓或产生急性腹膜炎。

6. 心理护理　做好病人及家属的解释安慰工作，稳定病人情绪，介绍有关的疾病知识，提高其认识并使其配合治疗和护理，帮助病人勇敢面对疾病，增强战胜疾病的信心和勇气。

【健康教育】

（1）出院后多进食高热量、高蛋白、富含维生素和纤维素的饮食，多饮水。

（2）遵医嘱服药，不得擅自改变剂量或停药。

（3）若出现发热、肝区疼痛等症状，及时就诊。

【护理评价】

（1）病人的体温是否得到有效控制。

（2）病人的营养状况是否得到改善。

（3）病人有无并发症出现，或并发症是否被及时发现和有效处理。

（二）阿米巴性肝脓肿

阿米巴性肝脓肿是肠阿米巴病最常见的并发症，本病多见于温、热带地区。阿米巴原虫从结肠溃疡处经门静脉、淋巴管或直接侵入肝门，产生溶组织酶，导致肝细胞坏死，液化的组织和血液组成脓肿。阿米巴性肝脓肿常见于肝右叶顶部，大多为单发性的大脓肿。

【护理评估】

1. 健康史　评估病人一般资料，了解病人是否有阿米巴病等病史。

2. 身体状况　起病可急可缓，病程一般较长，病情较细菌性肝脓肿轻。成年男子有持续或间歇性发热、盗汗、食欲不佳、体质虚弱、肝大伴触痛，应怀疑发生阿米巴性肝脓肿。细菌性肝脓肿和阿米巴性肝脓肿的鉴别如表5-1。

表5-1　细菌性肝脓肿和阿米巴性肝脓肿的鉴别

项　目	细菌性肝脓肿	阿米巴性肝脓肿
病史	继发于胆道感染或其他化脓疾病	继发于阿米巴病
症状	病情急骤严重，全身脓毒症，症状明显	起病缓慢，病程较长，可有高热
体征	肝常不大	肝大，局限性隆起

续表

项　　目	细菌性肝脓肿	阿米巴性肝脓肿
脓液	黄白色	大多为棕褐色或咖啡色脓液,无臭味
血常规	白细胞计数增加	嗜酸性粒细胞明显增加
血培养	细菌培养阳性	细菌培养阴性
大便检查	无	有时可找到阿米巴滋养体和包囊
诊断学治疗	抗生素治疗有效	抗阿米巴治疗有效

3. 辅助检查

（1）实验室检查　白细胞计数可增加,若无继发细菌感染,血液细菌培养为阴性;血清学阿米巴抗体检测为阳性。粪便检查:部分病人在新鲜大便中可查见阿米巴滋养体和包囊。酶联免疫吸附测定血中抗阿米巴抗体,可帮助确定脓肿的性质,阳性率为 85%～95%。

（2）肝穿刺抽脓　在 B 超定位下,穿刺抽出脓性物质,即可确诊。穿刺大多抽出呈棕褐色或咖啡色脓液,无臭味;镜检有时可找到阿米巴滋养体。

4. 治疗要点

（1）非手术治疗　抗阿米巴治疗,米巴性肝脓肿治疗先考虑内科保守治疗。目前大多首选甲硝唑,疗效不佳者可使用氯喹或依米丁,治疗后期常规加用 1 个疗程的肠内抗阿米巴药。有混合感染时,视细菌种类选用适当的抗生素全身应用。

（2）手术治疗　肝穿刺引流,穿刺最好于抗阿米巴药物治疗 2～4 天后进行。近年出现的介入性治疗,经超声引导做持续闭合引流,可免去反复穿刺、继发感染等缺点。

【护理诊断/问题】

1. 体温过高　与阿米巴性肝脓肿有关。

2. 营养失调:低于机体需要量　与分解代谢增加有关。

3. 潜在并发症　继发细菌感染等。

【护理目标】

（1）病人的体温得到有效的控制。

（2）病人的营养状况得到改善。

（3）病人未出现并发症,或并发症能被及时发现和有效处理。

【护理措施】

（1）遵医嘱使用抗阿米巴药物,做好脓腔引流的护理。常用氯喹啉、灭滴灵等药,治疗期间应注意其副作用,如恶心、呕吐、腹泻等。

（2）鼓励病人多食用富含营养的食物,多饮水。

（3）密切观察病情变化,及时发现继发细菌感染的发生。多见于慢性病例,感染后即形成混合性肝脓肿,症状加重,体温可高达 40 ℃以上,血液中白细胞计数和中性粒细胞比例显著升高,脓液多为黄色,伴有臭味。

【预防】

主要预防阿米巴病的感染。应严格管理粪便,讲究卫生,对阿米巴病进行及时彻底的治疗;即使发生阿米巴性肝炎,如能及时行抗阿米巴药物治疗,也可以防止肝脓肿的形成。

（裴　星　王志英）

直通护考

一、选择题（A1/A2 型题）

1. 细菌性肝脓肿的主要临床症状为（　　）。

A. 恶心,呕吐　　　　　　　　　　　B. 寒战,高热,肝大伴疼痛

C. 局部皮肤凹陷性水肿　　　　　　　D. 出现黄疸

E. 可见右膈升高、运动受限

2. 细菌性肝脓肿护理诊断/问题不包括（　　）。

A. 体温过高　　　　　　　　　　　　B. 营养失调:低于机体需要量

C. 体液过多　　　　　　　　　　　　D. 疼痛

E. 潜在并发症:腹膜炎、膈下脓肿、胸腔内感染、休克

3. 关于细菌性肝脓肿,下列叙述正确的是（　　）。

A. 大部分是胆源性肝脓肿　　　　　　B. 致病菌多为 G^+ 球菌

C. 脓液多为棕褐色　　　　　　　　　D. 多由溃疡性结肠炎所致

E. 手术引流是唯一有效的方法

4. 在鉴别细菌性肝脓肿与阿米巴肝脓肿时,后者不出现下列哪种表现?（　　）

A. 脓液呈棕褐色　　　　　　　　　　B. 中毒症状严重

C. 起病较缓慢　　　　　　　　　　　D. 血清学阿米巴抗体检测阳性

E. 中性粒细胞比例可增高

5. 阿米巴肝脓肿治疗中,下列处理正确的是（　　）。

A. 一旦确诊均应手术治疗　　　　　　B. 肝左叶肝脓肿可行穿刺治疗

C. 穿刺抽脓前应先完成抗阿米巴治疗　D. 继发性细菌感染者均应手术

E. 脓肿已穿破胸、腹腔或邻近内脏器官者,应先用非手术治疗

任务 3-4　胆石症病人的护理

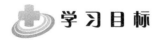

学习目标

1. 知识目标

（1）掌握胆道疾病病人的临床表现和护理措施。

（2）熟悉胆道疾病病人的护理诊断、辅助检查及治疗原则。

（3）了解胆道系统相关解剖和病理生理。

2. 能力目标

（1）能运用整体护理程序对胆道疾病病人拟出护理诊断,制订护理措施。

（2）能正确完成术后 T 管的护理。

（3）能对胆石症手术后的病人进行健康教育。

3. 素质目标

（1）通过任务分析及护理技能的完成,培养学生良好的心理素质,适应快节奏的外科临床

工作。

（2）通过探究性问题的解决，培养学生独立思考、分析问题、解决问题的能力。

（3）在护理过程中，具备爱伤观念，减轻病人的痛苦。

案例引导

刘女士，48 岁，5 年来经常有上腹部不适，10 h 前突然出现右上腹剧烈疼痛，向右肩、背部放射，并伴有恶心、呕吐、发热。辅助检查：胆红素明显升高，B 超报告胆囊颈部有直径 3.0 cm 结石、肝增大、胆总管直径 1.3 cm。如果你是责任护士，请问：

（1）该病人目前存在的护理诊断/问题有哪些？

（2）如病人行手术治疗，请制订病人术后护理措施。

【背景知识】

胆道系统的常见疾病有感染性疾病、胆石症、胆道肿瘤和胆道蛔虫病。胆石症按发病部位分为发生于胆囊的急慢性胆囊炎、胆囊结石和发生于胆管的急性胆管炎、胆管结石。胆石症是临床常见病、多发病，主要见于成年人，女性发病率高于男性。结石阻塞胆囊管，造成胆囊内胆汁滞留，继发细菌感染而引起胆囊的急性炎症。胆石症常促发胆囊炎，胆囊炎又可诱发胆石症，两者关系密切，互为因果。

按结石化学成分分三类：①胆固醇结石：占 50%，X 线检查不显影，80% 发生于胆囊。②胆色素结石：占 37%，X 线检查不显影，75% 发生于胆管。③混合结石：占 6%，X 线检查可显影，60% 发生于胆囊、40% 发生于胆管。发生于胆囊的结石主要为胆固醇结石，胆管结石的成分以胆色素结石和混合型结石为主。按照结石发生的部位分为胆囊结石、肝内胆管结石和胆总管结石（图 5-9）。临床表现取决于有无感染和梗阻。

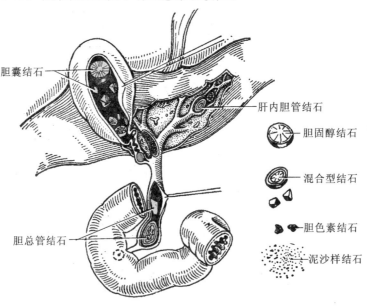

图 5-9　胆结石的分类

【护理评估】

（一）健康史

（1）一般资料，如年龄、性别、出生地、居住地、饮食习惯、营养状况、工作环境、劳动强度、妊娠史等。

（2）评估病人是否有持续劳累、精神压力大等情况，如胆道舒缩功能失常导致胆汁淤积而有助于胆囊结石的形成。

（3）评估病人是否常有胆道感染、胆道狭窄或多次胆囊手术的病史。

（二）身体状况

身体状况可因结石的大小、部位、性质、有无梗阻或感染等而不同。单纯性胆结石，无梗阻和感染时，常无临床症状或仅有轻微的消化系统症状。

1. 胆囊结石

（1）腹痛　常发生于进油腻饮食后，由于胆囊收缩，结石嵌顿于胆囊颈部，胆汁排空受阻，胆囊内压力增高，胆囊强力收缩而出现右上腹部突发剧烈绞痛，即胆绞痛。疼痛为阵发性，可向右肩胛部或背部放射，伴有恶心、呕吐和发热。病人右上腹部有压痛和肌紧张，有时可在右上腹部触及肿大而有触痛的胆囊，称为 Murphy 征阳性。若胆囊穿孔，疼痛程度加重，右上腹部肌紧张范围扩大，有明显压痛、反跳痛。

（2）消化道症状　常伴恶心、呕吐、食欲不振、腹胀、腹部不适等非特异性消化道症状。

（3）Mirizzi 综合征　较大结石长时间嵌顿和压迫胆囊壶腹部或颈部，尤其当胆囊管与肝总管平行时，可引起肝总管狭窄或胆囊胆管瘘，表现为反复发作的胆囊炎、胆管炎及梗阻性黄疸。

2. 肝外胆管结石症状　取决于有无感染及梗阻。多可无症状，结石阻塞胆管并继发感染，出现症状。腹痛、寒战高热和黄疸，称为 Charcot 三联征。①腹痛：位于剑突下或右上腹部，呈阵发性、刀割样绞痛，或持续性疼痛伴阵发性加剧。疼痛向右后肩背部放射，伴有恶心、呕吐。②寒战高热：剧烈腹痛后出现寒战高热，体温可高达 39～40 ℃，呈弛张热，是梗阻胆管继发感染后，脓性胆汁和细菌逆流随肝静脉扩散所致。③黄疸：结石堵塞胆管后，胆红素逆流入血，病人出现黄疸。黄疸的严重程度与梗阻的轻重程度、是否继发感染及阻塞的结石是否松动有关，故临床上黄疸多呈间歇性和波动性变化。

3. 肝内胆管结石　可无症状或有肝区和患侧胸背部持续性胀痛，同时伴有非特异性消化道症状，如上腹胀痛不适、呃逆、嗳气等。合并感染者，可出现 Charcot 三联征甚至急性梗阻性化脓性胆管炎（AOCS）、肝脓肿、肝硬化、肝胆管癌等。

（三）辅助检查

1. B 超　B 超是首选方法，对胆囊结石诊断准确率达 95%，结石呈强回声，伴明显声影，随体位的改变而移动。

2. 胆囊造影　胆囊造影是诊断胆囊疾病的常用方法。

3. CT 和 MRI 检查　因费用较高，不常用。

4. 实验室检查　合并感染时常见白细胞计数和中性粒细胞比例升高，部分病人可有肝功能轻度异常。

> **知识链接**
>
> ### 胆道疾病的特殊检查及护理
>
> **（一）影像学检查**
>
> 1. B超检查 在胆囊结石、胆囊炎、胆道肿瘤、胆道蛔虫病、胆道畸形及黄疸的鉴别诊断中有重要的价值，是诊断胆道疾病的首选方法。检查胆囊时，需空腹 8 h 以上，前一天晚餐进清淡素食。由于进食后胆囊排空及肠积气影响观察，故检查前 12 h 禁食且检查前 4 h 禁水。
>
> 2. 放射学检查
>
> （1）术中及术后胆道造影 胆道手术时，可经胆囊管插管至胆总管做胆道造影。术后拔除 T 管前，应常规行 T 管造影。检查胆道有无残余结石、狭窄、异物，了解胆总管下端或胆肠吻合口通畅与否。
>
> （2）经皮肝穿刺胆管造影（PTC） 在 X 线透视或 B 超引导下，利用特制穿刺针经皮肤、肝穿刺将造影剂直接注入肝内胆管，显示整个胆道系统。该法为有创检查，有发生胆瘘、出血、胆道感染等并发症的可能，已不常使用。
>
> （3）内镜逆行胰胆管造影（ERCP） 在纤维十二指肠镜直视下通过十二指肠乳头将导管插入胆管或胰管内进行造影的方法。可诊断胆道及胰腺疾病，取活体组织，收集十二指肠液、胆汁和胰液做理化及细胞学检查，取出结石等。但急性胰腺炎、碘过敏者禁忌做此检查。病人于造影后 2 h 方可进食，造影过程中发现特殊情况者，应留院观察并做相应处理。由于该方法可能诱发急性胰腺炎和胆管炎等并发症，故造影后 1～3 h 及第 2 日晨各检测血清淀粉酶 1 次，并观察体温，若有异常应及时处理。可遵医嘱预防性应用抗生素。
>
> （4）电子计算机体层扫描（CT）、磁共振成像（MRI） 能清晰地显示肝、胆、胰的形态和结构，以及其内结石、肿瘤或梗阻的情况。属于无创伤、准确性较高的检查。主要用于 B 超诊断不清，疑有肿瘤的病人。
>
> 3. 其他检查 纤维胆道镜检查用于协助诊断和治疗胆道疾病，了解胆道有无狭窄、畸形、肿瘤、蛔虫等。①术中胆道镜（IOC）：术中经胆总管切口直接放入纤维胆道镜进行检查和治疗。检查顺序为先肝内胆管，后肝外胆管。②术后胆道镜（POC）：适用于胆道术后疑有残余结石、蛔虫、狭窄、肿瘤等，但严重心功能不全、严重胆道感染、有出血倾向者禁忌做此检查。

【护理诊断/问题】

1. 焦虑 与疾病反复发作，担心手术安全和预后有关。

2. 疼痛 与结石局部刺激、感染、手术创伤有关。

3. 营养失调：低于机体需要量 与摄入不足、消耗增加、吸收障碍有关。

4. 知识缺乏 缺乏与胆石症诊疗和康复护理相关的知识。

【护理目标】

（1）疼痛减轻。

（2）病人体液维持在正常范围。

（3）情绪稳定，自述焦虑减轻。

（4）营养状况得到改善。

（5）并发症得到及时发现和处理。

【护理措施】

1. 基础护理

（1）饮食　准备手术者应禁食、休息，并积极补充液体和电解质，以维持水、电解质和酸碱平衡。非手术治疗者根据病情再决定饮食种类，给予高蛋白、高碳水化合物、高维生素、低脂的普通饮食或半流质饮食。不能经口进食或进食不足者，可经胃肠外营养途径补充足够的热量、氨基酸、维生素、电解质，以维持病人的营养状态。

（2）休息　急性发作期注意卧床休息，根据病情选择舒适体位。如有腹膜炎，宜取半卧位。

（3）疼痛护理　针对病人疼痛的部位、性质、程度、诱因、缓解和加重的因素，有针对性地采取措施缓解疼痛。先用非药物缓解疼痛的方法止痛，必要时遵医嘱应用镇痛药物，并评估其效果。

（4）皮肤护理　密切观察血清胆红素浓度，发现问题及时报告医生，并遵医嘱肌内注射维生素 K_1。将病人指甲剪短，防止因黄疸导致皮肤瘙痒时抓破皮肤。以温水擦洗皮肤，保持清洁。

2. 病情监测　密切观察病人病情变化，若出现寒战、高热、腹痛加重、腹痛范围扩大等，应考虑病情加重，要及时报告医生，积极进行处理。密切观察病人的生命体征，注意黄疸及腹膜刺激征的变化；及时了解实验室检查的结果；准确记录 24 h 出入液量。

3. 执行医嘱

（1）治疗原则　治疗以手术为主，手术切除胆囊，手术中尽可能取尽结石，解除胆道狭窄和梗阻，去除感染病灶。手术后保持胆汁引流通畅，预防结石再生。非手术治疗适用于病情较轻的胆石症病人或伴严重心血管疾病不能耐受手术者。治疗方法包括禁食、胃肠减压、补液、记录出入液量；控制感染，解痉止痛，应用消炎利胆类中药，针灸等治疗。

（2）遵医嘱用药，配合治疗　遵医嘱使用抗生素控制感染，如甲硝唑等。给予解痉、镇静和止痛药物，常用哌替啶 50 mg、阿托品 0.5 mg 肌内注射，切勿使用吗啡。拟行胆肠吻合术者，术前 3 天口服卡那霉素、甲硝唑等，术前 1 晚行清洁灌肠；观察药物疗效及副作用；肌内注射维生素 K_1 10 mg，2 次/天，纠正凝血机制障碍。

4. 手术治疗

（1）胆囊切除术　适用于以下病人：①发病在 72 h 以内者；②经非手术治疗无效且病情发展者；③伴急性并发症（如胆囊坏疽或穿孔、弥漫性腹膜炎、急性化脓性胆管炎、急性坏死性胰腺炎等）的病人。手术方法有开腹胆囊摘除术和腹腔镜胆囊摘除术，其中腹腔镜胆囊摘除术已经非常成熟，且有创伤小、恢复快的特点，是首选的手术方法。

（2）胆囊造口术　适用于极少数高危不能耐受较长时间手术或局部炎症水肿、粘连严重者。胆囊造口可达到减压引流的目的。此类病人需待 3 个月后病情稳定时再行胆囊切除术。

（3）胆管结石常用手术方法　①胆总管探查或切开取石、T 管引流术。②胆总管空肠 Roux-en-Y 吻合术。③Oddi 括约肌成形术。④经内镜 Oddi 括约肌切开取石术。

5. 并发症的观察和预防

（1）出血　观察病人出血量，若出血大于 100 mL/h，持续 3 h 以上，或病人有血压下降、脉细速、面色苍白等休克征象,应立即与医生联系,并立即配合医生进行抢救。

(2)胆瘘 若病人切口处有黄绿色胆汁样引流物,量在 50 mL/h 以上者,应疑有胆瘘,立即与医生联系协助处理。长期大量胆瘘者,遵医嘱及时补充水和电解质,以维持平衡。长期胆汁丢失将影响脂肪消化、吸收,可引起营养障碍和脂溶性维生素缺乏,应补充热量和维生素。能进食者,鼓励进低脂、高蛋白、高维生素饮食,少量多餐。

6. T 管引流的护理 胆总管探查或切开取石术后,在胆总管切开处放置 T 管,一端通向肝管,一端通向十二指肠,由腹壁切口穿出体外,接引流袋。主要目的:①引流胆汁;②引流残余结石;③支撑胆道。

(1)T 管妥善固定 T 管接引流袋后,用胶布固定于腹壁皮肤上,防止管道脱落。

(2)保持 T 管有效引流 ①平卧位时引流管高度应低于腋中线,站立或活动时应低于腹部切口,防止引流液逆流。②T 管不可受压、扭曲、折叠,应经常挤捏。③定时更换体位,防止引流管斜面紧贴组织造成引流不畅。④血块及小结石堵塞管腔时,应反复挤压引流管或用等渗盐水缓慢低压冲洗。

(3)观察并记录引流液的色、量、性状 正常成人每天胆汁分泌量为 600～1000 mL,呈黄色、稠厚无渣。术后 24 h 内引流量为 300～500 mL,恢复饮食后每天可达到 600～700 mL,以后每天逐渐减少至约 200 mL。术后 1～2 天胆汁颜色呈混浊的淡红色或淡黄色,以后逐渐加深,呈黄色。

(4)严格执行无菌操作,预防感染 ①按无菌操作更换引流袋。②在改变体位或活动时注意引流管的水平高度,不要超过腹部切口高度,防止引流液反流。③遵医嘱预防性使用抗生素。④保护引流管口周围皮肤:每天用 75% 乙醇或 0.5% 碘伏消毒,T 管周围垫以无菌纱布,局部涂氧化锌软膏或皮肤保护膜,防止胆汁浸渍皮肤引起破溃或感染,保持敷料清洁、干燥,如有渗液,及时更换敷料。

(5)拔管 ①拔管指征:术后 2 周,病人无腹痛、发热,黄疸消退,血常规、血清胆红素正常;胆汁引流量减少,少于每天 200 mL,颜色清亮;胆道造影显示胆管通畅,或胆道镜证实胆管无狭窄、结石、异物;夹管试验阴性(饭前、饭后各夹管 1 h,逐渐增加到全天夹管 1～2 天,无不适主诉)。同时满足以上 4 个条件,可考虑拔管。②拔管方法:拔管前先行 T 管造影,如显示通畅,再开放引流 2～3 天,使造影剂完全排出。继续夹管 2～3 天,仍无症状后给予拔管。③拔管后护理:拔管后局部伤口用凡士林纱布堵塞,1～2 天会自行封闭。拔管 1 周内,观察病人体温、有无黄疸及腹部症状,应警惕胆汁性腹膜炎的发生。

7. 心理护理 稳定情绪,鼓励病人保持乐观情绪,正确对待疾病和预后,心理上给予开导,生活上给予关心照顾,尽量满足其要求,鼓励其主动配合治疗,提高生活质量。根据具体情况给予详细解释,说明手术的重要性、疾病的转归,以消除其顾虑,积极配合手术。

【健康教育】

(1)指导病人选择低脂、高碳水化合物、高蛋白、高维生素、易消化的饮食,忌油腻食物及饱餐。

(2)非手术治疗的病人,应遵医嘱坚持治疗,按时服药,定期复查。若出现腹痛、黄疸、发热、厌油腻等症状时,应立即到医院就诊。

(3)向带 T 管出院的病人解释 T 管的重要性,告知出院后的注意事项。

【护理评价】

(1)病人对疼痛的缓解是否满意,有无疼痛的症状和体征。

（2）体温是否恢复正常。

（3）水、电解质紊乱及酸碱平衡失调是否得到纠正。

（4）营养状况是否改善,体重是否增加或得到控制。

（5）切口和引流管口有无感染,病人血常规是否正常。

（6）病人心态是否平稳,病人能否配合治疗和护理。

（7）并发症是否得到预防、及时发现和处理。

（裴　星　王照朋）

直通护考

一、选择题（A1/A2 型题）

1. 胆总管引流术后,T 管引流胆汁过多常提示（　　）。

　　A. 肝细胞分泌亢进　　　　　　B. 胆管分泌胆汁过多　　　　　C. 胆囊浓缩功能减退

　　D. 胆道下端梗阻　　　　　　　E. 十二指肠反流

2. 坐位或站立时引流袋的位置应为（　　）。

　　A. 不可高于腹部手术切口　　　B. 不可高于腋中线　　　　　　C. 不可高于腋前线

　　D. 不可高于腋后线　　　　　　E. 可在任意位置

3. 胆汁的排放方式为（　　）。

　　A. 持续性　　　B. 定时　　　C. 间断性　　　D. 夜间　　　E. 空腹

4. 普查和诊断胆道疾病的首选检查方法是（　　）。

　　A. X 线平片　　　B. B 超　　　C. CT　　　D. MRI　　　E. ERCP

5. 典型的 Charcot 三联征为腹痛、寒战高热及（　　）。

　　A. 呕吐　　　B. 腹泻　　　C. 黄疸　　　D. 腹水　　　E. 胸痛

6. T 管拔除指征是（　　）。

　　A. 引流管通畅,胆汁颜色正常　　　　　　B. 引流胆汁量逐日减少

　　C. 大便颜色正常,食欲好转　　　　　　　D. 黄疸逐日消退、无发烧、腹痛

　　E. 造影无残余结石,夹管后机体无异常变化

7. 胆道 T 管拔除前,夹管观察的内容是（　　）。

　　A. 体温、血压、意识　　　　　B. 腹痛、血压、体温　　　　　C. 腹痛、呕吐、体温

　　D. 黄疸、血压、意识　　　　　E. 腹痛、体温、黄疸

8. 胆道 T 管引流和腹腔引流管的护理措施,二者不同的是（　　）。

　　A. 保持引流管通畅　　　　　B. 每日更换引流瓶　　　　　　C. 观察引流量和性状

　　D. 拔管前夹管观察 1～2 日　　E. 引流瓶不得高于引流出口

9. 王某,女,45 岁,行胆总管切开取石 T 管引流术后,T 管引流液每天均在 2000 mL 左右,提示（　　）。

　　A. 胆汁量过少　　　　　　　　B. 胆汁量正常　　　　　　　　C. 胆管下端梗阻

　　D. 胆管上端梗阻　　　　　　　E. 胆管中部梗阻

10. 张某,女,45 岁,因饱餐后出现右上腹疼痛而入院,诊断为胆囊结石,应禁食（　　）。

　　A. 高蛋白食物　　　　　　　　B. 纤维食物　　　　　　　　　C. 高热量食物

D. 油腻食物　　　　　　　　　E. 高维生素食物

11. 李某,女,35 岁,诊断为"肝外胆管结石",出现重度黄疸及皮肤瘙痒,对皮肤的护理措施不恰当的是(　　)。

A. 温水擦洗皮肤　　　　　B. 遵医嘱用药　　　　　　C.保持皮肤清洁

D. 防止皮肤损伤　　　　　E. 可用手抓挠

任务 3-5　胆道感染病人的护理

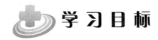

学习目标

1. 知识目标

(1) 掌握胆道感染病人的临床表现和护理措施。

(2) 熟悉胆道感染病人的护理诊断和辅助检查。

2. 能力目标

(1) 能运用整体护理程序对胆道感染病人拟出护理诊断,制订护理措施。

(2) 能正确完成术后 T 管的护理。

(3) 能对胆道感染手术后的病人进行健康教育。

 案例引导

张某,男,45 岁,因突发寒战、高热、上腹剧烈疼痛伴恶心、呕吐、黄疸 3 天,急诊以"胆管结石、急性胆管炎"收入院治疗中。经积极补液、抗感染治疗 8 h 后,病情未见好转。查体:病人表情淡漠、面色潮红、四肢冰凉;T 39.5 ℃、P 120 次/分、R 36 次/分、BP 80/60 mmHg。尿量少。

血常规检查:白细胞计数 20×10^9/L、中性粒细胞核左移。血生化检查:总胆红素升高。

B 超检查:胆总管结石、胆总管扩张。请问:

(1) 病人在胆道感染基础上出现了什么并发症?

(2) 目前病人存在的主要护理诊断/问题有哪些?

(3) 应采取哪些护理措施?

【背景知识】

胆道感染是指胆囊壁或胆管壁受到细菌的侵袭而发生炎症反应,胆汁中有细菌生长。胆道感染与胆石症常互为因果关系,胆石症可引起胆道梗阻,梗阻可造成胆汁淤积、细菌繁殖而致胆道感染;胆道反复感染又是胆石症的致病因素和促发因素。

胆囊炎是指发生在胆囊的细菌性和(或)化学性炎症,根据发病的缓急和病程的长短分为急性胆囊炎和慢性胆囊炎。慢性胆囊炎大多数继发于急性胆囊炎,是急性胆囊炎反复发作的结果。超过 90% 的病人有胆囊结石。急性梗阻性化脓性胆管炎(AOSC)病人大多数有胆道感染、胆道狭窄或多次胆囊手术的病史,部分病人有持续劳累、精神压力大等情况,PTC、ERCP等检查或介入治疗亦可诱发胆道感染。

【护理评估】

（一）健康史

既往史有无反酸、嗳气、饭后饱胀、厌油腻食物或因此而引起腹痛发作史;有无呕吐蛔虫或粪便排出蛔虫史;既往有无多次胆囊手术的病史;有无胆石症、胆囊炎和黄疸病史。

（二）身体状况

1. 急性胆囊炎

（1）症状　①腹痛:多数病人有上腹部疼痛史,表现为右上腹阵发性绞痛,常在饱餐、进食油腻食物后或夜间发作,疼痛可放射至右肩及右肩下部。②消化道症状:病人腹痛发作时常伴有恶心、呕吐、厌食等消化道症状。③发热或中毒症状:根据胆囊炎症反应程度的不同,病人可出现不同程度的体温升高和脉搏加速。

（2）体征　①腹部压痛:右上腹可有不同程度和不同范围的压痛、反跳痛和肌紧张,Murphy征阳性(检查者将左手平放于病人右肋部,拇指置于右腹直肌外缘与肋弓交界处,嘱病人缓慢深吸气,使肝脏下移,若病人因拇指触及肿大的胆囊引起疼痛而突然屏气,称为Murphy征阳性)。②黄疸:10%～25%的病人可出现轻度黄疸,多见于胆囊炎症反复发作合并Mirizzi综合征的病人。

2. 慢性胆囊炎　症状常不典型,主要表现为上腹部饱胀不适、厌食油腻和嗳气等消化不良的症状以及右上腹和肩背部隐痛。多数病人曾有典型的胆绞痛病史。

3. 胆管炎　典型症状为腹痛、寒战高热和黄疸,称为Charcot三联征。①腹痛:位于剑突下或右上腹部,呈阵发性、刀割样绞痛,或持续性疼痛伴阵发性加剧。疼痛向右后肩背部放射,伴有恶心、呕吐。②寒战高热:剧烈腹痛后出现寒战高热,体温可高达39～40 ℃,呈弛张热,是梗阻胆管继发感染后,脓性胆汁和细菌逆流随肝静脉扩散所致。③黄疸:结石堵塞胆管后,胆红素逆流入血,病人出现黄疸。黄疸的轻重程度与梗阻的轻重程度、是否继发感染及阻塞的结石是否松动有关,故临床上黄疸多呈间歇性和波动性变化。急性胆管炎和急性梗阻性化脓性胆管炎是同一疾病的不同发展阶段。在胆道梗阻的基础上并发急性化脓性细菌感染就发展成急性梗阻性化脓性胆管炎。临床表现除具有一般胆道感染的Charcot三联征外,还有感染性休克、中枢神经系统受抑制的表现,故常称为Reynolds五联征。

（三）辅助检查

1. 实验室检查　血常规检查可见白细胞计数及中性粒细胞比例升高,部分病人可有血清胆红素、转氨酶、AKP及淀粉酶升高。

2. 影像学检查

（1）B超检查　B超是一种安全、快速、简便、经济而准确的检查方法,是诊断胆道疾病的首选方法。急性胆囊炎可显示胆囊增大,胆囊壁增厚,大部分病人可见胆囊内有结石光团。慢性胆囊炎显示胆囊壁增厚,胆囊腔缩小或萎缩,排空功能减退或消失,常伴胆囊结石。急性梗阻性化脓性胆管炎显示胆囊、胆管扩张,结石影。

（2）腹部平片　腹部平片对鉴别胆道和其他腹内脏器疾病有一定意义,但单纯腹部平片对胆道疾病的诊断价值有限。

【护理诊断/问题】

1. 疼痛　与结石突然嵌顿、胆汁排空受阻致胆囊强烈收缩或继发胆囊感染有关。

2. 体液不足 与呕吐、禁食、胃肠减压和感染性休克等有关。

3. 体温过高 与胆管梗阻并继发感染有关。

4. 低效性呼吸型态 与感染中毒有关。

5. 营养失调：低于机体需要量 与胆道疾病致长时间发热、肝功能损害及禁食有关。

6. 潜在并发症 胆囊穿孔、胆道出血、胆瘘、多器官功能障碍或衰竭。

【护理措施】

1. 基础护理

（1）饮食 入院后即准备手术者及病情较重，恶心、呕吐明显者应禁食、休息，并积极补充液体和电解质，以维持水、电解质和酸碱平衡。非手术治疗者根据病情再决定饮食种类，给予高蛋白、高碳水化合物、高维生素、低脂的普通饮食或半流质饮食。不能经口饮食或进食不足者，可经胃肠外营养途径补充足够的热量、氨基酸、维生素、电解质，以维持病人的营养状态。

（2）休息 协助病人采取舒适体位，指导其进行有节律的深呼吸，达到放松和减轻疼痛的目的。

（3）皮肤护理 将病人指甲剪短，防止因黄疸导致皮肤瘙痒时抓破皮肤。以温水擦洗皮肤，保持清洁。

2. 病情监测 密切观察病人病情变化，若出现寒战、高热、腹痛加重、腹痛范围扩大等，应考虑病情加重，要及时报告医生，积极进行处理。

3. 执行医嘱

（1）治疗原则 主要的手术治疗、手术时机和手术方式取决于病人的病情。非手术治疗适用于病情较轻的急性胆囊炎、胆石症病人或伴严重心血管疾病不能耐受手术者。治疗方法包括：禁食、胃肠减压、补液、记录出入液量；控制感染，解痉止痛；足量有效广谱抗生素；纠正水、电解质平衡；纠正休克，恢复血容量；给予维生素 K。在非手术治疗期间若病情加重或出现胆囊坏疽、穿孔等并发症时应及时手术治疗。

（2）遵医嘱用药，配合治疗 根据医嘱应用抗生素，注意药物的性状、给药途径，观察药物疗效和不良反应。对诊断明确的剧烈疼痛者，可遵医嘱通过口服、注射等方式给予消炎利胆、解痉或止痛药，以缓解疼痛。常用阿托品加哌替啶，但不能用吗啡，因吗啡会引起 Oddi 括约肌痉挛，使胆道梗阻加重。

4. 手术治疗

（1）胆囊切除术 适用于以下病人：①发病在 48～72 h 以内者；②经非手术治疗无效且病情发展者；③伴急性并发症（如胆囊坏疽或穿孔、弥漫性腹膜炎、急性化脓性胆管炎、急性坏死性胰腺炎等）的病人。手术方法有开腹胆囊摘除术和腹腔镜胆囊摘除术，其中腹腔镜胆囊摘除术已经非常成熟，且有创伤小、恢复快的特点，是首选的手术方法。

（2）胆囊造口术 适用于极少数高危不能耐受较长时间手术或局部炎症水肿、粘连严重者，胆囊造口可达到减压引流的目的，此类病人需待 3 个月后病情稳定时再行胆囊切除术、胆囊造口术。

（3）急性梗阻性化脓性胆管炎 紧急手术抢救病人生命，迅速解除胆道梗阻并置管引流，达到有效减压和减轻感染的目的。通常采用胆总管切开减压、T 管引流术。亦可经非手术置管减压引流，方法包括胆囊穿刺置管术、PTCD 和经内镜鼻胆管引流术等。

5. 并发症的预防及护理

1）胆囊穿孔

（1）加强观察 严密监测病人生命体征及腹痛程度、性质和腹部体征变化。若腹痛进行性加重,且范围扩大,出现压痛、反跳痛、肌紧张等,同时伴有寒战、高热的症状,提示胆囊穿孔或病情加重。

（2）减轻胆囊内压力 遵医嘱应用敏感抗菌药物,以有效控制感染,减轻炎性渗出,达到减少胆囊内压力、预防胆囊穿孔的目的。

（3）及时处理胆囊穿孔 一旦发生胆囊穿孔,应及时报告医师,并配合做好紧急手术的准备。

2）胆道出血 术后加强病情观察,若病人出现面色苍白、脉搏加快、血压下降、黑便或呕血等,引流液呈血性,立即与医生联系,按医嘱给予输液输血、止血药物等治疗,必要时做好手术止血的准备。

3）胆汁漏 术后观察腹腔引流情况,若病人切口处有黄绿色胆汁样引流物,每小时在 50 mL 以上,并出现腹膜刺激征、发热等,应考虑胆汁性腹膜炎,应立即通知医生并协助处理。长期大量胆汁漏者,需维持水、电解质的平衡,补充热量和维生素,能进食者鼓励进低脂、高蛋白、高维生素饮食,少量多餐。

【健康教育】

（1）指导病人选择低脂、高糖、高蛋白、高维生素、易消化的饮食,忌油腻食物及饱餐。肥胖者应适当减肥,糖尿病者应遵医嘱坚持药物和饮食治疗。养成良好的工作、休息和饮食习惯。

（2）向带 T 管出院的病人解释 T 管的重要性,告知出院后的注意事项。

【护理评价】

（1）病人对疼痛的缓解是否满意,有无疼痛的症状和体征。

（2）体温是否恢复正常。

（3）水、电解质紊乱和酸碱平衡失调是否得到纠正。

（4）营养状况是否改善,体重是否增加或得到控制。

（5）切口和引流管口有无感染,病人血常规是否正常。

（6）病人心态是否平稳,病人能否配合治疗和护理。

（7）并发症是否得到预防、及时发现和处理。

（裴 星 杨 雷）

任务 3-6 胆道蛔虫病

胆道蛔虫病是由各种原因引起的肠道蛔虫运动活跃,并钻入胆道而出现的急性上腹痛或胆道感染,是肠道蛔虫病中最严重的一种并发症,多见于 6～8 岁学龄儿童。

蛔虫成虫寄生于小肠中下段,当人体全身或消化道功能紊乱,如高热、腹泻、饥饿、胃酸度降低、饮食不节、驱虫不当、手术刺激等时,均可激惹虫体异常活动,上窜进入胆道;蛔虫喜碱厌酸、有钻孔习性,在胆管炎、胆石症及括约肌松弛等时更易引起成虫钻胆。蛔虫进入胆道后,其机械刺激引起括约肌强烈痉挛收缩,出现胆绞痛。进入胆道的蛔虫死亡后,其尸体碎片、角皮、虫卵将成为以后结石的核心。蛔虫经胆囊管钻入胆囊,可引起胆囊穿孔。虫体带入的肠道细菌可导致胆道感染,严重者可引起急性梗阻性化脓性胆管炎、肝脓肿等。

【护理评估】

（一）健康史

了解病人的年龄、性别，有无呕虫、便虫史，了解病人生活环境的卫生状况。

（二）身体状况

1. 症状　突然发作的剑突下钻顶样剧烈腹部绞痛，可向右肩背部放射。腹痛多为阵发性、间歇发作，持续时间长短不一，疼痛过后，可如常人安静或精神萎靡。恶心、呕吐常有发生，多在绞痛时相伴发生，吐出物中可含胆汁或蛔虫。当合并肝脓肿、急性胰腺炎、胆道穿孔或急性梗阻性化脓性胆管炎时出现相应的症状。

2. 体征　症状重、体征轻是本病的特点。胆绞痛发作时腹软或仅上腹有深在轻微压痛，无肌紧张。体温多不增高。晚期如出现肝、胆化脓性感染或腹膜炎，可有腹膜刺激征。可触及肿大而有压痛的肝脏、胆囊等。由于胆道蛔虫堵塞或结石并存、肝脏中毒性损害，可有不同程度的黄疸。

（三）辅助检查

1. 实验室检查　早期白细胞计数及中性粒细胞比例正常或轻度升高，当出现并发症时则显著增高，嗜酸性粒细胞多增高。呕吐物、十二指肠引流液、胆汁或粪便中可查见蛔虫虫卵。合并胰腺炎时，血、尿淀粉酶可升高。败血症时，血培养可为阳性。

2. 影像学检查　B超是首选的检查方法，可显示胆管内蛔虫的影像。

（四）治疗要点

大多数病人经非手术治疗可治愈或缓解症状，仅在出现严重并发症时才考虑手术治疗。

1. 非手术治疗

（1）解痉止痛　常用药物有阿托品、654-2，可肌内注射或静脉注射，可解除平滑肌痉挛所引起的绞痛。绞痛剧烈，在诊断明确时可配合应用杜冷丁、异丙嗪、苯巴比妥等，也可采用针刺止痛。

（2）利胆驱虫　可口服食醋、驱虫药、利胆排虫中药和33％硫酸镁等，也可用氧气驱虫。

（3）控制感染　病初可暂不用抗生素，如并发胆道感染则使用抗生素。

（4）经纤维十二指肠镜取虫　置入圈套器将蛔虫体套住后取出，对嵌顿在十二指肠乳头或钻入胆总管内的蛔虫均可取出。

2. 手术治疗　基本手术方式为胆总管探查，取净肝内、外胆管中蛔虫或结石，引流胆管，以减轻中毒症状。

【护理诊断/问题】

1. 急性疼痛　与蛔虫刺激致 Oddi 括约肌痉挛有关。

2. 知识缺乏　缺乏饮食卫生保健知识。

【护理措施】

术前、术后护理参见胆囊结石、胆管结石病人的护理。

【健康教育】

1. 养成良好的卫生习惯　饭前、便后洗手，不喝生水，蔬菜要洗净煮熟。

2. 正确服用驱虫药　驱虫药应于清晨空腹或晚上睡前服用，服药后注意观察大便中是否有蛔虫排出。

（裴　星）

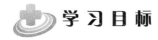

直通护考

一、选择题（A1/A2 型题）

1. 以下哪项不是急性胆囊炎的特征？（　　）

A. 右上腹痛　　　　　　　　B. 疼痛向右肩胛部放射　　　　　C. Murphy 征阳性

D. 可触及肿大胆囊　　　　　E. 寒战和黄疸明显

2. 急性胆囊炎最严重的并发症是（　　）。

A. 细菌性肝脓肿　　　　　　　　　　　　　B. 胆囊积脓

C. 胆囊坏疽穿孔引起胆汁性腹膜炎　　　　　D. 并发急性胰腺炎

E. 胆囊、十二指肠内瘘

3. 急性胆囊炎在非手术治疗期间若出现胆囊穿孔，最主要的护理措施是（　　）。

A. 做好紧急手术的准备　　　B. 药物止痛　　　　　　　　C. 非药物止痛

D. 物理降温　　　　　　　　E. 药物降温

4. T 管造影后应开放引流多长时间以上？（　　）

A. 4 h 以上　　　B. 8 h 以上　　　C. 10 h 以上　　　D. 12 h 以上　　　E. 24 h 以上

5. 急性胆囊炎引起的腹痛常发生于（　　）。

A. 睡眠时　　　　　　　　　B. 剧烈运动时　　　　　　　C. 空腹时

D. 进食油腻餐后　　　　　　E. 紧张工作时

6. 张某，女，50 岁，急诊入院，神志不清，出冷汗，脉搏细速，血压 80/60 mmHg，诊断为"急性梗阻性化脓性胆管炎"，其体位应取（　　）。

A. 半坐卧位　　　B. 坐位　　　　　C. 头低足高位　　　D. 头高足低位　　　E. 任意卧位

7. Charcot 三联征是指（　　）。

A. 剑突下绞痛，寒战高热，黄疸　　　　　B. 右上腹部阵发性绞痛，畏寒，胆囊肿大

C. 上腹部绞痛，黄疸，低血压　　　　　　D. 右上腹部持续性闷胀，高热，黄疸

E. 以上均不是

8. 胆道蛔虫病的典型表现是（　　）。

A. 上腹部持续性疼痛　　　　　　　　B. 右上腹阵发性绞痛

C. 上腹部闷胀、隐痛　　　　　　　　D. 突然发作上腹部"钻顶"样疼痛

E. 上腹部阵发性疼痛并向右肩放射

任务 3-7　胰腺疾病病人的护理

学习目标

1. 知识目标

（1）掌握急性胰腺炎、胰腺癌的概念；急性胰腺炎病人的护理评估、护理诊断、护理措施和健康教育。

（2）熟悉急性胰腺炎和胰腺癌的病因、辅助检查及治疗原则。

（3）了解急性胰腺炎的病理。

2. 能力目标

能运用护理程序为急性胰腺炎及胰腺癌病人提供护理。

3. 素质目标

（1）在护理过程中，具备基本的护理礼仪规范。

（2）具备良好的护患沟通能力。

（3）在护理过程中，具备爱伤观念，减轻病人的痛苦。

 案例引导

王某，男，35 岁，昨晚进食油腻食物 3 h 后，出现中上腹持续性胀痛，逐渐加重，伴呕吐一次，吐后疼痛不缓解，且向腰背部放射，于今晨出现阵发性疼痛加剧，急诊入院。

查体：T 38.2 ℃，P 98 次/分，R 20 次/分，BP 110/80 mmHg，上腹正中压痛，Murphy 征（一），腹胀，肠鸣音 1~2 次/分，余无异常。测血清淀粉酶明显升高，诊断为进行胰腺炎。请问：

（1）该病人目前主要的护理问题有哪些？

（2）该病人应采取怎样的护理措施？

【背景知识】

胰腺是人体第二大腺体，位于左上腹部，属于腹膜后器官，斜向左上方紧贴于第 1~2 腰椎体前。正常人胰腺重 82~117 g，分头、颈、体、尾四部分。其中胰头较为膨大，被十二指肠包绕。胰管是胰腺的输出管道，直径为 2~3 mm，约 85% 的人胰管和胆总管共同开口于十二指肠乳头，十二指肠乳头内有 Oddi 括约肌控制。此共同通道或开口是胰腺疾病和胆道疾病相互关联的解剖学基础。

胰腺具有外分泌和内分泌功能。胰腺外分泌产生胰液，正常每天分泌量为 750~1500 mL，主要成分为水、碳酸氢钠和胰酶。胰酶主要包括胰淀粉酶、胰蛋白酶和胰脂肪酶，参与食物消化。胰腺的内分泌来源于胰岛内的多种细胞，其中以 B 细胞最多，分泌胰岛素，其次为 A 细胞，分泌胰高血糖素。当胰腺发生疾病时，既可影响其外分泌功能又可影响内分泌功能。

急性胰腺炎病人的护理

急性胰腺炎是指胰腺分泌的消化酶被激活后对自身器官产生消化所引起的一种化学性炎症，是常见的急腹症之一。

1. 病因 急性胰腺炎的病因比较复杂，目前认为与下列因素密切相关：①胆道疾病是国内胰腺炎最常见的病因，由胆道疾病所引起的急性胰腺炎称为胆源性胰腺炎。②饮食不当：大量饮酒和暴饮暴食可促使胰液过度分泌，还可引起十二指肠乳头水肿和 Oddi 括约肌痉挛，阻碍胰液、胆汁引流。此外，乙醇还能直接损害胰腺腺泡细胞。③十二指肠液反流：当十二指肠内压力增高时，十二指肠液可向胰管内逆流，其中的肠激酶等物质可激活胰液中的酶类，从而导致急性胰腺炎。④手术与创伤：上腹部损伤或手术可直接或间接损害胰腺组织，如内镜逆行胰胆管造影和内镜经 Vater 壶腹胆管取石术等。⑤其他因素：特异性感染性疾病，如腮腺炎病毒、肝炎病毒、伤寒杆菌等感染可能累及胰腺；其他某些药物、高脂血症、妊娠等亦可引起急性胰腺炎；有少数病人最终找不到明确病因，被称为特发性急性胰腺炎。

2. 病理　急性胰腺炎分单纯型（水肿型）和出血坏死型（重症）胰腺炎两种。

（1）水肿型胰腺炎　正常情况下，胰液中的胰酶原不具有活性，需在十二指肠内被激活后方有消化功能。当胰液中的胰酶原被激活而消化胰腺自身组织时，胰腺发生充血、水肿和急性炎症反应，称为水肿型胰腺炎。

（2）出血坏死型胰腺炎　若病变进一步发展，或发病初期即有胰腺细胞的大量破坏，多种胰酶原被激活，导致胰腺及其周围组织的广泛出血和坏死，则形成出血坏死型胰腺炎。此时，胰腺除了水肿外，被膜下有出血斑或血肿；腹膜后或腹腔内有血性腹水；大小网膜、肠系膜、腹膜后脂肪组织发生坏死、溶解，并与钙离子结合形成皂化斑；浆膜下多处出血或血肿形成，甚至胃肠道也发生充血水肿等改变。

大量胰酶被腹膜吸收入血液，使血清淀粉酶和脂肪酶升高，并可通过激活体内多种活性物质的作用，导致多器官功能受损。坏死胰腺以局部纤维化而痊愈或转为慢性胰腺炎，晚期坏死组织合并感染，可形成胰腺脓肿。

【护理评估】

1. 健康史　评估有无胆道疾病或慢性胰腺炎病史；有无腹部手术或创伤史；病人的饮食习惯，有无嗜油腻食物、饮酒或酗酒；发病前有无暴饮暴食。

2. 身体状况

1）症状

（1）腹痛　急性胰腺炎最主要的症状，常于饱餐后或饮酒后突然发作，呈持续性、刀割样剧痛，位于上腹正中或偏左，放射至腰背部，病变累及全胰时，疼痛范围较宽并呈束带状向腰背部放射（图 5-10）。

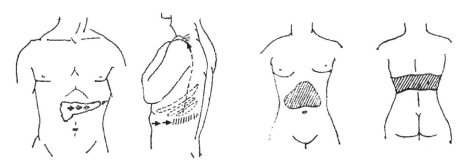

(a) 上腹正中或偏左疼痛，放射至腰背部　　　(b) 疼痛范围较宽并呈束带状向腰背部放射

图 5-10　急性胰腺炎腹痛特点

（2）恶心、呕吐、腹胀　与腹痛同时存在。呕吐初为反射性，呕吐物为胃、十二指肠内容物，后因肠管浸泡在含有大量胰液、坏死组织和毒素的血性腹水中而发生肠麻痹，可出现持续性呕吐，腹胀也随之加剧。呕吐后腹痛不缓解为其特点。

（3）其他　病人由于呕吐和胰周渗出，出现不同程度的脱水、代谢性酸中毒及低钙血症；水肿型胰腺炎常伴中度发热，出血坏死型胰腺炎可出现高热；部分病人可出现轻度黄疸，常提示胆道有梗阻；重症胰腺炎病人可能合并休克和多器官功能障碍综合征（MODS）。

2）体征

（1）水肿型胰腺炎　腹部压痛局限于中上腹部,常无明显腹肌紧张。

（2）出血坏死型胰腺炎　腹部膨隆,严重者在腰部、季肋部和腹部皮肤出现大片青紫色淤斑或脐周围皮肤出现蓝色改变(Cullen征);腹部压痛明显,并有反跳痛和肌紧张;移动性浊音阳性;肠鸣音减弱或消失。出现急性呼吸窘迫综合征时,可出现呼吸增快、呼吸音减弱、发绀等表现。

3. 心理-社会支持状况　由于本病发病急、症状重,特别是重症胰腺炎病人病情凶险、病程长、治疗期间病情反复、治疗费用高,常使病人及其家属产生焦虑、恐惧、失望等不良情绪。

4. 辅助检查

1）实验室检查

（1）血清淀粉酶　在发病早期即可升高,可用于早期急性胰腺炎的诊断,达到 500 U/L(苏氏法)或 128 U/L(温氏法),即提示本病。血清淀粉酶值越高,诊断的准确率越高,但血清淀粉酶值的高低与病变的严重程度并不一定成正比。

（2）尿淀粉酶　在发病后期才升高,可用于晚期急性胰腺炎的诊断,超过 1000 U/L(苏氏法)或 256 U/L(温氏法),即提示本病。

（3）血生化检查　血钙降低、血糖升高及血气分析指标异常等。其中血钙最能反映病情的严重性和预后;血钙低于 2.0 mmol/L,常提示为重症胰腺炎。

2）影像学检查

（1）B 超　首选的影像学检查方法,可发现胰腺肿胀;还可显示是否合并胆道结石和腹水。

（2）腹部 X 线平片　可见横结肠、十二指肠充气扩张,左侧膈肌升高,左侧有胸水。

（3）腹部 CT 检查　对急性胰腺炎有重要诊断意义。可见胰腺弥漫性肿大,密度不均匀,边界模糊,胰周脂肪间隙消失。若在此基础上出现质地不均、液化、蜂窝状低密度区,则提示胰腺出血坏死。

3）腹腔穿刺检查　穿刺液外观呈血性混浊,可见脂肪小滴,并发感染时呈脓性。穿刺液做淀粉酶测定,若明显高于血清淀粉酶水平,表示胰腺炎严重。

【护理诊断/问题】

1. 急性疼痛　与胰腺及其周围组织炎症、胆道梗阻有关。

2. 有体液不足的危险　与炎症渗出、出血、呕吐、禁食等有关。

3. 营养失调:低于机体需要量　与呕吐、禁食、胃肠减压和大量消耗有关。

4. 体温过高　与胰腺坏死、继发感染或并发胰腺脓肿有关。

5. 潜在并发症　休克、ARDS、MODS、感染、出血。

6. 焦虑、恐惧　与发病突然、病情严重、病程长有关。

【护理目标】

（1）病人自诉疼痛得到缓解或控制。

（2）病人未发生水、电解质紊乱和酸碱平衡失调,并发症得到预防或及时发现和处理。

（3）病人营养状况　未发生明显的营养不良或营养状况得到改善。

（4）病人体温得到控制。

（5）病人未发生腹腔内残余脓肿、瘘和出血等并发症。

【护理措施】

1. 基础护理

（1）饮食　病情较轻者,可进少量清淡、半流质饮食。病情严重者,早期应禁食、胃肠减压。向病人讲解禁食的重要性,以取得配合。禁食与胃肠减压可减少胰酶和胰液分泌,使胰腺得到休息,还可减轻恶心、呕吐和腹胀。视病情和胃肠道功能给予肠内、肠外营养支持。2～3周后,若病情稳定,血清淀粉酶恢复正常,肠麻痹消除,可在给予肠外营养的同时,通过空肠造瘘管给予肠内营养,以要素膳或短肽类制剂为宜。病人若无不良反应,可逐步过渡到全肠内营养和经口进食,开始进食少量米汤或藕粉,再逐渐增加营养素量,但应限制高脂肪膳食。

（2）降低体温　高热病人给予物理降温,如冷敷、温水或乙醇擦浴,必要时给予药物降温。出汗多时应及时擦干汗液,更衣保暖。

（3）协助并鼓励病人多翻身、深呼吸、有效咳嗽及排痰;加强口腔和尿道口护理,预防口腔、肺部和尿路感染。

（4）疼痛护理　①协助病人变换体位,使膝盖弯曲、靠近胸部以缓解疼痛。②按摩背部,增加舒适感。③遵医嘱给予抗胰酶药物、哌替啶和阿托品等,必要时在4～8 h后重复使用。

2. 病情监测　密切观察病人生命体征、神志、皮肤黏膜温度和色泽,注意防止休克、呼吸功能衰竭和急性肾功能衰竭的发生。

3. 执行医嘱

（1）治疗原则　急性胰腺炎尚无继发感染者均先采用非手术治疗,急性出血坏死型胰腺炎继发感染者需手术治疗。

（2）遵医嘱用药,配合治疗　①抑制胰腺外分泌:抑肽酶有抑制胰蛋白酶合成作用,生长抑素能有效抑制胰腺的外分泌功能,可用于病情较为严重的病人。H_2受体阻滞剂,如西咪替丁,可间接抑制胰腺分泌。②镇痛解痉:对腹痛较重的病人给予哌替啶等止痛药物,同时需给予阿托品或山莨菪碱等解痉药。禁止使用吗啡,以免引起Oddi括约肌痉挛。③抗生素治疗:急性胰腺炎易合并感染,故一经诊断即应立即使用敏感、能透过血胰屏障的抗生素控制感染,广谱抗菌药物预防和控制感染。

（3）手术治疗　手术治疗主要适用于胰腺坏死继发感染、虽经非手术治疗但临床症状继续恶化及胆源性胰腺炎者。手术方法有清除胰腺及胰周坏死组织或规则性胰腺切除,并做腹腔灌洗引流。胆源性胰腺炎,应同时解除胆道梗阻,畅通引流。胃造瘘可引流胃液,减少胃液对胰腺的刺激,从而减少胰腺分泌。空肠造瘘者可待肠道功能恢复后给予肠内营养。

（4）维持水、电解质及酸碱平衡　准确记录24 h出入液量和水、电解质紊乱状况。必要时留置导尿管,记录每小时尿量。早期应迅速补充液体和电解质。根据脱水程度、年龄和心功能,调节输液速度,输全血、血浆。重症胰腺炎病人易发生低钾血症、低钙血症,应根据病情予以及时补充。

（5）维持有效呼吸型态　①观察病人呼吸型态,根据病情监测血气分析。②若无休克,协助病人取半卧位,利于肺扩张。③鼻导管吸氧,3 L/min。④保持呼吸道通畅,协助病人翻身、拍背,鼓励病人呼吸,有效咳嗽、咳痰。⑤给予雾化吸入,2 次/天,20 分/次。⑥若病人出现严重呼吸困难及缺氧症状,应予气管插管或气管切开,应用呼吸机辅助呼吸。

4. 手术治疗的护理

（1）体位　麻醉未清醒时,根据麻醉方式给予合适的体位;麻醉作用消失,生命体征平稳后给予半卧位。

（2）饮食　术后暂禁饮食,待肠蠕动恢复,血、尿淀粉酶结果正常,无不良反应后,可给予少量清水、米汤或藕粉,再逐渐增加营养,但应限制高脂肪饮食。

（3）引流管护理　急性胰腺炎手术后常留置多根引流管,包括胃管、腹腔双套管、T管、空肠造瘘管、胰引流管、导尿管等。护士应分清每根引流管的名称、放置部位及其作用,将引流管贴上标签后与相应引流装置正确连接牢固,防止滑脱,对昏迷病人尤其注意。防止引流管扭曲、堵塞和受压。定时更换引流瓶、袋,注意无菌操作。分别观察并记录各引流液的色、质、量。

（4）腹腔双套管灌洗引流护理　目的是冲洗脱落坏死组织、黏稠的脓液或血块。护理措施:①持续腹腔灌洗,以稀释腹腔内渗出物,可在生理盐水内加抗生素,以维持20~30滴/分为宜,冲洗液现配现用。②保持通畅,维持一定的负压,但吸引力不宜过大,以免损伤内脏组织和血管。若有坏死组织脱落、稠厚脓液或血块堵塞管腔,可用20 mL生理盐水缓慢冲洗,无法疏通时在无菌条件下更换内套管。③观察并准确记录24 h引流液的色、质、量。引流液开始为暗红色混浊液体,内含血块及坏死组织,2~3天后颜色渐淡、清亮。若引流液呈血性,并有脉速和血压下降,应考虑大血管受腐蚀破裂,继发出血,应立即通知医生处理,并积极做好紧急手术的准备。若引流液含有胆汁、胰液或肠液,应考虑胆瘘、胰瘘或肠瘘的可能。④动态监测引流液的胰淀粉酶值并做细菌培养。⑤保护引流管周围皮肤:局部涂氧化锌软膏,防止胰液腐蚀。⑥拔管护理:病人体温正常并稳定10天左右,血白细胞计数正常,腹腔引流液每天少于5 mL,引流液的淀粉酶值正常后可考虑拔管。拔管后注意拔管处伤口有无渗出,若有渗出应及时更换敷料。

5. 预防和控制并发症

（1）休克　在病情观察过程中,若发现病人突然烦躁不安,面色苍白,四肢湿冷,脉搏细弱,血压下降,少尿、无尿时,提示已发生休克。①立即通知医生,并备好抢救物品。②给予休克体位。③注意保暖,加盖被、毛毯等,禁用热水袋。④建立两条静脉输液通道,注意调节输液速度。⑤置中心静脉导管,监测中心静脉压的变化。

（2）出血　急性重症胰腺炎可使胃肠道黏膜防御能力减弱,引起应激性溃疡导致出血。应定时监测血压、脉搏,观察病人的排泄物、呕吐物和引流液的色泽。发现异常及时通知医生,遵医嘱给予止血药物和措施,并做好急诊手术止血准备。术后出血应按医嘱给予止血药物,定时监测血压、脉搏,观察病人的排泄物、呕吐物色泽。

（3）防治感染　遵医嘱给予抗生素;协助并鼓励病人定时翻身、深呼吸、有效咳嗽及排痰;做好口腔及尿道口的护理。

（4）胰腺或腹腔脓肿　急性胰腺炎病人术后2周出现发热、腹部肿块,应检查并确定有无胰腺腹腔脓肿的发生。

（5）胰瘘　手术后从腹壁渗出或引流管引流出无色透明的液体,合并感染时引流液可呈脓性。除注意保持负压引流通畅外,还应保护创口周围皮肤,如保持瘘口周围皮肤干燥,涂以氧化锌软膏,防止胰液对皮肤的浸润和腐蚀。

（6）肠瘘　腹部出现明显的腹膜刺激征,有含粪便的内容物流出,即可明确诊断。应注意:①保持局部引流通畅;②保持水、电解质平衡;③加强营养支持。

（7）急性肾功能衰竭　留置导尿管,详细记录每小时尿量、尿比重及24 h出入液量;遵医嘱应用利尿剂或做血液透析准备。

6. 心理护理　减轻病人的焦虑、恐惧情绪,护士应为病人提供安静、舒适的环境,与病人多进行交流,耐心解答病人的问题,讲解有关疾病知识和必要的治疗、护理措施,帮助病人树立战胜疾病的信心。

【健康教育】

1. 减少诱因 治疗胆道疾病、戒酒、预防感染、正确服药以预防复发。

2. 休息与活动 劳逸结合,保持良好的心情,避免疲劳和情绪激动。

3. 合理饮食 少量多餐,进食低脂肪饮食,忌食刺激、辛辣及油腻食物。

4. 控制血糖及血脂 监测血糖及血脂,必要时使用药物控制。

5. 定期复查 出现胰腺假性囊肿、胰腺脓肿、胰瘘等并发症时,及时就诊。

【护理评价】

(1)病人腹痛是否减轻,有无痛苦面容,主诉是否减少。

(2)病人水、电解质是否维持平衡,生命体征是否平稳,有无休克发生。

(3)病人营养是否得到适当补充,是否逐步恢复经口进食。

(4)病人体温是否维持在正常范围。

(5)并发症是否得到预防、及时发现和处理,康复程度如何。

胰腺癌病人的护理

胰腺癌是消化系统较常见的恶性肿瘤,其中胰头部好发,约占75%,本病多发生于40～70岁的中老年人,男女发病比例为1.5∶1。本病早期诊断困难,预后差。发病原因尚不明确,与多种因素有关。病理学上以导管细胞腺癌最多见,导管细胞腺癌致密而坚硬,浸润性强,与周围胰腺组织无明确界限。胰腺癌转移和扩散途径主要为局部浸润和淋巴转移,也可经血行转移至肝、肺、骨等处。

【护理评估】

1. 健康史 吸烟被认为是胰腺癌的主要危险因素,喜高蛋白和高脂肪饮食及嗜酒者发生胰腺癌的概率大,糖尿病、慢性胰腺炎发生癌变的危险性较高,胰腺癌病人的亲属患胰腺癌的危险性增高。

2. 身体状况

1)腹痛 中上腹痛是胰腺癌最常见的首发症状。肿瘤常致胰管或胆管梗阻,胆道内压力升高,胆管及胆囊均有不同程度的扩张,病人可自觉腹部不适及隐痛。

2)消化道症状 由于肠道缺乏胆汁胰液常引起消化吸收功能紊乱,主要表现为食欲不振、饱胀、消化不良、乏力腹泻或脂肪泻灰白大便和体重下降等。由于壶腹癌部分坏死后慢性出血,以致黑便或粪便隐血试验阳性并出现继发性贫血。癌肿腹膜转移或门静脉转移可出现腹水。

3)黄疸 较早出现,与腹痛同时或先后出现,进行性加重属梗阻性黄疸,皮肤黏膜黄染较明显,可呈暗绿色,多伴有皮肤瘙痒。大便色泽变浅,甚至呈陶土色。皮肤黄染呈棕色或古铜色,有皮肤瘙痒症。

4)肝、胆囊肿大 右上腹可扪及肿大的肝脏和胆囊,梗阻性黄疸伴胆囊肿大常提示有壶腹周围肿瘤的可能。

5)晚期胰腺癌 可出现固定的上腹肿块,有腹水。进一步可有恶病质及肝、肺或骨骼转移等表现。

3. 心理-社会支持状况 病人有无焦虑、恐惧、悲观等心理反应;了解病人家庭经济承受能力,家属对病人的关心和支持程度。

4. 辅助检查

1) 实验室检查　血清胆红素明显升高,其中以直接胆红素升高为主。尿胆红素试验呈阳性或强阳性。血碱性磷酸酶值升高显著。病人可能有空腹血糖升高,口服葡萄糖耐量试验阳性率高。癌胚抗原(CEA)测定,约70%胰腺癌病人可升高,但无特异性。消化道癌相关抗原CA19-9被认为是诊断胰腺癌的指标。

2) 影像学检查　影像学检查是胰腺癌定位、定性诊断的重要手段。

(1) B超　胰腺癌首选的检查方法,胰腺癌的直接影像可见到低回声的肿瘤,间接的所见往往成为发现小胰腺癌的线索,如扩张的胰管、胆管等。

(2) CT　可以显示胰腺肿块的正确位置、大小及其与周围血管的关系,是目前诊断胰腺癌的主要方法。

(3) 磁共振成像(MRI)　可显示胰腺轮廓异常,判断早期局部侵犯和转移。

(4) 内镜逆行胰胆管造影(ERCP)　能同时显示胰管、胆管和壶腹部,对不明原因的梗阻性黄疸很有价值,此外还能直接观察十二指肠乳头,并收集胰液做细胞学检查。

(5) 细胞学检查　目前多主张术前在B超或CT引导下经皮细针穿刺取胰腺肿块做细胞学检查,对胰腺癌有很高的诊断价值,是一种简单、安全而有效的方法。

【护理诊断/问题】

1. 舒适状态改变　与皮肤瘙痒以及疼痛有关。

2. 营养失调:低于机体需要量　与食欲下降、呕吐及肿瘤消耗有关。

3. 有感染的危险　与手术、卧床、留置引流管等有关。

4. 知识缺乏　缺乏术后康复知识。

5. 潜在并发症　出血、胰瘘、胆瘘、血糖异常。

【护理目标】

(1) 病人自诉疼痛得到缓解或控制。

(2) 病人未发生营养障碍或营养不良得到改善。

(3) 病人住院期间未发生伤口感染、压疮和腹腔感染。

(4) 病人具备相关知识,能积极应对疾病所致的各项变化。

(5) 病人未发生出血、胰瘘、胆瘘等并发症,血糖波动被及时发现并予以纠正。

【护理措施】

1. 改善营养状态　加强营养、纠正低蛋白血症,宜给高蛋白、高糖、高维生素、低脂肪饮食,辅以胰酶等助消化药物。

2. 减轻瘙痒和疼痛,增加病人舒适度

(1) 提供舒适、安静的休息环境,指导病人取舒适体位,以减轻腹痛、腹胀。

(2) 评估病人的疼痛程度,对疼痛明显者,应遵医嘱使用止痛药物。

(3) 评估镇痛药的效果,保证病人良好的睡眠和休息。

(4) 皮肤护理　每天用温水擦浴1~2次,擦浴后涂止痒剂;出现瘙痒时,可用手拍打,切忌用手抓;瘙痒部位尽量不用肥皂等清洁剂清洁;瘙痒难忍影响睡眠者,按医嘱予以镇静催眠药物。

3. 预防感染

(1) 术前肠道准备　术前3天口服肠道不吸收的抗生素以抑制肠道细菌,预防术后感染。术前2天给予流质饮食,术前晚清洁灌肠,以减少术后腹胀和并发症的发生。

（2）伤口护理　术后合理、及时更换伤口敷料,注意无菌操作。

（3）观察病情　术后严密观察生命体征,注意有无感染等并发症发生。怀疑感染时,进行引流液涂片和细菌培养。

（4）引流管护理　引流管包括胃肠减压管、胆道 T 管、胰管引流管、腹腔引流管、导尿管等,应区分每条引流管放置的部位及其作用,妥善固定各种引流管并做好标记,保持引流通畅,观察并记录引流液的颜色、性状和量。

（5）预防胆道感染　胆道感染多为逆行性感染,由胃肠吻合口距胆管吻合口较近等引起。表现为腹痛、发热、黄疸、肝功能损害,严重时与急性化脓性胆管炎相似。治疗主要为应用抗生素和利胆剂、改善胃肠功能。进食后活动 15～30 min 可减少其发生。

4. 执行医嘱

（1）治疗原则　胰腺癌的治疗以手术治疗为主,结合其他治疗方案。随着术中放疗及在 CT 精确定位下体外放疗的开展,放疗也成为胰腺癌治疗的主要手段之一。

（2）遵医嘱用药,配合治疗　①维持水、电解质平衡。②使用抗菌药物控制感染。③补充维生素 K,病人常有不同程度的肝功能损害,重度梗阻性黄疸者由于胆汁不进入肠道,使脂溶性维生素 K 不能正常吸收,导致凝血酶原合成不足,因而,从入院起即应注射维生素 K 直到手术,同时进行保肝治疗。④控制糖尿病:胰腺癌病人糖尿病发生率比普通人群高得多,一旦检查证实,应使用胰岛素控制血糖在 7.2～8.9 mmol/L,尿糖（－）～（＋）。

（3）手术治疗　胰腺癌手术治疗的常用手术有胰十二指肠切除术（PD）、全胰切除术（TP）、胰体尾部切除术（DP）、保留幽门的胰十二指肠切除术（PPPD）。相当多的病人就诊时属中晚期而无法做根治性切除。对不能切除的胰腺癌病人可行姑息性手术,解除黄疸,改善病人的全身状况。

5. 术后一般护理

（1）卧位与休息　麻醉作用消失、血压平稳后,取半卧位,以利于引流和呼吸。胰十二指肠切除者,因手术创伤较大及带引流管、造瘘管等,需要卧床休息。卧床期间应定时指导病人翻身,指导其进行深呼吸、有效咳嗽和肢体活动等。病情许可后,可扶持病人下床活动。

（2）饮食与营养　胃肠减压持续 2～3 天,待肠蠕动恢复后,可拔出胃肠减压管,指导病人摄取清淡、高营养、富含维生素、易消化的饮食。禁食期间行静脉输液,并给予适当的静脉营养。若有消化不良症状或脂肪泻,应给予消化酶制剂或止泻药。

6. 并发症的观察及护理

（1）继发性出血　术后 1～2 天内的早期出血,有引流液为血性、量较多,心率增快等失血性休克表现。术后 1～2 周发生出血,表现为呕血、便血、腹痛、腹胀、明显腹膜刺激征和休克。术后密切观察生命体征、伤口渗血及引流液,准确记录出入液量。少量出血给予止血剂、输血等治疗,大量出血时应再次手术止血。

（2）胰瘘　常发生于术后 1 周左右,胰瘘是胰十二指肠切除术后最常见的并发症和死亡的主要原因,其观察和护理参见"急性胰腺炎病人的护理"。

（3）胆瘘　多发生于术后 5～10 天,表现为发热、腹痛等胆汁性腹膜炎症状,T 管引流量突然减少,并沿腹腔引流管或腹壁切口溢出胆汁样液体。术后保持 T 管引流通畅,并固定良好,可减少或避免胆瘘发生,发生胆瘘时应及时引流和保护周围皮肤。

（4）血糖异常　动态监测血糖水平,对合并高血糖者应按医嘱调节胰岛素用量,控制血糖在适当水平。若有低血糖表现,可适当补充葡萄糖。

【健康教育】

（1）早发现、早诊断　凡年龄在 40 岁以上，短时间内出现持续性上腹部疼痛、腹胀、食欲减退、明显消瘦等症状者，应及时进行胰腺的影像学和血清学标志物检查，以便能够早发现、早诊断、早治疗。

（2）治疗和康复指导　遵医嘱进行规范的放疗和化疗；术后 1 年内每 3 个月复查 1 次，以后每 6～12 个月复查 1 次，若出现异常情况，应及时就诊。在生活方面应注意休息、避免劳累、调节情绪、保持乐观、少量多餐、均衡饮食，以促进身体全面康复。

【护理评价】

（1）焦虑情绪是否减轻，情绪是否稳定。

（2）疼痛是否缓解或得到控制。

（3）营养状况是否改善，体重是否得以维持或增加。

（4）并发症是否得到预防或及时被发现、处理。

（5）是否掌握疾病相关知识和术后康复知识。

（裴　星）

直通护考

一、选择题（A1/A2 型题）

1. 急性胰腺炎最常见的发病原因是（　　）。

　　A. 暴饮暴食　　　　　　　　　　B. 酒精中毒　　　　　　　　　　C. 流行性腮腺炎

　　D. 胆总管末端梗阻　　　　　E. 胰腺外伤

2. 有关急性胰腺炎，下列哪项说法是错误的？（　　）

　　A. 腹痛时可以肌注哌替啶　　　　　　　B. 部分病人可见黄疸

　　C. 营养支持疗法早期宜采用 TPN　　　　D. 无继发感染者，均先采用非手术治疗

　　E. 血尿淀粉酶不高，可以排除本病

3. 以下不符合急性胰腺炎腹痛特点的是（　　）。

　　A. 刀割痛或绞痛　　　　　　　　　　B. 进食后疼痛缓解

　　C. 向腰背部呈带状放射　　　　　　　D. 常位于上腹正中

　　E. 腹痛是首发症状

（4～6 题共用题干）

李某，男，41 岁，于饱餐、饮酒后突然出现中上腹持久剧烈疼痛，伴有反射性恶心，呕吐出胆汁。查体：上腹壁压痛，腹壁轻度紧张，测血清淀粉酶明显升高，诊断为急性胰腺炎。

4. 该病人首选的处理措施为（　　）。

　　A. 禁食、胃肠减压　　　B. 适当补钾、补钙　　　　　　　　C. 外科手术准备

　　D. 屈膝侧卧位　　　　　E. 应用抗生素

5. 该措施的目的是（　　）。

　　A. 减轻疼痛　　　　　　　　　　B. 减少感染

　　C. 减少呕吐　　　　　　　　　　D. 减少胃液和食物，刺激胰腺分泌

　　E. 减少胃黏膜的刺激

6. 经治疗后,腹痛呕吐基本缓解,病人的饮食宜给予(　　)。

A. 高脂、高糖　　　　　　　B. 高脂、低糖　　　　　　　C. 低脂、高糖

D. 低脂、低蛋白　　　　　　E. 低脂、低糖

任务4　胃、十二指肠疾病病人的护理

任务4-1　消化性溃疡病人的护理

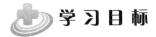 学习目标

1. 知识目标

(1) 掌握消化性溃疡的护理措施及健康教育。

(2) 熟悉消化性溃疡的护理评估。

(3) 了解消化性溃疡的病因、病理和护理目标。

2. 能力目标

能运用护理程序为消化性溃疡病人实施整体护理。

3. 素质目标

(1) 在护理过程中,具备预知疾病发展的能力。

(2) 具备充当病人知心者和代言人的能力。

(3) 在护理过程中,提高认识疾病的能力。

 案例引导

　　刘先生,67 岁,慢性周期性节律性上腹痛 15 年,疼痛多发生于餐后 0.5～1 h。3 h 前饱餐后突发右上腹持续刀割样疼痛,并逐渐转移至右下腹,伴恶心、呕吐,吐后腹痛不减轻,急来诊。查体:体温 39.7 ℃,脉搏 120 次/分,呼吸 28 次/分,血压 100/60 mmHg。腹式呼吸消失,全腹肌紧张,压痛、反跳痛明显,肠鸣音消失。

【背景知识】

　　消化性溃疡主要是指发生在胃和十二指肠球部的慢性溃疡,局部表现为位于胃、十二指肠壁的局限性圆形或椭圆形的缺损,因溃疡形成与胃酸和胃蛋白酶的消化作用有关,故称消化性溃疡。病人有周期性上腹部疼痛、反酸、嗳气等症状。本病易反复发作,呈慢性经过,有胃及十二指肠溃疡两种。十二指肠溃疡较胃溃疡多见,据统计前者约占 70%,后者约占 25%,两者并

存的复合性溃疡约占5%。发病率男性高于女性,南方高于北方,城市高于农村。十二指肠溃疡好发于青壮年,胃溃疡的发病年龄较迟,平均晚10年。发作有季节性,秋冬和冬春之交较常见。

1. 病因　消化性溃疡的病因和发病机制迄今尚未完全明确。目前认为,胃、十二指肠溃疡可能是由于胃、十二指肠黏膜的保护因素和损害因素之间的关系失调所致,其中胃蛋白酶的消化作用是对胃黏膜的损害因素之一。

1) 损害因素

(1) 胃酸、胃蛋白酶的消化作用　溃疡形成的主要原因中胃酸的作用占主要地位。胃酸是由胃体壁细胞所分泌,胃酸分泌与壁细胞数量有关,十二指肠溃疡病人壁细胞数增多为重要的发病原因。壁细胞数增多可能与体质因素有关,也可能是壁细胞长期遭受刺激所致。

(2) 精神、神经和内分泌功能紊乱　大脑皮质和下丘脑通过自主神经系统和内分泌系统两个途径调节胃肠道的分泌、消化、运动等功能和血液循环。迷走神经的异常兴奋,通过刺激壁细胞和G细胞,使胃酸分泌过多,在十二指肠溃疡发病机制中起重要作用。自主神经系统受大脑皮质的调节,而后者的功能障碍往往是上述迷走神经兴奋性异常增高的原因,因此,持续和过度的精神紧张、情绪激动等神经精神因素在十二指肠溃疡的发生与复发中占显著地位。

(3) 刺激性食物与药物　长期服用对胃有刺激的食物或药物,以及不规律地进食等,均能直接损伤胃、十二指肠黏膜,导致消化性溃疡的发生与复发。

(4) 胃泌素和胃窦部潴留　正常人体的胃窦部具有丰富的胃泌素细胞,所分泌的胃泌素具有兴奋壁细胞,使之分泌胃酸的作用。当副交感神经兴奋,胃窦部黏膜接触蛋白质及其分解物,或因胃窦部动力障碍导致胃窦部潴留、扩张等均能促使胃泌素细胞分泌胃泌素,从而促使壁细胞分泌胃酸增多,易形成溃疡。

2) 胃黏膜屏障损害　正常情况下,胃和十二指肠黏膜不被胃内容物损伤和被胃液消化,是因为有一道胃黏膜屏障,这道屏障的主要组成部分是胃黏膜上皮细胞膜的脂蛋白层。当脂蛋白层遭到破坏(凡能溶解脂肪的化合物,如某些药物、酒精、胆盐等,均能破坏脂蛋白层),胃液中的H^+回渗到黏膜层里,使胃黏膜受损。胃的炎症亦可削弱黏膜的抗酸能力。目前认为,幽门螺杆菌与消化性溃疡的发生有密切关系。此外,各种因素导致的十二指肠内容物,特别是胆汁反流入胃,能削弱黏膜屏障的保护作用。

3) 其他因素　许多观察认为,O型血者患十二指肠溃疡或幽门前区溃疡的概率比其他血型者的发病率约高出40%。还观察到消化性溃疡病人的亲属中,本病的发病率亦高于常人2~3倍,这些可能与遗传因素有一定关系。

2. 病理　溃疡发生部位多在胃小弯或幽门前区,后壁较前壁常见。十二指肠开始的3~4 cm是溃疡的最好发部位,前壁比后壁常见。溃疡数目绝大多数是1个,少数病人可有2~3个。十二指肠前后壁的一对溃疡称相吻溃疡,十二指肠和胃同时有溃疡称复合溃疡。多数溃疡的直径大小为2~3 cm,少数(约占10%)溃疡较大,其直径在4 cm以上。溃疡形态多呈圆形或椭圆形,可有各种深度,浅的限于黏膜层,深的可贯穿胃或十二指肠壁的全层。

溃疡的组织形态,在溃疡活动期,其底部由表面向深部依次有以下四层,第一层为急性炎症性渗出物;紧接一层是非特异性细胞浸润;第三层为肉芽组织;第四层为瘢痕组织,呈扇形,扩展可延伸到肌层,甚至可达浆膜层。溃疡边缘的黏膜有明显的上皮细胞再生和炎症的变化,并常见到腺体的"肠化生",在瘢痕区域内的血管壁变厚,偶见内有血栓形成。

【护理评估】

1. 健康史　了解病人的年龄、性别、职业、饮食习惯等一般资料,病人的家族史有无相关疾病病史等。有无非甾体类抗炎药和皮质类固醇的用药史;有无吸烟和饮酒史等。

2. 身体状况　大多数病人有长期节律性上腹痛史,多数消化性溃疡病人在出血前数天上腹痛加剧,对碱性药物的止痛效果不佳,出血后疼痛方见减轻。病人发生溃疡的部位、性质及机体反应情况因人而异,所以临床表现不一。

1)主要症状

(1)疼痛　上腹痛是消化性溃疡最主要的症状,胃溃疡痛多在剑突下正中或偏左侧,十二指肠溃疡痛多在上腹正中或偏右侧,疼痛性质取决于个体对痛的感受反应,多为钝痛、灼痛、饥饿性痛,痛较轻多能忍受,部分病人轻按腹部可减轻疼痛。其典型特征是消化性溃疡的疼痛呈慢性、周期性及节律性上腹痛。

①慢性:慢性过程是消化性溃疡自愈和复发的反复病程,一般少则几年,多则十余年、几十年。

②周期性:疼痛的周期性发作是缓解与发作的周期性交替,其间期为数周至数月不等,发作与季节、饮食、劳累、精神因素等有关,缓解时意味着溃疡非活动性或愈合。

③节律性:节律性疼痛是典型溃疡活动期的特征,主要原因是溃疡灶与胃酸接触,当食物进入胃后引起胃酸分泌,因此疼痛与进食、胃酸分泌之间呈明显的节律性关系。胃溃疡多在餐后 0.5～2 h 疼痛,至下一餐前疼痛消失,即呈现进食—舒适—疼痛—舒适的节律形式;十二指肠溃疡多在餐后 3～4 h 出现疼痛,持续至下次进餐,进食后才缓解,即呈现进食—舒适—疼痛的节律形式,有部分十二指肠溃疡由于夜间胃酸高分泌而发生夜间痛。消化性溃疡出现并发症或伴发胃炎者节律性疼痛。

(2)消化系统其他症状　常有反酸、嗳气、流涎、恶心、呕吐等可单独或伴随疼痛出现。反酸和流涎是贲门松弛和迷走神经兴奋的表现。恶心、呕吐多反映溃疡具有较高的活动程度,大量呕吐宿食,提示幽门梗阻。

(3)全身性症状　病人可有失眠等神经官能症的表现和缓脉、多汗等植物神经功能不平衡的症状,疼痛较剧而影响进食者可有消瘦及贫血。

2)主要体征　发作期间,可有上腹压痛。胃溃疡的压痛点多稍偏左;十二指肠溃疡或幽门溃疡则略偏右;后壁溃疡,尤其是后壁穿透性溃疡,在背部也可有压痛点,位于第七至十二胸椎旁(多数局限于第十至十二胸椎旁)。缓解期一般无明显体征。

3)主要并发症

(1)出血　一般消化性溃疡活动期,病变均有微量出血,故粪便内有隐血存在,还不足以称为本症的并发症。所谓的溃疡出血指的是一次出血量在 60～100 mL 并有明显的消化道症状。主要表现有头晕、脉速、面色苍白、出冷汗及四肢厥冷、血压下降等休克征象,若出血过多过快,甚至可危及生命。它约占消化性溃疡的 25%。

(2)穿孔　溃疡急性穿孔是消化性溃疡最严重的并发症,占消化性溃疡的 15%,也是消化性溃疡致死的主要原因。临床分急性穿孔与慢性穿孔两种,急性穿孔危险性大,死亡率高;慢性穿孔则使胃溃疡逐渐变深,侵蚀浆膜层,穿透胃壁,与附近器官发生粘连。此后可穿入胰、肝等脏器和组织,成为包裹性穿孔,在临床上不少见,一般不列为并发症。胃穿孔一般较十二指肠穿孔严重。溃疡穿孔后胃内容物流入腹腔,迅速引起腹膜炎,常产生剧烈腹痛,随后产生脓毒感染及中毒性休克,若不及时抢救,可危及生命。

（3）**幽门梗阻**　溃疡发生于幽门部或十二指肠球部，容易造成幽门梗阻。有暂时性和永久性，两种同时存在。约有10%的消化性溃疡病人并发幽门梗阻。梗阻初期，胃内容物排出发生困难，引起反射性胃蠕动增强，胃肌代偿性肥厚，以克服梗阻障碍。随梗阻程度的加剧，胃肌活动逐渐减弱，因而进入胃内的部分食物停滞。到了晚期，代偿机能不足，肌肉萎缩，蠕动极度微弱，胃形成扩张状态。

（4）**癌变**　胃溃疡发生癌变多见于年龄较大有慢性溃疡病史的病人，占溃疡病的2%～5%，青年人亦偶有癌变者。十二指肠球部溃疡恶变概率较小。

3. 心理-社会支持状况　病人的生活状况、工作情况和精神状态等，病人对疾病的有关知识认知情况和心理反应。

4. 辅助检查

（1）血常规、尿常规、大便常规＋潜血。

（2）肝肾功能、电解质、血糖、凝血功能、血型、RH因子、感染性疾病筛查（乙型肝炎、丙型肝炎、艾滋病、梅毒等）。

（3）胃镜检查及黏膜活检（包括幽门螺杆菌检测）。

（4）心电图、胸片。

【治疗要点】

胃、十二指肠溃疡应调整生活方式，注意饮食，避免应用致溃疡药物等。根据病情选择降低胃酸药物、胃黏膜保护药物、根除幽门螺杆菌药物、对症治疗药物。对无严重并发症的十二指肠溃疡以内科治疗为主。其主要的手术治疗方法有胃大部切除术、胃迷走神经切断术。

【护理诊断/问题】

1. 疼痛　与胃、十二指肠溃疡及其并发症、手术创伤有关。

2. 体液不足或有体液不足　与合并出血、急性穿孔后进食、腹膜大量渗出、幽门梗阻病人呕吐导致的水和电解质丢失有关。

3. 恐惧、焦虑　对疾病缺乏了解、术前惧怕手术及与术后手术恢复过程有关。

4. 潜在并发症　上消化道大出血、急性穿孔、切口感染、术后出血、十二指肠残端破裂、消化道梗阻、倾倒综合征、胃小弯缺血坏死等。

【护理目标】

（1）疼痛缓解或减轻。

（2）病人水、电解质维持平衡。

（3）病人恐惧、焦虑减轻，能配合治疗与护理。

（4）并发症得到及时预防、及时发现与处理。

【护理措施】

（一）基础护理

（1）**饮食**　根据病人情况，指导病人饮食采用"少量多餐，逐渐增量"的原则，多吃清淡、柔软、易消化的食物及维生素丰富的水果和蔬菜，忌粗糙或多纤维饮食，保证足够的热量和维生素，尽量避免食用刺激胃液分泌的食物，如浓茶、咖啡、烟酒和辛辣调味品，进食时细细咀嚼。

（2）**休息**　生活要规律，嘱病人保持安静，急性发作或有并发症时应卧床休息，确保病人有足够的睡眠、休息，平时应注意劳逸结合。

（3）**心理护理**　对于胃、十二指肠溃疡病人的护理应做好心理护理，因为胃、十二指肠溃疡是慢性病，不是一朝一夕就能治好的。"既来之，则安之"，使病人有长期治疗的耐心和信心，尽量减少会影响疗效的过分紧张或急躁以及情绪上的波动。对于急性穿孔和大出血的病人，及时安慰，缓解紧张、恐惧情绪，解释相关的疾病和手术的知识。

（4）急性穿孔病人的护理　病人立即禁食、禁饮，胃肠减压，减少胃肠内容物继续流入腹腔；监测生命体征、腹痛、腹膜刺激征及肠鸣音等变化。若病人有休克症状，应平卧。根据医嘱及时补充液体和应用抗生素，维持水、电解质平衡和抗感染治疗；做好急诊手术前的准备工作。

（5）溃疡大出血病人的护理　严密观察呕血、便血情况，并判断记录出血量；监测生命体征变化，观察有无口渴、四肢发冷、尿少等循环血量不足的表现；病人应取平卧位，禁食、禁饮；若病人过度紧张，应给予镇静剂；遵医嘱及时输血、补液、应用止血药物，以纠正贫血和休克；同时，做好急诊手术前的准备工作。

（6）幽门梗阻病人的护理　完全性梗阻病人禁食、禁饮，不完全性梗阻者，给予无渣半流质饮食，以减少胃内容物潴留。遵医嘱输血补液，改善营养状况，纠正低氯、低钾性碱中毒。做好术前准备，术前 3 日，每晚用 300～500 mL 温生理盐水洗胃，以减轻胃壁水肿和炎症，以利于术后吻合口愈合。

（二）病情监测

及时了解病人有无腹痛、嗳气、反酸、恶心、呕吐等表现。当病人出现四肢厥冷、脉速、血压下降、黑便、腹痛剧烈、呕吐，提示有出血、穿孔、幽门梗阻等并发症，应及时报告医师处理。若病人出现症状加重，大便出血（柏油样）或疑有出血（隐血试验阳性）时，应卧床休息。定时排便，避免便秘，以保持胃肠功能的正常。

（三）执行医嘱

1. 治疗原则　对无严重并发症的十二指肠溃疡以内科治疗为主，外科治疗的重点是对其并发症的处理。

1）基本治疗　包括调整生活方式、注意饮食、避免应用致溃疡药物等。

2）药物治疗　根据病情选择降低胃酸药物（质子泵抑制剂和 H_2 受体阻滞剂）、胃黏膜保护药物、根除幽门螺杆菌药物、对症治疗药物。

3）手术治疗

（1）外科手术治疗的适应证　①十二指肠球部溃疡合并严重并发症，如大出血、急性穿孔、幽门梗阻、顽固性疼痛等。②内科治疗无效。如经过严格的内科治疗半年以上，包括规律服药和休息，症状仍严重以致难以坚持正常工作和生活者，此类病人常属慢性穿透性溃疡或幽门管部溃疡。③经 X 线证实十二指肠球部溃疡龛影较大，球部有严重畸形或溃疡已穿透至邻近器官者。④过去有过穿孔、大出血或幽门梗阻病史者，近来虽经治疗，症状仍严重者。

（2）手术治疗方法

①胃大部切除术（图 5-11），这是我国最常用的手术方法。其切除范围为胃远侧的 2/3～3/4，包括胃体大部、整个胃窦部、幽门部及部分十二指肠球部。根据吻合方式，胃大部切除术可分为毕 I 式和毕 II 式（图 5-12）两种。

②迷走神经切断术：在国外被广泛用来治疗十二指肠溃疡，国内也已有应用。治疗原理是通过切断迷走神经，完全消除神经性胃酸分泌。手术方式分为迷走神经干切断术、选择性胃迷走神经切断术和高选择性胃迷走神经切断术。

（四）术后护理

1. 体位　术后取平卧位，血压稳定后取半卧位。卧床期间应每 2 h 翻身一次，除年老体

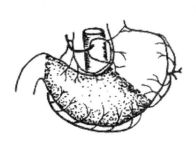

图 5-11　胃大部切除术

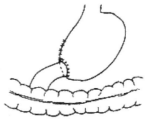（a）毕Ⅰ式胃大部切除术　　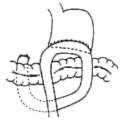（b）毕Ⅱ式胃大部切除术

图 5-12　胃大部切除术术式

弱者外,鼓励病人积极早期下床活动。

2. 病情监测　定时监测病人的生命体征,术后每 30 min 测量血压一次,血压平稳后延长测量时间,同时密切观察病人的生命体征。

3. 胃管和饮食护理　妥善固定胃肠减压管和引流管,保持通畅,尤其是胃管应保持负压状态。观察并记录胃管和引流管引流液体的颜色、性质和量。手术后肠蠕动未恢复前需要暂时禁食,进行胃肠减压、静脉补液,待胃肠蠕动恢复、肛门排气后再进食,以减轻胃肠道张力,促进吻合口的愈合。

4. 活动　鼓励病人尽早下床活动,以促进肠蠕动恢复,防止肠粘连发生。轻症病人手术当天即可下床活动;重症病人应进行床上活动,待病情稳定后尽早下床活动。

（五）术后并发症的护理

1. 十二指肠残端破裂　术后常见的并发症,是毕Ⅱ式胃大部切除术后早期最严重的并发症,多发生在术后 1 周内,因手术污染、存留异物、血肿、引流不畅等所致。表现为术后 3～6 天突发右上腹剧烈疼痛,腹膜炎体征,发热、腹膜刺激征及白细胞计数增加,腹腔穿刺可有胆汁样液体。一旦确诊,应立即手术治疗。

2. 术后出血　常发生在术后 24～48 h 内,包括胃肠腔内出血和腹腔内出血,多与手术过程中止血不彻底或血管钳结扎不牢靠有关。一旦发现出血征象,应立即输血、补液,纠正休克,必要时再次手术止血。

3. 吻合口破裂或瘘形成　发生在术后 5～7 天内,贫血、水肿、低蛋白血症的病人更易发生,多见于毕Ⅱ式胃大部切除术后,可能是缝合不当、吻合口张力过大、局部组织水肿等原因导致的愈合不良。可通过禁食、胃肠减压等纠正,加强输血、输液等支持疗法。

4. 胃排空障碍　胃切除术后,病人出现上腹持续性饱胀、钝痛,伴呕吐含有食物和胆汁的胃液。X 线上消化道造影检查显示:残胃扩张,无张力,蠕动波少而弱;胃肠吻合口通过欠佳。多数病人经保守治疗后好转,包括禁食、胃肠减压、肠外营养,纠正低蛋白,维持水、电解质和酸碱平衡,应用促胃动力药物等。若病人经保守治疗,症状不改善,应考虑可能合并机械性梗阻。

5. 术后梗阻　术后梗阻包括吻合口梗阻和输入袢梗阻、输出袢梗阻,后两者见于毕Ⅱ式胃大部切除术后。

（1）输入袢梗阻　有急、慢性两种类型。急性输入袢梗阻表现为上腹部剧烈疼痛、呕吐伴上腹部压痛,呕吐物量少,多不含胆汁,上腹部有时可扪及包块。急性完全性输入袢梗阻属于闭袢性肠梗阻易发生肠绞窄,病情不缓解者应行手术解除梗阻。慢性不完全性输入袢梗阻,也称"输入袢综合征",表现为餐后半小时左右上腹胀痛或绞痛,伴大量呕吐,呕吐物为胆汁,几乎不含食物,呕吐后症状缓解消失。不完全性输入襻梗阻应采取保守治疗,包括禁食和胃肠减压、营养支持等方法。若无缓解,可行手术治疗。

(2)输出襻梗阻　病人表现为上腹部饱胀、呕吐含胆汁的胃内容物。钡餐检查可明确梗阻部位。若保守治疗无效,应行手术治疗。

(3)吻合口梗阻　吻合口过小或吻合口的胃壁或肠壁内翻太多,或因术后吻合口炎症水肿出现暂时性梗阻。若非手术治疗无效,应行手术解除梗阻。

6. 倾倒综合征　倾倒综合征指由于手术,在胃切除与胃空肠吻合术后失去幽门或其正常功能,胃内食物骤然倾倒至十二指肠或空肠,一般认为缺乏幽门的正常控制时,大量高渗性食糜容易倾入肠腔,使肠腔膨胀,自主神经反射性的反应以及肠壁释出的 5-羟色胺、血管活性肠肽的作用所致。病人术后出现倾倒综合征的护理方法如下。

(1)早期倾倒综合征　早期倾倒综合征多发生在进食后半小时内,病人以循环系统和胃肠道症状为主要表现。这时应该指导病人通过饮食调整来缓解症状,避免过浓、过甜、过咸的流质食物,宜进低碳水化合物、高蛋白食物,餐食限制饮水喝汤,进餐后平卧 10～20 min,术后半年到 1 年内逐渐自愈,极少数症状严重而持久的病人需手术治疗。

(2)晚期倾倒综合征　晚期倾倒综合征病人餐后 2～4 h 出现头晕、心慌、出冷汗、脉搏细弱甚至虚脱等表现。主要是因为进食后,胃排空过快,含糖食物迅速进入小肠而刺激胰岛素大量释放,继之发生反应性低血糖,所以晚期倾倒综合征又称为低血糖综合征。医护人员应指导病人在出现症状时控制食物的摄入量。

7. 远期并发症

(1)碱性反流性胃炎　主要表现为上腹部或胸骨后持续性烧灼痛,进食后加重,呕吐胆汁性液体,呈贫血样表现,严重者需要手术治疗。

(2)残胃癌　胃、十二指肠溃疡病人行胃大部切除术 5 年以上,残余胃发生的原发癌称为残胃癌,病人有上腹不适,进食后饱胀,消瘦,贫血等症状,胃镜及活检可明确诊断,需要手术治疗。

(3)吻合口溃疡　多发生于胃或十二指肠溃疡经手术治疗 2 年内,在胃空肠吻合或十二指肠空肠吻合部位发生的新溃疡,故又称胃空肠溃疡、空肠溃疡、吻合口溃疡或边缘溃疡。纤维胃镜检查可明确诊断,可采用药物治疗,若无效可行二次手术治疗。

(4)营养性并发症　多见于毕 II 式手术,由于手术后胃肠道功能紊乱或障碍,导致营养不良、贫血、脂肪泻和骨病等,可调节饮食、补充营养,必要时药物预防和治疗。

【健康教育】

向病人讲解疾病的注意事项,避免精神紧张、过度疲劳,生活要有节奏,遵守饮食疗法。正确服药,坚持服药,以防疾病复发。加强观察,如发现有上腹部痛、不适、压迫感、恶心呕吐、黑便等,应及时就诊。

知识链接

胃溃疡的自我保健

1. 必须坚持长期服药　由于胃溃疡是慢性病,且易复发,要使其完全愈合,必须坚持长期服药。切不可症状稍有好转,便骤然停药,也不可朝三暮四,服用某种药物刚过几天,见病状未改善,又换另一种药。一般来说,一个疗程要服药 4～6 周,疼痛缓解后还得巩固治疗 1～3 个月,甚至更长时间。

2.避免精神紧张　胃溃疡是一种典型的心身疾病,心理因素对胃溃疡影响很大。精神紧张、情绪激动,或过分忧虑对大脑皮层产生不良的刺激,使得丘脑下中枢的调节作用减弱或丧失,引起植物神经功能紊乱,不利于食物的消化和溃疡的愈合。保持轻松愉快的心境,是治愈胃溃疡的关键。

3.讲究生活规律,注意气候变化　胃溃疡病人生活要有一定规律,不可过分疲劳,劳累过度不但会影响食物的消化,还会妨碍溃疡的愈合。病人一定要注意休息,生活起居要有规律。本病发作与气候变化有一定的关系,因此,病人必须注意气候变化,根据节气冷暖,及时添减衣被。

4.注意饮食卫生　不注意饮食卫生、偏食、挑食、饥饱失度或过量进食冷饮冷食,或嗜好辣椒、浓茶、咖啡等刺激性食物,均可导致胃肠消化功能紊乱,不利于溃疡的愈合。注意饮食卫生,做到一日三餐定时定量,饥饱适中,细嚼慢咽,是促进溃疡愈合的良好习惯。

5.避免服用对胃黏膜有损害的药物　有些药物,如阿司匹林、地塞米松、强的松、消炎痛等,对胃黏膜有刺激作用,可加重胃溃疡的病情,应尽量避免使用。如果因疾病需要非得要服用,可向医生说明,改用他药,或遵医嘱,配合其他辅助药物,或放在饭后服用,减少对胃的不良反应。

【护理评价】

(1)病人无疼痛或疼痛得到缓解或减轻。

(2)病人无水、电解质失衡,维持平衡。

(3)病人恐惧、焦虑减轻。

(4)并发症得到及时预防、及时发现与处理。

(高仁甫　李洁莹)

任务 4-2　胃癌病人的护理

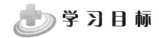 学习目标

1.知识目标

(1)掌握胃癌的护理措施及健康教育。

(2)熟悉胃癌的护理评估。

(3)了解胃癌的病因、病理和护理目标。

2.能力目标

能运用护理程序为胃癌病人实施整体护理。

3.素质目标

(1)在护理过程中,具备预知疾病发展的能力。

(2)具备充当病人知心者和代言人的能力。

(3) 在护理过程中,提高认识疾病的能力。

案例引导

　　薄某,62岁。上腹部疼痛不适2年,伴反酸、嗳气、厌食。病人于2年前,无明显诱因出现上腹部不适,伴反酸、嗳气、厌食,软弱乏力。门诊做胃镜诊断为"胃癌",收住入院,准备手术治疗。请问:

　　(1) 该病人目前主要的护理问题有哪些?

　　(2) 该病人应采取怎样的护理措施?

【背景知识】

　　胃癌是源自胃黏膜上皮的恶性肿瘤,占全部恶性肿瘤的第3位,占消化道恶性肿瘤的首位,占胃恶性肿瘤的95%,可见胃癌是威胁人类健康的一种常见病。胃癌是我国最常见的恶性肿瘤之一,在我国其发病率居各类肿瘤的首位,每年约有17万人死于胃癌,几乎接近全部恶性肿瘤死亡人数的1/4,且每年还有2万以上新的胃癌病人产生,胃癌确实是一种严重威胁人民身体健康的疾病。胃癌可发生于任何年龄,但以40~60岁多见,男多于女,比例约为2:1。胃癌可发生于胃的任何部位,但多见于胃窦部,尤其是胃小弯侧。

　　1. 病因　胃癌的病因尚不清楚,多数学者认为与多种因素有关,但一般认为与下述因素有关。

　　(1) 环境因素　环境因素与胃癌的发生有密切关系。日本是胃癌高发国家,日本人移民到美国,其后代胃癌发病率明显下降。一般认为寒冷潮湿地区、泥炭土壤及石棉矿地区的居民发病率高;也有人认为某些化学元素及微量元素比例失调与胃癌发生有关,胃癌高发区水土中含硒、镍、钴、铜较高。

　　(2) 生活与饮食习惯　世界范围的流行病学资料认为在环境因素中,饮食因素是胃癌发生的最主要原因。胃癌与多吃咸菜、咸鱼、咸肉及烟熏食物有密切关系,相反,牛乳、新鲜蔬菜、水果以及冷藏食物能降低胃癌发生的概率。过多摄入食盐也与胃癌发病有关,胃癌流行区调查显示该区病人每日摄入量大多超过6g。引起胃癌的致癌物质可能是亚硝胺,硝酸盐与亚硝酸盐广泛存在于食物中,特别是咸菜、咸鱼、咸肉等,在病人的胃液中也证明有高浓度亚硝酸盐的存在。减少食盐摄入常伴有硝酸盐及亚硝酸盐摄入减少,低温可抑制硝酸盐转变为亚硝酸盐。近年来,美国、日本等国胃癌发病率下降,其冰箱的广泛应用可能是一个因素。维生素C能抑制亚硝酸盐与胺结合,故经常服用维生素C可减少发生胃癌的概率。

　　(3) 遗传　研究表明,有胃癌家族史的家庭,其家族成员的胃癌发病率为一般人群的2~4倍,表明遗传与胃癌有密切关系。

　　(4) 幽门螺杆菌　1994年世界卫生组织国际癌症研究中心将幽门螺杆菌(Hp)列为Ⅰ类致癌因子。Hp感染者胃癌发病率高于非感染者的4~8倍。Hp致癌机制可能与其释放空泡毒素(VacA)等细胞毒素和引起局部免疫反应有关,导致胃黏膜炎症、萎缩、肠上皮化生和异型增生,从而诱发胃癌发生。

　　综上所述,胃癌的病因较复杂,一般认为是外界的致癌物作用于某些有缺陷的机体所导致的结果。有人认为胃癌的发病年龄虽然常在中年以后,但致癌物的致癌作用则常在青春发育期已作用于机体,个别易感的个体在某种遗传背景上,可对致癌物呈特异性反应,在以后长期的生命过程中,再受某些促癌物作用可发生胃癌。吸烟对胃癌同时有致癌及促癌的作用,经常食用高盐饮食则有类似的促癌作用,而含巯基类蔬菜及新鲜蔬菜中丰富的 β-胡萝卜素及牛奶中的维生素 A,则有抑制致癌及促癌的作用。

2. 病理　胃癌好发部位依次为胃窦、胃小弯、贲门、胃体及胃底,全胃广泛浸润者少见。胃癌大体分型:早期胃癌是指病变仅限于黏膜或黏膜下层者;可分隆起型(息肉型)、平坦型(胃炎型)和凹陷型(溃疡型)3 型。进展期胃癌又称中晚期胃癌,中期胃癌指癌组织超过黏膜下层侵入胃壁肌层;晚期胃癌指癌组织达浆膜下或是超出浆膜层。进展期胃癌按形态分型为:①息肉型,不多见,肿瘤凸入胃腔,有蒂或无蒂,表面可有浅溃烂;②溃疡型,呈单个或多个溃疡,发生于凸入胃腔的癌组织,其周围黏膜受癌细胞浸润而隆起,强直者称浸润型溃疡,无或只有轻微浸润者称非浸润型溃疡,此型不易与良性溃疡相区别;③浸润型,胃壁受癌肿浸润伴纤维组织增生,可局限于胃窦而造成局部狭窄,少见者呈弥漫性浸润累及整个胃壁,使胃固定成一个失去弹性而不能扩张的狭小胃囊,称为革袋胃;④表浅扩散型。

3. 转移途径　胃癌的扩散与转移有直接浸润、淋巴转移、血行转移、腹腔种植。

(1)直接浸润　自胃黏膜发生的癌在胃壁内扩展,除在黏膜内横向扩展外,还同时向深部增殖。

(2)淋巴转移　依据癌灶的原发部位,按其淋巴引流途径,由浅而深,由近而远逐站转移。如胃远端癌多转移至Ⅰ站的③、④、⑤、⑥组淋巴结,继而向Ⅱ站的⑦、⑧、⑨组转移,最后向Ⅲ站淋巴结转移。胃上部癌首先侵及的是Ⅰ站的①、②、③、④等组,而后渐转移至⑦、⑨、⑩等Ⅲ站淋巴结(图 5-13)。

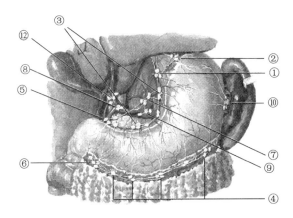

图 5-13　胃癌的淋巴转移

(3)血行转移　晚期胃癌可经门静脉转移至肝脏,并经肝静脉转移至肺、脑、骨骼及其他脏器。

(4)腹腔种植　癌细胞脱落入腹腔,可种植于某些器官,常见部位为膀胱直肠窝或子宫直肠窝,也可在壁腹膜上形成许多种植性结节,并产生大量腹水,多呈血性。

【护理评估】

1. 健康史　了解病人的年龄、性别、饮食习惯等一般资料。病人家属中有无胃癌或癌前病变等家族遗传史。

2. 身体状况　早期胃癌多无症状或仅有轻微症状。当临床症状明显时,病变已属晚期。

因此,要十分警惕胃癌的早期症状,以免延误诊治。

1)早期表现 上腹不适是胃癌最常见的初发症状,约80%的病人有此表现,与消化不良相似,如发生腹痛,一般都较轻,且无规律性,进食后不能缓解。这些症状往往不被病人所重视,就医时也易被误认为胃炎或消化性溃疡。故中年病人如有下列情况,应给予进一步检查,以免漏诊:①既往无胃病史,但近期出现原因不明的上腹不适或疼痛,经治疗无效;②既往有胃溃疡病史,近期上腹痛的规律性改变,且程度日趋加重。如症状有所缓解,但短期内又有发作者,也应考虑胃癌的可能性,及时做进一步检查。

2)晚期表现 当胃癌发展扩大,尤其在浸润穿透浆膜而侵犯胰腺时,可出现持续性剧烈疼痛,并向腰背部放射。癌肿毒素的吸收,可使病人日益消瘦、乏力、贫血,最后表现为恶病质。癌肿增大后,可出现梗阻症状,贲门或胃底癌可引起下咽困难,胃窦癌引起幽门梗阻症状,腹部还可扪及肿块。癌肿表面形成溃疡时,则出现呕血和黑便。至于转移灶如直肠前触及肿块、脐部肿块、锁骨上淋巴结肿大和腹水的出现,更是晚期胃癌的证据。

3)进展期表现 进展期胃癌临床表现为胃癌病变由小到大,由浅到深,由无转移至有转移,是一个渐进性过程。根据国内资料的统计,进展期胃癌常见的症状如下。

(1)上腹胀痛 上腹胀痛是胃癌最常见的症状。开始较轻微,逐渐加重,可以为隐痛、钝痛;部分可以有节律性疼痛,尤其胃窦部癌更明显,进食或服药可缓解;老年人痛觉迟钝,多以腹胀为主诉。胃癌侵及胰腺或横结肠系膜时,疼痛可呈持续性剧痛,向腰背放射。极少数癌性溃疡穿孔的病人也可出现腹部剧痛和腹膜刺激征。

(2)食欲减退和消瘦 食欲减退和消瘦是胃癌次常见症状,往往是进行性加重,逐渐出现乏力、贫血、营养不良的表现,晚期出现恶病质。

(3)恶心呕吐 也是较常见的症状之一,早期即可发生。胃窦部癌也可出现幽门梗阻的症状。

(4)呕血和黑便 胃癌病人经常有小量出血,多表现为大便隐血阳性,部分可出现间断性黑便,但也有以大量呕血而就诊者。

(5)腹泻 可能与胃酸过低有关,大便可呈糊状。晚期胃癌累及结肠时常可引起腹泻、鲜血便等。

(6)吞咽困难 贲门癌病人常有吞咽困难。

3. 辅助检查

1)大便隐血试验 持续性大便隐血阳性,对胃癌的诊断有参考价值。

2)免疫学检查 检查的方法很多,在国内已开始用于临床。

(1)胎儿硫糖蛋白抗原(FSA) FSA为胃液中三种硫糖蛋白抗原之一,此类抗原可存在于胃癌细胞及癌组织周围黏膜细胞内,胃癌病人的胃液中含量较高。

(2)胃癌抗原(GCA) GCA是一种肿瘤相关抗原,存在于胃癌病人的胃液中,是具有免疫活性的糖蛋白。

3)影像学检查

(1)X线表现 X线造影检查进展期胃癌按其大体形态可分为3型:隆起型(增生型)、浸润型和溃疡型。

(2)内镜检查 由于纤维内镜技术的发展和普遍应用,早期胃癌的诊断率有了明显提高,可更全面地了解胃癌形态大小、浸润深度和转移范围。有助于发现黏膜下肿瘤及设计治疗方案和判断预后。因此,胃镜检查已成为目前最可靠的诊断手段。

4. 心理-社会支持状况 了解病人是否知道病情,有无焦虑、愤怒、悲观、绝望等情绪。评估病人及家属对疾病的了解程度、应对方法,以及家庭护理能力、经济承受力及社会支持系统等。

【治疗要点】

1. 手术治疗 对于早期胃癌可采用手术切除部分胃。对于进展期胃癌病人未发现远处转移也可以采用手术治疗。

2. 化学治疗 主要用于辅助手术治疗。抗癌药常用以辅助手术治疗,在术前、术中和术后使用,以抑制癌细胞的扩散和杀伤残存的癌细胞,从而提高手术效果。一般早期胃癌术后不予化疗,而中晚期胃癌能被手术切除者必须化疗,按情况单一给予 5-氟尿嘧啶(5-FU)、丝裂霉素(MMC)、替加氟(FT-207)或联合化疗,未做根治性手术或不能施行手术者,可试用联合化疗。

3. 内镜下治疗 对早期胃癌可行内镜下黏膜切除术,成功的关键取决于病变早期,能将病变完全切除且无淋巴结转移,但不如手术可靠。

4. 生物和免疫治疗 目前胃癌的免疫治疗越来越受到关注,是一种通过调动机体的免疫功能来达到杀灭和抑制肿瘤细胞目的的肿瘤治疗方法,可以有效延长肿瘤病人的生存期,提高生活质量。

5. 介入治疗 早期胃癌病人如有全身性疾病不宜作手术切除者可采用内镜治疗术,此外通过内镜应用激光、微波及注射无水乙醇等亦可取得根治效果。

6. 中医中药治疗 现代中药免疫增强剂对胃癌有独到功效,可以配合手术、化疗,杀伤肿瘤细胞,防止复发转移,减轻化疗毒副作用等。

7. 综合治疗 除上述治疗方法以外,注意对病人的支持治疗,如营养支持、纠正贫血,预防感染等。

【护理诊断/问题】

1. 慢性疼痛 与癌细胞浸润有关。

2. 体液不足或有体液不足的危险 与合并出血、急性穿孔后进食、幽门梗阻病人呕吐导致的水和电解质丢失有关。

3. 恐惧、焦虑、绝望感 对疾病缺乏了解、术前惧怕手术及与术后手术恢复过程有关。

4. 营养失调 与消耗过大或消化吸收障碍有关。

【护理目标】

(1)疼痛缓解或减轻。

(2)病人水、电解质维持平衡。

(3)病人恐惧、焦虑、绝望感减轻,能配合治疗与护理。

(4)营养失调得到及时纠正。

【护理措施】

1. 基础护理

(1)病人饮食采用“少量多餐,逐渐增量”的原则,定期评估病人的营养状态,改善病人的营养状态,给予高蛋白、高热量、高维生素、少渣的半流质饮食或流质饮食。对重度营养不良、低蛋白血症及贫血者,术前静脉补充清蛋白及输血等,以提高手术耐受力和术后的恢复情况。

(2)生活要规律,嘱病人保持安静,确保病人有足够的睡眠、休息。

2. 心理护理 加强病人的监护和心理疏导,增强战胜疾病的信心。

3. 执行医嘱

（1）治疗原则　胃癌的治疗应做到：①早期治疗：早期发现、早期诊断、早期治疗是提高胃癌疗效的关键。②手术为主的综合治疗：以手术为中心，开展化疗、放疗、中医中药和生物学治疗等，是改善胃癌预后的重要手段。

（2）药物治疗　主要是对症用药和化学治疗。

（3）手术治疗　手术切除仍是目前根治早期胃癌的唯一方案，也是治疗胃癌的主要手段。长期以来，由于发现胃癌较晚，大多数属于晚期肿瘤，手术疗效欠佳，术后5年生存率一直维持在30%左右，因此，必须加强对早期胃癌症状的重视及高危人群的监测，提高早期胃癌的检出率。

4. 手术护理

1）术前注意病人的营养与进食情况　按病情给予高蛋白、高热量、高维生素的少渣软食、半流食或流食。纠正水、电解质紊乱，准确记录出入量，对重度营养不良、血浆蛋白低、贫血者，术前补充蛋白质或输血。有幽门梗阻者，术前3天每晚用温盐水洗胃，消除胃内积存物，减轻胃黏膜水肿。严重幽门梗阻者，应于术前1～3天做胃肠减压，使胃体积缩小。于术日晨放置胃管，抽尽胃液后留置胃管。

2）术后严密观察生命体征　硬膜外麻醉4～6 h或全麻清醒血压、脉搏平稳后取半坐卧位。注意保持卧位正确，以利于呼吸和腹腔引流。鼓励深呼吸、咳痰、翻身及早期活动，预防肺部感染及其他并发症。注意口腔卫生，预防腮腺炎。

3）腹腔引流　腹腔引流管接无菌瓶，每3天更换1次，以防逆行感染。必须严密观察引流液的颜色、性质和量，并准确记录。一般在24 h内量多，为血浆样渗出液，以后逐渐减少。如引流液为鲜红色，且超过500 mL应考虑有出血。要勤巡视，随时观察引流管是否通畅以及有无扭曲、脱落。

4）持续胃肠减压　保持胃管通畅，以减少胃内容物对吻合口的刺激，预防吻合口水肿和吻合口瘘。每2 h用生理盐水冲洗胃管1次，每次量不超过20 mL并相应吸出，避免压力过大，冲洗液过多而引起出血。注意引流液的性质及量，并准确记录引流量。如有鲜血抽出，必须及时报告医生处理。胃管应妥善固定，不可随意移动，并注意有无脱落或侧孔吸胃壁，使胃肠减压停止。

5）并发症的护理

（1）术后胃出血　手术后24 h内从胃管中可引流出100～300 mL暗红或咖啡色胃液，属手术后正常现象。如果胃管内流出鲜血每小时100 mL以上，甚至呕血或黑便，持续不止，趋向休克的情况，多属吻合口活动性出血，应密切观察出血量及病人生命体征变化，多数病人给予止血药、抗酸药、输鲜血等保守治疗出血可停止，少数病人经上述处理出血不止，需要再次手术止血。

（2）十二指肠残端破裂　多发生在术后3～6天，表现为右上腹突发剧痛和局部明显压痛、腹肌紧张等急性弥漫性腹膜炎症状，酷似溃疡急性穿孔，需立即进行手术治疗。术后妥善固定引流管，持续负压吸引保持通畅，观察记录引流液的性状、颜色和量。纠正水、电解质失衡，给予抗感染、胃肠外全营养支持。用氧化锌软膏保护引流处皮肤。

（3）胃肠吻合口破裂或瘘　少见，多发生在术后5～7天，大多由于缝合不良、吻合口处张力过大、低蛋白血症、组织水肿等原因所致。一旦发生常引起严重的腹膜炎，必须立即进行手术修补；若周围组织已发生粘连，则形成局部脓肿和外瘘，应给予脓肿外引流，并加强胃肠减压,加强营养和支持疗法,促进吻合口瘘自愈,必要时再次手术。

（4）术后梗阻　术后梗阻按照梗阻部位可分为输入段、吻合口及输出段梗阻,表现为大量呕吐,不能进食。

①输入段梗阻:急性、完全性输入段梗阻属于闭袢性肠梗阻,典型症状为突发剧烈疼痛,频繁呕吐,不含胆汁,量较少,上腹部偏右有压痛及可疑包块,病人全身情况差,应立即手术处理。慢性、不完全性输入段梗阻则表现为进食后 15～30 min,上腹阵发性胀痛,大量喷射状呕吐,含胆汁,呕吐后症状缓解,亦需早期手术治疗。

②吻合口梗阻:主要表现为上腹饱胀,呕吐,通常需手术治疗。

③输出段梗阻:表现为上腹饱胀,呕吐食物、胆汁等,X 线及钡餐检查可确定梗阻部位,如不能自行缓解需行手术治疗。

（5）倾倒综合征及低血糖综合征　倾倒综合征一般表现为进食特别是进食甜的流质饮食 10～20 min 后,病人出现剑突下不适、心悸、乏力、出汗、头晕、恶心、呕吐,甚至虚脱,并伴有肠鸣音亢进和腹泻等。其原因是胃大部切除后丧失了幽门括约肌的约束作用,食物过快排入上段空肠,未经胃肠液充分混合、稀释而呈高渗状态,将大量细胞外液吸入肠腔,循环血量骤减所致,也与肠腔突然膨胀,释放 5-羟色胺,刺激肠蠕动剧增等有关。应做好健康宣教,告诫病人少量多餐,细嚼慢咽,避免过甜及过热的流质饮食,进餐后平卧 10～20 min。低血糖综合征多发生在进食后 2～4 h,表现为心慌、无力、眩晕、出汗、手颤、嗜睡,也可导致虚脱,与食物一过性刺激胰岛素大量分泌有关,应做好饮食指导,少量多餐进行预防。

5. 心理护理　根据病人的实际情况决定是否需要采取保护性医疗措施,协助病人取得家庭和社会的支持,关心、体贴病人,加强病人的心理疏导,增强战胜疾病的信心。

【健康教育】

向病人讲解疾病注意事项,在人群中大力宣传胃癌的病因预防。对于胃癌,要做到早发现、早诊断、早治疗。鼓励病人保持情绪稳定,生活规律,适当活动,合理饮食,遵从医嘱用药,做好门诊随访等。

【护理评价】

（1）病人无疼痛或疼痛缓解或减轻。

（2）病人水、电解质维持平衡。

（3）病人营养状况改善。

（4）病人恐惧、焦虑减轻。

（5）并发症得到及时预防、及时发现与处理。

（高仁甫　李洁莹）

直通护考

一、选择题

A1/A2 型题(以下每一道考题下面有 A、B、C、D、E 五个备选答案,请从中选择一个最佳答案)

1. 胃肠道手术前禁食的主要目的是( )。

A.方便手术操作　　　　　　　　　　　　　B.防止麻醉中呕吐造成窒息

C. 避免术后腹痛腹胀　　　　　　　　　　D. 防止术后吻合口瘘

E. 有利于肠蠕动恢复

2. 手术后早期,病人腹胀的主要原因是(　　　)。

A. 胃肠功能受抑制　　　　　　　　　　　B. 血液内气体弥散到肠腔内

C. 麻痹性肠梗阻　　　　　　　　　　　　D. 组织代谢产生气体

E. 细菌代谢产生气体

3. 下列疾病中应行急诊手术的是(　　　)。

A. 胆囊结石　　　　　　　　　　　　　　B. 胰头癌致梗阻性黄疸

C. 胃癌　　　　　　　　　　　　　　　　D. 直肠癌

E. 乙状结肠癌伴肠梗阻

4. 急性心肌梗死病人若需进行择期手术,手术时间宜为病情稳定后(　　　)。

A. 2 周　　　　　B. 2 个月　　　　　C. 3 个月　　　　　D. 6 个月　　　　　E. 1 年

5. 术后病人早期呕吐的最常见原因是(　　　)。

A. 急性胃扩张　　　　　　　B. 水、电解质紊乱　　　　　　C. 麻醉反应

D. 急性肠梗阻　　　　　　　E. 胃肠蠕动受抑制

A3/A4 型题(以下提供若干个案例,每个案例下设若干个考题。请根据各考题题干所提供的信息,在每道题下面的 A、B、C、D、E 五个备选答案中,选择一个最佳答案)

(6~8 题共用题干)

病人,男性,32 岁,突发上腹部刀割样疼痛 10 h,腹肌强直,反跳痛。作好术前准备,剖腹探查,行十二指肠球部溃疡穿孔修补术。术后 8 h,已排尿 3 次,但每次尿量少,约数毫升。

6. 该病人可能出现了(　　　)。

A. 尿频　　　　　B. 尿潴留　　　　　C. 尿失禁　　　　　D. 尿路感染　　　　　E. 肾积水

7. 引起该病人现有问题的可能原因不包括(　　　)。

A. 麻醉的影响　　　　　　　B. 排尿反射抑制　　　　　　C. 切口疼痛

D. 不适应卧床体位　　　　　E. 补液量过多

8. 首选的护理措施是(　　　)。

A. 诱导排尿　　　　　　　　B. 减慢输液滴速　　　　　　C. 控制液体入量

D. 导尿　　　　　　　　　　E. 肌内注射氨甲酰胆碱

(9~13 题共用题干)

病人,女性,52 岁,上腹部不适 3 年,加重半年,伴黑便 1 周入院,明确诊断后行胃癌根治术,留置胃管和腹腔引流管。现术后第 3 日,病人一直卧床,病人自述"没有力气下床",肛门尚未排气,腹胀明显,尚未进食,给予静脉输液等治疗。

9. 目前病人最主要的护理诊断/问题是(　　　)。

A. 潜在并发症　与腹腔感染有关

B. 营养失调:低于机体需要量　与术后禁食有关

C. 活动无耐力　与手术创伤有关

D. 腹胀　与肠蠕动尚未恢复有关

E. 体液不足　与禁食、引流有关

10. 针对该病人目前状况,下列措施正确的是(　　　)。

A. 鼓励床旁活动　　　　　　　　　　　　B. 平卧位、吸氧、雾化吸入

C.镇静、解痉　　　　　　　　　　　　　　D.夹闭胃管,促进肠蠕动

E.鼓励进食

11.鼓励病人术后早期活动有许多好处,除外的一项是(　　　)。

A.能增加肺活量,减少肺部并发症　　　　B.改善全身血循环,促进伤口愈合

C.防止心力衰竭　　　　　　　　　　　　D.防止静脉血栓形成

E.有利于肠功能的恢复

12.关于此病人术后引流管的观察护理,错误的一项是(　　　)。

A.仔细观察引流物的量和颜色变化

B.保持引流管通畅,防止阻塞

C.换药时应注意引流管体外部的固定

D.有多根引流管时,应区分各引流管的引流部位

E.胃肠减压管,只要待引流液体减少即可拔除

13.若病人出现发热、呼吸和心率增快,胸部听诊有局限性湿性啰音,考虑病人可能存在(　　　)。

A.膈下感染　　　　　　　B.肺部感染　　　　　　　C.胸膜炎

D.外科手术热　　　　　　E.腹膜炎

二、案例分析题

1.病人程某,女性,59岁。慢性胃溃疡病史10余年。上腹部疼痛不适2个月伴反酸、嗳气、厌食。查体:神清,慢性贫血外貌,体质消瘦,心肺未见异常,上腹部可触及一包块。胃镜检查诊断为胃癌。请问:

(1)该病人目前主要的护理问题有哪些?

(2)对该病人应采取怎样的护理措施?

2.病人,男性,34岁,司机。门诊以胃、十二指肠溃疡并发急性穿孔收入院。其护理评估资料如下。

健康史:于两年前无明显诱因出现上腹部灼痛,夜间明显,进食后可缓解,疼痛无放散。两年来,上腹痛时轻时重,秋冬季明显,未予任何治疗。半日前饱餐后突发右上腹部剧痛,呈持续性,迅速遍及全腹。伴恶心呕吐,呕吐物为胃内容物,含有胆汁。

身体状况:T 38.7 ℃,P 108 次/分,R 26 次/分,BP 15.2/10.6 kPa。急性痛苦病容,强迫体位。全腹肌紧张,压痛及反跳痛明显,尤以右上腹为甚。肝浊音界缩小,可叩及移动性浊音。肠鸣音消失。其他查体未见明显异常。

心理状况:因发病突然,焦虑不安。痛苦难忍,盼望尽快解除病痛。

辅助检查:WBC 14.7×10⁹/L,RBC 5.2×10⁹/L,Hb 135 g/L。X线腹部透视见膈下游离气体。

请根据评估资料回答下列问题:

(1)最可能的疾病诊断是什么? 并写出诊断依据。

(2)请提出该病人术前的护理诊断/问题,据此你要采取哪些护理措施?

(3)该病人拟行毕Ⅱ式胃大部切除术,试述术后的潜在并发症有哪些? 发生的原因是什么? 应如何观察和处理。

任务 5　肠疾病病人的护理

任务 5-1　肠梗阻病人的护理

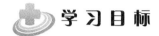 学习目标

1. 知识目标

(1) 掌握急性肠梗阻的护理措施及健康教育。

(2) 熟悉肠梗阻的护理评估。

(3) 了解肠梗阻的概述、护理目标。

2. 能力目标

能运用科学的护理程序对肠梗阻病人实施整体护理。

3. 素质目标

(1) 在护理过程中,具备预知疾病发展的能力。

(2) 具备病人的知心者和代言人的能力。

(3) 在护理过程中,提高认识疾病的能力。

 案例引导

　　病人,女性,55 岁,因阵发性腹痛、腹胀、肛门停止排气排便 3 天入院。9 年前因胆囊炎、胆囊穿孔行胆囊切除手术。查体:T 38.5 ℃,P 110 次/分,BP 100/70 mmHg;腹膨隆、不对称,可见肠型蠕动波,腹部压痛及反跳痛,腹水征(一),肝浊音界缩小,肠鸣音亢进,有气过水声及金属音。腹部 X 线检查示:中下腹见小肠有数个气液平面,盲肠胀气。诊断:急性完全性机械性肠梗阻。请问:

　　(1) 该病人肠梗阻的可能原因是什么?

　　(2) 目前最佳的治疗方案是什么?

　　(3) 对该病人术前病情观察的重点内容有哪些?

【背景知识】

　　肠内容物不能正常运行、顺利通过肠道,称为肠梗阻,是外科常见的急腹症之一。其病因复杂,病情多变,发展迅速,若处理不及时常危及病人的生命。

1. 病因及分类

1) 肠梗阻按其病因分类

（1）机械性肠梗阻　主要是由于各种原因引起肠腔变窄,肠内容物通过障碍,是最常见的肠梗阻。其病因包括:①肠腔堵塞,如寄生虫、粪块、粪石、异物等;②肠管受压,如粘连带压迫（图5-14）、肠扭转、嵌顿疝或受肿瘤压迫等;③肠壁病变,如先天性肠道闭锁、狭窄、肿瘤等。

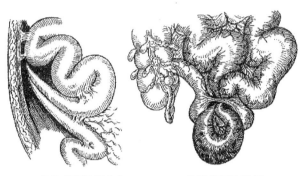

(a) 粘连牵扯肠管成角　　　(b) 粘连带压迫肠管

图 5-14　粘连性肠梗阻

（2）动力性肠梗阻　肠壁本身无病变,因神经反射或毒素刺激引起肠壁肌功能紊乱,使肠蠕动丧失或肠管痉挛,以致肠内容物不能正常运行而导致梗阻。可分为麻痹性肠梗阻与痉挛性肠梗阻两类。麻痹性肠梗阻是肠管丧失蠕动功能,导致肠内容物停止运行。常见于急性弥漫性腹膜炎、腹部大手术、腹膜后血肿或感染等。痉挛性肠梗阻比较少见,是由于肠壁肌肉超常收缩所致。可见于肠功能紊乱或慢性铅中毒等。

（3）血运性肠梗阻　由于肠系膜血管栓塞、血栓形成或血管受压,使肠管血运障碍,引起肠失去蠕动能力,肠内容物不能通过。此种类型的肠梗阻随着老龄化,动脉硬化等疾病增多已不少见。

2) 肠梗阻按肠壁血运有无障碍分类

（1）单纯性肠梗阻　只是肠内容物通过受阻,无肠管血运障碍。

（2）绞窄性肠梗阻　肠梗阻发生后,伴有肠管血运障碍。

此外,还有其他分类方法。按梗阻发生的部位分为高位（如空肠上段）和低位（如回肠末段和结肠）两类;按肠梗阻的程度分为完全性和不完全性肠梗阻;按梗阻现象发生的快慢分为急性和慢性肠梗阻。若一段肠袢两端完全阻塞,如肠扭转,则称为闭袢性肠梗阻,此类梗阻肠腔高度膨胀,容易发生肠坏死和穿孔。

2. 病理生理　肠梗阻发生后,肠管局部和机体全身出现一系列复杂的病理生理变化。①肠管局部变化:单纯性机械性肠梗阻一旦发生,梗阻以上肠蠕动增加,以克服肠内容物通过障碍。另一方面,由于梗阻以上肠腔积气、积液,使肠管膨胀。气体主要来自吞咽的空气,一部分来自血液内气体弥散及肠道细菌分解发酵而产生。积液主要来源于梗阻近端的胃肠道分泌液。梗阻发生后,梗阻近端肠腔内压力升高,到一定程度可致使肠壁血运障碍,最初表现为静脉血回流受阻,肠壁充血水肿,呈暗红色;若肠腔内压力继续增高,可使小动脉血运受阻,血栓形成,肠壁表面失去光泽,呈暗黑色,最后肠管可缺血、坏死甚至穿孔。②体液丧失:消化道每日分泌大量的消化液,内含各种电解质,正常情况下大部分被肠道再吸收。肠梗阻发生后,由于不能进食及频繁呕吐,大量丢失胃肠道液,尤以高位肠梗阻为甚。低位肠梗阻时,这些液体不能被吸收而潴留在肠腔内,同时由于组织缺氧,毛细血管通透性增加,致使液体自肠壁渗透至肠腔和腹腔,等于丢失于体外。体液的丢失伴随着电解质的丢失。高位肠梗阻因严重呕吐丢失了大量胃酸和氢离子,可引起代谢性碱中毒。低位小肠梗阻,钠、钾离子丢失多于氢离子,并在已有脱水和缺氧的情况下,酸性代谢产物剧增,可引起严重的代谢性酸中毒,临床较多见。③感染和毒血症:梗阻以上肠内容物积聚,细菌繁殖并产生大量毒素,同时因肠壁通透性的改变,肠内细菌和毒素随之渗入腹腔,并经腹膜再吸收,可引起腹膜炎、菌血症、感染性休克,甚至死亡。

【护理评估】

（一）健康史

了解病人的一般状况,包括年龄、性别,发病前有无体位不当、饮食不当、饱餐后剧烈活动等诱因,既往有无腹部手术史及外伤史、各种急慢性肠道疾病史及个人卫生情况等。

（二）身体评估

虽然肠梗阻的病因、部位、病变程度、发病急慢不同,可有不同的临床表现,但都有一个共同的特征,即肠内容物不能顺利通过肠道,因此各类型的肠梗阻共有的表现是腹痛、呕吐、腹胀及停止排便排气。

1. 腹痛　单纯机械性肠梗阻的特点是阵发性绞痛,这是由于梗阻上方肠管强烈蠕动引起的。疼痛多在腹中部,也可偏于梗阻所在的部位。腹痛发作时,病人自觉有"气块"在腹中窜动,并受阻于某一部位,此刻绞痛最为剧烈,难以忍受。绞痛发作时检查腹部,多数可见肠型和肠蠕动波。当腹痛的间歇期不断缩短,成为剧烈的持续性腹痛时,应考虑绞窄性肠梗阻的可能。麻痹性肠梗阻,腹痛多不明显,为持续性胀痛。

2. 呕吐　早期呕吐常为反射性,呕吐物为食物和胃液。以后由于梗阻部位不同,呕吐出现的时间和性质也不同。高位肠梗阻呕吐出现早、频繁,呕吐物主要为胃液、十二指肠液、胆汁;低位肠梗阻呕吐出现较晚,呕吐物常为带臭味的粪便样物。若呕吐物为血性或棕褐色液体,提示肠管有血运障碍。麻痹性肠梗阻的呕吐呈溢出性。

3. 腹胀　腹胀一般出现较晚。高位肠梗阻由于呕吐频繁,腹胀不明显;低位肠梗阻腹胀明显,遍及全腹,肠扭转等闭袢性肠梗阻腹胀多不对称,麻痹性肠梗阻表现为均匀性全腹胀。

4. 停止排便排气　不完全性肠梗阻可有多次少量排便、排气。完全性肠梗阻发生后,病人多不再排便、排气,但梗阻早期,尤其是高位肠梗阻,因梗阻以下肠内残存的粪便和气体仍可排出,故早期有少量排便时,不能否定肠梗阻存在。绞窄性肠梗阻,可排出血性黏液样便。

5. 全身变化　单纯性肠梗阻早期全身情况多无明显改变,晚期可有唇干舌燥、眼窝内陷、皮肤弹性差、尿少等脱水体征。严重缺水或绞窄性肠梗阻时,可出现脉搏细速、血压下降、面色苍白、四肢发凉等休克征象。

6. 腹部体征　①视诊:单纯性机械性肠梗阻常可见腹胀、肠型和蠕动波,肠扭转时腹胀多不对称,麻痹性肠梗阻则腹胀均匀。②触诊:单纯性肠梗阻可有轻度压痛但无腹膜刺激征,绞窄性肠梗阻时可有固定压痛和腹膜刺激征。③叩诊:绞窄性肠梗阻,腹腔有渗液,可有移动性浊音。④听诊:闻及气过水声或金属音,肠鸣音亢进,为机械性肠梗阻表现。麻痹性肠梗阻,肠鸣音减弱或消失。

（三）心理-社会支持状况

了解病人患病后的心理反应,有无焦虑、恐惧等表现。询问病人对本病的认知程度和心理承受能力,了解家属及亲友的态度、经济承受能力。

(四)辅助检查

1. 直肠指检 若见指套染血,应考虑绞窄性肠梗阻;若触及肿块,可能为直肠肿瘤等。

2. 实验室检查 单纯性肠梗阻的早期,变化不明显。随着病情发展,因缺水和血液浓缩而使血红蛋白及血细胞比容升高。绞窄性肠梗阻时,可有明显的白细胞及中性粒细胞计数增加。伴有电解质酸碱失衡时可有血钠、钾、氢及血气分析的变化。

3. X 线检查 一般在肠梗阻发生 4～6 h 后,X 线立位平片可见胀气肠祥及多数阶样状液平面。空肠胀气可见"鱼肋骨刺"状的环形黏膜纹。绞窄性肠梗阻,X 线检查可见孤立、突出胀大的肠祥,不因时间而改变位置。

(五)常见机械性肠梗阻的临床特点

1. 粘连性肠梗阻 因粘连致肠管成角,或腹腔内粘连带压迫肠管引起的肠梗阻。临床上最常见,占各类肠梗阻的 40%。多由于腹部手术后、炎症、损伤、出血、异物等所致。临床上以腹部手术后发生的粘连性肠梗阻最多见。肠粘连并非都引起肠梗阻,多有其诱发因素,如饮食不当、剧烈活动、体位突然改变等,使肠祥重量增加,肠管被拉成锐角而导致梗阻。粘连性肠梗阻多数为单纯性,可以是不完全性或完全性梗阻,少数为绞窄性。

2. 肠扭转 一段肠管沿其系膜长轴旋转所形成的肠梗阻称为肠扭转。最常发生于小肠,其次为乙状结肠,多因其系膜过长而根部较窄小、活动范围大,加之肠内容物骤增、突然改变体位等诱发因素而引起。肠扭转属于闭祥性肠梗阻,很易导致绞窄性肠梗阻。因肠扭转发生的部位不同,其临床表现各有特点(图 5-15、图 5-16)。

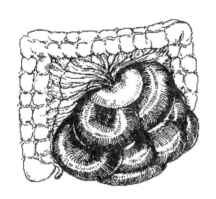

图 5-15　小肠扭转

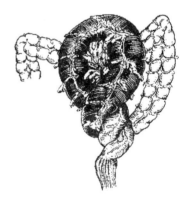

图 5-16　乙状结肠扭转

小肠扭转多见于青壮年,常在饱餐后立即进行剧烈活动而发病。起病急骤,表现为剧烈腹部绞痛,为持续性疼痛阵发性加剧。呕吐频繁,腹胀不明显,早期即出现休克。腹部可触及有压痛的肠祥。腹部 X 线检查符合绞窄性肠梗阻的表现。

乙状结肠扭转多见于男性老年人,常有便秘习惯。临床表现除有腹部绞痛外,腹胀明显,呕吐一般不明显。X 线检查可见马蹄状巨大的双腔充气肠祥,钡剂灌肠检查时,见钡剂在结肠扭转处受阻,尖端呈"鸟嘴"状。

3. 肠套叠 一段肠管套入其邻近肠管肠腔内,称肠套叠。其发生常与肠管解剖特点(如盲肠活动度过大)、病理因素(如肠息肉、肿瘤)以及肠功能紊乱等有关。肠套叠发生的部位可分为回盲部肠套叠(回肠套入结肠)、小肠套叠(小肠套入小肠)与结肠套叠(结肠套入结肠)等,以回盲部肠套叠多见。肠套叠是小儿肠梗阻的常见原因,80% 发生于 2 岁以下的儿童。

（1）小儿型肠套叠　有三大典型表现。①腹痛：为突然发作的剧烈腹部绞痛，痛时幼儿哭闹不安，伴呕吐、面色苍白、出汗，间歇期安静入睡。②腹部包块：腹部扪及腊肠样、光滑、可推动的、有压痛的肿块，肿块下方有空虚感。③便血：为果酱样黏液血便。直肠指检，可见指套上有黏液和血迹。空气灌肠显示空气在结肠内受阻。

（2）成人型肠套叠　主要为不完全性肠梗阻表现和腹部包块，血便一般不明显。肠套叠后常可自行复位，症状体征消失，不久又复发。

4. 肠蛔虫堵塞　由于蛔虫聚结成团并引起局部肠管痉挛而致肠腔堵塞，称为蛔虫性肠梗阻。发热、驱虫不当常为诱因，最多见于儿童，农村发病率较高。蛔虫堵塞的部位常见于回肠，梗阻多为不完全性。症状为脐周阵发性腹痛，伴呕吐，腹胀不明显。腹部常可扪及变形、变位的条索状团块。腹部 X 线平片可见到肠腔内成团的蛔虫成虫体阴影。

【护理诊断/问题】

1. 腹痛　与肠内容物不能正常运行或通过肠道障碍有关。

2. 体液不足　与呕吐、禁食、肠腔积液、胃肠减压有关。

3. 潜在并发症　肠坏死、腹腔感染、休克。

【护理目标】

（1）腹痛的程度减轻。

（2）体液能维持平衡，能维持重要器官、脏器的有效灌注量。

（3）未出现并发症或并发症能及时发现和处理。

【护理措施】

1. 基础护理

（1）饮食　应禁食，如梗阻缓解，病人排气排便，腹痛、腹胀消失后可进流质饮食，忌易产气的甜食和牛奶等。

（2）胃肠减压　胃肠减压是治疗肠梗阻的重要措施之一，通过胃肠减压吸出胃肠道内的积气积液，减轻腹胀、降低肠腔内压力，改善肠壁血循环，有利于改善局部和全身情况。胃肠减压期间注意观察和记录引流液的颜色、性状和量，如发现有血性液，应考虑有绞窄性肠梗阻的可能。

（3）纠正水、电解质紊乱和酸碱失衡　基本溶液为葡萄糖、等渗盐水，重者尚须输给血浆或全血。输液所需种类和量需根据呕吐情况、胃肠减压量、脱水体征，并结合血清钠、钾和血气分析结果而定。

2. 病情监测　定时测量记录体温、脉搏、呼吸、血压，严密观察腹痛、腹胀、呕吐及腹部体征情况，若病人症状与体征不见好转或反有加重，应考虑有肠绞窄的可能。绞窄性肠梗阻的临床特征：①腹痛发作急骤，起始即为持续性剧烈疼痛，或在阵发性加重之间仍有持续性剧烈疼痛。肠鸣音可不亢进，呕吐出现早、剧烈而频繁。②病情发展迅速，早期出现休克，抗休克治疗后改善不显著。③有明显腹膜刺激征，体温升高，脉率增快，白细胞计数增高。④腹胀不对称，腹部有局部隆起或触及有压痛的肿块。⑤呕吐物、胃肠减压抽出液、肛门排出物为血性，或腹腔穿刺抽出血性液体。⑥经积极非手术治疗而症状、体征无明显改善。⑦腹部 X 线表现，符合绞窄性肠梗阻的特点。此类病人病情危重，多处于休克状态，需紧急手术治疗，应积极做好术前准备。

3. 执行医嘱

1）治疗原则　主要是解除梗阻和纠正因梗阻引起的全身生理紊乱。具体的治疗方法应根据肠梗阻的类型、部位和病人的全身情况而定。

（1）非手术治疗　适用于单纯性粘连性肠梗阻、麻痹性或痉挛性肠梗阻、蛔虫或粪块堵塞引起的肠梗阻。肠套叠早期可用空气（或氧气）灌肠复位，疗效可达90％以上，如果肠套叠不能复位，或病期超过48 h，或怀疑有肠坏死者禁忌灌肠复位，应采用手术治疗。

（2）手术治疗　各种类型的绞窄性肠梗阻、肿瘤及先天性肠道畸形引起的肠梗阻，以及非手术治疗无效的病人适宜手术治疗。手术治疗的原则是在最短时间内，以最简单的手术方法解除梗阻或恢复肠腔的通畅。方法包括松解粘连术、肠切除吻合术、肠造口术等。

> **知识链接**
>
> ### 腹腔镜手术在肠梗阻中的应用
>
> 　　近年来，腹腔镜手术因具有创伤小、术后痛苦小、恢复快等优点，已广泛用于临床。肠梗阻病人因有腹胀和肠管扩张，行腹腔镜手术时易损伤肠管和影响视野，曾被认为是本手术的禁忌证。但随着经验的积累和器械的改进，运用腹腔镜手术有效治疗肠梗阻的报道日益增多。传统开放性手术虽然可以消除原粘连，但术后再粘连的发生率高，恢复时间长，而经腹腔镜行肠粘连松解术，具有创伤小、腹腔暴露机会小、脏腹膜干扰轻等特点，故造成新粘连的概率小，是治疗粘连性肠梗阻的较好的新术式。

2）对症护理

（1）疼痛护理　在确定无肠绞窄或肠麻痹后，可应用阿托品类抗胆碱药物，以解除胃肠道平滑肌痉挛，使病人腹痛得以缓解。但不可随意应用吗啡类止痛剂，以免影响观察病情。

（2）呕吐的护理　呕吐时应坐起或头侧向一边，及时清除口腔内呕吐物，以免误吸引起吸入性肺炎或窒息；观察记录呕吐物的颜色、性状和量。呕吐后给予漱口，保持口腔清洁。

（3）腹胀的护理　除行胃肠减压外，热敷或按摩腹部，针灸双侧足三里穴；如无绞窄性肠梗阻，也可从胃管注入石蜡油，每次20～30 mL，可促进肠蠕动。

（4）防治感染的护理　对单纯性肠梗阻晚期，特别是绞窄性肠梗阻病人，应用抗生素可以防治细菌感染，减少毒素产生。

4. 术后护理

（1）观察病情变化　观察生命体征变化，有无腹痛、腹胀、呕吐及排气等。如有腹腔引流时，应观察记录引流液的颜色、性质及量。

（2）体位与活动　病情平稳后给予半卧位。鼓励病人术后早期活动，如病情稳定，术后24 h即可床上活动，3日后下床活动，以促进机体和胃肠道功能的恢复，防止肠粘连。

（3）饮食　术后禁食，禁食期间应给予补液。肠蠕动恢复并有排气后，可开始进少量流质饮食，进食后无不适，逐步过渡至半流质饮食。肠吻合术后，进食时间应适当推迟。

（4）术后并发症的观察与护理　术后尤其是绞窄性肠梗阻术后，如出现腹部胀痛、持续发热、白细胞计数增高，腹壁切口处红肿，以后流出较多带有粪臭味液体，应警惕腹腔内感染及肠瘘的可能，并积极处理。

【健康教育】

（1）注意饮食卫生，避免暴饮暴食。

（2）避免饭后进行剧烈活动。

（3）保持大便通畅。

（4）如有腹痛、腹胀等不适，及时就诊。

【护理评价】

（1）缓解腹痛、腹胀、呕吐不适。

（2）维持水、电解质酸碱平衡。

（3）预防或及时发现并发症。

（周　春）

直通护考

一、选择题

A1/A2 型题（以下每道题有 A、B、C、D、E 五个答案，请从中选择一个最佳答案）

1. 肠梗阻的病理生理变化不包括下列哪一项？（　　　）

A. 肠管壁血运障碍　　　　　　B. 肠腔积气、积液　　　　　　C. 呼吸性碱中毒

D. 代谢性酸中毒　　　　　　　E. 感染、休克

2. 肠梗阻病人的共同临床特征是（　　　）。

A. 腹痛、腹胀、呕吐、便秘

B. 腹痛、呕吐、肠鸣音亢进、腹胀

C. 腹部阵发性绞痛、排黏液血便、肠型、恶心

D. 腹部胀痛、肠鸣音消失、肌紧张、溢出性呕吐

E. 腹胀、恶心呕吐、肠型、停止排便排气

3. 杨某，58 岁，体重 52 kg，因"肠梗阻"入院，呕吐多次，目前生命体征稳定，尚无明显缺水征象，以下护理诊断比较确切的是（　　　）。

A. 组织灌流量改变　　　　　　　　B. 营养失调：低于机体需要量

C. 心输出量减少　　　　　　　　　D. 有体液不足的危险

E. 体液不足

4. 王某，60 岁，肠穿孔修补术后 2 天，肛门尚未排气，腹胀明显。下列护理措施最重要的是（　　　）。

A. 针刺穴位　　　B. 禁食　　　C. 半卧位　　　D. 胃肠减压　　　E. 肛管排气

二、案例分析题

李某，35 岁，出现脐周阵发性腹部绞痛伴呕吐，有轻度腹胀，肛门停止排气排便。查体：T 37.5 ℃，P 100 次/分，R 20 次/分，BP 115/80 mmHg，急性痛苦面容，皮肤黏膜干燥，眼眶凹陷，腹部可见肠型和肠蠕动波，脐周有压痛，肠鸣音亢进，可闻及气过水声。腹部 X 线片可见小肠多个气液平面。病人 10 年前曾接受过阑尾切除术。请分析：

（1）该病人可能的诊断是什么？

（2）该病人的治疗原则是什么？

（3）主要的护理诊断是什么？

（4）该病人的护理要点有哪些？

任务 5-2　急性阑尾炎病人的护理

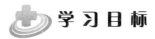

学习目标

1. 知识目标

（1）掌握急性阑尾炎的护理措施和健康教育。

（2）熟悉急性阑尾炎的护理评估。

（3）了解阑尾炎的概述、护理目标。

2. 能力目标

能运用护理程序为急性阑尾炎病人实施整体护理。

3. 素质目标

（1）在护理过程中，具备预知疾病发展的能力。

（2）具备充当病人知心者和代言人的能力。

（3）在护理过程中，提高认识疾病的能力。

案例引导

病人，王某，42 岁转移性右下腹部疼痛不适 2 天，加重 3 h。病人于 2 天前，无明显诱因出现上腹部不适，后出现右下腹部疼痛，体温不高，无恶心及呕吐，无腹痛腹泻及里急后重。在入院前 3 h 上述症状加重，查体：全腹膨隆，无明显胃肠型及包块；腹肌无异常紧张，肝、脾肋缘下未触及、无叩痛，右下腹部压痛、反跳痛明显；听诊肠鸣音如常。结肠充气试验阳性，闭孔内肌试验阴性，腰大肌试验阴性。门诊以"急性阑尾炎"收住入院，准备手术治疗。请问：

（1）该病人目前主要的护理问题有哪些？

（2）如何对病人进行止痛处理？

（3）应对该病人采取怎样的护理措施？

【背景知识】

阑尾炎是外科最常见的疾病，阑尾炎分为急性阑尾炎和慢性阑尾炎。急性阑尾炎在各类急腹症中占首位，多发生于青壮年，20～30 岁最多见，男性比女性发病率高。急性阑尾炎预后取决于是否及时诊断和治疗。早期诊治，病人可在短期内康复；若诊断和治疗不及时，可引起严重并发症，甚至造成死亡。慢性阑尾炎发病率低，因此本任务我们重点探讨急性阑尾炎的护理。

1. 病因　急性阑尾炎发病常与阑尾管腔梗阻、细菌感染、神经反射因素有关。①阑尾管腔梗阻：急性阑尾炎最常见的原因。②细菌感染：阑尾管腔发生阻塞后内容物排出受阻，腔内细菌大量繁殖生长引起管壁急性炎症。常见细菌是革兰阴性菌和厌氧菌。③神经反射：通过神经反射因素引起阑尾环行肌收缩导致管腔狭窄梗阻、阑尾缺血。

2. 病理生理　急性阑尾炎根据病理改变和发病过程可以分为四种类型。①急性单纯性阑尾炎:炎症仅累及阑尾黏膜及黏膜下层,主要表现为阑尾充血、水肿,炎症细胞浸润,阑尾外观轻度肿胀。②急性化脓性阑尾炎:病变累及阑尾全层组织,阑尾明显肿胀,腔内积脓,可有局限性腹膜炎形成。③坏疽性及穿孔性阑尾炎:阑尾呈暗紫色或黑色,阑尾充满血性脓液,此时局部可发生穿孔,形成局限性腹膜炎或急性弥漫性腹膜炎。④阑尾周围脓肿:阑尾被右下腹部大网膜和周围组织包裹并导致粘连,形成炎性包块或阑尾周围脓肿。

【护理评估】

（一）健康史

了解疾病发生的诱因,如暴饮暴食、生活不规律、过度疲劳及急性胃肠炎等。成年女性病人应了解有无停经、月经过期、妊娠等。

（二）身体评估

1. 转移性腹痛　转移性右下腹疼痛是急性阑尾炎的典型腹痛特点。腹痛常突然发生,多开始于上腹、剑突下或脐周围,数小时后,腹痛逐渐转移并固定于右下腹,呈持续性并逐渐加重。若病情发展快,腹痛一开始即可局限于右下腹,而无转移性右下腹痛病史。

2. 胃肠道症状　恶心、呕吐最常见。早期的呕吐多为反射性;晚期的呕吐则与腹膜炎有关;阑尾穿孔致弥漫性腹膜炎者,引起麻痹性肠梗阻;盆腔位阑尾炎或盆腔积脓者,可有大便次数增多、里急后重、黏液便等直肠刺激征。

3. 全身症状　单纯性阑尾炎早期体温正常或轻度升高,一般在38 ℃以下。若突然高热、全身中毒症状明显,多提示阑尾化脓、坏疽、穿孔。发生寒战、高热、轻度黄疸,应考虑化脓性门静脉炎。

4. 主要体征

（1）右下腹压痛　右下腹阑尾点(麦氏点)固定性压痛是最常见、最主要的体征,尤其是腹痛尚在上腹部或脐周时,压痛固定于右下腹麦氏点者,则更具有诊断意义。压痛程度和范围往往与炎症的严重程度一致。

（2）右下腹腹肌紧张　单纯性阑尾炎没有腹肌紧张,阑尾化脓时可有右下腹腹肌紧张。当阑尾穿孔并有弥漫性腹膜炎时,可有全腹肌紧张。小儿、老年人、孕妇、肥胖病人或盲肠后位阑尾炎病人,腹肌紧张可不明显。

（3）反跳痛　在阑尾化脓性炎症波及壁腹膜时,才有反跳痛。

（4）结肠充气试验　先用一只手压降结肠,再以另一只手压近侧结肠,并逐步向近侧结肠移动,病人诉右下腹痛者为阳性,是结肠内气体逆行至盲肠冲击发炎的阑尾所致。

（5）腰大肌试验　病人取左侧卧位,右下肢向后过伸,引起右下腹痛者为阳性。临床意义是提示盲肠后位阑尾炎,贴近腰大肌。

（6）闭孔肌试验　病人取仰卧位,右腿前屈90°,并内旋,引起右下腹痛者为阳性。临床意义是提示阑尾位置低,贴近闭孔内肌。

（7）直肠指检　直肠右前方有触痛为阳性。临床意义是阑尾位置指向盆腔或炎症已经波及盆腔。

（三）心理-社会支持状况

急性阑尾炎发病突然,疼痛逐渐加剧,病人及家属可产生紧张与焦虑情绪;慢性阑尾炎反复发作,影响工作和学习,病人又往往惧怕手术,易出现烦躁不安、缺乏自信等不良情绪。手术治疗效果良好,但有粘连性肠梗阻等并发症可能,给病人精神上增加了无形的压力,可出现无助、缺乏自信等情绪。

（四）辅助检查

（1）实验室检查　血白细胞计数增多及中性粒细胞比例增高。

（2）影像学检查　B超检查可显示阑尾肿大或阑尾周围脓肿,腹部 X 线平片可发现少数阑尾粪石。

【护理诊断/问题】

1. 疼痛　与急性阑尾炎的炎症刺激和手术创伤有关。

2. 体液不足　与禁食、呕吐、高热有关。

3. 发热　与急性阑尾炎和穿孔并发弥漫性腹膜炎有关。

4. 潜在并发症　弥漫性腹膜炎、门静脉炎、腹腔脓肿、切口感染、粪瘘等。

【护理目标】

（1）减轻病人的疼痛,舒适感增加。

（2）保持体液平衡,补充足够液体和营养。

（3）恢复正常体温。

（4）预防和及时发现并发症,并能妥善处理。

【护理措施】

1. 基础护理

（1）饮食　对病情稳定的单纯性阑尾炎病人可给予流质饮食;病情较重者应暂禁食,以减少肠蠕动,禁食期间注意补充水、电解质和能量。

（2）休息　病人取半卧位休息,有利于炎症局限。

2. 病情监测　若病人出现高热、寒战、黄疸,可能为门静脉炎,应及时通知医生处理;若短时间内体温升高至 38.5 ℃以上,脉搏为 100 次/分以上,腹痛加重或出现腹膜刺激征,说明病情加重,应及时报告医生做好手术准备。观察期间如腹痛突然减轻,并有明显腹膜刺激征,且范围扩大,提示阑尾已穿孔,应立即行手术治疗。

3. 执行医嘱

1）治疗原则

（1）非手术治疗　适合于早期急性单纯性阑尾炎、阑尾周围脓肿已局限、病情趋于好转或有严重器质性疾病、有手术禁忌者。主要措施包括休息、抗感染及全身支持疗法,以促进炎症的吸收及脓肿的消退。阑尾周围脓肿病人暂行禁食、抗感染、局部理疗等非手术治疗,待肿块消失 3 个月以后,再行阑尾切除术。

（2）手术治疗　凡符合手术条件的均应尽早手术,常用的有阑尾切除术和阑尾周围脓肿切开引流术。根据病理类型不同选择单纯阑尾切除术或阑尾切除术加烟卷或乳胶管引流术。妊娠期阑尾炎手术前后可用黄体酮,以减少子宫收缩,防止流产。老年病人,应注意检查重要器官功能,如做心电图、肝功能检查等。

知识链接

阑尾炎病人的微创腹腔镜手术

　　已确诊或疑似阑尾炎病人可以进行微创腹腔镜手术。微创腹腔镜手术有以下特点：①创伤小，疼痛轻，一般不需使用止痛剂；②术后肠道功能恢复快，应用抗生素少，住院时间短，可在短时间内恢复正常工作；③具有诊断和治疗双重作用，手术视野开阔，可以方便、清晰地探查腹腔，在切除阑尾的同时可以发现和治疗其他隐匿性疾病，既利于手术操作，又能防止漏诊和误诊；④术后并发症的发生率降低，腹腔镜手术后的病人未发现右下腹粘连，其切口感染、术后腹痛、肠梗阻、女性不孕等的发病率明显减少；⑤腹腔镜手术切口小，术后无需缝合皮肤，切口愈合后基本不留瘢痕。

　　2) 对症护理　高热者应采用物理降温。疼痛明显者给予针刺或按医嘱应用解痉剂缓解症状，但禁用吗啡或哌替啶，以免掩盖病情。便秘者可用开塞露，禁忌灌肠和使用泻剂，以免炎症扩散或阑尾穿孔。遵医嘱使用抗生素以控制感染。

4. 术后护理

　　1) 体位　术后血压稳定后取半卧位，防止膈下感染。

　　2) 饮食　手术后暂禁食，一般术后 6 h 可进流质饮食，但合并弥漫性腹膜炎者需进行胃肠减压、静脉补液，待胃肠蠕动恢复、肛门排气后再进食。勿进过多甜食、豆制品和牛奶，以免引起腹胀，1 周内禁忌灌肠和使用泻剂。

　　3) 活动　鼓励病人尽早下床活动，以促进肠蠕动恢复，防止肠粘连发生。轻症病人手术当天即可下床活动；重症病人应进行床上活动，待病情稳定后尽早下床活动。

　　4) 并发症的护理

　　(1) 切口感染　阑尾炎术后常见的并发症，多因手术污染、存留异物、血肿、引流不畅等所致。表现为术后 2～3 天体温升高、切口局部红肿、胀痛或跳痛，甚至有脓性分泌物。应及时报告医生进行处理，常见处理方法为拆除缝线、清创、引流，定期换药至伤口愈合。

　　(2) 术后出血　常发生在术后 24～48 h 内。阑尾系膜结扎线脱落可引起腹腔内大出血，表现为腹痛、腹胀、出血性休克。一旦发现出血征象，应立即输血、补液，纠正休克，必要时再次手术止血。

　　(3) 其他并发症　如阑尾残株炎、粘连性肠梗阻、粪瘘、腹腔脓肿等。

【健康教育】

　　(1) 对于非手术治疗的病人，应向其解释禁食的目的，教会病人自我观察腹部症状和体征的方法。

　　(2) 注意饮食卫生，避免暴饮暴食、饮酒，进辛辣、生冷、刺激性的食物，生活不规律，过度疲劳和腹部受凉等。

　　(3) 鼓励病人术后尽早下床活动，以促使胃肠蠕动恢复，防止术后肠粘连。

　　(4) 阑尾周围脓肿病人出院时，应嘱病人 3 个月后再次住院做阑尾切除术。

　　(5) 发生急、慢性腹痛及恶心、呕吐等腹部症状，应及早就诊。

【护理评价】

　　(1) 病人是否疼痛减轻、舒适感增加、表情放松。

　　(2) 病人体温是否逐渐恢复正常，有无并发症发生。

（3）尿量是否多于 30 mL/h,皮肤弹性如何,血电解质是否在正常范围内。

（4）病人病情变化是否被及时发现并报告。

（裴　星）

直通护考

一、选择题

A1/A2 型题(以下每一道考题下面有 A、B、C、D、E 五个备选答案,请从中选择一个最佳答案)

1. 阑尾手术切口的标志点为(　　)。

A. 麦氏点　　　　　　　　　B. 华氏点　　　　　　　　　C. 墨氏点

D. 雷氏点　　　　　　　　　E. 左下腹

2. 下列哪项不是急性阑尾炎术后给予半卧位的主要目的?(　　)

A. 利于呼吸　　　　　　　　B. 减轻切口张力　　　　　　C. 预防肠粘连

D. 利于腹腔引流　　　　　　E. 腹腔渗液积聚于盆腔

3. 阑尾炎症时可引起(　　)。

A. 小肠脓肿　　　　　　　　B. 结肠脓肿　　　　　　　　C. 胰腺脓肿

D. 门静脉炎和肝脓肿　　　　E. 脾脓肿

4. 急性阑尾炎最典型的症状为(　　)。

A. 转移性脐周疼痛　　　　　B. 转移性右下腹痛　　　　　C. 固定性脐周疼痛

D. 固定的右下腹痛　　　　　E. 腹痛位置无规律

5. 急性阑尾炎时最有诊断意义的体征是(　　)。

A. 腹肌紧张　　　　　　　　B. 腰大肌试验阳性　　　　　C. 结肠充气试验阳性

D. 闭孔肌试验阳性　　　　　E. 阑尾点固定性压痛

6. 急性阑尾炎腹痛起始于脐周或上腹的机制是(　　)。

A. 胃肠功能紊乱　　　　　　B. 内脏神经反射　　　　　　C. 躯体神经反射

D. 阑尾位置不固定　　　　　E. 阑尾管壁痉挛

7. 急性阑尾炎典型的症状为(　　)。

A. 右下腹痛　　　　　　　　B. 右下腹痛并伴有轻度胃肠功能紊乱

C. 腹膜刺激征　　　　　　　D. 右下腹固定性压痛性包块

E. 转移性右下腹痛

8. 护理阑尾切除术后的病人,第 1 天应注意观察的并发症是(　　)。

A. 内出血　　　　　　　　　B. 盆腔脓肿　　　　　　　　C. 肠粘连

D. 门静脉炎　　　　　　　　E. 切口感染

9. 对于急性阑尾炎行阑尾切除术的病人术后鼓励其早期下床活动的目的是(　　)。

A. 防止术后出血　　　　　　B. 减轻术后疼痛　　　　　　C. 防止肠瘘

D. 防止切口感染　　　　　　E. 预防肠粘连

任务6　腹外疝病人的护理

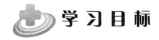

学习目标

1. 知识目标

(1) 掌握腹外疝的护理措施及健康教育。

(2) 熟悉腹外疝的护理评估。

(3) 了解腹外疝的概述、护理目标。

2. 能力目标

能运用科学的护理程序对腹外疝病人实施整体护理。

3. 素质目标

(1) 在护理过程中,具备预知疾病发展的能力。

(2) 具备充当病人的知心者和代言人的能力。

(3) 在护理过程中,提高认识疾病的能力。

 案例引导

病人,男性,65 岁,长期便秘。5 年前发现右腹股沟区肿块,约 3 cm×3 cm 大小,2 年来肿块逐渐增大至 10 cm×5 cm 大小,可坠入阴囊。肿块突出时感下腹坠胀,隐痛。体检:右腹股沟区有约 10 cm×5 cm 大小肿块,质软,无压痛,回纳后压迫内环,不再出现。病人为农民,小学文化程度。请分析:

(1) 该病人最可能的诊断是什么?

(2) 该病人拟行手术,请说出主要护理诊断。

(3) 应给予哪些主要护理措施?

【背景知识】

腹外疝是指腹腔内脏器或组织连同壁腹膜离开了原来的部位,经腹壁的薄弱点或缺损处向体表突出而成。常见的有腹股沟疝、股疝、脐疝、切口疝等,是外科最常见的疾病之一。

1. 病因

1) 腹壁强度降低　可分为先天性和后天性两种因素。

(1) 先天性　腹膜鞘状突未闭、脐环闭锁不全及某些正常的解剖现象,如精索和子宫圆韧带穿过腹股沟管、股动静脉穿过股管等。

(2) 后天性　有手术切口愈合不良、外伤、感染所致的腹壁缺损,或肥胖者过多的脂肪浸润,老龄的肌肉退化萎缩等原因。

2)腹内压增高 慢性咳嗽、便秘、排尿困难、腹水、妊娠后期,以及举重、肥胖等因素。

2. 病理 典型的腹外疝由疝囊、疝内容物和疝外被盖组成(图 5-17)。疝囊是壁腹膜经疝环向外突出形成的囊袋,囊颈是疝囊与腹腔之间的通道,其位置相当于疝环。它常是疝囊比较狭窄的部分。疝环也称疝门,是疝突向体表的门户,亦就是腹壁薄弱点或缺损所在。各种疝通常以疝环所在部位作为命名依据,如腹股沟斜疝(图 5-18)、腹股沟直疝、股疝、脐疝和切口疝等。疝内容物是进入疝囊的腹腔内脏器或组织,以小肠最为多见,大网膜次之。盲肠、阑尾、乙状结肠等也可进入疝囊,但较少见。疝外被盖是指疝囊以外的各层组织。

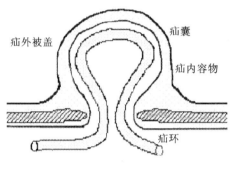

图 5-17 疝的组成

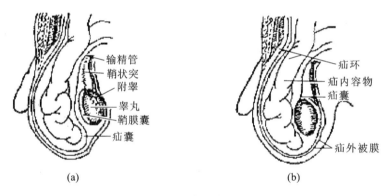

(a)   (b)

图 5-18 腹股沟斜疝

3. 分类 腹外疝根据可复程度和血供情况,可分为以下类型。①易复性疝:疝内容物在病人站立、行走、劳动或腹内压增高时进入疝囊,平卧、休息或用手轻推即可回纳入腹腔内。②难复性疝:腹外疝的内容物反复突出,致囊颈受摩擦而损伤,并产生粘连,使疝内容物不能完全回纳到腹腔,这种疝的内容物多数是大网膜。此外,有些病程长、腹壁缺损大的巨大疝因内容物较多,腹壁已完全丧失抵挡内容物突出的作用,也常难以回纳。③嵌顿性疝:疝环较小而腹内压突然增高时,疝内容物强行扩张囊颈而进入疝囊,随后因囊颈的弹性收缩,又将内容物卡住,疝内容物不能回纳腹腔者。④绞窄性疝:疝发生嵌顿后,如其内容物为肠管,肠壁及其系膜可在疝环处受压,先使静脉回流受阻,导致肠壁淤血和水肿,从而肠管受压情况加重而更难回纳。肠管嵌顿后,疝囊内肠壁及其系膜逐渐增厚,颜色由正常的淡红色逐渐转为深红色,囊内可有淡黄色渗液积聚。此时肠系膜内动脉搏动尚能摸到,嵌顿如能及时解除,上述病变可恢复正常。反之,肠管及其系膜受压情况不断加重,可使动脉血流减少以至完全阻断,此时肠系膜动脉搏动消失,肠壁逐渐失去光泽、弹性和蠕动能力,以至于变黑坏死。疝囊内渗液转为紫红色血水,甚至呈脓性。感染严重者还可引起疝外被盖组织的蜂窝织炎。嵌顿性疝发展至肠壁动脉血流障碍阶段,即为绞窄性疝,很快发生肠壁坏死。严重者可发生感染性休克。

【护理评估】

（一）健康史

了解病人的一般情况,包括年龄、性别、职业、生育史,了解病人有无慢性咳嗽、便秘、排尿困难、腹水等腹内压增高的情况,有无腹部手术、外伤、切口感染等病史,了解有无糖尿病及血糖控制情况,以及有无其他慢性疾病。

（二）身体评估

1. 易复性疝　患处出现隆起的肿块,并有坠痛感。肿块通常在站立、行走、咳嗽、用力或婴幼儿哭闹时会更膨大,平卧休息安静时消失。肿块可向腹腔回纳而消失。①腹股沟斜疝的内容物可进入阴囊后回纳,可扪及外环扩大。②腹股沟直疝多见于老年体弱者,主要表现当病人直立时在腹股沟内侧耻骨结节上外方出现一半球形肿块。直疝一般不进入阴囊,极少发生嵌顿。③股疝通常较小,常在卵圆窝处表现为一半球形的突起。平卧而回纳内容物后,疝块有时并不完全消失,这是因为疝囊外有很多脂肪的缘故,由于囊颈较狭小,咳嗽冲击感也不明显,股疝易发生嵌顿。如疝内容物是肠管,嵌顿后易引起肠梗阻、肠坏死。④腹部切口疝的主要症状是腹壁切口处逐渐隆膨。较大的切口疝有腹部牵拉感伴食欲减退、恶心、便秘、腹部隐痛等表现。切口疝的疝环一般较宽大,很少发生嵌顿。⑤婴儿脐疝有的在受到外伤后,覆盖组织可以穿破,故要引起足够的重视。成人脐疝多数发生于中年经产妇。由于疝环狭小,易发生嵌顿或狭窄。常见腹外疝的临床特点见表5-2。

表5-2　常见的腹外疝的临床特点

临床特点	斜　疝	直　疝	股　疝
发病人群	儿童、青壮年	40岁以后中老年	40岁以后女性
突出途径	经腹股沟管进入阴囊	经直疝三角不入阴囊	经股管在卵圆窝处
疝块外形	梨形,尖端朝上	圆形	圆形或梨形,尖端朝下
压迫内环	可阻止突出	不能阻止突出	不能阻止突出
囊颈与腹壁下动脉关系	在动脉外侧	在动脉内侧	在内下方
嵌顿机会	较多	少见	最多

2. 难复性疝　胀痛稍重,疝块不能完全回纳。疝一旦嵌顿,回纳的机会较少,如不及时处理,将成为绞窄性疝。

3. 绞窄性疝　当发生绞窄时,如疝内容物为大网膜,局部症状较轻微;如疝内容物为肠袢,则有类似肠梗阻的症状,疼痛明显,临床症状严重。如肠袢坏死穿孔时,绞窄时间较长者,由于疝内容物发生感染,侵及周围组织,致疝外被盖的急性炎症,病人可有脓毒血症的全身表现。疼痛可因疝块压力骤降而暂时有所缓解。因此,疼痛减轻而肿块仍在者,不可认为是病情好转,如不及时处理,可以并发肠瘘。

（三）心理-社会支持状况

病人有无疝块反复突出影响工作和生活而感到焦虑不安,有无对手术存在顾虑;病人对预防腹内压增高知识的掌握程度。

（四）辅助检查

1. 透光试验　腹股沟斜疝透光试验为阴性，用此检查方法可与鞘膜积液鉴别。

2. X线检查　嵌顿或绞窄性疝时X线检查可见肠梗阻征象。

【护理诊断/问题】

1. 疼痛　与疝块突出或嵌顿有关。

2. 潜在的并发症　肠绞窄、肠穿孔、膀胱或肠管损伤、阴囊血肿、术后伤口感染、腹外疝术后复发。

3. 知识缺乏　与对腹外疝有关知识及严重性认识不足有关。

【护理目标】

（1）使病人疼痛缓解。

（2）能预防和及时发现并发症。

（3）了解疝的发病因素，术后复发的危险因素及预防。

【护理措施】

1. 基础护理

（1）巨大疝者，告知少活动，多卧床休息。离床活动时使用疝带压住疝环口，避免腹腔内容物脱出，防止疝嵌顿。

（2）吸烟者，术前两周开始戒烟。

（3）严格备皮，是预防切口感染导致疝复发的重要措施，应对病人阴囊、会阴部皮肤做仔细的准备。嘱病人沐浴、更衣，生活不能自理者应给予协助。手术当日晨要检查手术区皮肤，如有化脓性感染发生，应暂停手术。

（4）手术前晚给病人灌肠，清除肠内容物，防止术后便秘和腹胀。进手术室前嘱病人排尿，必要时留置导尿管保持膀胱空虚，防止术中误伤。

2. 病情监测　观察腹部情况，对有持续性腹痛者，尤其是腹部绞痛，有发生嵌顿的可能时，应立即通知医生，及时处理。伴有肠梗阻者，术前应禁食、输液、胃肠减压、纠正水电解质及酸碱平衡失调，及早使用抗生素。

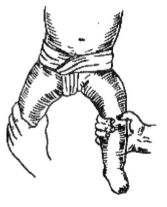

图 5-19　佩戴疝带

3. 执行医嘱

（1）治疗原则　腹外疝几乎均需手术治疗，只有少数婴儿腹壁肌肉可随生长发育逐渐强壮，疝有消失的可能，故半岁以下婴儿可暂不手术，可佩戴疝带（图5-19）。嵌顿性、绞窄性疝原则上应紧急手术治疗，解除伴发的肠梗阻以防止疝内容物坏死，手术中应正确判断疝内容物的生命力，如已有肠管坏死，需行肠切除肠吻合术。对于部分嵌顿时间在6 h以内、局部压痛不明显、无腹肌紧张等腹膜刺激征者，可试行手法复位。复位成功后需密切观察腹部体征，如有腹痛、腹膜刺激征，应考虑有肠穿孔的可能。对需手术者可采用疝囊高位结扎、疝修补术或疝成形术，但始终存在复发问题，复发率在10%左右。近年来疝成形术采用充填式无张力疝修补方法，如巴德锥形网塞等，使用现代补片技术可以修补所有的疝，同时不扰乱正常的解剖结构且没有缝线张力。此方法技术简单、有效、病人痛苦小，复发率下降，病人能迅速恢复正常体力活动。

（2）对症护理　治疗致腹内压增高的原发病,如支气管炎、习惯性便秘、前列腺增生症等。

4. 术后护理

（1）体位与活动　术后取平卧位,次日可取半卧位,膝下垫软枕,使髋关节微屈,以松弛腹壁缝合的张力,有利于切口愈合并能减轻切口疼痛。用传统方法手术者一般3~5天可离床活动,但采用补片技术的病人可以早期下床活动。年老体弱、复发性疝、绞窄性疝、巨大疝病人可适当延迟下床活动时间。

（2）病情监测　绞窄性疝手术后,应密切观察病人体温、脉搏、呼吸及血压变化,有无腹痛等,按医嘱输液和给予抗生素。密切观察有无切口出血、感染,保持切口敷料清洁干燥,观察阴囊有无水肿,必要时可托起阴囊。避免大小便污染。

（3）对症护理　防止腹内压力增高,如病人有咳嗽应及时治疗,咳嗽时协助病人用手按压切口部位,以减少局部压力,避免局部修补处裂开。注意询问病人排便情况,便秘者尽早给予缓泻药。

（4）并发症的观察与护理如下。

①切口感染的预防:切口感染可引起疝复发,所以对切口感染征象,应早做处理。密切观察有无切口出血、感染,保持切口敷料清洁干燥,不被粪尿污染,若有污染,及时更换。

②阴囊血肿的预防:因阴囊比较松弛、位置低,渗血、渗液易积聚在阴囊部位。为避免阴囊内积血、积液,术后可用丁字带托起阴囊,并密切观察阴囊肿胀情况。

5. 健康教育

（1）让病人了解腹外疝的正确治疗方法,防止并发症。

（2）出院后仍应适当休息,逐渐增加活动量,一般3个月内避免重体力劳动。

（3）多吃营养丰富的食物,多吃蔬菜、水果,保持大便通畅。

（4）预防和及时治疗使腹内压增高的各种疾病。

（5）若有疝复发,应及早回院诊治。

【护理评价】

（1）解除疼痛。

（2）预防和及时发现并发症。

（3）了解对疝的发病因素,术后复发的危险因素及预防。

（周　春）

直通护考

一、选择题

A1/A2型题(以下每道题有A、B、C、D、E五个答案,请从中选择一个最佳答案)

1. 腹外疝最常见的内容物是（　　　）。

A. 大网膜　　　　　　　　　　B. 小肠　　　　　　　　　　C. 结肠

D. 膀胱　　　　　　　　　　　E. 阑尾

2. 嵌顿性疝与绞窄性疝的区别是（　　　）。

A. 疝囊有无压痛　　　　　　　　　　　　B. 疝内容物能不能回纳

C. 疝内容物有无血运障碍　　　　　　　　D. 是否有休克

E. 是否有机械性肠梗阻的表现

3. 下列关于腹股沟直疝的叙述不正确的是（　　　）。

A. 容易嵌顿

B. 多见于老年男性,常双侧发生

C. 疝块呈半球形

D. 绝大多数为后天性

E. 疝囊从腹壁动脉内侧腹股沟三角形区突出

4. 李某,男性,69岁,右侧腹股沟肿块可达阴囊处,外观呈梨形,其消失与指压内环、增加腹压有关,考虑诊断是（　　　）。

A. 腹股沟直疝

B. 腹股沟斜疝

C. 切口疝

D. 股疝

E. 脐疝

二、案例分析题

王某,男性,62岁,右侧腹股沟区可复性肿块8年,病人有长期便秘史和吸烟史。肿块在站立时明显,平卧时消失,肿块有时可进入阴囊,可回纳。体检:右腹股沟区发现肿块10 cm×8 cm大小,质软,可回纳,外环口容2指,压迫内环口后,肿块不再出现。透光试验阴性。请问:

(1) 该病人可能的诊断是什么?

(2) 该病人的治疗原则是什么?

(3) 若需手术,术后的护理措施有哪些?

任务7　急性腹膜炎与腹部损伤病人的护理

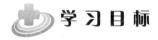

学习目标

1. 知识目标

(1) 掌握腹膜炎的护理措施及健康教育。

(2) 熟悉腹膜炎的护理评估。

(3) 了解腹膜炎的概述、护理目标。

2. 能力目标

能运用科学的护理程序对腹膜炎病人实施整体护理。

3. 素质目标

(1) 在护理过程中,具备预知疾病发展的能力。

(2) 具备充当病人的知心者和代言人的能力。

(3) 在护理过程中,提高认识疾病的能力。

任务 7-1 急性腹膜炎的护理

案例引导

张某,男性,38 岁,餐后 2 h 突然出现上腹部刀割样疼痛,迅速波及全腹,伴出冷汗、恶心、呕吐,呕吐物为胃内容物。体检:T 36.9 ℃,P 104 次/分,R 24 次/分,BP 80/50 mmHg,急性面容,面色苍白,全腹肌紧张,压痛、反跳痛,肝浊音界消失,移动性浊音(±)。请分析:

(1) 引起病人临床表现的可能原因是什么?

(2) 目前存在的主要护理诊断有哪些?

(3) 目前的护理措施有哪些?

【背景知识】

急性腹膜炎是指由细菌、化学性或物理性刺激引起的腹膜急性渗出性炎症,以化脓性细菌(包括需氧菌和厌氧菌或两者混合)所引起的感染最多见。急性腹膜炎累及整个腹腔称为急性弥漫性腹膜炎,腹膜炎症仅局限于病灶局部称为局限性腹膜炎,并可形成脓肿。根据腹腔内有无病变又分为原发性腹膜炎和继发性腹膜炎。腹腔内无原发病灶,细菌经血行、泌尿道及女性生殖系统等引起的,称为原发性腹膜炎,占 2%。继发于腹腔内空腔脏器穿孔、损伤破裂、炎症扩散和手术污染等所引起的腹膜炎,称为继发性腹膜炎,是急性腹膜炎中最常见的一种,占 98%。

1. 病因

1) 继发性腹膜炎　根据腹膜腔内病变情况,继发性腹膜炎常见于以下原因。

(1) 腹内脏器穿孔或破裂　主要的病因有急性阑尾炎穿孔、腹部损伤引起的空腔脏器破裂及胃、十二指肠溃疡穿孔,胃肠内容物流入腹腔引起的化学性刺激和细菌性感染。急性胆囊炎胆囊管完全梗阻,囊内压过高能使囊壁坏死穿孔,造成极为严重的胆汁性腹膜炎。

(2) 腹内脏器缺血、渗出及炎症扩散　绞窄性疝、绞窄性肠梗阻、急性阑尾炎、急性胰腺炎等,含有细菌的渗出液扩散到腹腔而引起腹膜炎。

(3) 其他　腹部手术中污染腹腔、胃肠道、胆管及胰管吻合口瘘,腹前后壁的严重感染均可引起腹膜炎。

2) 原发性腹膜炎　又称为自发性腹膜炎,腹腔内无原发病灶,细菌经血行、泌尿道及女性生殖系统等引起的,称为原发性腹膜炎,占 2%。多见于儿童,尤其是 10 岁以下的女孩,成人少见。多有肾病、猩红热等,病人常伴有营养不良或抵抗力低下,常于上呼吸道感染后发病。成人常因肝硬化或腹水感染所致,病原菌多为溶血性链球菌、肺炎双球菌或大肠杆菌。

2. 病理生理　腹膜受到细菌或胃肠内容物刺激后,出现充血、水肿并失去原有的光泽,继之产生大量的浆液性渗出液,以稀释腹腔内的毒素;渗出液中含有大量巨噬细胞、中性粒细胞及坏死组织、细菌和凝固的纤维蛋白,使渗出液变混浊而成为脓液。以大肠杆菌为主的脓液多呈黄绿色,稠厚并有粪便的特殊臭味。腹膜的广泛渗出,将会导致机体脱水和电解质紊乱,高热、呕吐、肠麻痹时肠内积液,可使细胞外液容量减少,随着腹膜吸收大量的毒素,能引起毒血症,病情严重时可能发生失液性及感染性休克。高度扩张的肠管迫使膈肌抬高,影响心肺功能,势必加重组织缺氧和休克。

【护理评估】

（一）健康史

了解病人的一般情况,包括年龄、性别、职业,了解病人既往病史,尤其注意有无胃、十二指肠溃疡,慢性阑尾炎、胆囊炎等,有无腹部其他脏器病变及手术史、腹部外伤史。儿童近期有无呼吸道、泌尿道感染病史,有无营养不良或其他引起免疫力下降的情况。

（二）身体评估

1. 腹痛 腹痛是最主要的症状,疼痛程度与发病原因、炎症轻重、年龄和身体素质等有关,一般呈持续性剧烈的疼痛,常不能忍受,当病人深呼吸、咳嗽、变换体位时加重,故病人多不愿意改变体位。疼痛先以原发病灶处开始,随炎症扩散可波及全腹,但仍以原发病灶处最为严重。

2. 恶心、呕吐 为早期出现的胃肠道症状。最初为腹膜受到刺激,引起反射性恶心、呕吐,呕吐物为胃内容物。当出现麻痹性肠梗阻时,可吐出黄绿色胆汁,甚至棕褐色粪汁样内容物。

3. 全身症状 随着炎症发展,病人出现高热、大汗、口渴、脉搏细速、呼吸浅快等全身中毒症状,后期出现眼窝凹陷、四肢发冷、呼吸急促、脉搏细弱、血压下降、严重缺水、代谢性酸中毒及感染性休克的表现。但年老体弱或病情晚期者体温不一定升高,如脉搏加快,体温反而下降,提示病情恶化。

4. 腹部体征 腹胀明显,腹式呼吸减弱或消失。腹部有压痛、反跳痛、肌紧张,是腹膜炎的重要体征,称为腹膜刺激征,以原发病灶处最明显。腹肌的紧张程度与病因、年龄和病人的全身情况等有关。胃肠、胆囊穿孔时腹肌呈"木板样"强直。胃十二指肠穿孔时,腹腔可有游离气体,叩诊肝浊音界缩小或消失。腹腔内有较多积液时,移动性浊音呈阳性。

（三）心理-社会支持状况

了解病人患病后的心理反应,有无焦虑、恐惧等表现。询问病人对本病的认知程度和心理承受能力,对医院的适应情况。了解家属及亲友的态度、经济承受能力。

（四）辅助检查

1. 血液检查 血常规示血白细胞总数及中性粒细胞比例升高,可出现中毒性颗粒。病情危重或机体反应低下时,白细胞计数可不增高,仅中性粒细胞比例增高。

2. 腹部 X 线检查 立位平片,可见膈下游离气体;立、卧位平片,在腹膜炎有肠麻痹时可见肠腔普遍胀气,肠间隙增宽及腹膜外脂肪线模糊以致消失。

3. 直肠指检 有无直肠前壁触痛、饱满,可判断有无盆腔感染或盆腔脓肿形成。

4. B 超检查 可帮助判断腹腔病变部位。

5. 腹腔穿刺 可根据抽出液性状与味、混浊度,做细菌培养、涂片,以及淀粉酶测定来帮助诊断及确定病变部位和性质。

【护理诊断/问题】

1. 不舒适:腹痛、腹胀 与腹膜受炎症刺激有关。

2. 体液不足 与呕吐、禁食,腹腔内大量的渗出及肠道内液体积聚、高热等有关。

3. 体温过高　与感染毒素吸收有关。

4. 潜在并发症　腹腔脓肿或切口感染。

【护理目标】

（1）病人腹痛、腹胀等不适程度减轻或缓解。

（2）保持水、电解质平衡。

（3）体温接近正常，中毒症状得以控制。

（4）并发症得到预防或及时处理。

【护理措施】

1. 基础护理

（1）休息和体位　无休克病人宜采用半卧位，可减轻腹痛，有利于炎性渗出物向盆腔局限，减轻中毒症状。休克病人取平卧位或头、躯干和下肢均抬高20°。

（2）禁食、禁饮　尤其是胃肠道穿孔者，可减少胃肠道内容物继续溢入腹腔。

（3）胃肠减压　可减轻胃肠道内积气、积液，减少胃肠内容物继续溢入腹腔，有利于减轻腹膜的疼痛刺激，减少毒素吸收，降低肠壁张力，改善肠壁血液供给，利于炎症局限，并促进胃肠道蠕动恢复。

（4）保持水、电解质平衡　应根据病人的临床表现和血生化测定，中心静脉压等监测，输入适量的晶体液和胶体液，纠正水、电解质和酸碱失衡。

2. 病情监测　定时监测生命体征，准确记录24 h液体的出入量。观察腹痛、腹部体征变化，对休克病人应监测尿量、中心静脉压及血气分析值。如发现异常情况，及时通知医师，配合治疗和处理。

3. 执行医嘱

（1）治疗原则　急性腹膜炎的治疗分为非手术和手术两种方法。非手术疗法主要适用于：①原发性腹膜炎；②病情较轻；③病程超过24 h，且腹部体征已减轻或有减轻趋势者；④伴有严重心肺等脏器疾病不能耐受手术者。

（2）手术疗法　手术治疗原则为处理原发病灶，去除引起腹膜炎的病因，清理或引流腹腔，促使腹腔脓性渗出液尽早局限、吸收。主要适用于：①腹腔内原发病变严重，如胃肠穿孔或胆囊坏疽、绞窄性肠梗阻、腹腔内脏器破裂等；②腹膜炎病因不明，且无局限趋势；③病人一般情况差，腹水多，肠麻痹严重或中毒症状明显，甚至出现休克者；④经短期非手术治疗（6～8 h）症状及体征不缓解反而加重者。

知识链接

腹腔镜在弥漫性腹膜炎诊治中的应用

近年来，腹腔镜手术在弥漫性腹膜炎的诊断和治疗方面的应用日益广泛，尤其在腹膜炎病因不明，病人年迈、体弱时，腹腔镜检查是一种较好的选择，诊断准确率可达88%～100%。而且并发症少，手术时间不长，可为绝大多数病人提供确定的诊断，住院时间短。半数以上的病例可经腹腔镜手术获得确定性治疗，病死率较低，但该手术不宜用于合并脓毒性休克和低血容量性休克的病人。

（3）抗感染　继发性腹膜炎常为混合感染，多为大肠杆菌、肠链球菌、厌氧菌等感染，在选择抗生素时应注意致病菌的种类，严格地讲，根据细菌培养出的菌种及药敏试验结果选用抗生

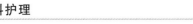

素是最合理的。

（4）对症护理　疼痛可用暗示、松弛疗法或针灸缓解，对诊断不明确者，应严禁使用止痛剂，以免掩盖病情，贻误诊断和治疗。高热病人应进行降温。

4.术后护理

（1）体位与活动　病人血压平稳后，应取半卧位，以利于腹腔，减轻腹胀，改善呼吸。鼓励病人术后翻身，进行床上活动；视病情和病人体力可坐于床边和早期下床活动，以促进术后康复。

（2）严密观察病情变化　定时监测体温、脉搏、呼吸、血压以及尿量的变化；观察有无腹腔残余脓肿，如病人体温持续不退或下降后又有升高，白细胞计数升高，全身有中毒症状，以及腹部局部体征的变化，大便次数增多等提示有残余脓肿，应及时报告医师处理。

（3）禁食、胃肠减压　腹膜炎病人虽经手术治疗，但腹膜的炎症尚未清除，肠蠕动尚未恢复，故应禁食，同时采用有效的胃肠减压，直至肠蠕动恢复，肛门排气后，才可拔除胃管，开始进食。

（4）补液与营养　由于术前大量体液丧失，病人术后又需禁食，故要注意水、电解质平衡，酸碱平衡和营养的补充。

（5）应用抗生素　以减轻和防治腹腔残余感染。

（6）切口和引流的护理　妥善固定引流管，避免受压扭曲，保持通畅，观察并记录引流液量、颜色、气味等。如需用负压吸引者应注意负压大小，如用双套管引流者，常需用抗生素盐水冲洗，冲洗时应注意无菌操作，记录冲洗量和引流量及性状。冲洗时注意保持床铺的干燥。

（7）其他护理　为了减少病人的不适，酌情使用止痛剂。

【健康教育】

（1）术后肠功能恢复后的饮食要根据不同疾病具体计划，先吃流质饮食，再过渡到半流质饮食。应指导和鼓励病人吃易消化、高蛋白、高热量、高维生素饮食。

（2）向病人解释术后半卧位的意义。在病情允许的情况下，应鼓励病人尽早下床活动。

（3）出院后如突然出现腹痛加重，应及时到医院就诊。

【护理评价】

（1）病人腹痛、腹胀等不适程度减轻或缓解。

（2）保持水、电解质平衡。

（3）体温接近正常，中毒症状得以控制。

（4）并发症得到预防或及时处理。

（周　春）

直通护考

一、选择题

A1/A2型题(以下每道题有 A、B、C、D、E 五个答案，请从中选择一个最佳答案)

1. 原发性腹膜炎与继发性腹膜炎的主要鉴别点是(　　)。

A.发病的年龄　　　　　　　　　　　B.腹痛、发热的先后顺序

C.有无腹部手术史　　　　　　　　　D.腹腔内有无原发病灶

E.腹膜刺激征的轻重

2.急性腹膜炎的临床表现不包括（　　　）。

A.发热　　　　B.呃逆　　　　C.腹痛　　　　D.呕吐　　　　E.脉速

3.继发性腹膜炎的腹痛特点是（　　　）。

A.阵发性绞痛　　　　　　B.逐渐加重的腹痛　　　　　C.疼痛与体位无关

D.先发热后腹痛　　　　　E.持续性剧烈腹痛,以原发病灶部位为显著

4.女性,45岁。急性化脓性腹膜炎术后第一天,病人对留置胃管不理解,要求拔出。护士对胃管作用的解释不妥的是（　　　）。

A.可以预防胃出血　　　　B.有利于胃肠功能的恢复　　　C.可以减轻腹胀

D.避免胃肠内积气、积液　　E.有利于胃肠吻合口的愈合

二、案例分析题

王某,男,18岁,急性右下腹痛18 h急诊入院。18 h前不明原因右下腹持续性疼痛,伴恶心、呕吐两次,为胃内容物,发病后未曾进食,故来我院求治。入院查体：T 39.5 ℃，R 22次/分,P 98次/分,BP 16/10 kPa,发育正常,急性痛苦病容。心肺（－）。腹平坦,腹式呼吸减弱,未见肠型及蠕动波。全腹压痛,反跳痛及肌紧张,右下腹最为明显,肠鸣稀少。化验：WBC 20×10^9/L,N 90%。请问：

（1）该病人最可能的诊断是什么?

（2）主要的护理诊断是什么?

（3）若需手术,请拟出术前护理要点。

任务7-2　腹部损伤病人的护理

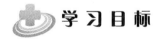

1. 知识目标

（1）掌握腹部损伤的护理措施及健康教育。

（2）熟悉腹部损伤的护理评估。

（3）了解腹部损伤的概述、护理目标。

2. 能力目标

能运用科学的护理程序对腹部损伤病人实施整体护理。

3. 素质目标

（1）在护理过程中,具备预知疾病发展的能力。

（2）具备充当病人的知心者和代言人的能力。

（3）在护理过程中,提高认识疾病的能力。

 案例引导

李某,男性,30岁,司机。不慎发生交通事故,伤后有一过性神志不清,受伤经过不详,清醒后感右上腹部剧烈疼痛,呈持续性、刀割样,短时间内腹痛逐渐扩至全腹,

并出现头晕、心悸,面色苍白,肢端发凉;恶心、呕吐 2 次,呕吐物为咖啡样液体,量不多,被急送到医院。体检:T 36.5 ℃,P 110 次/分,BP 105/75 mmHg,R 22 次/分。腹略胀,腹式呼吸弱;全腹压痛,反跳痛,肌紧张;肝区叩击痛阳性,移动性浊音阳性,肠鸣音消失。腹部穿刺抽出不凝固血并混有胆汁。诊断为肝破裂。请分析:

(1) 诊断为肝破裂的依据包括哪些?

(2) 肝破裂引起上腹剧痛的原因是什么?

(3) 针对病人的剧烈腹痛应紧急采取何种应对措施?

(4) 此病人急诊手术止血前应做哪些准备?

【背景知识】

腹部损伤在平时和战时都较多见,其发病率在平时占各种损伤的 0.4%～1.8%,多数腹部损伤因涉及内脏而伤情严重。

腹部损伤可分为开放性损伤和闭合性损伤两大类。腹壁无伤口的腹部损伤称为闭合性损伤,开放性损伤根据其腹膜是否破损分为穿透伤和非穿透伤。开放性或闭合性损伤既可局限于腹壁,也可同时有内脏损伤,当发生腹部大血管或实质脏器的严重损伤导致大出血,腹腔内多个脏器严重损伤时,常会直接威胁病人生命,如治疗、护理不当,将会产生严重的后果。

在临床中,闭合性损伤因无伤口,要确定有无内脏损伤有时是很困难的,若不能早期确定有无内脏损伤而贻误手术时机,则可能导致严重后果。因此,对闭合性损伤的观察和处理更为重要。常见损伤内脏为脾、小肠、肾、肝脏。

【护理评估】

(一) 健康史

评估腹部损伤的原因、程度,有无合并伤。

(1) 注意询问病人受伤的暴力强度、着力部位、用力方向,受伤时间、地点。

(2) 病人受伤时空腔脏器的充盈情况。充盈的空腔脏器比空者更易破裂。

(3) 腹部闭合性损伤常由钝性暴力所致,如病人从高处坠落、暴力撞击、重力挤压、拳打脚踢等。

(4) 开放性损伤常由刀刺、枪弹所引起。

(5) 注意腹部损伤的严重程度,有无其他合并伤,如头部外伤和骨折等。

(二) 身体评估

(1) 单纯性腹壁损伤,表现为腹壁局限性肿胀疼痛、压痛及皮下淤斑。腹腔内脏如果仅为挫伤,伤情通常不重,也无明显的临床表现。

(2) 实质性脏器破裂者主要表现为面色苍白、脉率加快、血压下降甚至休克。查体有腹痛、腹胀、腹膜刺激征和移动性浊音,如肝、脾、胰、肾等。

(3) 空腔脏器破裂者,以恶心、呕吐、剧烈腹痛为主要表现。查体有腹部压痛、反跳痛、腹肌紧张等腹膜刺激征。如为胃穿孔可表现为板状腹。有时出现气腹征,严重者可出现中毒感染性症状,甚至休克,如胃肠道、胆道、膀胱等。

(4) 腹部开放性损伤伤口可渗出血液、胆汁、胰液、粪便、尿液等,有时可有异物。

(三) 心理-社会支持状况

了解病人和家属遭受突然伤害的心理承受能力及对本次损伤相关的知识了解程度。

（四）辅助检查

1. 血液检查 腹腔实质性脏器破裂出血时,红细胞计数、血红蛋白含量和血细胞比容等数值下降,白细胞计数略见增高。空腔脏器破裂时,白细胞计数可明显升高。

2. 尿常规检查 若有血尿,常提示有泌尿器官的损伤。

3. 血、尿淀粉酶检查 数值升高可能为胰腺损伤。

4. X线检查 胃肠道穿孔者腹部透视或摄片可有膈下游离气体。

5. B超检查 可探测实质损伤情况,腹腔内有无血肿和积液。

6. 腹腔穿刺 抽出物如为不凝固血液多为实质脏器破裂,如为肠内容物多为空腔脏器破裂。肉眼观察不能肯定所得液体的性质时,应在显微镜下进行观察,必要时可做涂片检查。疑有胰腺损伤时,可测定其淀粉酶含量。对腹腔穿刺阴性者,并不能完全排除内脏损伤的可能性,应继续严密观察,必要时可重复腹腔穿刺。

7. 腹腔镜检查 近年来腹腔镜应用于腹部损伤的早期诊断,可直接观察损伤脏器的确切部位及损伤的严重程度。

【护理诊断/问题】

1. 体液不足 与损伤致腹腔内出血、严重腹膜炎、呕吐及禁食有关。

2. 疼痛 与损伤有关。

3. 焦虑和恐惧 与突然遭受暴力致伤有关。

4. 潜在并发症 损伤器官的再出血或腹腔内感染、脓肿形成。

【护理目标】

（1）病人体液平衡能得到维持,生命体征平稳。

（2）疼痛减轻。

（3）病人焦虑和恐惧程度减轻,情绪稳定。

（4）病人未发生并发症或并发症能被及时发现和处理。

【护理措施】

（一）非手术治疗的护理及术前护理

1. 基础护理

（1）禁食、胃肠减压 因腹部损伤者可能有胃肠道穿孔或肠麻痹,诊断未明前应绝对禁食、禁饮,可防止肠内容物进一步漏出,造成腹腔感染及加重病情。对有空肠脏器损伤者,应尽早行胃肠减压,以减少胃肠内容物漏出,减轻腹痛。

（2）按医嘱积极补充血容量,防治休克。

2. 病情监测

（1）每15～30 min监测体温、脉搏、呼吸、血压一次。

（2）观察病人神志、面色、腹痛、腹部体征,肝浊音界有无缩小或消失,有无移动性浊音等。对疑有腹膜刺激征者可行腹腔穿刺术。

（3）观察病人有无胸、脑、四肢骨折等合并伤。

（4）观察期间为避免病情加重,病人应卧床休息,不能随便搬动病人。严禁使用止痛剂,以免掩盖病情。

3. 执行医嘱

（1）治疗原则 单纯性腹壁损伤的处理与其他软组织的损伤处理方法相同。开放性腹部损伤在现场抢救时对已脱出的内脏等的正确处理方法是:用消毒碗覆盖保护,切忌还纳,以免污染腹腔。已确诊或高度怀疑内脏损伤者,应该紧急做好术前准备,力争尽早手术。腹腔脏器损伤并出现休克者,在积极抗休克治疗的同时,迅速进行手术治疗。对于一时不能明确腹腔内脏器有无损伤的病人,应严密观察,以防延误诊断。手术处理的基本原则是:先处理出血性损伤的脏器,后处理穿破性损伤的脏器。术中根据脏器损伤情况作相应处理。

(2)应用抗生素防治腹腔内感染。

(3)开放性损伤者应常规注射破伤风抗毒素血清。

4. 术后护理

(1)观察病情变化 定时监测体温、脉搏、呼吸、血压和尿量,注意腹部体征的变化,及早发现腹腔脓肿等并发症。

(2)体位与活动 血压平稳后,可改为半卧位,以利于引流和改善呼吸,减轻腹胀,促进肠蠕动恢复,鼓励病人在病情好转后,早期离床活动,以防止术后肠粘连。

(3)禁食,胃肠减压 术后绝对禁食、禁饮,胃肠减压至肠功能恢复。胃肠道功能恢复后,及时提供易消化、营养丰富的食物。

(4)输液,维持水、电解质平衡 禁食期间静脉补液,维持水、电解质和酸碱平衡。必要时给予完全胃肠外营养,以满足机体高代谢和修复的需要,并提高机体抵抗力。

(5)使用有效抗生素,防治感染。

(6)切口和引流的护理 妥善固定各种引流管,必要时接负压引流管,保持引流通畅。观察记录引流液性状、颜色和量。

(7)并发症的观察与护理 术后病人体温持续不退或下降后又升高,伴有腹胀、腹痛、直肠或膀胱刺激症状,白细胞计数和中性粒细胞比例明显升高,多提示腹腔脓肿形成。可使用合理的抗生素,较大脓肿可采用经皮穿刺置管引流或手术切开引流,盆腔脓肿较小或未形成时可采用物理疗法,给予高蛋白、高热量、高维生素饮食或肠内外营养治疗。

【健康教育】

(1)宣传劳动保护、安全生产、安全行车、遵守交通规则的知识,以避免意外的损伤。

(2)一旦发生腹部损伤者,不论轻重都应经专业医务人员检查,以免贻误病情。

(3)出院后如有腹痛、腹胀等不适,应及时到医院就诊。

【护理评价】

(1)病人体液平衡能得到维持,生命体征平稳。

(2)疼痛减轻。

(3)病人焦虑和恐惧程度减轻,情绪稳定。

(4)病人未发生并发症或并发症能被及时发现和处理。

知识链接

常见腹部损伤

一、脾破裂

脾破裂在腹部闭合性损伤中占 $20\%\sim40\%$,脾脏大小约 $12\ cm\times7\ cm\times4\ cm$,重 $150\sim200\ g$,被第 9、10、11 肋所掩盖,是腹部内脏中最容易受损伤的器官,主要危险为大出血。包括包膜下破裂(被膜完整、实质撕裂)、中央破裂(实质内破裂)和真性破裂

（实质＋被膜撕裂），后者最为常见。延迟性脾破裂是指外伤后发生脾包膜下血肿或由于周围组织包绕而形成局限性血肿，36～48 h后血肿冲破包膜才表现出典型的症状。特点：伤后有间歇期，症状大部分缓解；再次破裂一般发生在两周以内。主要表现：失血性休克和腹膜炎。处理原则：被膜下脾破裂和中央型脾破裂，可在观察下行非手术治疗，真性脾破裂在抗休克的同时行手术治疗。

二、肝破裂

肝破裂在各种腹部损伤中占15％～20％。右肝破裂较左肝多见。分为以下几类。被膜下血肿：被膜完整，实质撕裂。中央型破裂：肝深部实质裂伤。肝破裂：肝包膜和实质均破裂。肝破裂的临床表现与脾破裂类似，可有腹腔内出血的症状和体征，出血量较大者可出现失血性休克，肝破裂可有胆汁溢入腹腔，故腹痛和腹膜刺激症状较脾破裂更明显。肝破裂后的血液可通过胆管进入十二指肠而出现黑便或呕血。处理原则：病情轻者可在严密观察下行非手术治疗，病情严重者需早期手术。

三、小肠破裂

小肠破裂发生率最高，可多处穿孔。小肠破裂后，可在早期产生明显的腹膜刺激征，少数病人有气腹。治疗原则：以手术为主。

四、结、直肠损伤

结、直肠损伤多为开放伤、合并伤、血运差，污染重。因内容物液体成分少而细菌含量多，故腹膜炎虽出现得较晚，但很严重。部分结肠位于腹膜后，受伤后易漏诊，常导致严重的腹膜后感染。直肠损伤因腹膜返折而表现不同，腹膜返折以上的直肠损伤，表现与结肠破裂基本相同，而腹膜返折以下的直肠损伤多表现为严重的直肠周围感染，不表现为腹膜炎，易误诊。治疗原则为尽早手术。

（周　春）

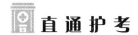 直通护考

一、选择题

A1/A2型题（以下每道题有A、B、C、D、E五个答案，请从中选择一个最佳答案）

1. 判断腹腔实质行脏器与空腔脏器破裂的最主要依据是（　　　）。

A.腹痛性质　　　　　　　B.腹膜刺激征程度　　　　　　C.腹部损伤程度

D.腹腔穿刺液的性质　　　E.影像学检查结果

2. 腹部损伤合并失血性休克时的处理原则是（　　　）。

A.给予止血药物　　　　　B.快速补充液体　　　　　　C.应用抗生素控制感染

D.输新鲜血　　　　　　　E.治疗休克同时手术探查止血

3. 男性，42岁，因严重交通事故，致全身多发行损伤，其急救措施不包括（　　　）。

A.首先处理危及生命的损伤　　　　　　B.脱出的肠管应及时还纳

C.置病人于恰当的体位　　　　　　　　D.及时包扎损伤部位

E.对腹腔内脏破裂出血者应在抗休克的同时手术止血

4. 下列哪种脏器损伤的临床表现为细菌性腹膜炎？（　　）

A. 肝　　　　B. 脾　　　　C. 胰　　　　D. 肾　　　　E. 胃

二、案例分析题

病人，男，7岁。主诉：跌伤 8 h。病史：8 h 前，患儿不慎从 3 m 高处跌下，左侧身体着于硬物上，伤后出现左侧季肋部疼痛，呈持续性隐痛，呕吐一次，为胃内容物，无咖啡色样液或鲜血，无昏迷，无咯血，既往史无特殊。检查：T 36.8 ℃，P 120 次/分，R 26 次/分，BP 10/6 kPa。发育营养正常，神清，表情淡漠，检查合作，口唇、甲床苍白，外耳道、鼻腔、口腔无血性液体或血凝块，颈软。双肺呼吸音清晰，未闻及干、湿啰音，心率 120 次/分，未闻及病理性杂音。腹平坦，左上腹有一约 5 cm×3 cm 大小的淤斑，压痛明显，有肌紧张，无反跳痛，腹部移动性浊音阳性，肠鸣音减弱。血常规：RBC 3.65×10^{12}/L，Hb 110 g/L，WBC 7.5×10^9/L，N 80%，L 20%。腹穿抽出不凝血 2 mL。请问：

（1）本病最可能的诊断是什么？

（2）拟出治疗原则。

（3）主要的护理诊断是什么？

（4）相应的护理措施是什么？

任务8　急腹症病人的护理

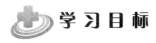 **学习目标**

1. 知识目标

（1）掌握急腹症的护理措施和健康教育。

（2）熟悉急腹症的护理评估。

（3）了解常见急腹症的诊断和鉴别诊断的要点。

2. 能力目标

能运用护理程序为急腹症病人实施整体护理。

3. 素质目标

（1）在护理过程中，具备预知疾病发展的能力。

（2）具备充当病人知心者和代言人的能力。

（3）在护理过程中，提高急性腹痛鉴别诊断的临床分析能力。

 案例引导

病人，男性，30岁，晚饭后突发上腹剧烈疼痛 1 h，渐波及全腹，伴恶心、呕吐，吐出胃内容物，腹部检查发现全腹压痛、反跳痛及肌紧张，右上腹及右下腹尤为明显，肝浊音界消失。其他检查未见明显异常。请问：

(1) 如果你是接诊护士，考虑目前发生的情况是什么？

(2) 你认为目前还应做些什么检查？

(3) 目前应做好哪些急诊护理？

【背景知识】

外科急腹症是以急性腹痛为突出表现，是一组发病急、变化快、需要早期诊断和紧急处理的腹部外科疾病，容易与内科、妇科等科室的急性腹痛产生混淆，需要做好鉴别，一旦观察不仔细延误诊断，治疗方法不当，将会给病人带来严重危害甚至死亡。因此，对急腹症病人的观察与护理显得尤为重要。

一、病因及腹痛的分类

(一) 病因

急腹症的病因复杂，临床上可分为外科急腹症、妇科急腹症、内科急腹症、儿科急腹症等。其中外科急腹症最为常见。常见的外科急腹症包括急性阑尾炎、上消化道穿孔、急性肠梗阻、急性胆道感染、急性胰腺炎、泌尿系统结石等，其中尤以急性阑尾炎最为常见。

1. 外科急腹症

(1) 感染与炎症 如急性阑尾炎、急性胆囊炎、急性胆管炎、急性胰腺炎、急性肠憩室炎等。

(2) 空腔器官穿孔 如胃、十二指肠溃疡穿孔，胃癌穿孔、伤寒肠穿孔、坏疽性胆囊炎穿孔、腹部外伤致肠破裂等。

(3) 腹部出血 如创伤所致肝、脾破裂或肠系膜血管破裂，自发性肝癌破裂、腹或腰部创伤致腹膜后血肿等。

(4) 梗阻 如胃肠道、胆道、泌尿道梗阻等。

(5) 绞窄 如胃肠道梗阻或卵巢肿瘤扭转致血液循环障碍，甚至缺血坏死，常导致腹膜炎、休克等。

(6) 血管病变 ①动脉瘤破裂，如腹主动脉、肝、肾、脾动脉瘤破裂出血等。②血栓形成，如急性门静脉炎伴肠系膜静脉血栓形成。③血管栓塞，如心房纤颤、亚急性细菌性心内膜炎、心脏附壁血栓脱落致肠系膜动脉栓塞、肾栓塞等。

2. 内科急腹症

(1) 急性胃肠炎、急性肠系膜淋巴结炎、急性病毒性肝炎、原发性腹膜炎、腹型紫癜、镰状细胞贫血危象、铅中毒、糖尿病、尿毒症。

(2) 神经牵涉致放射性腹痛常见有急性肺炎、急性胸膜炎、心绞痛、心肌梗死、肺动脉栓塞。

(3) 脊椎增生性骨关节炎，脊柱结核、肿瘤、损伤致脊神经受压迫或刺激等。

3. 妇产科急腹症 急性附件炎、急性盆腔炎、卵巢黄体破裂、卵巢肿瘤扭转、异位妊娠破裂等。

(二) 疼痛性质分类

1. 内脏痛 内脏性疼痛是由内脏神经感觉纤维传入引起的疼痛，其特点如下。

（1）内脏感觉纤维分布稀少，纤维较细，兴奋的刺激阈较高，传导速度慢，支配的范围又不明显。

（2）疼痛特点　痛觉迟钝，对刺、割、灼等刺激不敏感，一般只对较强的张力（牵拉、膨胀、痉挛）及缺血、炎症等刺激较敏感。

（3）疼痛过程　缓慢、持续，常引起焦虑、不安、恐惧等情绪反应，并伴有恶心、呕吐和心血管、呼吸活动改变。

（4）定位不准确　疼痛缓慢持续，对刺激的分辨能力差，常产生模糊、弥散的痛觉。

2. 腹壁痛　急腹症的腹壁痛主要是壁腹膜受到腹腔病变刺激所致，如感染、消化液、血液、尿液刺激等。由躯体神经痛觉纤维传入，其特点是对各种疼痛刺激表现为反应迅速而敏感，对于病变刺激的部位定位准确，常引起反射性腹肌紧张。如急性化脓性阑尾炎，当炎症波及壁腹膜时，可出现明显的麦氏点疼痛和右下腹固定点压痛。

3. 牵涉性疼痛　又称放射痛，某些内脏器官病变时，产生的痛觉信号被定位于远离该内脏的身体其他部位。如急性胆囊炎出现右上腹或剑突下疼痛的同时常伴有右肩背部疼痛，急性胰腺炎的上腹痛可同时伴有左肩至背部疼痛等。

二、临床表现

腹痛是急腹症的主要临床症状，常同时伴随恶心、呕吐、腹胀等消化道症状或发热。临床习惯将急腹症分为外科急腹症、妇产科急腹症和内科急腹症。

1. 外科急腹症　一般先有腹痛，后出现发热等伴随症状。

（1）胃、十二指肠穿孔　突发性上腹部刀割样疼痛且拒按，腹部呈舟状。

（2）胆道系统结石或感染　急性胆囊炎、胆石症病人为右上腹疼痛，呈持续性，伴右侧肩背部牵涉痛；胆管结石及急性胆管炎病人有典型的 Charcot 三联征，即腹痛、寒战高热和黄疸；急性梗阻性化脓性胆管炎病人除有 Charcot 三联征外，还可有精神神经症状和休克，即 Reynolds 五联征。

（3）急性胰腺炎　为上腹部持续性疼痛，伴左肩或左侧腰背部束带状疼痛。

（4）肠梗阻、肠扭转和肠系膜血管栓塞　肠梗阻、肠扭转时多为中上腹部疼痛，呈阵发性绞痛，随病情进展可表现为持续性疼痛、阵发性加剧，伴呕吐、腹胀和肛门停止排便、排气；肠系膜血管栓塞或绞窄性肠梗阻时呈持续性剧痛，呕吐物、肛门排出物和腹腔穿刺液呈血性液体。

（5）急性阑尾炎　转移性右下腹痛伴呕吐和不同程度发热。

（6）内脏破裂出血　突发性上腹部剧痛，腹腔穿刺液为不凝固的血液。

（7）肾或输尿管结石　上腹部和腰部钝痛或绞痛，可沿输尿管行经向下腹部、腹股沟区或会阴部放射。

2. 妇产科急腹症

（1）腹痛多局限于中下腹、盆腔，并向会阴和骶尾部放射。

（2）腹痛多与月经、妊娠有关，如月经期曾患过上呼吸道感染或有过性生活，多为急性盆腔炎，卵巢滤泡破裂多发生在排卵期，异位妊娠有停经史，可有早孕反应等。

（3）可伴有腹腔内出血、阴道出血或分泌物增加。

（4）妇科检查可明确疾病诊断。

3. 内科急腹症　一般先发热或先呕吐，后腹痛，或呕吐、腹痛同时发生，腹痛多无固定部位。

（1）急性胃肠炎　表现为上腹部或脐周隐痛、腹胀或绞痛。

（2）心肌梗死　部分心肌梗死病人表现为上腹部胀痛,伴恶心和呕吐,严重者可出现心力衰竭、心律失常和休克。

（3）腹型过敏性紫癜　除皮肤紫癜外,以腹痛为常见表现,呈脐周、下腹或全腹的阵发性绞痛。

（4）大叶性肺炎　少数病人可出现上腹部疼痛。

三、处理原则

外科急腹症发病急、进展快、病情危重,处理应以及时、准确、有效为原则。应对病人的全身情况进行评估,判断有无危重情况必须优先处理的。对腹部情况进行判断,明确是否需要进行抢救手术。对于一般急腹症则应住院（或留观）观察和对症处理,并对病情随时进行评估,非手术治疗无效或者出现恶化者应及时中转手术。最后,手术治疗中应根据病人的全身情况和腹部病变程度选择适当的手术方式。

1. 非手术治疗　适用于:①诊断明确、病情较轻者,如单纯性胆囊炎,空腹状态下溃疡针尖样穿孔或不完全性粘连性肠梗阻等;②诊断明确,但病情危重、不能耐受麻醉和手术者;③诊断不明,但病情尚稳定、无明显腹膜炎体征者。

非手术治疗包括:①观察生命体征和腹部体征。②禁食、胃肠减压,补液、记录出入水量。③药物治疗,包括解痉和抗感染治疗;出现休克时,应予以抗休克治疗,同时做好手术前准备。④观察辅助检查结果的动态变化,以便于及时判断病情变化。

2. 手术治疗　适用于:①诊断明确、需立即处理的一些急腹症病人,如腹部外伤、溃疡穿孔致弥漫性腹膜炎、化脓性或坏疽性胆囊炎、化脓性梗阻性胆管炎、急性阑尾炎、完全性肠梗阻、异位妊娠破裂等;②对诊断不明,但腹痛和腹膜炎体征加剧,全身中毒症状加重者,应在经非手术治疗的同时,积极完善术前准备,尽早进行手术治疗。

【护理评估】

1. 健康史　既往病史和现病史的调查,对急腹症的原因和病情判断有重要意义。包括:腹痛的病因和诱发因素、发生的时间、与饮食和活动的关系;腹痛发生的缓急、部位、性质和程度,以及与腹痛缓解或加剧相关的因素;有无消化道或全身伴随症状;疼痛与活动和睡眠的关系。

如有溃疡病史者突然发生上腹剧痛可考虑消化性穿孔;酗酒、饱餐后出现上腹痛,有发生急性胰腺炎的可能;进食油腻食物常是胆绞痛发作的诱因;既往有腹部手术史而出现慢性或急性腹痛,多是粘连性肠梗阻;饱餐后剧烈活动时突然腹痛可能是肠扭转;外伤后腹痛,外力作用处或腹壁擦伤处可能就是损伤脏器所在部位。

2. 身体状况　腹痛是急腹症的主要临床症状,常同时伴随恶心、呕吐、腹胀等消化道症状或发热。评估时需要注意腹部的形态、腹痛的部位、腹膜刺激征的程度、肠鸣音和肝浊音界的改变、有无肿块,以及有无脓毒血症和休克表现。同时还需要注意临床各科急腹症的特点,做好急诊分诊工作和病情观察。

（1）腹痛部位　腹痛开始的部位或最显著的部位一般就是病变脏器的部位,且范围越大提示病情越严重。但要注意某些炎症性、梗阻性疾病等早期腹痛部位与病变部位不一致,当炎症刺激波及壁腹膜时,疼痛才转移或反映到病变脏器所在部位。如阑尾炎的腹痛,最初可在右上腹或脐周,然后再转移到右下腹;泌尿系统结石、胆道疾病可引起一定部位的放射痛。

（2）腹痛性质　①阵发性绞痛：常因空腔脏器梗阻引起平滑肌痉挛性收缩，如机械性肠梗阻、胆管结石和输尿管结石等。疼痛持续时间长短不一，有间歇期，但可反复发作，阵发性加重。②持续性钝痛或隐痛：多提示炎症性或出血性病变，如胆囊炎、阑尾炎、肝脾破裂等。③持续性腹痛伴有阵发性加重：提示炎症或梗阻性疾病同时伴有血运障碍，如肠梗阻引起肠绞窄。④刀割样剧痛或烧灼性锐痛：多见于胃肠道穿孔，消化液的化学刺激作用于腹膜引起的剧痛。⑤钻顶样疼痛：常见于胆道蛔虫病。⑥胀痛：常为脏器包膜张力的增加、系膜的牵拉或肠管胀气扩张所致。

（3）腹痛程度　能反映病变的严重程度，如：炎症性刺激，腹痛较轻；梗阻性疾病的绞痛剧烈；绞窄性疾病和消化道穿孔等病变引起的化学性腹膜炎，可以导致病人出现剧痛甚至休克。

（4）伴随症状　①呕吐：机械性肠梗阻因肠腔积液与痉挛，呕吐可频繁而剧烈；腹膜炎致肠麻痹，其呕吐呈溢出性。幽门梗阻时呕吐物无胆汁；高位肠梗阻可吐出大量胆汁；粪臭样呕吐物提示低位肠梗阻；血性或咖啡色呕吐物常提示发生肠绞窄。②腹胀：腹胀逐渐加重，应考虑低位肠梗阻，或腹膜炎病情恶化而发生麻痹性肠梗阻。③排便改变：肛门停止排便排气，是肠梗阻典型症状之一；腹腔脏器炎症疾病伴有大便次数增多或里急后重感，考虑盆腔脓肿形成；果酱样血便或黏液血便是肠套叠。④发热：腹痛后发热，表示有继发感染。⑤黄疸：可能系肝胆疾病或继发肝胆病变。⑥血尿或膀胱刺激征：应考虑泌尿系统损伤、结石或感染等。

（5）腹部体征　①观察腹部形态及腹式呼吸运动：有无肠型、肠或胃蠕动波，有无局限性隆起或腹股沟肿块。②压痛与肌紧张：压痛部位常是病变器官所在位置，如有腹膜刺激征，应了解其部位、范围及程度。全腹都有明显压痛、反跳痛与肌紧张，为空腔脏器穿孔引起弥漫性腹膜炎的表现。③腹部包块：若触及腹部包块时，要注意肿块的部位、大小、压痛、质地、有无杂音及活动度等。炎性肿块常伴有压痛和腹壁的肌紧张，边界不清楚。④肝浊音界和移动性浊音：肝浊音界消失，对胃肠穿孔或肠胀气有重要的诊断价值。腹膜炎渗液或腹腔内出血可有移动性浊音，可用诊断性穿刺来证实。⑤肠鸣音：对肠鸣音的改变要连续观察，要重视音调的改变，如金属音、气过水声等，高亢的肠鸣音结合腹部胀气提示机械性肠梗阻。腹膜炎致肠麻痹时肠鸣音可减弱或消失。⑥直肠指检：急腹症病人应常规进行直肠指检。直肠指检应注意直肠内有无肿物、粪块，肠壁触痛，指套有无血迹和黏液等，如盆腔脓肿在直肠膀胱凹陷处呈饱满感、触痛，有波动感；指套染有血液黏液应考虑肠管绞窄。

3. 辅助检查

1）实验室检查

（1）血常规　腹腔内出血常表现为血红蛋白和血细胞比容降低；腹腔内感染病人的白细胞及中性粒细胞计数多升高。

（2）尿常规　泌尿系统结石病人的尿液中有红细胞；梗阻性黄疸病人的尿胆红素检测为阳性。

（3）粪常规　急性胃肠炎病人的粪便镜检可见大量红细胞、白细胞；消化道疾病者的粪便隐血试验多呈阳性表现。

（4）血、尿淀粉酶　急性胰腺炎病人可见血、尿淀粉酶值升高。

（5）肝功能　胆道梗阻和急性胰腺炎病人常有肝功能的损害。

2）影像学检查　适当的影像学检查有助于及早正确地诊断，在临床工作中具有重要意义，常选择腹部 X 线、B 超、CT 和 MRI 等检查。

（1）X 线检查　①X 线透视和平片：胃、十二指肠溃疡穿孔可见膈下游离气体；机械性肠梗阻时立位腹部平片可见梗阻以上肠管内存在多个气液平面,麻痹性肠梗阻时可见普遍扩张的肠管;胆结石或泌尿系统结石腹部 X 线片可见阳性结石影。②碘油或水溶性造影剂造影:有助于明确部分消化道梗阻的部位和程度。③钡剂灌肠或充气造影:肠扭转时可见典型的鸟嘴征,肠套叠时可见杯口征。

(2)B超检查 有助于了解有无腹腔内实质性脏器损伤、破裂和占位性病变。可作为胆道、胰腺、妇产科、实质性脏器破裂、胃肠穿孔等急腹症鉴别诊断的首选影像学检查。

(3)CT 或 MRI 对实质性脏器的病变、破裂、腹腔内占位性病变的诊断极有价值。可用于 B 超检查后的进一步判断,对肝、胆、胰、脾、肾、腹部占位性病变及血管疾病的诊断更有价值。

3)内镜检查 根据急腹症的特点,采用不同种类的内镜检查。如伴有上消化道出血的急腹症,可采用纤维胃镜检查;对可疑结肠梗阻或伴有下消化道出血的急腹症,可采取纤维结肠镜检查。

4)诊断性穿刺

(1)腹腔穿刺 外科急腹症常用的一项重要检查手段,操作方法简单、安全、实用,阳性率可达 90% 以上。急腹症病人诊断较为困难时,如腹部叩诊有移动性浊音存在,可考虑行诊断性腹腔穿刺来明确诊断。一般选择脐与髂前上棘连线中外 1/3 交点做穿刺,若穿刺液混浊或为脓液提示腹膜炎或腹腔脓肿,若穿刺液含胃肠内容物(食物残渣、胆汁、粪汁等),提示消化道穿孔;若为不凝固血液提示实质性脏器破裂,如外伤性肝、脾破裂,或肝癌自发性破裂;若穿刺液的血、尿、腹水淀粉酶高提示急性胰腺炎。若穿刺抽出很快凝固的血液则可能穿刺到腹壁或内脏血管。

(2)阴道后穹窿穿刺 异位妊娠破裂时经阴道后穹窿穿刺可抽得不凝血液;盆腔炎病人的阴道后穹窿穿刺液则为脓性。

4. 不同类型外科急腹症的特点及鉴别 外科急腹症包括炎症、穿孔、出血、梗阻、绞窄等不同病理情况,护士需要掌握其急性腹痛特点,才能对病人做好及时、准确的病情观察和估计。

1)炎症性病变 临床上最常见,包括腹腔内脏器急性化脓性炎症和各种特殊原因引起的非化脓性炎症。常见于急性阑尾炎、急性胆囊炎、急性胰腺炎等。

(1)一般起病缓慢,腹痛由轻至重,呈持续性。

(2)出现体温升高、白细胞和中性粒细胞计数增高等全身感染征象。

(3)有典型的局限性或弥漫性腹膜刺激征表现,以病变部位最显著。

根据腹痛部位和性质,并结合病史和其他表现及辅助检查等可明确诊断。

2)穿孔性病变 腹腔内空腔脏器的穿孔,内容物流入腹腔致腹膜炎引发急腹症。如消化性溃疡穿孔、胆囊穿孔、阑尾穿孔、伤寒性肠穿孔等。

(1)腹痛突然,呈刀割样持续性剧痛。

(2)迅速出现腹膜刺激征,容易波及全腹,但病变处最为显著。

(3)有气腹表现,肝浊音界缩小或消失,X 线见膈下游离气体。

(4)有移动性浊音,肠鸣音减弱或消失。

(5)体温升高,白细胞计数上升明显,全身感染症状严重,易发生感染性休克。

依据病史,选择腹腔穿刺等有助于诊断。

3)出血性病变 腹腔内实质性脏器破裂出血或大血管破裂出血。如外伤性肝、脾破裂或肠系膜血管破裂等。

（1）多在外伤后短时间内发生，也见于肝癌破裂出血。

（2）以失血表现为主，常导致失血性休克。

（3）腹腔积血在 500 mL 以上时可叩出移动性浊音。

（4）腹膜刺激征较轻，腹腔穿刺可抽出不凝固血液。

必要时腹腔灌洗（用于外伤出血）等检查有助于明确诊断。

4）梗阻性病变　腹腔内脏器的空腔管道梗阻。如肠梗阻、胆道或输尿管梗阻等。

（1）发病突然，腹痛为阵发性剧烈绞痛，呈放射性，间歇期疼痛可明显减轻。

（2）发病初期多无腹膜刺激征。

（3）晚期可伴有水、电解质和酸碱平衡失调，休克或晚期毒血症等。

结合其他伴随症状（如呕吐、大便改变、黄疸、血尿等）和体征，以及有关辅助检查，将有助于对肠绞痛、胆绞痛、肾绞痛的病情诊断和估计。

5. 心理-社会支持状况　病人及家属对疾病的认识和担忧，心理承受程度及期望。

【护理诊断/问题】

1. 急性疼痛　与腹腔内器官炎症、扭转、破裂、出血、损伤或手术有关。

2. 有体液不足的危险　与腹腔内脏破裂出血、腹膜炎症导致的腹腔内液体渗出、呕吐或禁食、胃肠减压等所致的液体丢失有关。

3. 恐惧/焦虑　与突然的发病、剧烈疼痛、紧急手术、担忧预后等因素有关。

4. 个人应对能力失调　与缺乏相关的应对知识和方法有关。

5. 潜在并发症：低血容量性或感染性休克　与腹腔内出血、穿孔、梗阻、感染等病变有关。

【护理目标】

（1）病人自诉疼痛得到缓解或控制。

（2）病人未发生水、电解质、酸碱代谢紊乱，并发症得以预防或及时发现和处理。

（3）病人恐惧/焦虑得以减轻或缓解，情绪稳定。

（4）病人具备相关知识，能积极应对疾病所致的各项变化。

（5）病人未发生腹腔内残余脓肿、出血和瘘等并发症。

【护理措施】

1. 减轻或有效缓解疼痛

（1）观察　密切观察病人腹痛的部位、性质、程度和伴随症状有无变化，以及其与生命体征的关系。

（2）体位　急腹症病人宜采用半卧位（伴休克者除外），此卧位能使腹腔渗液积聚在盆腔，便于局限、吸收或引流，并有助于减轻腹壁张力，减轻疼痛，伴休克者宜采用休克体位（仰卧中凹位或平卧位）。

（3）禁食和胃肠减压　对胃肠穿孔，已出现肠麻痹等病情较重者，必须禁食，以免加重腹腔内积气、积液，并通过胃肠减压抽吸出胃内残存物，减少胃肠内的积气、积液，减少消化液和胃内容物自穿孔部位漏入腹膜腔，从而减轻腹胀和腹痛。

（4）解痉和镇痛　对诊断已经明确的病人，可给予镇痛、镇静剂，帮助安定情绪，解除疼痛，但必须观察止痛药的副作用，如呼吸抑制、恶心、呕吐等。但对诊断不明的病人，切忌用镇痛剂，以免掩盖病情，贻误抢救。

（5）非药物性措施　包括：静松疗法，如按摩、指导病人有节律地深呼吸；分散注意力法，如默念数字或听音乐；暗示疗法、催眠疗法和安慰剂疗法等。

2. 维持体液平衡　①消除病因：有效控制体液的进一步丢失。②补充容量：迅速建立静脉通路，根据医嘱正确、及时和合理安排晶体和胶体液的输注种类和顺序。若有大量消化液丢失，先输注平衡盐溶液；有腹腔内出血或休克者，应快速输液并输血，以纠正血容量。③准确记录出入液量：对神志不清或伴休克者，应留置导尿管，并根据尿量调整输液量和速度。

3. 减轻焦虑和恐惧　①术前：病人往往缺乏思想准备，担心不能得到及时有效的诊断、治疗或预后不良，常表现为恐惧、躁动和焦虑。对此类病人，护理人员要主动、积极迎诊和关心病人，向病人解说引起腹痛的可能原因，在病人做各项检查和治疗前耐心解释，使病人了解其意义并积极配合，以稳定其情绪，并创造良好氛围，减少环境改变所致恐惧感。②术后：对担忧术后并发症或因较大手术影响生活质量的病人应加强心理护理和指导其如何正确应对。

4. 提供有效应对措施　加强护患沟通，消除病人孤寂感；提供因人而异的病情解释和健康教育，缓解病人因知识储备不足或不能适时正确应对疾病所致的环境、健康、生活和工作改变的境况。此外，护士要主动与病人家属或病人单位沟通，争取家属和社会力量的支持。

5. 并发症的预防和护理

（1）加强观察并做好记录　①生命体征：包括病人的呼吸、脉搏、血压和体温变化。若脉搏增快、面色苍白、皮肤湿冷，多为休克征象；若血红蛋白值及血压进行性下降，提示有腹腔内出血；若体温逐渐上升，同时伴白细胞计数及中性粒细胞比例上升，多为感染征象。②腹部体征：病人腹痛加剧，表示病情加重；局限性疼痛转变为全腹痛，并出现肌紧张、反跳痛，提示炎症扩散，应及时报告医师。

（2）有效控制感染　①遵医嘱合理、正确使用抗菌药物。②保持引流通畅，并观察引流物的量、色和质。③腹部或盆腔疾病病人取斜坡卧位，可使腹腔内炎性渗液、血液或漏出物积聚并局限于盆腔，因盆腔腹膜吸收毒素的能力相对较弱，故可减轻全身中毒症状并有利于积液或脓液的引流。

（3）加强基础护理　①对伴有高热的病人，可用药物或物理方法降温，以减少病人的不舒适。②对生活自理能力下降或缺失者，加强基础护理和生活护理。③对神志不清或躁动者，做好保护性约束。④对长期卧床者，预防压疮的产生。

6. 其他　外科急腹症病人在没有明确诊断之前，应严格执行"四禁"，即禁食、禁饮、禁灌肠、禁用止痛药；对于估计7天以上不能恢复正常饮食的病人，尤其年老、体弱、低蛋白血症和手术后可能发生并发症的高危病人，应积极提供肠内、外营养支持护理。

【健康教育】

（1）向病人或家属适当介绍急腹症相关知识和目前的治疗与护理计划。

（2）解释有关检查的意义和注意事项。

（3）说明饮食管理的必要性，保持清洁和易消化的均衡膳食，形成良好的饮食和卫生习惯。

（4）积极控制诱发急腹症的各类诱因，如：有溃疡病者，应按医嘱定时服药；胆道疾病和慢性胰腺炎者需适当控制油腻饮食；反复发生粘连性肠梗阻者应当避免暴饮暴食及饱食后剧烈运动；月经不正常者应及时就医。

（5）急腹症行手术治疗者，术后应早期开始活动，以预防粘连性肠梗阻。

【护理评价】

（1）病人腹痛是否得以缓解，能否复述自我缓解疼痛的方法。

（2）病人体液是否维持平衡，或已发生的代谢紊乱有无纠正。

（3）病人能否主动表述内心的恐惧和焦虑,能否积极配合各项治疗、检查和护理,情绪是否稳定。

（4）病人能否复述相关疾病的预防和保健知识,能否适应疾病所致环境、健康和生活的改变。

（5）病人是否发生腹腔残余脓肿、出血或瘘等并发症,若发生并发症是否得到及时发现、有效治疗和护理。

（6）说明疼痛护理的有关原则和必要性,取得病人和家属的良好配合。

（全　胜）

 # 直通护考

一、选择题

A1/A2 型题(以下每一道考题下面有 A、B、C、D、E 五个备选答案,请从中选择一个最佳答案)

1. 下列关于内脏性疼痛的描述,错误的是（　　　）。

A. 由内脏感觉纤维传入引起   B. 对刺、割、灼等刺激不敏感

C. 对牵拉、缺血、炎症等敏感   D. 疼痛过程缓慢、持续

E. 痛感固定,定位准确

2. 急性胆囊炎出现右上腹或剑突下疼痛,常伴有右肩背部疼痛,这种疼痛属于（　　　）。

A. 内脏性疼痛   B. 躯体性疼痛   C. 牵涉性疼痛   D. 中枢性疼痛   E. 神经性疼痛

3. 呕吐宿食常提示（　　　）。

A. 高位肠梗阻   B. 低位肠梗阻   C. 幽门梗阻   D. 肠麻痹   E. 肠绞窄

4. 腹腔脏器炎症疾病伴有大便次数增多或里急后重感,应考虑（　　　）。

A. 幽门梗阻   B. 盆腔脓肿   C. 低位肠梗阻   D. 阿米巴痢疾   E. 急性胰腺炎

5. 小儿肠套叠大便的特点是（　　　）。

A. 黏液样便   B. 果酱样便   C. 米泔样便   D. 陶土样便   E. 柏油样便

6. 给急腹症病人行直肠指检,如指套染有血性黏液应首先考虑为（　　　）。

A. 直肠癌   B. 盆腔脓肿   C. 肠管绞窄   D. 消化道出血   E. 急性阑尾炎

7. 诊断急性腹膜炎最重要的体征是（　　　）。

A. 腹胀   B. 腹膜刺激征   C. 肠鸣音减弱

D. 肝浊音界消失   E. 移动性浊音

8. 腹膜炎引起的肠梗阻属于（　　　）。

A. 绞窄性肠梗阻   B. 机械性肠梗阻   C. 麻痹性肠梗阻

D. 血运性肠梗阻   E. 痉挛性肠梗阻

9. 溃疡病合并穿孔的疼痛特点是（　　　）。

A. 持续性胀痛   B. "钻顶样"剧痛   C. 持续性钝痛

D. 刀割样锐痛   E. 持续性痛,阵发性加剧

10. 下列属于内科急腹症特点的是（　　　）。

A. 腹痛或压痛部位固定   B. 常可出现腹膜刺激征

C. 先发热或先呕吐,后才腹痛   D. 以下腹部或盆腔内疼痛为主

E. 可伴有腹部肿块

11. 下列不属于妇科急腹症特点的是(　　　)。

A. 与月经周期有关　　　　　　　　　　　B. 常可出现腹膜刺激征

C. 以下腹部或盆腔内痛为主　　　　　　　D. 常伴有白带增多、阴道流血

E. 有停经史、月经不规律

12. 下列属于外科急腹症特点的是(　　　)。

A. 腹痛或压痛部位不固定　　　　　　　　B. 常伴有咳嗽、心悸、腹泻等症状

C. 一般先有腹痛,后出现发热等症状　　　D. 以下腹部或盆腔内疼痛为主

E. 排便后腹痛可好转

13. 腹腔出现移动性浊音提示腹腔积血达(　　　)。

A. 200 mL 以上　　　　　B. 300 mL 以上　　　　　C. 500 mL 以上

D. 800 mL 以上　　　　　E. 1000 mL 以上

14. 对未明确诊断的急腹症病人,可以采取的措施是(　　　)。

A. 灌肠　　　B. 对症处理　　　C. 吗啡止痛　　　D. 服泻药　　　E. 热敷

15. 病人,男性,26岁,进餐后突然出现剧烈腹痛。入院查体:腹膜刺激征(＋),肝浊音界缩小,X线见膈下游离气体。可初步判断为(　　　)。

A. 炎症性病变　B. 穿孔性病变　C. 出血性病变　D. 梗阻性病变　E. 绞窄性病变

16. 一般情况下急腹症病人宜取(　　　)。

A. 半卧位　　　B. 平卧位　　　C. 去枕仰卧位　　　D. 头低脚高位　　　E. 端坐位

17. 观察急腹症病人腹部体征时,最重要的是(　　　)。

A. 肠鸣音是否消失　　　　　　　　　　　B. 腹式呼吸运动是否消失

C. 是否出现移动性浊音　　　　　　　　　D. 是否出现腹膜刺激征

E. 有无牵涉性痛

18. 下列关于未明确诊断的急腹症病人的护理措施,错误的是(　　　)。

A. 严密观察腹部体征的变化　　　　　　　B. 禁食

C. 禁用吗啡类止痛剂　　　　　　　　　　D. 给予灌肠,做好术前准备

E. 病情许可者可取半卧位

任务9　结肠、直肠、肛管疾病病人的护理

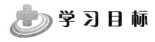

学习目标

1. 知识目标

(1) 掌握直肠、肛管疾病的护理评估、护理问题和护理措施。

(2) 熟悉直肠、肛管周围脓肿、肛瘘和肛裂的病因病理、临床表现、治疗要点。

(3) 了解直肠、肛管的解剖和生理功能。

2. 能力目标

能运用护理程序为各类直肠肛管疾病病人实施整体护理。

3. 素质目标

(1) 在护理过程中具备与病人沟通的能力。

(2) 在护理过程中,提高认识疾病的能力。

任务 9-1 直肠、肛管良性疾病病人的护理

 案例引导

病人,男性,60岁,大便后常滴鲜血,用力负重后有肿块从肛门露出,近几日便血减少,便后有肿物脱出,不能自行回缩,有疼痛,诊断为内痔,拟行内痔手术而入院。

问题:

(1) 该病人护理诊断有哪些?

(2) 该病人手术后的护理措施有哪些?

(一) 痔病人的护理

痔是肛垫病理性肥大、移位及肛周静脉丛淤血、扩张迂曲所形成的静脉团块。痔在肛肠疾病中发病率最高,是成人的常见病,发病率随年龄增长而增高。临床上痔可分为内痔、外痔和混合痔。直肠上静脉丛属门静脉系,无静脉瓣,且位于最低位,周围组织松弛,对静脉丛支持不力。当病人静脉内压力增高诱因长期存在时,如慢性咳嗽、便秘、排尿困难、妊娠、盆腔巨大肿瘤等,均可使静脉丛血流淤滞而致静脉丛曲张扩大形成痔。直肠下端和肛管的慢性感染,可引起静脉丛周围炎,使静脉壁纤维化、失去弹性而发生扩张;长期饮酒及进食辛辣食物,可使直肠黏膜充血促使痔的发生;年老体弱、营养不良可使局部组织萎缩无力,易于出现静脉扩张。

【护理评估】

1. 健康史 应注重询问病人的性别、年龄、职业以及生活习惯。病人是否常有长期便秘史、前列腺肥大、喜食辛辣食物习惯。

2. 身体评估 根据痔与齿状线的位置关系,可分为内痔、外痔、混合痔三种类型。

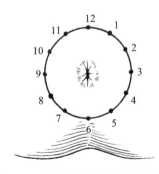

图 5-20 直肠肛管检查之时钟定位法

(1) 内痔 位于齿状线以上,是由直肠上静脉丛迂曲扩张形成的静脉团,表面覆盖直肠黏膜。好发于直肠远端,截石位 3、7、11 点(图 5-20)。内痔根据病程分为 4 期:①Ⅰ期:以排便时无痛性出血为主,痔块不脱出肛门外。②Ⅱ期:排便时痔块脱出,但便后能自行回缩复位。此期便血加重,严重时呈喷射状。③Ⅲ期:便血量常减少,但因排便、咳嗽等使腹压增高时痔块常可脱出,且不能自行回缩,需用手将其托回。④Ⅳ期:偶有便血,痔脱出不能还纳或还纳后再脱出。

因反复脱出擦伤黏膜,继发感染时,可引起局部疼痛。若因括约肌痉挛使脱出的痔块嵌顿不能回缩时,则疼痛加剧,甚至发生痔块坏死。

(2)外痔　位于齿状线以下,由直肠下静脉丛迂曲扩张形成,表面覆盖肛管皮肤。一般外痔在肛缘呈局限性隆起,常无明显症状。如因过度用力排便,可使皮下静脉丛破裂出血,局部形成有张力的血肿,病人突然肛门剧痛,肛管皮下见暗紫色肿物,边界清楚,触痛明显,此称为血栓性外痔。并发感染的外痔称炎性外痔,局部红肿热痛,也可形成肿脓。

(3)混合痔　位于齿状线附近,由齿状线上、下的静脉丛同时扩大曲张而形成,表面为直肠黏膜和肛管皮肤所覆盖。这种痔在病理和表现上同时兼有内、外痔的特征。

3. 心理-社会支持状况　痔发病率高,给病人生活和工作带来痛苦和不适。部分病人可因长期便血,担心患恶性疾病而产生焦虑和恐惧心理。而也有一部分病人因对疾病不了解或因害羞而不愿就医,延误病情。

4. 辅助检查

(1)血常规检查　严重出血的病人可有贫血表现;合并感染者可有白细胞计数和中性粒细胞比例升高。

(2)直肠指检　直肠指检可发现柔软的肿块。

(3)肛门镜检查　肛门镜检查内痔在痔块脱出之前可见直肠黏膜下有局部暗红色隆起。记录痔病变部位时,应先写明何种体位,再用时钟定位法记录病变的部位,例如:膝胸位,肛门前方正中为 6 点,后方正中为 12 点;截石位时则相反。患有肛管狭窄、肛周急性感染、肛裂的病人,以及妇女月经期,不应做内镜检查。

【护理诊断/问题】

1. 疼痛　与痔血栓形成、痔嵌顿、痔感染等有关。

2. 不适感　与痔核脱出、黏液刺激肛门周围皮肤有关。

3. 便秘　与疼痛有关。

4. 潜在并发症　术后出血、切口污染、肛门狭窄等。

【护理目标】

(1)消除疼痛。

(2)减轻瘙痒。

(3)保持大便通畅。

(4)积极预防治疗并发症。

【护理措施】

1. 基础护理

(1)饮食　指导病人多食新鲜蔬菜、水果,多饮水;少食刺激性食物,避免饮酒,保持大便通畅;养成每日定时排便的习惯,避免排便时间过长;适当参加体育锻炼,必要时进行腹部按摩,以促进肠蠕动;习惯性便秘者可每日服用适量蜂蜜或液体石蜡等,必要时用肥皂水灌肠或开塞露通便。

(2)肛门坐浴和外用药物　指导病人每晚睡前和便后用 1∶5000 高锰酸钾溶液坐浴,必要时坐浴后用洗必泰痔疮栓等塞肛。

(3)还纳脱出痔核　告知病人若有痔核脱出,应及时用手回纳,以防发生嵌顿。

2. 病情监测

(1)便血　齿状线附近的直肠肛管疾病出血,常发生在排便时,其特点是呈间歇性,色鲜红,量不多,不与粪便相混。Ⅱ期内痔出血较多,可呈便后肛门滴血。直肠中上段病变出血,色酱红或暗红,与大便相混,常伴有黏液排出。

（2）疼痛　因直肠肛管的炎症和损伤所引起。直肠的病变表现为直肠坠胀痛;肛管的病变可出现剧痛。根据有无疼痛、疼痛程度与其他症状的关系,可为确定疾病性质和种类提供有效评估依据。

（3）肛门部肿块脱出　肛管、直肠下端的肿块可突出于肛门外,应注意肿块脱出与排便的关系,肿块外形、质地、颜色及伴随症状。

（4）其他　如发热、贫血及全身营养状况。

3. 执行医嘱

（1）治疗原则　保持大便通畅,防止便秘和腹内压增加,加强体育锻炼,避免久坐久站等。对无症状者不需治疗。

（2）非手术治疗　目的是促进痔周围组织纤维化,起到止血和防止脱出的作用。非手术治疗方法有:①注射疗法:用于单纯性内痔。将硬化剂(5%石炭酸植物油或5%鱼肝油酸钠)注于痔基底部的黏膜下层,使痔血管及周围发生无菌性炎症反应,局部组织和血管纤维化,静脉闭塞,痔块萎缩。②胶圈套扎疗法:用于治疗内痔。将特制胶圈套至内痔根部,利用胶圈的弹性阻断痔的血供,使痔缺血、坏死、脱落而愈合。Ⅱ、Ⅲ期内痔痔核较多时,可分2～3次套扎,每次间隔3周。③冷冻治疗法:适用于内痔出血、术后复发及年老体弱或合并重要脏器疾病不宜手术者。通过探头,用−198℃液氮对痔核进行冷冻,使局部组织坏死脱落。

（3）手术治疗　若非手术治疗无效,可考虑进行手术治疗。主要适用于病程长、出血严重、痔核脱出的内痔或混合痔、嵌顿痔、血栓性外痔等。手术方法有痔结扎术、痔切除术和血栓剥除术等。

4. 常用检查体位　①侧卧位(图5-21):多取左侧卧位,左下肢微屈,右下肢髋和膝部各屈曲90°,适用于年老体弱或重病病人。②膝胸位(图5-22):临床上最为常用,病人屈膝跪伏于床上,双肘着床,头部垫枕,臀部抬高。适用于一般病人的短时间检查。③截石位(图5-23):适用于肛门手术。④蹲位(图5-24):病人下蹲作排便姿势,并用力增加腹压。适用于检查内痔、直肠息肉、直肠脱垂等。检查前应向病人或家属说明检查的目的和方法,应注意保护个人隐私,消除病人的顾虑,使病人合作。内镜检查前嘱病人排空大便,或进行灌肠排便。检查前护士应将已浸泡消毒的窥镜接好电源,备无菌手套或指套、滑石粉、液体石蜡、长棉签及卫生纸。另备盛有标本固定液的小瓶,以备留取活体组织检查用。

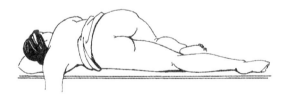

图 5-21　直肠肛管检查之左侧卧位

5. 手术病人的护理

1）手术前护理　除实施非手术治疗护理措施外,还应按直肠手术做好肠道准备,严重贫血者,应遵医嘱给予补血药或输注红细胞等纠正贫血。

2）手术后护理

（1）病情观察　定时观察血压、脉搏及伤口渗血情况,以及早发现内出血征象。

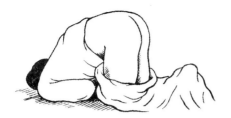

图 5-22　直肠肛管检查之膝胸位

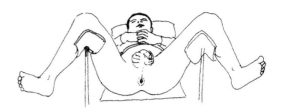

图 5-23　直肠肛管检查之截石位

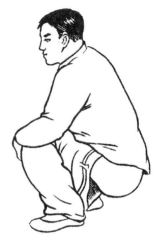

（2）疼痛护理　术后因括约肌痉挛或肛管内敷料填塞过多,可引起伤口疼痛。应适当给予止痛剂,并在术后首次排便前再给一次;必要时适当抽出填塞物;如无出血危险,用温水坐浴、局部热敷或使用消炎止痛软膏。

（3）饮食和排便　术后 2～3 日内进流质饮食,然后改为无渣或少渣饮食,逐渐过渡到普食。一般不必限制排便,而应保持大便通畅,避免大便干结造成排便困难或伤口出血等。如术后 3 日未解大便,应口服液体石蜡或其他缓泻剂通便,但术后 7～10 日内一般不做灌肠。

（4）处理尿潴留　麻醉作用、切口疼痛及肛管内敷料填塞等可造成尿潴留,可通过止痛、热敷、按摩、诱导排尿、针刺或导尿等方法处理。

（5）肛门坐浴　术后每次排便后或更换敷料前用

图 5-24　直肠肛管检查之蹲位

1：5000高锰酸钾溶液坐浴。

（6）并发症的观察和护理　①术后出血,是最常见的并发症,可表现为肛管内有血液排出、敷料渗血、肛门下坠和急迫排便感,检查可见面色苍白、冷汗、脉速等,严重者有出现失血性休克表现;一旦发现应立即建立静脉通路、快速补液、用止血药物等,必要时做好手术止血准备。②肛门狭窄,为术后瘢痕挛缩所致,应观察有无排便困难、大便变细等现象,为防止肛门狭窄,术后 5～10 日可用食指扩肛,每日 1 次,并鼓励病人有便意即排便。

6. 心理护理　做好相关知识的宣传教育工作,积极、有效地进行沟通,了解病人心理变化。减少病人的焦虑情绪,消除病人手术后对于首次排便的恐惧心理。

7. 健康教育　多饮水、多进膳食纤维,忌酒及辛辣等刺激性食物,防止便秘,保持大便通畅。坐浴可促进炎症吸收,出现肛门不适、疼痛时应及时就诊。

【护理评价】

（1）病人疼痛瘙痒是否减轻、舒适感增加。

（2）病人是否保持排便通畅。

（3）病人是否了解防止痔的健康知识。

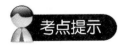

考点提示

时钟定位法在痔定位中的应用。

（二）肛裂病人的护理

肛裂是肛管皮肤全层裂开后形成的慢性溃疡,临床特征为疼痛、便秘和出血三大症状。以中青年为多见,好发于肛管后正中线,肛裂常为一单发纵向、椭圆形溃疡或感染的裂口(图5-25)。长期便秘和排便时机械性损伤是引起肛裂的主要原因。因肛管后方伸缩性差,干结粪便进肛门后此处承受压力较大,强行通过肛管时,使肛管后部过度扩张,皮肤撕裂受损,故常发生于后正中处,另外,齿状线附近的炎症,肛周皮下脓肿破溃亦可发生肛裂。因粪便反复摩擦、污染,同时肛门括约肌痉挛可造成局部缺血,以致溃疡难以愈合。

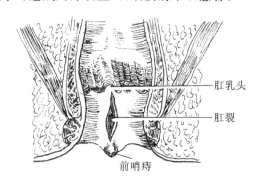

图 5-25 肛裂

【护理评估】

1. 健康史 询问病人是否常有长期便秘史。由于肛管与直肠成角相延续,排便时粪便冲击肛管后壁,后正中线承受压力最大;而此处的肛尾韧带伸缩性较差,血供亦差,故容易受到损伤。粪便干结使肛管后壁压力增大,这种机械性损伤易造成肛管皮肤裂伤。

2. 身体评估

(1)疼痛 疼痛是最主要的症状。表现为排便时和排便后肛门剧烈疼痛,出现两次高峰,排便时肛管扩张刺激溃疡面的神经末梢,出现肛门剧烈疼痛,便后疼痛可暂时缓解,数分钟后由于肛门括约肌痉挛性收缩,再次剧痛,疼痛可持续较长时间,甚至达数小时。

(2)便秘 便秘既是病因,又是症状。由于排便时剧烈疼痛,使病人惧怕排便,便秘加重,而干燥的粪便在排出时撑张肛门,又使肛裂加重,如此形成恶性循环。

(3)出血 排便时肛裂加深,创面有少量出血,表现为粪便表面带血、便时滴血或手纸上染血。

(4)前哨痔 由于反复损伤与感染,基底部纤维化后变硬,肉芽灰白。裂口上端的肛瓣炎症,肛乳头肥大;下端皮肤因炎症水肿及静脉、淋巴回流受阻,形成外痔样的袋状皮垂,称为"前哨痔"。肛裂、前哨痔和肥大肛乳头,称为肛裂"三联症"。

3. 心理-社会支持状况 肛裂给病人生活和工作带来极大的痛苦和不适。病人可因病情长期迁延不愈而产生焦虑和恐惧心理。也有一部分病人因对疾病不了解或因害羞而不愿就医,延误病情。

4. 辅助检查 用手分开肛管,可见肛管后正中线部位有梭形裂口。新鲜肛裂色鲜红,边缘皮肤薄而软;慢性肛裂色较深,且色灰白,边缘皮肤较硬。常在溃疡远端可见结缔组织增生形成皮垂,称前哨痔。如有肛裂"三联症"即可明确诊断。已确诊肛裂者,禁做直肠指检及镜检,以免引起疼痛。

【护理诊断】

1. 疼痛 与排便时肛门扩张和排便后肛门括约肌痉挛有关。

2. 便秘 与惧怕排便时疼痛有关。

【护理目标】

（1）疼痛减轻。

（2）保持排便通畅。

【护理措施】

1. 基础护理

（1）保持大便通畅　大便通畅可以减轻排便时疼痛，减轻对肛裂的刺激，防止肛裂加重，并有利于肛裂愈合。指导病人增加饮水和膳食纤维，口服缓泻剂或液体石蜡，定时排便，必要时用开塞露通便。

（2）肛门坐浴　用1∶5000高锰酸钾溶液坐浴，可改善局部血液循环，促进炎症吸收，缓解括约肌痉挛，减轻疼痛，保持局部清洁，促进裂口愈合。

2. 病情监测　监测检查肛裂局部情况通常在排便、坐浴之后，检查后给予换药。

3. 执行医嘱

（1）解释治疗原则　治疗原则为保持大便通畅，减轻排便时疼痛，解除括约肌痉挛，促进创面愈合。对急性或初发病者，可调节饮食、保持大便通畅、便后坐浴、局部涂消炎止痛软膏，或在溃疡基底封闭注射等。非手术治疗的目的是保持大便通畅，解除肛门括约肌痉挛，消除疼痛，促进局部溃疡愈合。手术治疗适用于非手术治疗无效或经久不愈的陈旧性肛裂者。手术方式有肛裂切除术、肛管内括约肌切断术等。经久不愈的肛裂常需要手术切除，术后创口敞开不缝合，经坐浴、换药而愈。

（2）遵医嘱用药，配合治疗　根据病人具体情况遵医嘱口服止痛药物。扩肛疗法应在局麻下进行，用食指和中指缓慢、均匀地扩张肛门括约肌，使之松弛，消除疼痛，促进溃疡愈合。

4. 手术病人的护理　手术治疗病人应遵医嘱做好手术前准备，术前嘱病人排空大、小便，必要时给予灌肠通便。手术后仍使用非手术治疗的护理措施，此外术后并发症的护理如下。

（1）切口出血　多发生在术后1～7日，常因术后便秘、剧烈咳嗽使创面裂开而出血。因此，应避免用力排便、剧烈咳嗽等增加腹内压的动作，并密切观察有无伤口出血情况，一旦发生出血，及时通知医生，并协助处理。

（2）肛门失禁　多因术中不慎切断肛管直肠环所致。一旦出现肛门失禁现象，应指导病人进行提肛和肛门括约肌舒缩运动，并做好臀部和肛门皮肤护理，保持局部皮肤清洁、干燥，防止粪便刺激引起肛门周围皮肤炎症。应采用坐浴以保持肛周皮肤清洁、干燥。为减少刺激可在局部皮肤涂氧化锌软膏。

5. 心理护理　鼓励病人克服排便时惧怕疼痛的心理，做好减轻疼痛的相应护理措施，避免惧怕疼痛—加重便秘—肛裂的恶性循环。

6. 健康教育　养成每天定时排便的习惯，避免大便干燥、秘结；生活中保持充足的水分，多进食新鲜蔬菜、水果及含纤维素多的食物，保持大便通畅；注意肛门卫生，经常洗澡或清洗会阴部，防止感染；大便干结时及早给予通便处理，如口服液体石蜡、果导片或大黄泡水代茶饮等，也可用开塞露通便；出院后发现异常及时复诊。

【护理评价】

（1）是否采取了有效的措施缓解了病人的疼痛。

（2）病人是否养成定时排便习惯，排便是否顺畅。

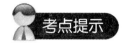

考点提示

何为肛裂"三联症"？肛肠手术后坐浴的方法。

（三）直肠肛管周围脓肿病人的护理

直肠肛管周围脓肿是指直肠肛管周围间隙内发生的急性化脓性感染并形成脓肿，大部分直肠肛管周围脓肿是由肛腺感染引起，其中以肛窦炎最为常见，少数因直肠肛管损伤后感染所致。肛腺开口于肛窦，肛窦开口向上，底朝下，易积存粪便或因粪块摩擦造成损伤致其感染，便秘、腹泻时易发生感染并累及肛腺，感染极易向上、向下、向外扩散至直肠肛管周围间隙，形成3种不同部位的脓肿。向上可引起骨盆直肠间隙脓肿，向下可导致肛旁皮下脓肿，向外则造成坐骨肛管间隙脓肿。常见致病菌为大肠埃希菌、金黄色葡萄球菌、链球菌等，偶为结核菌。一旦脓肿破溃或切开引流不畅，即可形成肛瘘。发病者以青壮年为多，男性多于女性。

【护理评估】

1. 健康史　询问病人是否有肛缘瘙痒、刺痛、分泌物等肛窦炎、肛腺感染的临床表现，了解病人有无肛周软组织感染、损伤、内痔、肛裂、药物注射等病史。

2. 身体评估

（1）肛门周围皮下脓肿　肛门周围皮下脓肿位于肛门周围皮下，最常见，位置浅，全身症状不明显（图5-26）。主要症状是肛门周围持续性剧烈跳痛，排便、受压时加重，行走不便，坐卧不安。炎症初起时局部肛门周围皮肤红肿、发硬或有压痛，随后可有波动感，可自行破溃，形成低位肛瘘。

（2）坐骨肛管间隙脓肿　坐骨肛管间隙脓肿位于肛提肌以下的坐骨、肛管之间的软组织间隙内（图5-26）。较多见，脓肿较大，位置较深。初期局部体征不明显，而以全身感染中毒症状为主要表现。起病时即有发热、寒战、食欲减退等症状；局部从持续性胀痛逐渐加重为显著性跳痛，有时因炎症刺激直肠、膀胱引起里急后重或排尿困难。炎症较重时局部可有红、肿、热、压痛等体征。直肠指检患侧有触痛性隆起，压痛明显，脓肿形成后有波动感。如不及时切开，脓肿多向下穿入肛管周围间隙，再由皮肤穿出，形成高位肛瘘。

（3）骨盆直肠间隙脓肿　骨盆直肠间隙脓肿位于肛提肌以上腹膜反折以下的骨盆、直肠间隙内（图5-26）。较少见，因位置深，间隙较大，局部症状不明显而全身症状严重，甚至有脓毒症表现；常因炎症刺激直肠和膀胱，而出现排便疼痛、里急后重、排尿不适感等。直肠指检于深处可触及局限性隆起和压痛，或有波动感。

3. 心理-社会支持状况　直肠肛管周围脓肿给病人生活和工作带来极大的痛苦和不适。病人可因病情发展为肛瘘迁延不愈而产生焦虑。

4. 辅助检查

（1）血常规检查　白细胞计数和中细粒细胞比例增高。

（2）局部穿刺　通过局部穿刺检查，若抽出脓液即诊断可明确。

（3）B超检查　对诊断脓肿的位置、大小有重要意义。

（4）CT检查　可发现脓腔。

【护理诊断/问题】

1. 疼痛　与炎症刺激、手术创伤有关。

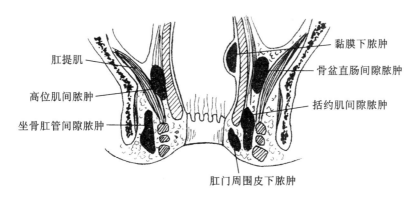

图 5-26　直肠肛管周围皮下脓肿

2. 体温过高　与感染毒素吸收有关。

3. 便秘　与惧怕排便时疼痛有关。

4. 潜在并发症　脓毒症、肛瘘等。

【护理目标】

（1）减轻疼痛。

（2）维持体温正常。

（3）保持大便通畅。

（4）及时发现和处理并发症。

【护理措施】

1. 基础护理

（1）饮食　指导病人多饮水和增加膳食纤维，口服缓泻剂或液体石蜡，必要时用开塞露通便，保持大便通畅以减轻排便刺激造成的疼痛。

（2）休息　指导病人采取侧卧位或俯卧位，防止局部受压加重疼痛。

（3）卫生　肛门坐浴：给予 1：5000 高锰酸钾溶液坐浴，也可行局部热敷或温盐水灌肠。温度为 43～46 ℃，每日 2～3 次，每次 20 min。坐浴后再更换新的敷料。

2. 病情监测　观察病人的意识、生命体征、面色、尿量等，注意有无脓毒症的症状和体征。

3. 执行医嘱

（1）解释治疗原则　早期尚未形成脓肿之前使用抗生素控制感染，促使炎症消散吸收，使用缓泻剂保持大便通畅，以减轻病人排便时的痛苦，防止并发症。一旦形成脓肿，应手术切开引流、排脓，术后要安放适当引流物，术后定时换药治疗，防止肛瘘发生。

（2）遵医嘱用药，配合治疗　对症护理：疼痛严重者，遵医嘱给予止痛药物；高热者，给予物理降温或药物降温。给予抗菌药物：遵医嘱给予抗生素、甲硝唑等控制感染。

4. 手术病人的护理

1）手术前护理　应遵医嘱做好手术前准备，术前嘱病人排空大、小便，必要时给予灌肠通便。

2）手术后护理

（1）体位　安置仰卧位或侧卧位，以利于引流。

（2）给予抗菌药物　同"基础护理"。

（3）保持大便通畅　同"基础护理"。

（4）伤口护理　观察有无伤口渗血，注意引流液的性质和量，及时更换敷料；指导病人坐浴，必要时遵医嘱进行脓腔冲洗。若脓肿长期换药不愈，应考虑形成肛瘘，按肛瘘治疗和护理。

（5）观察并发症　若脓肿切开引流后，经长时间换药伤口不愈，并逐渐形成慢性腔道样伤口，肉芽生长缓慢，应考虑形成肛瘘，报告医生，并指导病人按肛瘘治疗。

5. 心理护理　直肠肛门周围脓肿治疗时间长，病人常常有自卑感，应做好心理护理。使病人树立信心，坚持治疗，克服急躁情绪，保持良好心态，作好个人卫生，配合治疗，争取早日康复。

【健康教育】

教育病人及时治疗肛周炎性疾病，应注意自我保健，经常洗澡和更换内裤，保持肛门会阴部清洁卫生，避免再发。教育病人平时应多饮水、多吃水果及适量粗纤维食物，每天坚持适量的体育活动。戒除饮酒嗜好，避免辛辣等刺激性食物。

【护理评价】

（1）病人疼痛程度是否减轻。

（2）脓肿切开引流是否通畅。

（3）感染是否得到及时控制。

（四）肛瘘病人的护理

肛瘘是肛管或直肠下端与肛周皮肤之间形成的感染性管道。典型的肛瘘由内口、瘘管、外口三部分组成，内口多位于齿状线附近，外口位于肛周皮肤。多见于男性青壮年。主要临床特征为肛周外口处反复流脓、刺激肛周皮肤，常有瘙痒、潮湿和疼痛，任何年龄均可发病。肛瘘绝大多数是由直肠肛管周围脓肿自行破溃或切开引流不畅所致。引流后虽然脓腔不断缩小，但粪便经常由原发病灶处进入脓腔不断污染，外口皮肤生长较快而愈合。以后又破溃，炎症刺激管道，使瘘管管壁纤维化、变硬、弯曲、狭窄，经久不愈。

肛瘘形成有三个步骤，即肛窦炎、直肠肛管周围脓肿、肛瘘。肛瘘一般由内口、瘘管、外口组成。外口位于肛周皮肤，内口在肛管或直肠下端。凡瘘管在肛门外括约肌深部以下者为低位肛瘘，在外括约肌深部以上并跨越外括约肌深部者即为高位肛瘘。只有一个瘘管者为单纯性肛瘘，如有多个瘘管或瘘口即为复杂性肛瘘。

【护理评估】

1. 健康史　多与直肠肛管周围脓肿的发病和治疗过程有关，仔细询问其相关的病史。了解病人有无结核分枝杆菌感染或肛门及周围组织损伤的情况。本病为慢性过程，需了解病人对肛周瘙痒、分泌物及粪臭味给病人带来生理上的影响及病人心理上的承受能力。

2. 身体评估

（1）疼痛　多为隐痛不适。急性感染时，有较剧烈的疼痛。

（2）瘘口排脓　瘘口经常有脓液排出，在脓液排出后，外口可以暂时闭合；当脓液积聚到一定量时，再次冲破外口排脓，如此反复发作。

（3）发热　肛瘘引流不畅时，脓液积聚，毒素吸收可引起发热、头痛、乏力等表现。

（4）肛周瘙痒　瘘口排出的脓液刺激肛周皮肤，使肛门部潮湿、瘙痒，久之可形成湿疹。

3. 心理-社会支持状况　肛瘘部分病人因对疾病知识缺乏或因害羞而不愿就医，延误病情。同时病人病情长期反复、迁延不愈易产生焦虑心理。

4. 辅助检查

（1）美蓝染色检查　将白色纱布条填塞于肛管至直肠下端，再由肛瘘外口注入美蓝溶液

1～2 mL,通过观察纱布条染色情况,可判断内口的位置。

(2)瘘管造影检查　将碘油注入瘘管行X线透视或摄片,通过观察显影图像可明确瘘管走向。

(3)直肠指检　可在齿状线附近或其上方触及条索状压痛瘘管,沿瘘管向上在肛门内可触及的小硬结即为内口,内口处有轻度压痛。若从外口处插入探针,沿瘘管探查可经内口进入肠腔。

【护理诊断/问题】

1. 皮肤完整性受损　与肛门周围皮肤瘙痒有关。

2. 便秘　与因疼痛惧怕排便有关。

3. 潜在并发症　伤口感染、肛门失禁等。

【护理目标】

(1)减轻或消除肛门周围皮肤瘙痒症状。

(2)保持大便通畅减轻疼痛症状。

(3)及时发现并处理并发症。

【护理措施】

1. 基础护理

(1)饮食　指导病人多饮水和增加膳食纤维,保持大便通畅,减轻排便刺激造成的疼痛。

(2)休息　指导病人采取侧卧位或俯卧位,防止局部受压加重疼痛。

(3)卫生　做好肛周皮肤护理,保持局部清洁,告诫病人肛周皮肤瘙痒时不要搔抓,必要时可遵医嘱外用消炎止痒药膏等。

2. 病情监测　应注意监测病人敷料染血情况以及血压、脉搏变化。术后出血是最常见的并发症。有时出血积聚在直肠内可达数百毫升,病人有面色苍白、出冷汗、头昏、心慌、脉细速等内出血的表现,并有肛门下坠胀痛和急迫排便感。大便时可排出大量鲜血和血块,严重者可发生失血性休克。如有内出血的表现,应立即静脉快速输液,同时报告医生做出处理。还应注意观察有无肛门失禁、切口感染等其他并发症。

3. 执行医嘱

(1)治疗原则　肛瘘一旦形成,不能自愈,必须采取手术治疗,手术的原则为:切开瘘管,敞开创面,促进愈合。低位肛瘘用挂线疗法或手术切除。高位肛瘘以挂线疗法为主。对复杂性肛瘘常需分期处理。①肛瘘切开术:适用于低位单纯性肛瘘。切开瘘管,清除瘘管内肉芽组织,用凡士林纱布填塞创面,使其由内向外逐渐愈合。②肛瘘切除术:适用于低位单纯性肛瘘。将瘘管壁全部切除至健康组织,敞开创面,用凡士林纱布填塞,使其由内向外逐渐愈合。③挂线疗法:适用于高位或低位单纯性肛瘘,是利用橡皮筋或有腐蚀作用药线的机械性压迫作用,缓慢地切开瘘管,以达到边切开边愈合,而不出现括约肌失禁的目的。

(2)遵医嘱用药　配合治疗:必要时遵医嘱给予抗菌药物,术前排空大、小便。

4. 手术病人护理

(1)保持大便通畅　指导病人调整饮食,必要时使用缓泻剂,以保持大便通畅。每次大便后用1∶5000高锰酸钾溶液坐浴。

(2)肛瘘切开或切除术后　第2日打开敷料,用1∶5000高锰酸钾溶液坐浴,坐浴后更换敷料。以后每日安排好大便、坐浴和换药顺序,即打开敷料后大便,大便后坐浴,坐浴后消毒伤口重新覆盖和固定敷料。

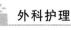

（3）肛瘘挂线术后　术后第 2 日开始大便后和睡前坐浴。指导病人术后 5～6 日到门诊收紧橡皮筋，等待其自然脱落。橡皮筋脱落后，局部可涂抗生素软膏或生肌散，以促进伤口愈合。

（4）并发症护理　观察有无伤口感染征象；若有肛门括约肌松弛现象，术后 3 日开始指导病人进行提肛运动。

5. 心理护理　病人常常有自卑感和各种不适，须做好心理护理。使病人树立信心，坚持治疗，克服急躁情绪，保持良好心态，做好个人卫生，配合治疗，争取早日康复。

【健康教育】

病人平时应多饮水、多吃水果及适量粗纤维食物。戒除饮酒嗜好，避免辛辣等刺激性食物。保持大便通畅，养成每日定时排便、便后清洗肛门的习惯。每天坚持适量的体育活动。

【护理评价】

（1）瘙痒、疼痛不适程度是否减轻。

（2）并发症是否得到预防或及时发现。

直通护考

一、选择题

A1/A2 型题（以下每一道考题下面有 A、B、C、D、E 五个备选答案，请从中选择一个最佳答案）

1. 内痔的早期症状是（　　）。

A. 痔块脱出　　　　　　　　B. 疼痛　　　　　　　　C. 便秘

D. 便血　　　　　　　　　　E. 分泌黏液

2. 肛门疼痛，肛门下蓝紫色肿块，明显触痛，行走时加重，最大可能是（　　）。

A. 胆管癌　　　　　　　　　B. 炎性外痔　　　　　　C. 血栓性外痔

D. 肛周皮下脓肿　　　　　　E. 直肠息肉

3. 肛裂的主要特点是（　　）。

A. 无痛性便血　　　　　　　B. 肛门部下坠感　　　　C. 疼痛性便血

D. 肛门有脓性分泌物　　　　E. 经常有稀便

4. 不能做直肠指检的情况是（　　）。

A. 内痔出血　　　　　　　　B. 复杂性肛瘘　　　　　C. 直肠息肉出血

D. 直肠脱垂　　　　　　　　E. 肛裂

5. 陈先生，30 岁。畏寒、发热，肛门周围肿痛，排便时加重。检查：肛门周围皮肤发红、压痛明显，应诊断为（　　）。

A. 肛门周围皮下脓肿　　　　B. 外痔血栓形成　　　　C. 肛裂

D. 骨盆直肠窝脓肿　　　　　E. 内痔嵌顿

任务 9-2　结肠癌、直肠癌病人的护理

结肠癌、直肠癌又统称为大肠癌，是消化道常见的恶性肿瘤之一，发病率仅次于胃癌。好发于 40～60 岁，男性多于女性。我国大肠癌的分布以直肠最多见，其次为乙状结肠，其他部位

依次为盲肠、升结肠、降结肠和横结肠。临床上以大便性质改变、少量便血、腹部肿块和肠梗阻为主要表现。病因尚不完全清楚，目前认为可能与下列因素有关：①大肠息肉、腺瘤，尤以家族性腺瘤癌变率最高；②大肠慢性炎症，如溃疡性结肠炎、结肠血吸虫病肉芽肿等；③饮食习惯，如长期进食高脂肪、高蛋白和低纤维素类食品；④遗传因素。

【病理】

1. 大体形态分类

（1）肿块型　肿瘤向肠腔内生长，呈菜花样，生长较慢，浸润较浅且局限，表面易溃烂，伴出血、感染和坏死。恶性程度较低，预后较好。

（2）溃疡型　大肠癌最常见类型。癌肿向肠壁深层生长并向四周浸润，底部坏死，边缘隆起，中央凹陷，易出血、感染或穿透肠壁，转移较早，恶性程度高。

（3）浸润型　肿瘤沿肠壁呈环行浸润，易引起肠腔狭窄或梗阻，转移较早，预后最差。

2. 组织学分类　可分为：①腺癌，最常见，占大肠癌的大多数；②黏液癌，预后较差；③未分化癌，易侵入小血管和淋巴管，预后最差。

3. 转移途径

（1）直接浸润　结肠、直肠癌穿透肠壁后可浸润邻近器官，如乙状结肠癌肿常侵犯膀胱、子宫、输尿管，横结肠癌肿常侵犯胃壁，直肠癌可侵犯前列腺、膀胱、阴道、子宫。

（2）淋巴转移　主要转移途径。结肠癌易转移至肠系膜血管周围和肠系膜根部淋巴结；直肠癌向上可转移至直肠上动脉、肠系膜下动脉及腹主动脉周围淋巴结，向下、向两侧转移至髂内淋巴结或腹股沟淋巴结。晚期病人可出现左锁骨上淋巴结转移。

（3）血行转移　晚期癌细胞常经血液循环转移至肝脏，也可转移至肺、脑、骨等。

（4）种植转移　结肠癌肿穿透肠壁后，癌细胞可脱落，并种植在腹膜和腹腔内其他器官表面，以盆腔底部、直肠前陷窝部最常见。直肠癌种植性转移的机会较小，上段直肠癌偶有种植性转移。

【护理评估】

（一）健康史

应注意了解病人年龄、性别、饮食习惯，有无大肠息肉、溃疡性结肠炎、肠腺瘤病史或手术治疗史，家族中有无大肠癌或其他肿瘤病人。

（二）身体评估

病人早期可无症状，随着病情发展，不同部位和病理类型的癌肿可出现不同特点的表现。应注意观察有无低热、消瘦、贫血、乏力等全身症状。对有不明原因的便血、黏液脓血便、排便习惯改变、腹部隐痛、腹部肿块以及慢性肠梗阻症状的病人，应高度怀疑有大肠癌的可能。

1. 结肠癌

（1）排便习惯及粪便性状改变　结肠癌最早出现的症状，由于肿瘤坏死形成溃疡或继发感染所致。表现为排便次数增多，腹泻、便秘交替出现，粪便带血、黏液或脓液。

（2）腹痛　腹痛也是早期症状之一，表现为定位不确切的持续性隐痛，腹部不适或腹胀感。出现肠梗阻时腹痛加剧或为阵发性绞痛。

（3）腹部包块　肿瘤较大时，可触及形状不规则的肿块，质硬，表面不平呈结节状，压之轻痛。若为乙状结肠癌或横结肠癌，可有一定活动度。

（4）肠梗阻症状　一般是晚期症状，多为不全性肠梗阻表现。

（5）全身表现　由于慢性失血、癌肿溃烂、感染、毒素吸收等，病人可出现乏力、低热、消瘦、贫血等症状，晚期可出现恶病质等。

由于结肠癌的部位不同，临床表现也有区别。右半结肠癌以肿块型多见，结肠腔较大，肠内容物多为液体，一般不易发生肠梗阻，以发热、贫血、消瘦、乏力及腹部包块为主要表现。左半结肠癌以浸润型多见，结肠腔较小，肠内容物为半固体，加之癌肿浸润，极易引起肠腔环行狭窄，故以肠梗阻、便秘、便血等为主要表现。

2. 直肠癌　早期可无症状，随着癌肿的逐渐增大，可发生症状变化。

（1）直肠刺激症状　癌肿刺激直肠产生频繁便意、排便不尽、便前肛门下坠感、腹泻、里急后重等症状。

（2）肿瘤破溃、感染症状　癌肿破溃时大便表面带血及黏液，感染时可出现脓血便。血便是直肠癌病人最常见的早期症状。

（3）肠腔狭窄症状　癌肿突入肠腔使肠腔狭窄可出现大便变形、变细；癌肿继续增大造成部分肠梗阻后可有腹胀、阵发性腹痛、肠鸣音亢进、排便困难等表现。

（4）晚期症状　癌肿侵犯前列腺、膀胱，可出现尿频、尿痛；侵犯骶前神经则发生持续性剧烈疼痛。发生转移时可出现腹水、肝大、黄疸、贫血、水肿等表现。

（三）心理-社会支持状况

了解病人和家属对疾病的认识情况，对结肠造口知识及手术前、手术后护理知识的熟悉程度。观察病人恐惧、焦虑程度，评估其心理承受力。了解家庭对病人的关心程度及经济承受能力，从而正确评估病人的心理状态。

（四）辅助检查

（1）直肠指检　为最简单而有效的方法，对于疑有直肠癌的病人为首选，多数直肠癌病人通过直肠指检可以发现肿块。

（2）大便隐血试验　持续阳性者是早期诊断的重要依据。

（3）内镜检查　可直接观察病变部位并做活体组织检查。

（4）X线钡剂灌肠　X线气钡双重对比可发现较小的结肠癌。

（5）CT、MRI、B超检查　均有助于大肠癌的诊断，并可了解癌肿转移、浸润情况。

（五）治疗原则

结肠、直肠癌主要以手术治疗（图5-27）为主，辅助以化疗和放疗等综合治疗。

【护理诊断/问题】

1. 恐惧、焦虑　与对癌症治疗缺乏信心、担心预后有关，以及与对手术的担忧及担心结肠造口影响生活和工作有关。

2. 自我形象紊乱　与直肠癌术后留有永久性人工肛门的病人，可产生自卑、消极，并有害怕被人抛弃和拒绝的心理有关。

3. 营养失调：低于机体需要量　与腹泻、食欲下降及癌肿慢性消耗有关。

4. 潜在并发症　造口坏死或狭窄、吻合口瘘、排便异常、切口感染。

5. 知识缺乏　缺乏人工肛门的自我护理知识。

【护理目标】

（1）焦虑与恐惧减轻，能主动配合治疗和护理。

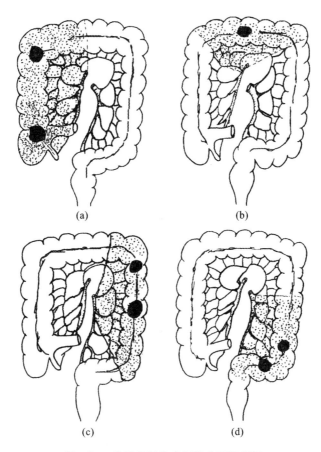

图 5-27 结肠癌根治术切除范围示意图

（2）能适应并接受自我形象和排便方式的改变。

（3）营养状况得到改善。

（4）并发症能及时发现和处理。

（5）掌握人工肛门的自我护理知识。

【护理措施】

（一）手术前护理

（1）一般护理 了解有无出血倾向和药物过敏史。全面检查心、肺、肝、肾等重要器官功能。若伴有高血压、冠心病、糖尿病等疾病者，需控制后再予手术。

（2）加强营养 应给予高蛋白、高热量、高维生素、易消化的少渣饮食，必要时输血、输人体清蛋白，以纠正贫血和低蛋白血症。

（3）肠道准备 目的是排空肠道，减少细菌数量，防止腹腔和切口感染，有利于吻合口愈合。肠道准备包括控制饮食、清洁肠道和使用药物三大措施。传统方法包括：①术前 3 日进少渣半流质饮食，术前 2 日进流质饮食；②术前 3 日给予导泻剂、肠道杀菌剂口服；③术前 1 日晚及术日晨用 1％肥皂水清洁灌肠。

（4）坐浴和阴道冲洗 直肠癌术前 3 日每晚肛门坐浴，女病人应做阴道冲洗。

（5）其他 按腹部手术做好常规准备，并于手术日晨留置胃管和导尿管，备好术中所需的抗癌药物等。

知识链接

根治性手术包括手术切除癌肿所在的肠段、相应肠系膜及其供应动脉附近区域的淋巴结,再行肠吻合术。

1. 结肠癌　不同部位的癌肿所需切除的范围不尽相同。右半结肠切除术适用于盲肠、升结肠、结肠肝区癌肿;左半结肠切除术适用于结肠脾曲、降结肠、部分乙状结肠癌肿;横结肠切除术适用于横结肠癌肿。

2. 直肠癌　依其肿瘤位置的高低,有不同的手术方式。距肛缘 7 cm 以内的直肠癌可做腹、会阴联合直肠癌根治术(Miles 手术)。一般采用腹部和会阴部切口,切除乙状结肠下段直至肛管、肛提肌、肛门周围皮肤,乙状结肠近端在左下腹部进行永久性造口(人工肛门)。此法手术较彻底,治愈率高,缺点是需进行永久性人工肛门。距肛缘 10～20 cm 及以上的直肠上段癌,可做经腹直肠癌切除术(Dixon 手术),离癌肿 5 cm 切除乙状结肠和直肠后再进行端端吻合。此术式保留了肛门,可控制排便,但有吻合口瘘、出血、狭窄及复发等并发症。

（二）手术后护理

1. 体位　手术后平卧 6 h,待麻醉作用消失、血压平稳后改半卧位,以利于呼吸和腹腔引流。

2. 观察病情　观察生命体征、意识、尿量等;观察腹部、会阴部切口敷料有无渗血、渗液,腹腔及骶前引流管有无新鲜血液引出。若发现出血征象,应及时报告医师,并协助处理。

3. 饮食护理　禁饮食、胃肠减压 2～3 日,肛门排气或结肠造口开放后可拔除胃管,进流质饮食,1 周后进半流质饮食,2 周左右可进少渣普食。禁饮食、胃肠减压期间静脉补充水和电解质,防止水、电解质平衡紊乱。

4. 应用抗菌药物　由于肿瘤病人抵抗力下降,结肠、直肠癌手术可能有肠内容物污染,加之手术创面暴露时间长时,可发生切口或腹腔感染,术后应继续使用有效的抗菌药物预防感染。

5. 导尿管护理　直肠癌根治术易损伤骶部神经而引起尿潴留,术后需留置导尿管 1～2 周。按常规做好导尿管的护理,术后 5～7 日可夹闭导尿管,每 3～4 h 开放一次,待膀胱功能恢复正常后可拔除导尿管。

6. 引流管护理　骶前引流管接负压吸引,保持引流管通畅,避免管道受压、折曲、堵塞;及时更换引流管口处敷料;观察和记录引流液的性质和量,一般术后 5～7 日,引流液量明显减少、颜色清亮,可拔除引流管。

7. 会阴部切口护理　应保持切口敷料的清洁干燥,如有污染或被血液渗湿,应及时更换。亦可根据情况,于术后 4～7 日开始用 1∶5000 高锰酸钾溶液坐浴,每日 2 次。

8. 并发症护理

（1）造口坏死　观察造口血液循环情况,正常结肠造口为粉红色,若为蓝紫色说明局部缺血,若为黑色、棕色说明坏死。

（2）造口狭窄　造口处拆线后,每日扩肛 1 次,防止造口狭窄;观察病人有无呕吐、腹痛、腹胀、停止排气和排便等肠梗阻症状。

（3）便秘　为防止便秘,鼓励病人多吃蔬菜、水果、多饮水、多活动;若进食后 3～4 日未排便,可将导尿管插入造口(不超过 10 cm),用液体石蜡或肥皂水灌肠通便。

(4)吻合口瘘　观察有无吻合口瘘的表现,术后 7～10 日不可灌肠,以免影响吻合口的愈合;若发生吻合口瘘,应行腹腔或盆腔持续引流,并保持引流通畅,必要时做横结肠造口转流粪便,同时行肠外营养、使用抗菌药物等。

9. 结肠造口护理

(1)造口开放前护理　用凡士林或生理盐水纱布外敷结肠造口,外层敷料渗湿后应及时更换。

(2)保护腹部切口　结肠造口一般于术后 2～3 日开放。开放早期,粪便稀薄,次数多,病人应取左侧卧位,及时清除肠道分泌物及粪便,并用塑料薄膜将腹部切口与造口隔开,以防粪便污染腹部切口。

(3)保护造瘘口周围皮肤　用中性皂液或 0.5%氯己定(洗必泰)溶液清洁造口周围皮肤,并涂以氧化锌软膏保护,防止粪液浸渍引起皮炎。

(4)造口袋的使用与清洁　选择袋口合适的造口袋,袋口对准并贴紧造口,袋囊朝下,用有弹性的腰带固定;当造口袋内充满 1/3 排泄物时即应更换,以餐前、餐后 2～4 h 或睡前更换为宜;除非使用一次性造口袋,否则病人应备 3～4 个造口袋用于更换,使用过的造口袋可用中性洗涤剂或清水洗净,洗净后擦拭并晾干备用。

(5)饮食指导　指导病人注意饮食卫生,以防肠道感染引起腹泻;避免进食产气、生冷、刺激性及可引起便秘或腹泻的食物。

(6)帮助病人正视造口并参与护理　观察病人的情绪反应,鼓励病人及家属说出对造口的感觉和接受程度;指导病人正视现实,消除厌恶情绪;教会病人和家属造口袋的佩戴、倾倒及清洁方法,以及造口周围皮肤的护理方法,指导其自行护理;说明经过一段时间后可适应新的排便方式,并可恢复正常生活、适当运动和社交活动。

(三)心理护理

医护人员要同情和关心病人,了解其心理变化,解答问题耐心,语言轻柔,态度亲切,尽快消除其不良心理,使其接受并配合手术。对需做人工肛门者,进行健康知识教育,讲明手术的必要性和手术成功的实例,使病人减轻焦虑,树立信心。

【健康教育】

积极宣传治疗癌前病变,如结直肠息肉、腺瘤、溃疡性结肠炎等,避免高脂肪、低纤维素饮食,预防和治疗血吸虫病等,以降低大肠癌的发生率。对有家族史或疑有大肠癌及癌前病变者,应进行筛选性、诊断性检查,以便早发现、早诊断、早治疗。

指导病人做好结肠造口的护理,每周扩张造口 1 次,持续 2～3 个月;若出现便秘,可自行灌肠;应选择合适的饮食,避免摄入可导致便秘或腹泻的食品,适量运动,保持心情舒畅。遵医嘱告知病人随访的时间、地点。若发现造口狭窄、腹胀、排便困难等,应及时就诊。

【护理评价】

(1)病人焦虑是否缓解或减轻。

(2)是否能够正确进行造口护理。

(3)能否主动配合治疗和护理工作。

(4)手术后并发症是否得到预防与纠正。

(张旭明)

直通护考

一、选择题

A1/A2 型题(以下每一道考题下面有 A、B、C、D、E 五个备选答案,请从中选择一个最佳答案)

1. 大肠癌最好发的部位是(　　)。

A. 盲肠　　　　　　　　B. 升结肠　　　　　　　　C. 乙状结肠

D. 横结肠　　　　　　　E. 直肠

2. 直肠癌早期诊断最简便易行的方法是(　　)。

A. 钡灌肠 X 线检查　　　　B. B 超　　　　　　　　C. 直肠指检

D. 血生化检查　　　　　　E. 直肠镜及乙状结肠镜检查

3. 结肠癌术前准备中下列不正确的是(　　)。

A. 术前 3 日流质饮食　　　　B. 术前清洁灌肠

C. 术前用维生素 K　　　　　D. 术前 5 日用肠道易吸收的抗生素

E. 术前 1～2 日服缓泻剂

4. 王某,女性,55 岁。腹痛、腹胀、乏力半年余。排便次数增多,粪便时干时稀。贫血貌,右下腹扪及质硬不规则肿块。首先考虑(　　)。

A. 阑尾脓肿　　　　　　　B. 右卵巢囊肿　　　　　　C. 盲肠癌

D. 小肠肿瘤　　　　　　　E. 畸胎瘤

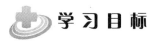

任务 10　周围血管疾病病人的护理

学习目标

1. **知识目标**

(1) 掌握原发性下肢静脉曲张、血栓闭塞性脉管炎病人的护理措施。

(2) 熟悉原发性下肢静脉曲张、血栓闭塞性脉管炎病人的护理评估。

(3) 了解原发性下肢静脉曲张、血栓闭塞性脉管炎病的病因。

2. **能力目标**

可为原发性下肢静脉曲张病人、血栓闭塞性脉管炎病人提供健康教育。

3. **素质目标**

(1) 理论扎实,技术娴熟,提供优质护理服务。

(2) 培养爱伤观念,主动关心病人,助其减轻痛苦。

案例引导

　　王某,男性,48 岁,建筑工人,近年来感觉双下肢沉重、酸胀、易疲劳,休息后症状减轻。就诊时可见双下肢内侧静脉明显隆起,蜿蜒成团,大隐静脉瓣膜功能试验阳性。请问:

　　(1)你作为责任护士,如何对病人进行护理评估?

　　(2)如何给病人实施正确的护理措施?

任务 10-1　原发性下肢静脉曲张病人的护理

　　周围血管疾病种类繁多,主要的病理改变是狭窄、闭塞、扩张、破裂及静脉瓣膜关闭不全。包括:①静脉疾病:下肢静脉逆流性疾病(单纯性下肢静脉曲张、原发性下肢深静脉瓣膜功能不全)、下肢静脉回流障碍性疾病(下肢深静脉血栓形成)。②动脉疾病:动脉硬化性闭塞症、血栓闭塞性脉管炎、动脉栓塞、多发性大动脉炎、雷诺综合征。

　　【背景知识】

　　原发性下肢静脉曲张是指下肢浅静脉瓣膜关闭不全,使静脉内血液倒流,远端静脉淤滞,继而病变静脉壁扩张、变性,出现不规则膨出和扭曲。多发生于体力劳动强度大、从事持久站立工作或久坐少动的人群。下肢静脉由浅静脉、深静脉和交通静脉组成。

　　【病因】

　　1. 先天因素　静脉瓣膜缺陷和静脉壁薄弱是全身支持组织薄弱的一种表现,与遗传因素有关。

　　2. 后天因素　增加下肢静脉瓣膜承受压力和循环血量超负荷是造成下肢静脉曲张的后天因素,如长期站立、久坐少动、重体力劳动、妊娠、慢性咳嗽、习惯性便秘等。

　　【病理生理】

　　下肢静脉曲张的血流动力学改变主要表现为主干静脉和毛细血管压力增高。浅静脉扩张主要是由前者引起,而毛细血管压力升高造成皮肤微循环障碍,纤维蛋白原、红细胞等渗入组织间隙及毛细血管内微血栓形成。由于纤溶活性降低,渗出的纤维蛋白积聚、沉积于毛细血管周围,造成局部代谢障碍,导致皮肤色素沉着、纤维化、皮下脂质硬化甚至皮肤萎缩,最后形成静脉性溃疡。由于血清蛋白渗出和毛细血管周围纤维组织沉积,引起再吸收障碍、淋巴超负荷,导致下肢水肿。

　　【护理评估】

　　1. 健康史

　　(1)原发性(单纯性)下肢静脉曲张:因浅静脉本身的病变或解剖因素所致,如先天性静脉壁薄弱、瓣膜发育不良、长期站立引起的静脉压力增高及从事负重工作因腹压增高而使下肢静脉血回流受阻等。

　　(2)继发性(代偿性)下肢静脉曲张:因深静脉病变,如下肢深静脉因炎症、血栓形成而阻塞,先天性深静脉瓣膜缺如综合征等,继发于深静脉以外的病变,如盆腔肿瘤等压迫子宫或压

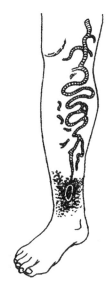

图 5-28　大隐静脉曲张及小腿慢性溃疡

迫髂静脉或妊娠均可引起下肢静脉曲张。原发性较继发性多见。

2. 身体状况　原发性下肢静脉曲张主要发生在大隐静脉(图5-28),左下肢多见,双下肢可先后发病。发病早期主要表现为长时间站立后患肢感觉沉重、酸胀、乏力,下肢浅静脉扩张、隆起和迂曲。后期出现足靴区皮肤营养不良,皮肤色素沉着、湿疹和溃疡形成。

3. 心理-社会支持状况　病人因病程较长、溃疡面经久不愈,以致影响正常的生活与工作,评估其有无焦虑、恐惧、失望等情绪。

4. 辅助检查

1) 特殊检查

(1) 大隐静脉瓣膜功能试验(图5-29):检查静脉瓣膜功能。嘱病人仰卧,抬高下肢使静脉排空,在腹股沟下方扎止血带以阻断大隐静脉;病人站立,释放止血带后10 s内若出现自上而下静脉逆向充盈,则提示大隐静脉瓣膜功能不全。同样的原理,在腘窝部扎止血带亦可检测小隐静脉瓣膜的功能。

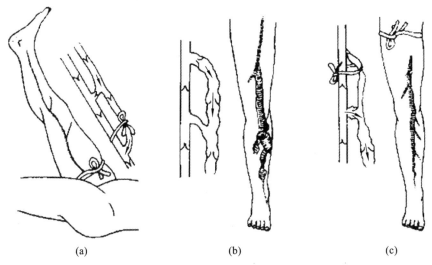

(a)　　　　　　　　　　(b)　　　　　　　　　　(c)

图 5-29　大隐静脉瓣膜功能试验

(2) 深静脉通畅试验(图5-30):病人取站立位,于腹股沟下方缚止血带压迫大隐静脉,待静脉充盈后,嘱病人用力踢腿或下蹲10余次,如充盈的曲张静脉明显减轻或消失,则提示深静脉通畅;反之,则可能有深静脉阻塞。

(3) 交通静脉瓣膜功能试验(图5-31):病人仰卧,抬高下肢,在大腿根部扎上止血带,先从足趾向上至腘窝缠第1根弹力绷带,再自止血带处向下缠第2根弹力绷带;让病人站立,在向下解开第1根弹力绷带的同时,向下缠第2根弹力绷带,如果在两根绷带之间的间隙内出现曲张静脉,提示该处有功能不全的交通静脉。

2) 影像学检查　下肢静脉造影、血管超声检查等,可以判断病变性质、部位、范围和程度。

【处理原则】

1. 非手术治疗　适用于病变局限、症状较轻者,或妊娠期间发病及症状虽然明显但不能耐受手术者。主要措施有:①促进下肢静脉回流:避免久坐、久站,间歇期抬高腿;穿弹力袜或

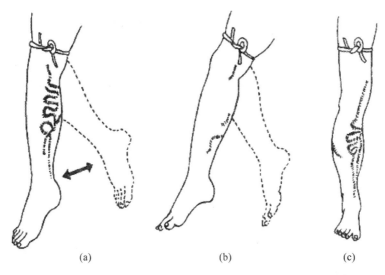

图 5-30　深静脉通畅试验

用弹力绷带外部加压,适用于大多数病人,疗效良好。②药物治疗:黄酮类和七叶皂苷类药物可缓解酸胀和水肿等症状。③注射硬化剂:常用5％鱼肝油酸钠硬化剂注入曲张的静脉引起炎症反应使之闭塞,适用于局部轻度静脉曲张或手术后残留的静脉曲张。④处理并发症:血栓性静脉炎者,给予抗生素及局部热敷治疗;湿疹和溃疡者,抬高患肢并给予创面湿敷;曲张静脉破裂出血者,经抬高患肢和局部加压包扎止血,必要时予以缝扎止血,待并发症改善后择期手术治疗。

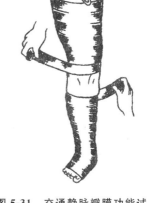

2. 手术治疗　手术治疗是根本治疗方法,适用于深静脉通畅、无手术禁忌证者。最适宜的方法是大隐静脉或小隐静脉高位结扎和曲张静脉剥脱术,微创手术有近年来开展的

图 5-31　交通静脉瓣膜功能试验

经皮环扎术、旋切刨吸术、腔内激光、射频和电凝等术式,均取得了良好疗效。如已确定交通静脉瓣膜功能不全者,可选择筋膜外、筋膜下或借助内镜做交通静脉结扎术。

【护理诊断/问题】

1. 活动无耐力　与下肢静脉回流障碍有关。

2. 皮肤完整性受损　与皮肤营养障碍、慢性溃疡有关。

3. 潜在并发症　深静脉血栓形成、小腿曲张静脉破裂出血。

【护理目标】

(1) 病人活动耐力逐渐增加。

(2) 病人掌握正确预防皮肤破损、溃疡的知识和方法。

(3) 病人的并发症能得到预防、及时发现与处理。

【护理措施】

1. 非手术治疗护理/术前护理

1) 促进下肢静脉回流,改善活动能力

(1) **穿弹力袜或使用弹力绷带**　指导病人行走时穿弹力袜或使用弹力绷带,促进静脉回流。穿弹力袜时,应平卧并抬高患肢,排空曲张静脉内的血液后再穿,注意弹力袜的长短、压力及薄厚应符合病人的腿部情况。弹力绷带自下而上包扎,不妨碍关节活动,并注意保持合适松紧度,以能扪及足背动脉搏动及保持足部正常皮肤温度为宜。

(2)体位　采取良好坐姿,坐时双膝勿交叉过久,以免压迫腘窝,影响静脉回流;休息或卧床时抬高患肢 30°～40°,以利于静脉回流。

(3)避免引起腹内压及静脉压增高的因素　保持大便通畅,避免长时间站立,肥胖者宜有计划地减轻体重。

2)预防或处理创面感染　观察患肢远端皮肤的温度、颜色,观察是否有肿胀、渗出,局部有无红、肿、压痛等感染征象。做好皮肤湿疹和溃疡的治疗及换药,促进创面愈合,预防创面继发感染。

2. 术后护理

(1)病情观察　观察病人有无伤口及皮下渗血、伤后感染等情况,发现异常及时通知医师。

(2)早期活动　病人卧床期间指导其做足部伸屈和旋转运动;术后 24 h 可鼓励病人下地行走,促进下肢静脉血液回流,避免深静脉血栓形成。

(3)保护患肢　活动时,避免外伤引起曲张静脉破裂出血。

【健康教育】

1. 去除影响下肢静脉回流的因素　避免使用过紧的腰带和紧身衣物;避免肥胖;平时注意保持良好的坐姿,避免久站和久坐;坐时避免双膝交叉过久。

2. 休息和活动　休息时适当抬高患肢;指导病人进行适当体育锻炼,增强血管壁弹性。

3. 弹力治疗　非手术治疗病人坚持长期使用弹力袜或弹力绷带;手术治疗病人一般术后宜继续使用弹力绷带 1～3 个月。

【护理评价】

(1)病人的活动耐力是否增加。

(2)病人能否正确预防皮肤破损、溃疡。

(3)病人的并发症能否得到预防、及时发现与处理。

任务 10-2　血栓闭塞性脉管炎病人的护理

案例引导

王先生,48 岁,吸烟 20 年,较长距离步行后,出现下肢疼痛,休息后症状缓解,反复发作。近年来,出现右下足麻木发冷。检查:足背动脉搏动消失。请问:

(1)王先生最主要的护理诊断有哪些?

(2)你作为责任护士,可提供哪些健康教育?

血栓闭塞性脉管炎又称 Buerger 病,是一种主要累及四肢远端中动脉、小动脉、静脉的慢性、节段性、周期性发作的血管炎性病变,好发于男性青壮年。

【病因】

病因尚未明确,与多种因素有关,基本可归纳为以下两方面。主动和被动吸烟是本病发生和发展的重要环节。

1. 外在因素 与吸烟、寒冷潮湿的生活环境、慢性损伤及感染有关。

2. 内在因素 包括自身免疫功能紊乱、性激素和前列腺素失调及遗传因素。

【病理生理】

病变主要累及四肢的中、小动脉和静脉,常起始于动脉,后累及静脉,由远端向近端发展,病变呈节段性,两段之间血管比较正常。活动期为受累动、静脉管壁全层非化脓性炎症,由内皮细胞和成纤维细胞增生、淋巴细胞浸润、管腔狭窄和血栓形成。后期炎症消退,血栓机化,新生毛细血管形成,动脉周围有广泛纤维组织,常包埋静脉和神经组织,闭塞血管远端的组织可出现缺血性改变,甚至坏死。静脉受累时的病理改变与动脉病变相似,临床上表现为复发性游走性静脉炎。

【护理评估】

1. 健康史 是否有吸烟史,有无被动吸烟史,有无外伤,是否生活在寒冷与潮湿的生活环境,是否存在自身免疫功能紊乱、性激素失调和前列腺疾病,有无遗传。

2. 身体状况 本病起病隐匿,进展缓慢,常呈周期性发作。主要为不同程度的缺血症状,病程分为三期。

(1)局部缺血期 表现为患肢苍白、发凉、酸胀乏力和感觉异常,包括麻木、刺痛和烧灼感等。随后出现间歇性跛行,随病情进展,跛行距离逐渐缩短,休息时间延长。此期还可能表现为反复发作的游走性血栓性静脉炎,即浅表静脉发红、发热,呈条索状,且有压痛。

(2)营养障碍期 患肢出现静息痛,皮肤温度明显下降,肢端苍白、潮红或发绀,可能伴有营养障碍的表现,如皮肤干燥、脱屑、脱毛及肌萎缩等。患肢动脉搏动消失,但尚未出现肢端溃疡或坏疽。

(3)组织坏死期 患肢肢端发黑、干瘪、溃疡中坏疽。大多为干性坏疽,若并发感染,坏疽即转为湿性,严重者出现全身中毒症状。

3. 心理-社会支持状况 病人对患肢反复出现的极度疼痛、肢端坏死与感染产生的痛苦、焦虑、悲观心态和程度,家庭成员能否给予病人足够的支持,病人对预防本病发生的有关知识的了解程度。

4. 辅助检查

1)一般检查

(1)测定皮肤温度 如双侧皮肤对应部位皮肤温度相差 2 ℃以上,提示皮肤温度降低,动脉血流减少。

(2)听诊和触诊四肢和颈部动脉,测定间歇性跛行距离和时间。

(3)肢体抬高试验 病人平卧,患肢抬高 45°,3 min 后若出现麻木、疼痛,足部尤其是足趾、足掌部皮肤呈苍白色或蜡黄色为阳性。让病人坐起,患肢自然下垂于床沿下,若足部皮肤出现潮红或斑片状发绀,提示患肢有严重的循环障碍。

(4)解张试验 通过蛛网膜下腔或硬膜外腔阻滞麻醉,对比阻滞前后下肢的温度变化。阻滞麻醉后皮肤温度升高明显,为动脉痉挛因素;若无明显改变,提示病变动脉已严重狭窄或完全闭塞。

2）特殊检查

（1）多普勒超声检查　可以评价缺血程度,检查动、静脉是否狭窄或者闭塞,还能测定血流方向、流速和阻力。

（2）计算机体层摄影血管造影（CTA）　能在整体上显示患肢动脉、静脉的病变节段及狭窄程度,但对四肢末梢血管的显像常出现假阴性。

（3）数字减影血管造影（DSA）　主要表现为肢体远端动脉的节段性受累,有时近端动脉也有节段性病变。病变的血管狭窄或闭塞,而受累血管之间的血管壁光滑平整。DSA 检查还可显示闭塞血管周围有无侧支循环,能与动脉栓塞鉴别。

【处理原则】

处理上着重防止病变进展,改善和促进下肢血液循环。

1. 非手术治疗　①一般治疗:严格戒烟,防止受冷、受潮和外伤,肢体保暖但不做热疗,以免组织需氧量增加而加重症状。疼痛严重者,可用镇痛和镇静剂。早期病人进行患肢适度锻炼,促使侧支循环建立。②药物治疗:可使用血管扩张药物、改善血液循环的药物和抗血小板药物等,还可根据中医辨证论治原则予以中药治疗。③高压氧疗法:通过高压氧治疗,提高机体血氧含量,改善组织的缺氧程度。

2. 手术治疗　目的是重建动脉血流通道,增加肢体血供,改善肢体缺血情况。常用的手术方法包括:①腰交感神经节切除术,适用于早期发病的病人,近期内可解除皮肤血管痉挛,缓解疼痛,但远期疗效不确切。②自体大隐静脉或人工血管旁路术,适用于动脉节段性闭塞,远端存在流出道者。③动静脉流转术,临床实践表明此方法可缓解静息痛,但并不降低截肢率。④截肢术:适用于肢体溃疡无法愈合或坏疽无法控制者。

【护理诊断/问题】

1. 慢性疼痛　与患肢缺血、组织坏死有关。

2. 组织完整性受损　与肢端坏疽、脱落有关。

3. 潜在并发症　出血、栓塞。

【护理目标】

（1）病人疼痛程度减轻。

（2）病人皮肤无破损、溃疡。

（3）病人的并发症能得到预防、及时发现与处理。

（4）病人能正确描述本病的预防知识,并学会患肢的锻炼方法。

【护理措施】

1. 非手术治疗护理/术前护理

（1）疼痛护理　创造安静、舒适的住院环境,选择合适的体位;早期轻症病人可遵医嘱应用血管扩张剂,解除血管痉挛,促进侧支循环建立,改善肢体血供,缓解疼痛;疼痛剧烈的中晚期病人可遵医嘱应用麻醉性镇痛药。

（2）患肢护理　①保暖:勿使患肢暴露于寒冷的环境中,以免血管收缩;保暖可促进血管扩张,但应避免热疗,以免增加组织需氧量、加重肢体病变程度。②保持足部清洁:皮肤瘙痒时,避免用手搔抓,以免造成开放性伤口和继发感染;如有皮肤溃疡或坏死,保持溃疡部位清洁、避免受压及刺激;加强创面换药,并遵医嘱应用抗生素。

（3）心理护理　由于患肢剧烈疼痛,致使病人辗转不安、彻夜难眠,甚至对治疗失去信心。故应关心、体贴病人,引导其说出自身感受,给予情感支持,以减轻病人的焦虑不安,帮助其树立战胜疾病的信心。

（4）体位　告知病人睡觉休息时取头高足低位,避免长时间站位或坐位不变,坐位时避免双膝交叉,以防动、静脉受压,影响下肢血液循环。

（5）功能锻炼　鼓励病人每日步行,指导病人进行 Buerger 运动(图 5-32),促进侧支循环的建立。Buerger 运动方法:平卧,抬高患肢 45°以上,维持 2～3 min;再坐起,患肢自然下垂于床旁 2～5 min,同时做足背屈、跖屈和旋转运动;恢复平卧,将患肢放平休息 5 min,每日如此重复运动数次。

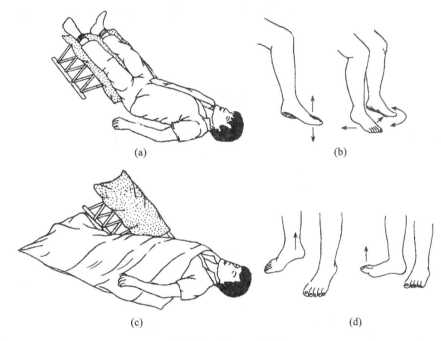

图 5-32　Buerger 运动

2. 术后护理

（1）体位　静脉手术后抬高患肢 30°,制动 1 周;动脉手术后患肢平放,制动 2 周。自体血管移植术后愈合较好者,卧床制动时间可适当缩短。病人卧床制动期间应做足背伸屈运动,以促进局部血液循环。

（2）病情观察　密切观察生命体征的变化和切口渗血情况;观察患肢远端的皮肤温度、色泽、感觉和脉搏强度以判断血管重建后的通畅度。

（3）预防感染　遵医嘱合理使用抗生素,密切观察病人的体温变化和切口情况,若切口有红、肿等征象,应及时处理。

（4）并发症的观察和护理　若切口处、穿刺点出现渗血和血肿,提示切口处出血;若动脉搏动消失、皮肤温度降低、颜色苍白、感觉麻木,提示动脉栓塞;若动脉重建术后出现肿胀,皮肤颜色发紫、温度降低,可能为重建部位的血管发生痉挛或继发性血栓形成。一旦出现,立即通知医师并协助处理。

【健康教育】

1. 保护肢体　切勿赤足行走,避免外伤;注意患肢保暖,避免受寒;宜穿宽松的棉制鞋袜并勤更换,预防真菌感染。

2. 饮食指导 规律饮食;多食蔬菜、水果,保持大便通畅;戒烟酒。

3. 功能锻炼 鼓励做适当活动,促进侧支循环建立,有利于控制病情发展。

4. 自我保健 遵医嘱服药,定期门诊复查。

【护理评价】

(1)病人疼痛程度是否减轻。

(2)病人皮肤有无破损、溃疡。

(3)病人的并发症能否得到预防、及时发现与处理。

(4)病人能否正确描述本病的预防知识,并学会患肢的锻炼方法。

(杨美芳)

 直通护考

一、选择题

A1/A2 型题(以下每一道考题下面有 A、B、C、D、E 五个备选答案,请从中选择一个最佳答案)

1. 单纯性下肢静脉曲张的主要原因是( )。

A. 妊娠   B. 动、静脉瘘   C. 深静脉受阻

D. 静脉壁发育不良   E. 腹压增高

2. 下肢静脉曲张晚期病人小腿部最主要的表现是( )。

A. 皮肤色素沉着   B. 皮肤毛发脱落   C. 皮肤干燥

D. 小腿水肿   E. 经久难愈的溃疡

3. 下列关于下肢静脉曲张的表现描述错误的是( )。

A. 下肢酸胀或疼痛   B. 小腿浅静脉隆起扩张   C. 皮肤色素沉着、脱屑

D. 呈间歇性跛行   E. 晚期常合并小腿溃疡

4. 血栓闭塞性脉管炎局部缺血期的典型表现是( )。

A. 静息痛   B. 足趾溃疡坏死   C. 足背动脉搏动消失

D. 肌肉萎缩   E. 间歇性跛行

5. 血栓闭塞性脉管炎组织坏死期特有的临床表现是( )。

A. 静息痛   B. 间歇性跛行   C. 皮肤营养性改变

D. 趾端坏疽   E. 足背动脉搏动减弱

6. 血栓闭塞性脉管炎病人的护理措施是( )。

A. 患肢局部加温保暖   B. 要求病人绝对戒烟

C. 尽量减少止痛剂的应用   D. 休息时抬高患肢,缓解疼痛

E. 指导晚期病人做 Buerger 运动

7. 李某,女性,48 岁,踝部轻度肿胀,色素沉着,久站后出现酸胀,小腿有迂回的静脉团,诊断为原发性大隐静脉曲张,宜采取的治疗方案是( )。

A. 使用弹力绷带包扎   B. 局部注射硬化剂

C. 曲张静脉与深静脉吻合   D. 大隐静脉瓣膜成形术

E. 大隐静脉高位结扎加分段剥脱术

8. 李某,男性,42岁,左小腿持续剧烈疼痛,无法行走,到医院就诊。检查:左小腿皮肤苍白,肌萎缩,足部动脉搏动消失。诊断为血栓闭塞性脉管炎,目前病人最主要的护理诊断是(　　)。

A. 组织灌注量改变　　　　B. 潜在皮肤完整性受损　　　　C. 有外伤出血的危险

D. 疼痛　　　　　　　　　E. 知识缺乏

二、案例分析题

周先生,68岁,轮椅推入病房。主诉双下肢发凉,三个月前出现行走后双下肢有疼痛感,休息后缓解,近日疼痛加重,夜间尤甚。查体:双下肢皮温低,皮色潮红,血运差,皮肤有溃疡,伴少量分泌物。请问:

(1)该病人应采取何种治疗方法?

(2)应如何进行护理?

项目六　胸外科病人的护理

任务 1　胸部损伤病人的护理

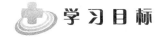

学 习 目 标

1. 知识目标

(1) 掌握胸部损伤病人的护理措施。

(2) 熟悉胸部损伤病人的症状、主要体征和健康指导。

(3) 了解胸部损伤的病因和病理生理。

2. 能力目标

能运用护理程序为胸部损伤病人实施整体护理。

3. 素质目标

(1) 在护理过程中,具备预知疾病发展的能力。

(2) 具备充当病人知心者和代言人的能力。

(3) 在护理过程中,提高认识疾病的能力。

案例引导

李先生,22 岁,1 h 前车祸伤及右胸部,呼吸急促,嘴唇发绀,辗转不安,急诊入院,体温 37.5 ℃,心率 110 次/分,呼吸 32 次/分,血压 80/50 mmHg,肋间隙饱满,气管明显向左侧移位,右侧胸部叩诊呈鼓音,呼吸音消失。请问:

(1) 应首先通知哪科医生会诊?

(2) 应如何配合医生进行紧急处理?

胸部损伤在平时、战时均可发生。胸部暴露面积较大,而且胸腔内包括许多重要脏器。一旦遭受外力极易造成损伤,严重者导致心肺受损以致危及生命。

胸部损伤按胸壁结构是否完整,可分为闭合性损伤和开放性损伤两大类。闭合性损伤可局限于胸壁,也可同时兼有内脏损伤,多是由于暴力挤压、冲撞或钝器打击胸部的钝性伤引起。损伤轻者只有胸壁软组织挫伤或单纯肋骨骨折,重者伤及胸腔内脏器,而且常伴有多发肋骨骨折和(或)胸部骨折。开放性损伤伴有壁层胸膜破损者为穿透伤,无壁层胸膜破损者为非穿透伤。伤口有入口、出口者为贯通伤,有入口无出口者为非贯通伤(盲管伤)。开放性损伤平时以各种锐器伤为主,战时以火器伤居多,刺破胸壁多伴有胸腔内组织、脏器损伤,其中进行性出血是病人死亡的主要原因,闭合性或开放性损伤均可发生膈肌损伤,并造成胸腔和腹腔器官同时损伤。

任务 1-1　肋骨骨折病人的护理

【背景知识】

肋骨骨折是指肋骨的完整性和连续性中断,是最常见的胸部损伤。根据骨折断端是否与外界相通,分为开放性肋骨骨折和闭合性肋骨骨折;根据损伤程度,肋骨骨折可分为单根单处肋骨骨折、单根多处肋骨骨折、多根单处肋骨骨折和多根多处肋骨骨折。第1～3肋骨粗短且有锁骨、肩胛骨保护,不易发生骨折;第4～7肋骨长而薄,最易折断;第8～10肋前端肋软骨形成肋弓与胸骨相连;第11～12肋前端游离,弹性都很大,均不易骨折。

1. 病因　直接暴力作用于胸部,使受伤部位的肋骨向内弯曲折断;胸部挤压的间接暴力,使肋骨向外过度弯曲折断(图6-1)。部分肋骨骨折见于恶性肿瘤发生骨转移的病人或严重骨质疏松者,病人可因咳嗽、打喷嚏或病灶肋骨处轻度受力而发生骨折。

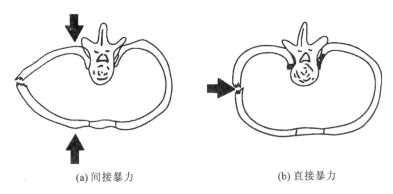

(a) 间接暴力　　　　　　　　(b) 直接暴力

图 6-1　挤压伤肋骨骨折发生机制

2. 病理生理　骨折时尖锐的肋骨断端向内移位,可刺破胸膜、肋骨血管或胸腔内组织与器官。相邻多根多处肋骨骨折时,将使局部胸壁失去完整肋骨支撑而软化,出现反常呼吸运动(图6-2),即吸气时软化区胸壁内陷,呼气时外突,这种胸廓称为连枷胸,若转化区范围较大,可引起呼吸时两侧胸膜腔压力不平衡,出现纵隔左右扑动,影响换气和静脉血回流,导致体内缺氧和二氧化碳潴留,严重时发生呼吸和循环功能衰竭。

【护理评估】

(一) 健康史

了解病人受伤经过与时间、受伤部位、伤后病情,有无昏迷、恶心、呕吐等。

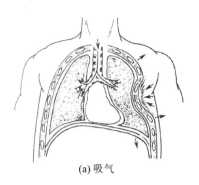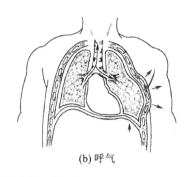

(a) 吸气　　　　　　　　　　　　(b) 呼气

图 6-2　胸壁软化区的反常呼吸运动

（二）身体评估

1. 症状　伤处胸壁肿胀、疼痛，当深呼吸、咳嗽或体位改变时疼痛加剧。骨折断端向内移位可刺破胸膜、肋间血管和肺组织，出现气胸、血胸、皮下气肿或咯血。由于肋骨骨折损伤程度不同，可有不同程度的呼吸困难、发绀或休克。

2. 主要体征　受伤胸壁肿胀，可有畸形。局部压痛，间接挤压胸痛加重，有时可触及骨折断端和产生骨摩擦音。多根多处肋骨骨折时，伤处可有反常呼吸运动。部分病人出现皮下气肿。

（三）心理-社会支持状况

病人由于担心损伤会给生命带来威胁、留下后遗症等问题，容易产生焦虑与恐惧。护士应评估病人有无焦虑和恐惧及其程度如何，了解病人和家属对本次损伤相关知识的了解程度、心理承受能力、对预后的认知及对治疗所需费用的承受能力。

（四）辅助检查

（1）血常规检查可有血红蛋白和血细胞比容下降。

（2）胸部 X 线可显示肋骨骨折线、断端错位及血胸、气胸等，肋软骨骨折在 X 线中不易显像，但 CT 容易观察到，肋骨三维重建 CT 可以更好地显示肋骨、肋软骨骨折情况。

（五）处理原则

1. 闭合性肋骨骨折

（1）固定胸廓　目的是限制骨折断端的活动以减轻疼痛，可用多头胸带或弹性胸带固定胸廓。对多根多处肋骨骨折，胸壁固定的方法：①包扎固定法：适用于软化区域较小或现场急救病人。用厚敷料盖于软化区，用绷带或多头胸带包扎固定。②牵引固定法：适用于胸壁软化区域较大者。在浮动胸壁的中央选择 1～2 根能持力的肋骨，用巾钳或特质的钩将肋骨钳住，在患侧胸壁放置牵引支架（图 6-3）。③内固定法：适用于胸壁软化区域较大、骨折移位明显、能够耐受手术者。呼吸功能障碍者需气管插管机械通气，正压通气对浮动胸壁有内固定作用。近年来也有用经电视胸腔镜直视下导入钢丝的方法来固定连枷胸。

（2）镇痛　一般肋骨骨折可采用口服或肌内注射镇痛剂，多根肋骨骨折则需要持久有效的镇痛，包括硬膜外镇痛、静脉镇痛、肋间神经阻滞和胸膜腔内镇痛。

（3）建立人工气道　对咳嗽无力、不能有效排痰或呼吸衰竭者，应行气管插管或气管切开，有利于吸痰、给氧和施行呼吸机辅助呼吸。

（4）预防感染　合理应用抗生素。

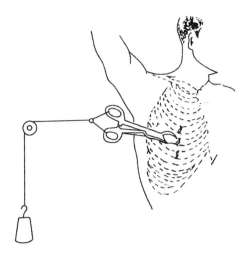

图 6-3　牵引固定法

2. 开放性肋骨骨折　除上述处理外,还需彻底清创胸壁伤口。若胸膜腔已穿破,行胸腔闭式引流。

【护理诊断/问题】

1. 气体交换障碍　与肋骨骨折引起的疼痛、胸廓活动受限、反常呼吸运动有关。

2. 急性疼痛　与胸部组织损伤有关。

3. 潜在并发症　肺部和胸腔感染。

【护理目标】

(1) 减轻病人的疼痛,使其舒适感增加。

(2) 病人情绪稳定,能够配合医疗护理工作。

(3) 保持体液平衡,补充足够液体和营养。

(4) 预防和及时发现并发症,并能妥善处理。

【护理措施】

1. 维持有效气体交换　①保持呼吸道畅通:及时清理口腔、呼吸道内的呕吐物、分泌物、血液及痰液等。协助和鼓励病人有效咳嗽、排痰,痰液黏稠不易咳出者,应用祛痰药物、超声雾化吸入,以稀释痰液利于排出;对不能有效排痰者予以吸痰、气管插管、气管切开或呼吸机辅助呼吸。②吸氧:呼吸困难及发绀者,及时给予吸氧。③体位:病情稳定者可取半卧位,以使膈肌下降,有利于呼吸。④胸带固定胸廓的病人,注意调整胸带的松紧。范围大的软化胸壁采用体外牵引固定时,定时观察并保持有效牵引。

2. 缓解疼痛　①妥善固定胸部;②遵医嘱给予镇痛药物;③病人咳嗽、咳痰时协助或指导病人及家属用双手按压患侧胸壁,以减轻伤口震动产生的疼痛。

3. 病情观察　密切观察脉搏、呼吸、血压及神志的变化,观察胸部活动情况,及时发现有无呼吸困难和反常呼吸,发现异常及时通知医师并协助处理。

4. 防治感染　①监测体温变化,若体温超过 38.5 ℃,及时通知医师并配合处理;②及时更换创面敷料,保持敷料清洁、干燥和引流畅通;③开放性损伤者,遵医嘱肌内注射破伤风及合理使用抗生素。

5. 心理护理　胸部损伤的病人易产生紧张、焦虑和恐惧,心肺损伤严重时表现出极度窘迫感,此时要尽量使病人保持镇静,积极配合治疗。①使病人尽快熟悉和适应环境,尽可能地满足其合理需求,建立基本的信任;②安慰和鼓励病人,有计划地告知病人病情,增强病人的信心;③耐心倾听病人的主诉,认真解答提出的问题,对不良的心理加以疏导;④家属的配合与监督,能更好地促进病人的配合,从而达到最佳治疗效果,充分利用社会支持资源,为病人提供帮助。

【健康指导】

(1) 向病人说明深呼吸、有效咳嗽的意义,鼓励病人在胸痛的情况下积极配合治疗。

(2) 需要做胸腔穿刺、胸腔闭式引流者,操作前向病人或家属说明治疗的目的,以取得配合。

(3) 告知病人肋骨骨折愈合后,损伤恢复期间胸部仍有轻微疼痛。活动不适时疼痛可能会加重,但不影响患侧肩关节锻炼及活动。

(4) 肋骨骨折后三个月应复查胸部 X 线,了解骨折愈合情况。

【护理评价】

(1) 病人是否疼痛减轻、舒适感增加、表情放松。

(2) 病人情绪是否稳定,能够配合医疗护理工作。

(3) 尿量是否多于 30 mL/h,皮肤弹性如何,血电解质是否在正常范围。

(4) 病人有无并发症发生,病情变化是否被及时发现并报告。

任务 1-2　气胸与血胸病人的护理

【背景知识】

胸膜腔内积气称为气胸,根据胸膜腔内压力情况,可分为闭合性气胸、开放性气胸和张力性气胸。胸膜腔内积血称为血胸,根据胸膜腔内积血的量,可分为少量血胸(成人<0.5 L)、中量血胸(0.5~1.0 L)和大量血胸(>1.0 L)。按有无活动性出血可分为非进行性血胸、进行性血胸。血胸常与气胸同时存在,称为血气胸。

(一) 气胸

1. 病因　气胸的形式多由于肺组织、气管、支气管、食管破裂,空气逸入胸膜腔,或因胸壁伤口穿破胸膜,外界空气进入胸膜腔所致。

2. 病理生理

(1) 闭合性气胸　胸膜腔内压低于大气压。胸膜腔积气量决定伤侧肺萎陷的程度。气胸形成后,随着胸膜腔内积气增加,肺裂口缩小,直至吸气时也不开放,气胸趋于稳定。

(2) 开放性气胸　胸膜腔内压几乎等于大气压。气体经体表伤口进入胸膜腔,当体表伤口大于气管口径时,空气进入量多,胸膜腔内压几乎等于大气压,伤侧肺完全萎陷,纵隔向健侧移位,表现为吸气时,纵隔移向健侧,呼气时,纵隔又移回患侧,导致其位置随呼吸而左右摆动称为纵隔扑动(图 6-4)。纵隔扑动影响换气和静脉血液回流,引起呼吸和循环功能障碍。

(3) 张力性气胸　胸膜腔内压高于大气压。由于气管、支气管或肺损伤裂口与胸膜腔相通,且形成活瓣,吸气时气体从裂口进入胸膜腔,呼气时裂口活瓣关闭,气体只能入不能出,进入胸膜腔的气体不断增多,超过大气压,患侧肺严重萎陷,纵隔显著向健侧移位,造成呼吸、循环的严重障碍。高压气体经支气管、气管周围疏松结缔组织或壁胸膜裂口处,进入纵隔及面、颈、胸部形成皮下气肿。

(二) 血胸

1. 病因　胸膜腔内积血多来自心脏,胸内大血管及其分支、胸壁、肺组织、膈肌和心包血

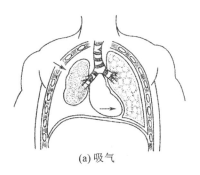
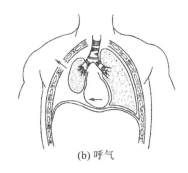

(a) 吸气 (b) 呼气

图 6-4 开放性气胸的纵隔扑动

管出血。其中以肺裂伤出血最多见,由于肺循环压力低,出血量少且缓慢,多自行停止;肋间血管或胸廓动、静脉出血量较多且较快,不易自行停止,常需开胸手术止血;心脏与大血管损伤,出血量多而急,可因失血性休克短期内死亡。

2. 病理生理 血胸发生后,不仅由于血容量减少而影响循环功能,而且随着胸膜腔内血液积聚和压力增高,患侧肺受压萎陷,纵隔向健侧移位,使健侧肺膨胀受限,导致呼吸功能降低。大量持续出血所致的胸膜腔积血称为进行性血胸。因肺、膈肌和心脏运动的去纤维蛋白作用,胸膜腔内积血多不凝固,当出血快且量多时,去纤维蛋白作用不完全,积血可凝固,称为凝固型血胸。凝血块机化后形成纤维板,限制肺与胸廓活动,损害呼吸功能。血液是良好的培养基,细菌经伤口或肺破裂口侵入后,会在积血中迅速增长繁殖,形成感染性血胸,最终导致脓血胸。少数病人,因活动致肋骨骨折断端刺破肋间血管或血管破裂处血凝块脱落,发生延迟出现的胸膜腔积血,称为迟发性血胸。

【护理评估】

（一）健康史

了解病人受伤经过与时间、受伤部位、伤后病情,有无昏迷、恶心、呕吐等。

（二）身体评估

1. 气胸

（1）症状 ①闭合性气胸:胸膜腔少量积气、肺萎陷 30% 以下者一般无明显症状,可有胸闷、胸痛,大量积气者常有明显的呼吸困难。②开放性气胸:明显的呼吸困难、发绀,甚至休克。③张力性气胸:严重或极度呼吸困难、发绀、烦躁、意识障碍、大汗淋漓、昏迷、休克等。

（2）主要体征 ①闭合性气胸:可有患侧胸部饱满,气管向健侧移位,叩诊呈鼓音,听诊呼吸音减弱或消失。②开放性气胸:胸壁可见伤口,颈静脉怒张,呼吸时可闻及气体进出胸腔伤口发出吸吮样声音,气管向健侧移位,叩诊呈鼓音,听诊呼吸音减弱或消失。③张力性气胸:患侧胸部饱满,颈静脉怒张,常触及皮下气肿,气管向健侧明显移位,叩诊呈鼓音,听诊呼吸音消失。

2. 血胸

（1）症状 与出血量、出血速度和个人体质有关。少量血胸,可无明显症状。中量血胸和大量血胸,尤其是急性失血时,可出现面色苍白、脉搏增快、血压下降、四肢湿冷等低血容量性休克症状。

（2）主要体征 患侧胸部叩诊呈浊音,肋间隙饱满,气管向健侧移位,呼吸音减弱或消失等。

（三）心理-社会支持状况

参见本任务肋骨骨折病人的护理。

（四）辅助检查

（1）实验室检查　血常规检查显示血红蛋白、红细胞、血细胞比容下降。继发感染者,白细胞计数和中性粒细胞占比增高。

（2）影像学检查　①胸部X线检查:闭合性气胸时,显示不同程度的肺萎陷和胸膜腔积气;开放性气胸时,显示肺萎陷和胸膜腔大量积气,纵隔内器官向健侧移位;张力性气胸时,显示胸膜腔严重积气和肺完全萎陷,纵隔内器官向健侧移位;少量血胸时仅显示肋膈角消失,大量血胸时显示大片密度增高阴影;血气胸时显示气液平面。②B超检查:可明确胸水的位置和量。

（3）胸腔穿刺　既能明确有无气胸、血胸的存在,又能抽出气体和液体降低胸膜腔内压力,缓解症状;血胸时可抽出血性液体。

（五）处理原则

以抢救生命为首要原则,通过胸腔穿刺和胸腔闭式引流排除胸膜腔内的积气、积液,合理有效应用抗生素防治感染。

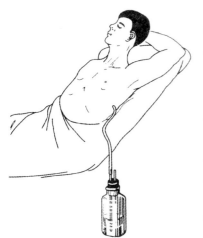

图6-5　胸腔闭式引流

1. 胸腔闭式引流（图6-5）　又称水封闭式引流,胸腔内插入引流管,管的下方置于引流瓶的水中,利用水的作用,维持引流单一方向,避免逆流,以排除气体或液体,重建胸膜腔负压,使肺复张。

（1）目的　引流胸腔内积血、积液和积气;恢复和保持胸膜腔内负压,保持纵隔正常位置;促进肺复张,防止感染。

（2）适应证　中量及大量气胸、开放性气胸、张力性气胸;胸腔穿刺术治疗下肺无法复张者;需使用机械通气或人工通气的气胸或血胸者;剖胸手术。

（3）置管和置管位置　①明确胸膜腔内气体、液体的部位:根据胸部体征行胸部X线、B超检查。②置管位置选择:气体大部分积聚在胸腔上部,液体大部分位于下部。因此气胸引流一般选在锁骨中线第2肋间隙;血胸引流选在腋中线与腋后线间第6或第7肋间隙。

（4）引流管的选择　排液的引流管选用质地较硬,管径为1.5～2 cm的硅胶或橡胶管,不易折叠和堵塞,有利于通畅引流;排气的引流管选用质地软,管径为1 cm的塑胶管,既能达到引流的目的,又可减少局部刺激,减轻疼痛。

（5）胸腔引流的种类及装置　常见的胸腔闭式引流装置有两种,目前临床上广泛使用的是各种一次性胸腔引流装置(图6-6)。①单瓶水封闭式引流:集液瓶内装无菌生理盐水,封口为有两个空洞的紧密橡皮塞,两根中空的管由橡皮塞上插入,短管为空气通路,长管插至水面下3～4 cm,另一端与病人的胸腔引流管相连。②双瓶水封闭式引流:分为集液瓶和水封瓶,集液瓶介于病人和水封瓶之间,其橡皮塞上插两根短管,一根短管与病人的胸腔引流管连接,另一根用一短橡皮管连接到水封瓶的长管上。

2. 不同类型气胸和血胸的处理原则

（1）气胸　①闭合性气胸:少量气胸者,积气一般在1～2周内可自行吸收,无需特殊处理。大量气胸应行胸腔穿刺,抽尽积气,必要时行胸腔闭式引流术。②开放性气胸:急救要点

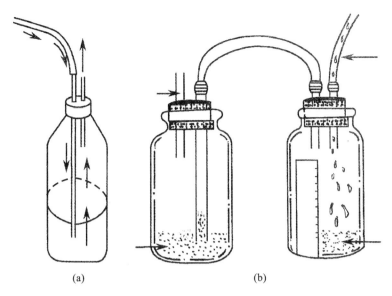

图 6-6　胸腔闭式引流装置

为立即封闭伤口,将开放性气胸变为闭合性气胸。使用无菌敷料、棉垫等,紧急时利用身边任何物品(如围巾、衣服等)在病人深呼气末紧密盖住伤口,加压包扎固定。在转运过程中如病人呼吸困难加重或有张力性气胸表现,需在病人呼气时暂时打开敷料,放出高压气体。送达医院后,采取吸氧、补充血容量、清创、缝合胸壁伤口、胸腔闭式引流、应用抗生素预防感染等治疗措施。对疑有胸腔内器官损伤或进行性出血者,需行开胸探查术。③张力性气胸:可迅速致死的危急重症,抢救要争分夺秒,立即行胸膜腔排气减压。在患侧锁骨中线第 2 肋间,用粗针头穿刺胸膜腔排气减压,外接单向活瓣装置,紧急情况下可在针柄外接橡胶手指套、气球等,将其顶端剪 1 cm 开口,可起到活瓣作用(图 6-7)。送达医院后给予吸氧、胸腔闭式引流、应用抗生素等治疗措施。若胸腔引流管内持续不断逸出大量气体、呼吸困难未改善,提示广泛的肺裂伤或支气管断裂,需行开胸探查术。

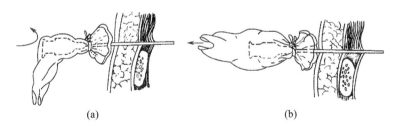

图 6-7　粗针头橡胶手指套排气法

(2)血胸　①非进行性血胸:小量积血可自行吸收,中、大量血胸,应行胸腔穿刺或胸腔闭式引流。②进行性血胸:及时补充血容量,防治低血容量性休克,立即开胸探查、止血。③凝固性血胸:为预防感染和血块机化,于出血停止后数日内经手术清除积血和血凝块;已机化的血块,待病情稳定后早期行血块和胸膜表面纤维组织剥除术。④感染性血胸:应及时改善胸腔引流,排尽感染性积血、积脓;若效果不佳或肺复张不良,应尽早手术清除感染性积血,剥离脓性纤维膜。

【护理诊断/问题】

1. 气体交换障碍　与胸部损伤、疼痛,胸廓活动受限、肺萎陷有关。

2. 外周组织灌注无效　与失血引起的血容量不足有关。

3. 急性疼痛　与胸部组织损伤有关。

4. 潜在并发症　感染。

【护理目标】

（1）病人能维持正常的呼吸功能，呼吸平稳。

（2）病人心脏功能和有效循环血量维持正常，心率、血压平稳。

（3）病人疼痛得到缓解或控制，自述疼痛减轻。

（4）病人未出现并发症或并发症得到及时发现和处理。

【护理措施】

（一）非手术治疗护理/术前护理

1. 现场急救　对开放性气胸者，应紧急封闭伤口，以免气体继续进入胸膜腔。对张力性气胸者，应立即协助医师行胸腔穿刺排气或胸腔闭式引流。对胸部有较大异物者，不宜立即取出，以免出血不止。

2. 维持有效气体交换　参见本任务肋骨骨折病人的护理。

3. 补充血容量　迅速建立静脉通道，按医嘱补充血容量，合理安排输注晶体液和胶体液，并根据血压和心肺功能等控制补液速度。

4. 病情观察　监测生命体征，尤其注意呼吸型态、频率及呼吸音的变化；观察病人神志、瞳孔、尿量等变化；遵医嘱行血常规和生化检查；观察胸腔引流液的量、颜色和性质。如有以下征象提示有进行性血胸的可能：①持续脉搏增快、血压降低，或补充血容量后血压仍不稳定；②胸腔闭式引流量每小时超过200 mL或4 mL/（kg·h），持续3 h；③血红蛋白、红细胞计数和血细胞比容进行性降低，引流液的血红蛋白量和红细胞计数与周围血相接近且迅速凝固；④胸腔穿刺因血液凝固抽不出血，胸部X线示胸膜腔阴影持续增长。进行性血胸在补液、输血的同时，做好手术准备。

5. 缓解疼痛　病人咳嗽、咳痰时，协助或指导病人及家属用双手按压患侧胸壁，以减轻伤口震动产生的疼痛；遵医嘱应用镇痛药物。

6. 防止感染　参见本任务肋骨骨折病人的护理。

7. 术前护理　手术病人，做好血型和交叉配血检查、药物过敏试验及术区备皮等。

8. 心理护理　参见本任务肋骨骨折病人的护理。

（二）术后护理

1. 病情观察

（1）病人术后返回病房，妥善安置、固定各种管道并保持通畅。

（2）密切观察病人生命体征的变化，给予心电监测，并详细记录。

（3）观察病人神志、瞳孔、尿量等变化。

（4）遵医嘱行血常规和生化检查。

（5）观察胸腔引流液的量、颜色和性质。

2. 呼吸道管理

（1）协助病人咳嗽排痰　卧床期间，定时协助病人翻身、坐起、叩背、咳嗽，指导、鼓励病人做深呼吸运动，促进肺扩张。

（2）痰液黏稠者，应用祛痰药物、超声雾化吸入，以稀释痰液使其利于排出。

（3）咳痰无力者给予吸痰,必要时气管插管或切开。

（4）气管插管或切开的护理　做好气道的湿化、吸痰,保持管道通畅,维持有效的气体交换。

3. 胸腔闭式引流的护理

（1）保持胸腔闭式引流系统的密闭　①引流管周围用油纱布严密包盖,随时检查整个引流装置是否密闭。若引流管从胸腔滑脱,应紧急压住引流管周围的敷料或捏闭伤口处皮肤,消毒后用油纱布暂时封闭伤口,并协助医师进一步处理;若引流管连接外脱落和集液瓶破碎,应紧急双重夹闭胸腔引流管,消毒并更换引流装置。②保持集液瓶直立,水封瓶长管没入水中3～4 cm。③更换集液瓶、搬动病人或外出检查时,需双重夹闭引流管,但漏气明显的病人不可夹闭引流管。

（2）严格无菌操作,防止逆行感染　保持引流装置无菌。定时更换胸腔闭式集液瓶,并严格遵守无菌技术操作原则。保持引流管口敷料清洁、干燥,一旦渗湿或污染,及时更换。集液瓶应低于胸壁引流口平面60～100 cm,防止逆行感染。

（3）保持引流管通畅　通畅时有气体或液体排出,或长管中的水柱随呼吸上下波动。最常用的体位是半卧位。术后病人血压平稳,应抬高床头30°～60°,以利于引流。定时挤压引流管,防止引流管阻塞、受压、扭曲、打折、脱出。鼓励病人咳嗽、深呼吸和变换体位,以利于胸腔内气体和液体的排出,促进肺复张。

（4）观察和记录引流情况　观察引流液的量、性质、颜色,并准确记录,如每小时引流量超过 200 mL 或 4 mL/(kg·h),引流液为鲜红色或暗红色,连续 3 h,应及时通知医师;密切观察水封瓶长管内水柱波动情况,一般水柱上下波动范围是 4～6 cm。水柱波动过大,超过 10 cm H$_2$O,提示肺不张或胸膜腔内残腔大;深呼吸或咳嗽时水封瓶内出现气泡,提示胸膜腔内有积气;水柱静止不动,提示引流管不通畅或肺已复张。

（5）妥善固定　将集液瓶置于安全处,并妥善安置,以免意外踢倒,保持集液瓶位置低于胸壁引流口平面 60～100 cm。

（6）适时拔管　①拔管指征:24 h 引流液少于 50 mL 或脓液少于 10 mL,无气体逸出,病人无呼吸困难,听诊呼吸音恢复,胸部 X 线显示肺膨胀良好,可考虑拔管。②拔管方法:协助医师拔管,嘱病人深吸气,然后屏住呼吸,迅速拔管,并立即用凡士林纱布和厚敷料封闭胸壁伤口,包扎固定。③拔管后观察:拔管后 24 h 内,应注意观察病人是否有胸闷、呼吸困难、切口漏气、渗血、渗液和皮下气肿等症状,发现异常及时通知医师。

4. 并发症的观察与护理

（1）切口感染　保持切口敷料清洁、干燥,渗湿或污染时及时更换,同时观察切口有无红、肿、热、痛等炎症表现,如有异常,及时通知医师处理。

（2）肺部和胸腔感染　监测体温变化及痰液性质,如病人出现畏寒、高热和咳脓痰等感染征象,及时通知医生并配合处理。

5. 心理护理　术后给予病人和家属心理上的支持,解释有效咳嗽、深呼吸及留置各种引流管的意义,鼓励其积极配合治疗。

【健康指导】

（1）有效咳嗽、咳痰　向病人说明深呼吸、有效咳嗽、咳痰的意义并给予指导,鼓励病人在胸痛的情况下积极配合治疗。

（2）活动指导　气胸痊愈的一个月内,不宜参加剧烈的活动,如打球、跑步、抬举重物等。告知病人恢复期间胸部仍有轻微不适或疼痛,但不影响患侧肩关节功能锻炼,锻炼应早期进行并循序渐进。

（3）胸部损伤严重者定期来院复诊，发现异常及时治疗。

【护理评价】

（1）病人呼吸功能是否恢复正常，没有气促、呼吸困难、发绀等。

（2）病人心脏功能和有效循环血量是否恢复正常，心率、血压是否平稳。

（3）病人是否疼痛减轻或消失。

（4）病人有无并发症发生，或发生时是否得到及时发现和处理。

（李　慧）

直通护考

一、选择题

A1/A2 型题（以下每一道考题下面有 A、B、C、D、E 五个备选答案，请从中选择一个最佳答案）

1. 胸腔引流管放置于集液瓶中的长管应没入水中（　　）。

A. 1～2 cm　　　　　　　　B. 3～4 cm　　　　　　　　C. 5～6 cm

D. 7～8 cm　　　　　　　　E. 9～10 cm

2. 以引流积液为目的的胸腔闭式引流管放置于（　　）。

A. 锁骨中线第 2 肋间　　　　　　B. 锁骨中线第 3 肋间

C. 锁骨中线第 4～5 肋间　　　　　D. 腋中线和腋后线之间第 6 或第 7 肋间

E. 腋前线第 6～8 肋间

3. 若胸腔闭式引流管从胸腔滑脱，正确的处理方法是（　　）。

A. 密切观察，暂不处理　　　　　B. 捏紧导管　　　　　　C. 给病人吸氧

D. 将引流管重新插入伤口　　　　E. 用手捏闭放置引流管口处皮肤

4. 最易发生骨折的肋骨是（　　）。

A. 第 1～2 肋　　　　　　　　B. 第 2～3 肋　　　　　　　C. 第 3～4 肋

D. 第 4～7 肋　　　　　　　　E. 第 8～10 肋

5. 反常呼吸运动常见于（　　）。

A. 开放性气胸　　　　　　　　B. 闭合性气胸　　　　　　　C. 张力性气胸

D. 多根多处肋骨骨折　　　　　E. 损伤性血胸

6. 胸部损伤致血胸的病人胸腔内积血不凝固的原因是（　　）。

A. 出血量大　　　　　　　　　　　B. 凝血因子减少

C. 肺及膈肌的去纤维化作用　　　　D. 被胸膜腔内渗液稀释

E. 胸腔内存在的部分抗凝物质

7. 开放性气胸病人出现纵隔扑动时，首要的急救措施是（　　）。

A. 封闭伤口、固定胸壁　　　　B. 清创　　　　　　　　C. 穿刺排气

D. 放置胸腔闭式引流管　　　　E. 吸氧

8. 张力性气胸病人的紧急处理措施是（　　）。

A. 剖胸探查　　　　　　　　　B. 固定胸壁　　　　　　　C. 穿刺排气减压

D. 立即封闭胸壁伤口　　　　　E. 抗感染治疗

9. 进行性血胸病人的紧急处理措施是（　　）。

A. 剖胸探查　　　　　　　　B. 固定胸壁　　　　　　　C. 穿刺排气减压

D. 立即封闭胸壁伤口　　　　　E. 抗感染治疗

10. 张力性气胸病人的主要致死原因为（　　）。

A. 气管移位　　　　　　　　B. 纵隔扑动　　　　　　　C. 反常呼吸

D. 严重缺氧　　　　　　　　E. 皮下气肿

11. 李某，男性，28 岁，胸部外伤后，呼吸困难，脉快，查体见胸壁有一个长度约 2 cm 的伤口，呼吸时伤口发出"嘶嘶"的声音，患侧呼吸音消失，叩诊呈鼓音。考虑为（　　）。

A. 肋骨骨折　　　　　　　　B. 开放性气胸　　　　　　C. 闭合性气胸

D. 张力性气胸　　　　　　　E. 损伤性气胸

12. 李某，男性，36 岁，左侧胸部多根多处肋骨骨折，查体：极度呼吸困难，发绀，周身冷汗，血压 68/42 mmHg，左胸饱满，气管向右侧偏移，叩诊呈鼓音，首要的处理方法是（　　）。

A. 剖胸探查　　　　　　　　B. 吸氧　　　　　　　　　C. 胸腔穿刺排气

D. 输血、补液　　　　　　　E. 胸廓固定

A3/A4 型题（以下提供若干个案例，每个案例下设若干个考题。请根据各考题题干所提供的信息，在每道题下面的 A、B、C、D、E 五个备选答案中，选择一个最佳答案）

（13～15 题共用题干）

王某，男性，33 岁，左胸部多根多处肋骨骨折，查体：极度呼吸困难，发绀，皮肤湿冷，血压 68/42 mmHg，气管向右侧偏移，左胸饱满，叩诊呈鼓音，左胸廓饱满，肋间隙增宽，呼吸幅度降低，呼吸音消失。

13. 该病人最可能的诊断是（　　）。

A. 张力性气胸　　　　　　　B. 闭合性气胸　　　　　　C. 开放性气胸

D. 创伤性血胸　　　　　　　E. 血胸伴失血性休克

14. 该病人目前最主要的护理问题是（　　）。

A. 恐惧　　　　　　　　　　B. 知识缺乏　　　　　　　C. 清理呼吸道无效

D. 潜在并发症：休克　　　　E. 低效性呼吸型态

15. 该病人目前首要的急救处理是（　　）。

A. 气管插管呼吸机辅助呼吸　B. 快速补液　　　　　　　C. 剖腹探查

D. 心理护理　　　　　　　　E. 排气减压

二、案例分析题

赵某，女性，42 岁，因外伤致开放性气胸，查体：病人伤口处可闻及"嘶嘶"样声音，血压 83/40 mmHg，心率 110 次/分，呼吸 25 次/分。请问：

（1）该病人的处理原则是什么？

（2）如果行闭式胸腔引流，如何使病人引流管保持畅通？

（3）何时可以考虑为病人拔管？

（4）拔管后应注意观察哪些方面？

任务 2　脓胸病人的护理

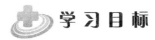

1. 知识目标

(1) 掌握脓胸的护理措施和健康指导。

(2) 熟悉脓胸的护理评估内容和护理诊断/问题。

(3) 了解脓胸的概念、常见类型和病理生理要点。

2. 能力目标

能运用护理程序为脓胸病人实施整体护理。

3. 素质目标

(1) 在护理过程中,具备预知疾病发展的能力。

(2) 具备充当病人知心者和代言人的能力。

(3) 在护理过程中,提高认识疾病的能力。

　　　　　　案例引导

　　陈某,女性,35 岁,于半月前受凉出现高热、咳嗽、间断咳痰,热型为稽留热,于 10 日前住院,诊断为肺炎。给予静脉滴注头孢类抗生素及激素治疗 8 日,仍持续高热,咳嗽转为干咳。体格检查:体温 40 ℃,脉搏 120 次/分,呼吸 30 次/分,发育正常,胸廓对称无畸形,左肺呼吸动度不明显,触诊语颤减弱,叩浊音,未闻及呼吸音。实验室检查:血白细胞计数 16×10^9/L,中性粒细胞占比 0.70。胸部 X 线检查示:左侧胸腔 12 cm×6.5 cm 阴影。左侧胸腔穿刺,抽出少许稀薄脓性液体。临床诊断:急性脓胸。请问:

　　(1) 导致急性脓胸最常见的原因是什么?

　　(2) 该病人的护理诊断有哪些?

　　(3) 应采取哪些针对性护理措施?

【背景知识】

　　脓胸是指脓性渗出液积聚于胸膜腔内的化脓性感染。根据感染波及的范围,脓胸可分为局限性脓胸和全脓胸(图 6-8);按引起感染的致病菌不同则分为化脓性、结核性和特异病原性脓胸;按病理发展过程可分急性脓胸和慢性脓胸。脓胸可发生于任何年龄,但以幼儿及年老体弱者多见。

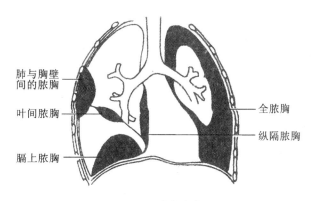

图 6-8　脓胸分类

1. 病因　脓胸的致病菌多来自肺内感染灶,也有少数来自胸内和纵隔内其他脏器和身体其他部位感染病灶,直接或经淋巴侵入胸膜引起感染。致病菌以肺炎球菌和链球菌多见。但由于抗生素的应用,这些细菌所致的肺炎和脓胸已较以前减少,而葡萄球菌特别是耐药性金黄色葡萄球菌却大大增多。

2. 病理生理　感染侵犯胸膜后,引起胸水大量渗出。早期渗出液稀薄,含有白细胞和纤维蛋白,呈浆液性。随着病情进展,脓细胞及纤维蛋白增多,渗出液逐渐由浆液性转为脓性,纤维蛋白沉积于脏胸膜和壁胸膜表面,纤维素在脏胸膜附着后将使肺膨胀受到限制。此病理变化属脓胸的急性炎症期,急性脓胸迁延不愈,炎症逐渐慢性化,纤维组织广泛增生,在胸膜腔形成韧厚致密的纤维板,构成脓腔壁。纤维板紧束、固定肺组织,牵拉胸廓内陷,纵隔向患侧移位,并限制胸廓的活动性,从而降低呼吸功能,此为慢性脓胸期。

【护理评估】

（一）健康史

（1）病人可有肺部感染病史,如肺炎、肺脓肿;或者有胸内和纵隔其他器官感染病史,如化脓性心包炎、纵隔脓肿;有时纵隔下脓肿、肝脓肿等腹部感染也可引起脓胸。以上感染灶可直接侵入或破入胸膜腔,也可通过淋巴途径造成胸膜腔感染,多有急性脓胸病史。急性脓胸病程一般不超过三个月,否则炎症慢性化,脓腔壁厚韧,脓腔容量已固定不变者,则转为慢性脓胸。此外,尚需注意结核菌、放线菌等感染,属慢性炎症过程,可致慢性脓胸。

（2）注意了解病人近期有无身体其他部位的化脓性感染病史,尤其是发生脓毒症(菌血症)时,病原菌可通过血源性播散而引起脓胸。

（3）胸部外伤史和手术史。胸部损伤时,可因直接污染而造成胸膜腔感染,或凝固性血胸并发感染形成脓胸。

（二）身体评估

1. 急性脓胸　病人常有高热、脉搏增快、气促、胸痛、食欲不振、全身乏力等表现。胸膜腔积脓较多者尚有胸闷、咳嗽、咳痰症状,严重者可出现发绀和休克。主要体征有患侧语颤减弱,叩诊呈浊音,听诊呼吸音减弱或消失。

2. 慢性脓胸　病人常有长期低热、食欲减退、消瘦、贫血、低蛋白血症等慢性全身中毒症状;可有杵状指(趾);有时尚有气促、咳嗽、咳脓痰等症状。主要体征有胸廓内陷,呼吸运动减弱,肋间隙变窄;气管可能移向患侧,呼吸音减弱或消失,严重者形成脊柱侧凸。

（三）心理-社会支持状况

慢性脓胸病人，因久病长期消耗，一般状况较差，常有贫血、低蛋白血症。此外，由于手术创伤大，病人心理负担较重，又因慢性疾病的长期折磨，病人常表现为情绪低落，变得情感脆弱、被动依赖、敏感多疑。病人过分关注机体感受，过分计较病情变化，一旦受到消极暗示，可产生悲观厌世情绪，对治疗失去信心。

（四）辅助检查

（1）血常规检查　显示血白细胞计数及中性粒细胞占比增多。

（2）X线胸部检查　急性脓胸显示患部有积液所致的致密阴影。慢性脓胸检查示胸膜增厚及大片密度增强模糊阴影或钙化，也可见气液平面和纵隔移向患侧。

（3）超声波检查　可显示液体暗区，并能明确范围和准确定位。

（4）胸腔穿刺　胸腔穿刺抽出脓液，是脓胸最有价值的资料，应送脓液做细菌培养和药敏试验。

（5）脓腔造影或瘘管造影　可明确脓腔范围和部位。

知识链接

> 排尽脓液的方法：尽早、反复胸腔穿刺抽脓，并向胸膜腔内注入抗生素。若脓液稠厚不易抽出，经治疗后脓液不见减少，病人症状无明显改善，或发现大量气体而疑有气管、食管瘘等，均宜及早施行胸膜腔闭式引流术。必要时还可考虑及早行胸腔扩清术或纤维板剥除术。正确、及时的治疗，可有效控制感染，使肺逐渐膨胀，脓腔闭合。若治疗不及时，处理不恰当，或脓腔内存留异物，或合并支气管胸膜瘘等，致使脓腔长期不能闭合，极易转为慢性脓胸。

【护理诊断/问题】

1. 焦虑　与疾病反复发作，长期发热、长期用药、手术等有关。

2. 低效性呼吸型态　与肺受压、肺纤维病变、胸壁运动受限等因素有关。

3. 体温过高　与感染有关。

4. 营养失调：低于机体需要量　与营养素摄入不足或代谢率高、消耗增加有关。

【护理目标】

（1）帮助病人树立战胜疾病的信心。

（2）病人呼吸功能改善，无气促、发绀等症状。

（3）病人营养状况逐步改善。

（4）病人体温恢复正常。

【护理措施】

1. 基础护理

（1）饮食　脓胸病人因长期感染和消耗，常有不同程度的营养不良。应鼓励病人多进食高蛋白、高热量和富含维生素的食物。根据病人的口味与需要制订食谱，合理调配饮食，保证营养素的供给，全身虚弱病人可能需要少量多次输血和肠外营养支持。

（2）皮肤护理　因脓胸病人出汗较多、卧床时间较长、不便沐浴等因素，应给病人擦洗身体，保持皮肤清洁，及时更换汗湿的衣被，保持床单平整干净，避免汗液对皮肤的不良刺激。指导病人定时翻身和进行肢体活动,按摩背部及骶尾部皮肤,预防压疮的发生。

2. 病情监测　监测生命体征,注意体温变化;观察病人呼吸变化;遵医嘱行血常规检查;观察胸腔引流液的量、颜色和性质。

3. 执行医嘱

（1）治疗原则　脓胸病人应控制感染,根据致病菌对药物的敏感性,选用有效抗生素。彻底排尽脓液,使肺尽早复张,恢复肺的功能。改善全身营养状况,消除中毒症状和营养不良,注意水和电解质平衡、纠正贫血等,必要时手术治疗。

（2）遵医嘱用药,配合治疗　①遵医嘱正确、合理使用抗生素,注意药物的副作用。定期监测菌群变化,避免二重感染的发生。如病人出现黑色舌苔或有舌炎、口炎、肛门和阴道瘙痒、阴道分泌物增多或发臭、尿液气味异常等真菌感染征象,应立即通知医生。②维持体温正常:高热者给予冷敷、乙醇溶液擦浴等物理降温措施。鼓励病人多饮水,必要时应用药物降温。

（3）手术治疗　根据局部及全身情况采用合适的手术。①改进引流:针对引流不畅的原因予以改进,如调整引流位置,或改用脓腔开放式引流。有些病人经过改进引流后获得痊愈;或减轻中毒症状,使脓腔逐渐缩小,为以后进行必要的根治手术创造有利条件。②胸膜纤维板剥除术:剥除壁胸膜和脏胸膜上的脓腔纤维板,使肺得以复张,消灭脓腔,改善肺功能和胸廓呼吸运动,是较为理想的手术。仅适用于肺组织无病变,手术后肺能够复张的病例,且对于病期不长、纤维板粘连不甚紧密的病例手术成功的可能性较大。③胸廓成形术:适用于病程长,肺组织严重纤维化,或存在支气管胸膜瘘者。手术要点是切除局部肋骨和壁层纤维板,使软化区胸壁内陷,以消灭两层胸膜间的无效腔。④胸膜肺切除术:当慢性脓胸合并肺内严重病变时,可将纤维板剥除术加病肺切除术一次完成,但这种手术复杂、出血多、创伤重,危险性较大。

（4）手术治疗后的护理　①胸廓成形手术后,用大而厚的棉垫加压包扎控制反常呼吸运动。护士应随时检查、调整包扎的松紧度,过松不能控制反常呼吸运动,过紧则可严重限制胸廓运动而致通气功能障碍。②胸膜纤维板剥除手术后,易发生大量渗血,应严密观察生命体征及引流液的性状和量。若血压下降、脉搏增快、尿量减少、烦躁不安且呈贫血貌,或胸腔闭式引流手术后 3～4 h 内每小时引流量大于 200 mL 且呈鲜红色,应立即通知医生,及时快速输血,酌情给予止血药,必要时做好再次开胸止血的准备。

4. 胸腔引流的护理　保持引流通畅,彻底排出胸膜腔内脓液可明显减轻病人的中毒症状。急性脓胸病人如能及时彻底排出脓液,使肺逐渐膨胀,脓腔闭合,一般可治愈。对慢性脓胸病人应注意引流管不能过细,引流位置适当,勿插入太深,以免影响脓液排出。若脓腔明显缩小,脓液不多,纵隔已固定,可将闭式引流改为开放式引流。开放式引流应保持局部清洁,按时更换敷料,妥善固定引流管,防止滑脱。引流口皮肤涂氧化锌软膏,防止发生皮炎。

5. 改善呼吸功能

（1）一般宜取半卧位,以利于呼吸和引流。有支气管胸膜瘘者避免健侧卧位,以免脓液流向健侧或发生窒息。

（2）保持呼吸道通畅。鼓励病人有效咳嗽、排痰;痰液较多者协助其排痰或体位引流。

（3）坚持呼吸功能训练,如吹气球及深呼吸功能训练,促使肺充分膨胀,增加通气量。

6. 心理护理　为病人提供安静、整洁、温馨的治疗环境,给病人以宽松、愉悦的感觉。护士要加强与病人之间的沟通,关心体贴病人,建立良好的护患关系。坦诚回答病人有关不适及治疗方面的问题,鼓励病人说出感受,树立战胜疾病的信心。尽力帮助解决生活上的困难,并动员家属及亲友给病人心理、情感、经济上的支持,使之能积极配合治疗,早日康复。

【健康指导】

1. 饮食指导　指导病人进食高蛋白、高热量、高维生素、易消化饮食,改善机体抵抗力。

2. 体位指导　为保证有效引流,宜取半卧位;支气管胸膜瘘者,避免健侧卧位。

3. 康复知识　胸廓成形手术后病人,由于手术需切断胸或背部肌群及肋间肌,易引起脊柱侧弯及手术侧肩关节的运动障碍。故病人需采取躯干正直姿势,坚持练习头部前后左右回转运动、上半身的前屈运动及左右弯曲运动。自手术后第1日开始行上肢运动,如上肢屈伸、抬高上举、旋转等,使之恢复到健康时的活动水平。

【护理评价】

(1) 病人是否树立战胜疾病的信心。

(2) 病人呼吸功能是否改善,是否有气促、发绀等症状。

(3) 病人营养状况是否逐步改善。

(4) 病人体温是否恢复正常。

(李　慧)

直通护考

一、选择题

A1/A2 型题(以下每一道考题下面有 A、B、C、D、E 五个备选答案,请从中选择一个最佳答案)

1. 脓胸的致病菌多来自(　　)。

A. 胸腔手术污染　　　　　　　　　　　　B. 肺内的感染灶

C. 胸腔内其他脏器的感染灶　　　　　　　D. 纵隔内脏器的感染灶

E. 身体其他部位的感染灶

2. 关于急性脓胸的临床表现不包括(　　)。

A. 严重中毒症状　　　　　B. 体温高达 40 ℃　　　　　　　C. 白细胞计数增高

D. 胸廓饱满　　　　　　　E. 杵状指

3. 慢性脓胸可出现的体征有(　　)。

A. 肋间隙饱满　　　　　　　　　　　　　B. 叩诊鼓音

C. 支气管及纵隔偏向患侧　　　　　　　　D. 支气管及纵隔偏向健侧

E. 下胸部叩诊过清音

4. 下列对急性脓胸具有确诊意义的表现是(　　)。

A. 气胸、气促　　　　　　　　　　　　　B. 肋间饱满

C. 呼吸音减弱　　　　　　　　　　　　　D. 胸部 X 线片示大片浓密阴影

E. 胸腔穿刺抽出脓液

5. 下列急性脓胸病人的护理措施正确的是(　　)。

A. 取平卧位　　　　　　　　　　　　　　B. 每 3 日行胸腔穿刺抽脓

C. 每次抽脓量不超过 500 mL　　　　　　　D. 指导病人做腹式深呼吸

E. 有支气管胸膜瘘者取半卧位

6. 胸膜纤维板剥除术后病人,提示其出现创面渗血,一般每小时胸膜腔闭式引流量不少

于(　　)。

A. 600 mL　　　　　　　B. 500 mL　　　　　　　C. 400 mL

D. 300 mL　　　　　　　E. 200 mL

A3/A4 型题(以下提供若干个案例,每个案例下设若干个考题。请根据各考题题干所提供的信息,在每道题下面的 A、B、C、D、E 五个备选答案中,选择一个最佳答案)

(7～10 题共用题干)

李某,男性,18 岁,慢性咳嗽,左侧胸痛,经摄片诊断为左侧结核性胸膜炎并中量积液,积极抗结核治疗 3 周,积液未减少,穿刺 3 次,共抽出淡黄色清亮液体 1600 mL,每次胸穿后均向胸腔内注射异烟肼 0.3 g。昨日起突发高热,呼吸困难,血白细胞计数 $16×10^9/L$,中性粒细胞占比为 0.89。胸部 X 线片示胸膜腔内积液量较前增多。

7. 考虑该病人并发(　　)。

A. 血胸　　　　　　　　B. 开放性气胸　　　　　　C. 张力性气胸

D. 闭合性气胸　　　　　E. 急性脓肿

8. 其主要治疗措施是(　　)。

A. 胸腔闭式引流术　　　　　　B. 开胸手术

C. 全身用抗生素　　　　　　　D. 开胸手术＋大量广谱抗生素

E. 反复胸腔抽脓注入抗生素＋全身应用抗生素

9. 目前该病人的护理措施不正确的是(　　)。

A. 多进食高蛋白、高热量和富含维生素的食物

B. 根据呼吸情况,酌情给氧 2～4 L/min

C. 可每日或隔日 1 次抽脓

D. 取平卧位

E. 鼓励病人多次饮水,必要时物理降温

10. 该病人行胸腔闭式引流,胸腔引流管如自胸壁伤口脱出,正确的处理是(　　)。

A. 捏紧导管

B. 更换引流导管

C. 捏紧胸壁穿刺处皮肤

D. 将引流管立即重新插入

E. 立即缝合胸壁穿刺处

二、案例分析题

陈某,男性,20 岁,于 15 日前受凉出现高热、咳嗽、间断咳痰,热型为稽留热,于 10 日前住院,诊断为肺炎。给予静脉滴注头孢类抗生素及激素治疗 8 日,仍持续高热,咳嗽转为干咳。体格检查:体温 39.1 ℃,脉搏 118 次/分,呼吸 39 次/分,发育正常,胸廓对称无畸形,左肺呼吸动度不明显,触诊语颤减弱,叩浊音,未闻及呼吸音。实验室检查:血白细胞计数 $17.2×10^9/L$,中性粒细胞占比 0.64,淋巴细胞比率 0.30。胸部 CT 检查示:左侧胸腔有 $12 cm×6.5 cm$ 阴影。左侧胸腔穿刺,抽出少许稀薄脓性液体。临床诊断:急性脓胸。请问:

(1)导致急性脓胸最常见的原因是什么?

(2)该病人的护理诊断有哪些?

(3)应采取哪些针对性护理措施?

任务3 肺癌病人的护理

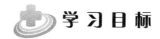学习目标

1. 知识目标

(1) 掌握肺癌的治疗要点及其护理诊断/问题和护理措施。

(2) 了解肺癌的分类、发病机制。

2. 能力目标

能运用相关知识,为肺癌病人制订护理计划。

3. 素质目标

培养良好的职业素质、尊重病人,具有良好的沟通能力及团队协作精神。

案例引导

　　钱先生,52岁,化工企业职工。因刺激性干咳、痰中带血丝2个多月来院求治。近2个月来,常在无诱因情况下出现刺激性干咳,并伴有声音嘶哑,无呛咳、发热及胸痛。发病后,体重减轻6 kg。既往吸烟30年,每日1包。入院查体:体温、脉搏、呼吸、血压均正常。神志清楚,胸廓无畸形,胸壁无肿块,叩诊清音,两肺未闻及干、湿啰音。胸片X线检查显示左肺门处有一圆形阴影,怀疑肺癌。请问:

　　(1) 该病人主要的护理诊断是什么?

　　(2) 针对以上护理诊断,护士应采取的主要护理措施是什么?

【背景知识】

　　肺癌多数起源于支气管黏膜上皮,又称支气管肺癌。近50多年来,世界各国特别是工业发达国家,肺癌的发病率和病死率均迅速上升,肺癌目前是全世界癌症死因的第一名。肺癌病人多数是男性,男女之比为(3～5):1,发病年龄大多在40岁以上。

　　肺癌的病因至今尚不完全明确,与肺癌发生相关的因素如下:①大量资料表明肺癌的危险因子包含吸烟(包括二手烟)、空气污染。②长期接触放射性物质及其衍化物均可诱发肺癌,主要是鳞状细胞癌和小细胞癌。③肺结核、肺纤维化、矽肺、尘肺等可与肺癌并存,这些病例中癌肿的发病率高于正常人。④家族遗传、免疫功能降低、代谢活动内分泌功能失调及饮食不合理等因素都可增加肺癌的发生概率。

　　肺癌的分布以右肺多于左肺,上叶多于下叶。起源于主支气管、肺叶支气管的肿瘤,位置靠近肺门者称为中心型肺癌;起源于肺段支气管以下的肿瘤,位置在肺的周围者称周围型肺

癌。按细胞类型将肺癌分为以下四种类型：①鳞状细胞癌（鳞癌），在肺癌中最为常见，约占50％。②小细胞癌（未分化小细胞癌），发病率比鳞癌低，发病年龄较轻，多见于男性，在各型肺癌中预后最差。③腺癌，发病年龄较小，女性相对多见。④大细胞癌，较少见，多为中心型，预后很差。淋巴转移是肺癌最常见的扩散途径，此外还可发生直接转移。在肺癌晚期，通常癌细胞经血液循环转移到其他器官和组织，常见的有肝、骨骼、脑、肾上腺等。

【护理评估】

（一）健康史

重点询问病人有无导致肺癌发生的危险因素，包括病人的吸烟史，应包括吸烟时间、吸烟量及有无戒烟；环境中是否存在职业性危险因素；病人是否患有肺部疾病。

（二）身体状况

肺癌早期缺乏典型症状，后期临床表现与肿瘤的部位、大小、是否压迫和侵犯邻近器官及有无转移等密切相关。

（1）早期　多数病人无典型症状，尤其是周围型肺癌往往无任何症状，大多在胸部X线检查时发现。主要症状：癌肿增大后，常出现刺激性咳嗽，痰中带血丝、血点或持续地少量咯血。

（2）晚期癌肿压迫、侵犯邻近器官、组织或发生远处转移时，可产生以下征象　①压迫或侵犯膈神经：同侧膈肌麻痹。②压迫或侵犯喉返神经：声带麻痹，声音嘶哑。③压迫上腔静脉：肿瘤压迫或侵犯上腔静脉，静脉回流受阻，产生头面、颈、上肢水肿，上腔静脉压升高。④侵犯胸膜：胸膜腔积液，常为血性；大量积液可引起气促。⑤侵犯纵隔：压迫食管，引起吞咽困难。⑥上叶顶部肺癌：可侵入纵隔和压迫位于胸廓上口的器官或组织，而产生剧烈胸肩痛、上肢水肿、臂痛、上腔静脉怒张和运动障碍，同侧上眼睑下垂、瞳孔缩小、眼球内陷、面部无汗等颈交感神经综合征（Horner综合征）等。肺癌血行转移后，侵入不同的器官而产生不同症状。少数病人可出现非转移性的全身症状，包括骨关节病综合征（杵状指、骨关节痛、骨膜增生等）、Cushing综合征、重症肌无力、男性乳腺增大、多发性肌肉神经痛等。

（三）心理-社会支持状况

评估病人和家属对疾病的认知程度，社会支持系统和常用的应对机制，对治疗有何顾虑、有何思想负担。评估家属对病人的关心程度、支持力度，家庭对手术的经济承受能力。

（四）辅助检查

1. X线检查　X线检查是诊断肺癌的主要手段，大多数肺癌可以经胸部X线和CT检查获得临床诊断。在肺部可见块状阴影，边缘不清或呈分叶状，周围有毛刺。

2. 痰细胞学检查　尤其是较大支气管的中央型肺癌，表面脱落的癌细胞随痰咳出，通过痰细胞学检查找到癌细胞，可以明确诊断，多数病例还可判别肺癌的病理类型。

3. 支气管镜检查　诊断中心型肺癌的阳性率较高，可直接观察到肿瘤大小、部位及范围，并可取穿刺组织做病理学检查。

4. 其他　如纵隔镜检查、正电子发射断层扫描（PET）、经胸壁穿刺活体组织检查、转移病灶活体组织检查、胸水检查、剖胸检查等。

（五）治疗要点

肺癌的治疗以手术治疗为主，结合放射、化学药物、中医中药以及免疫治疗等方法。手术目的是尽可能切除肺部原发癌肿病灶和局部及纵隔淋巴结，并尽可能保留健康的肺组织。常见的手术方式有肺叶切除术、肺段切除术、一侧全肺切除术。

【护理诊断/问题】

1. 气体交换受损 与肿瘤组织病变、手术、麻醉等因素有关。

2. 低效性呼吸型态 与肿瘤阻塞支气管、肺膨胀不全、呼吸道分泌物过多等有关。

3. 营养失调:低于机体需要量 与肿瘤导致代谢增加有关。

4. 疼痛 与肿瘤侵犯周围结构、手术所致组织损伤有关。

5. 恐惧、焦虑 与担心手术、疾病的预后等因素有关。

6. 潜在并发症 出血、感染、肺不张、急性肺水肿、心律不齐、ARDS。

【护理目标】

(1)病人恢复正常的气体交换功能。

(2)病人维持正常的呼吸型态。

(3)病人营养状况明显改善。

(4)病人疼痛缓解。

(5)病人自述焦虑/恐惧减轻。

(6)病人的并发症得到及时发现、控制或无并发症发生。

【护理措施】

(一)术前护理

1. 改善呼吸功能、预防术后感染

(1)戒烟 劝告病人戒烟,告诉病人吸烟的危害性,吸烟会刺激肺、气管及支气管分泌物增加,妨碍纤毛的活动和清洁功能,导致肺部感染。

(2)保持呼吸道通畅 若有大量支气管分泌物者应先行体位引流。若痰液黏稠不易咳出,可行超声雾化。同时,注意观察痰液的量、颜色、黏稠度及气味;遵医嘱给予支气管扩张剂、祛痰剂等药物改善呼吸状况。注意口腔卫生,若有龋齿或上呼吸道感染应先治疗,以免术后并发肺部感染等并发症。

2. 营养支持 肺癌病人往往存在不同程度的营养不良,导致病人对于手术及麻醉的耐受性下降,术后发生并发症的概率增加,影响手术切口的愈合及机体的恢复。因此,要鼓励病人摄取足够的营养及水分,家属要为病人提供色香味俱全的均衡饮食以促进病人的食欲。严重营养不良病人还需进行肠外营养支持。

3. 术前指导 ①指导病人练习腹式呼吸、有效咳嗽和翻身,可促使肺扩张;②指导病人练习使用深呼吸训练器,以配合术后康复;③指导病人在床上进行各种简单运动,预防各种并发症的发生;④介绍术后引流管及胸腔闭式引流设备的放置目的及注意事项。

4. 减轻病人焦虑 病人往往在手术前会担心手术是否成功,担心并发症的产生及预后,护士此时要发动家属对病人做好充足的心理准备,给予病人情绪支持,关心、同情、体贴病人,最大限度地减轻病人焦虑不安的不良心理反应。

(二)术后护理

1. 体位 病人意识未恢复前取平卧位,头偏向一侧,以免呕吐物、分泌物吸入而致窒息或并发吸入性肺炎。血压稳定后,取半坐卧位。肺叶切除术者,可采取平卧或侧卧位;肺段切除术者,应避免手术侧卧位,选择健侧卧位,以促进患侧肺组织扩张;全肺切除术者,应避免过度侧卧,宜采用1/4侧卧位,以防纵隔移位和压迫健侧肺而导致呼吸、循环功能障碍。若有血痰或支气管瘘,应采取患侧卧位并通知医生。

2. 维持体液平衡和补充营养 ①严格控制输液的量和速度,防止前负荷过重而导致急性肺水肿的发生。全肺切除术后病人应控制钠盐摄入量,一般 24 h 补液量宜控制在 2000 mL 内,速度以 20～40 滴/分为宜。②术后病人的饮食宜为高蛋白、高热量、高维生素、易消化饮食,以保证营养,提高机体抵抗力,促进伤口愈合。

3. 鼓励病人早期活动 术后尽早活动有助于预防肺不张,改善呼吸、循环功能,促进食欲,有利于手术切口的愈合及机体的恢复。术后 24 h 内可协助病人在床上进行一些力所能及的被动运动;术后 1～2 天协助病人床旁站立或行走;术后 3 天可进行室内活动,逐渐增加运动量及运动时间。鼓励病人进行手臂和肩膀的运动,预防术侧肩关节强直及失用性萎缩。病人在运动过程中护士应密切观察病人有无不适,若出现心动过速、气急、出汗等症状应立即停止活动。告诫病人及家属在运动过程中要注意胸腔闭式引流管的护理,防止出现意外。

4. 维持呼吸道通畅 ①病人麻醉清醒后采取半坐卧位,有利于肺的扩张和通气。②鼓励病人深呼吸,有效咳嗽、咳痰,必要时进行吸痰。③观察病人呼吸频率、幅度、节律及双肺呼吸音;观察病人有无缺氧征象,若有异常及时报告医师予以处理。④吸氧:由于手术后病人肺通气量及气体交换面积的减少,病人会出现不同程度的缺氧。术后给病人吸氧并注意监测病人血氧饱和度的变化。⑤稀释痰液:若病人呼吸道分泌物黏稠,可使用药物进行超声雾化吸入,以达到稀释痰液、消炎、解痉、抗感染的目的。

5. 监测生命体征 术后 2～3 h 内,每 15 min 监测生命体征一次,脉搏和血压平稳后改为 0.5～1 h 一次;注意观察有无呼吸窘迫的现象;若血压有波动,需严密观察有无异常现象。

6. 减轻疼痛,增进舒适 开胸手术创伤较大,以及留置胸腔闭式引流管等诸多原因可导致病人术后疼痛剧烈。护士应评估病人疼痛的原因及程度,从而采取正确的止痛方法,并教会病人尽量使用非药物止痛方法。使用止痛剂的病人,护士要观察药物治疗的效果,及时调整药物治疗方案。告诉家属在病人翻身、深呼吸、咳嗽时帮助保护伤口;妥善固定胸腔闭式引流管,防止因引流管移位造成的不适。

7. 胸腔闭式引流管的护理 ①按胸腔闭式引流常规进行护理;②对全肺切除术的病人,由于术后患侧胸膜腔成为空腔,纵隔可因两侧胸膜腔压力不等而移位,所以全肺切除术后胸腔闭式引流管一般呈钳闭状态,酌情放出适量的气体或引流液,以维持气管、纵隔处于中间位置。每次放液量不宜超过 100 mL,速度宜慢,避免快速大量放液引起纵隔突然移位,导致心搏骤停。

【护理评价】

(1)病人呼吸功能是否改善,有无缺氧征象。

(2)病人是否维持正常的呼吸型态。

(3)病人心理状态如何,能否正确对待病情并能有效地配合治疗。

(4)病人疼痛时是否获得适当的处理,是否主述疼痛减轻。

(5)病人有无发生并发症,如出血、感染、肺不张、急性肺水肿、心律不齐、ARDS 等。

【健康教育】

1. 早期诊断 40 岁以上者应定期进行胸部 X 线检查,中年以上、久咳不愈或出现痰中带血时应高度警惕,并做进一步检查。

2. 戒烟 使病人了解吸烟的危害,建议戒烟。

3. 指导病人进行康复锻炼 ①练习腹式呼吸及有效咳嗽可减轻切口疼痛,促进肺扩张;②练习使用深呼吸训练器、吹气球等促使肺膨胀;③进行一些力所能及的体育运动增强抵抗力。

4. 出院前指导 ①若出现伤口疼痛、剧烈咳嗽及咯血等症状,应返院复诊;②化疗病人在治疗过程中应注意血常规的变化,定期复查血细胞和肝功能等。

【主要的护理诊断/问题】

1. 营养失调:低于机体需要量 与肿瘤导致代谢增加有关。

2. 恐惧、焦虑 与担心手术、疾病的预后等因素有关。

【护理措施】

1. 营养支持 要鼓励病人摄取足够的营养及水分,家属要为病人提供色香味俱全的均衡饮食以促进病人的食欲。严重营养不良病人还需进行肠外营养支持。

2. 减轻病人焦虑 护士此时要发动家属使病人做好充足的心理准备,给予病人情绪支持,关心、同情、体贴病人,最大限度地减轻病人焦虑不安的不良心理反应。

(党 玲)

任务4 食管癌病人的护理

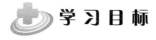

学习目标

1. 知识目标

(1)掌握食管癌病人的护理评估、护理诊断、护理措施及健康教育。

(2)熟悉食管癌的病因、辅助检查手段及治疗原则。

2. 能力目标

(1)能对食管癌病人实施整体护理。

(2)能进行食管癌的三级预防健康宣教。

3. 素质目标

关心、爱护、尊重病人。

 案例引导

　　林先生,52岁,进行性吞咽困难3个月。查体未发现任何阳性体征。实验室检查:红细胞$4.0×10^{12}/L$,血红蛋白85 g/L。食管镜检查示:食管中段5 cm处管腔狭窄,黏膜中断。病理学检查报告为鳞癌Ⅱ级。临床诊断为食管癌。请问:

　　(1)该病人现可行何种治疗?

　　(2)术后4日,病人出现胸闷、气急、心悸,该病人出现了何种并发症?

　　(3)如何护理上述并发症?

【背景知识】

食管是一长管状的肌性器官,成人食管长 25～30 cm,上方起于咽食管括约肌,下连胃贲门部。食管有三处生理性狭窄:第一处在环状软骨下缘平面,即食管入口处;第二处在主动脉弓水平位,有主动脉和左支气管横跨食管;第三处在食管下端,即食管穿过膈肌裂孔处。该三处狭窄虽属生理性,但常为肿瘤、憩室、瘢痕性狭窄等病变所在的区域。食管壁自管腔向外由黏膜、黏膜下层、肌层和外膜层构成,无浆膜层,术后易发生吻合口瘘。食管的血液供应来自不同的动脉,呈节段性,尽管这些动脉间有交通支,但不丰富,尤其是主动脉弓以上的部位血液供应差,故食管手术后愈合能力较差。食管有丰富的黏膜及黏膜下淋巴网,食管的主要功能是将食物输送至胃内。

食管癌是常见的一种消化道肿瘤。我国是世界上食管癌高发地区之一,男性多于女性,发病年龄多在 40 岁以上。发病率有明显的地域差异,以太行山地区、秦岭东部地区、大别山地区、四川北部地区及苏北地区等为高发区,其中以河南林县食管癌的发病率最高。

食管癌的病因至今尚未明确,可能与下列因素有关:①亚硝胺是公认的化学致癌物,在高发区的粮食和饮水中,其含量显著增高,各种霉变食物能产生致癌物质。②生物因素,如某些真菌能促使亚硝胺及其前体形成,少数真菌还能合成亚硝胺。③饮食中缺乏动物蛋白、新鲜蔬菜和水果,摄入的维生素 A、B1、B2、C 缺乏,是食管癌的危险因素。④饮食习惯不良,如嗜烟酒者食管癌发生率明显升高。进食粗糙食物,进食过热、过快等因素易致食管上皮损伤,增加了对致癌物的敏感性。⑤食管癌的发病与遗传因素有关。⑥食管慢性炎症、黏膜损伤及慢性刺激亦与食管癌发病有关。胸中段食管最多,其次为胸下段及胸上段,95％以上为鳞癌。食管癌主要通过淋巴转移,血行转移较少见,主要向肺、肝、肾脏等转移。

【护理评估】

(一) 健康史

了解病人生活地区情况及饮水情况;有无烟酒嗜好,有无喜食过热、过硬食物的习惯;有无慢性刺激,如龋齿、口腔不洁等病史;是否存在癌前病变,如食管炎、食管息肉、瘢痕性食管狭窄等;家族中有无肿瘤病人。

(二) 身体状况

1. 症状

(1)早期　常无明显症状,仅在吞咽粗硬食物时有不同程度的不适感觉,包括哽噎感、胸骨后烧灼样、针刺样或牵拉摩擦样疼痛,食物通过时伴有停滞感或异物感。

(2)中晚期　进行性吞咽困难为其典型症状,先是吞咽干硬食物困难,继而只能进食半流质、流质饮食,最后滴水难进。随着病情继续发展,肿瘤可侵犯邻近器官及向远处转移,出现相应的晚期症状。若出现持续而严重的胸背疼痛为肿瘤外侵的表现。癌肿侵犯喉返神经,可发生声音嘶哑;侵入主动脉,溃烂破裂,可引起大量呕血;侵入气管,可形成食管气管瘘,出现吞咽水或食物时剧烈呛咳,并发呼吸系统感染。

2. 体征　病人逐渐出现消瘦、贫血、乏力、营养不良。中晚期病人可有锁骨上淋巴结肿大,晚期病人可出现恶病质。若出现肝、脑等脏器转移,可出现黄疸、腹水、昏迷等症状。

(三) 心理-社会支持状况

食管癌病人往往因进行性吞咽困难而进食困难,恶病质日渐加重而焦虑不安;手术前又担心麻醉和手术意外,能否彻底切除病灶,可能出现的术后并发症、术后肿瘤的转移和复发,出现恐惧、失眠、食欲下降、情绪低落等现象。

（四）辅助检查

1. 食管吞钡造影　可见食管黏膜皱襞紊乱、粗糙或有中断现象；局限性管壁僵硬、蠕动中断；充盈缺损，有龛影；食管不规则狭窄，狭窄以上食管有不同程度的扩张。

2. 内镜及超声内镜检查　内镜检查可直视肿块部位、形态，并可取活体组织做病理学检查。超声内镜检查可用于判断肿瘤侵犯的深度、食管周围组织及结构有无受累，以及局部淋巴结转移情况。

3. 脱落细胞学检查　我国首创的用带网气囊食管细胞采集器做食管拉网检查脱落细胞，早期病变阳性率可达 $90\%\sim95\%$，是一种简便易行的普查筛选诊断方法。

4. CT 检查　胸、腹部 CT 检查能显示食管癌向管腔外扩展的范围及淋巴结转移情况，有助于判断能否手术切除。

（五）处理原则

以手术治疗为主，辅以放疗、化疗等综合治疗。

1. 内镜治疗　食管原位癌可在内镜下行黏膜切除，术后 5 年生存率可达 $86\%\sim100\%$。

2. 手术治疗　手术是治疗早中期食管癌的首选方法，常用的手术方式有开胸及非开胸食管癌切除术两种。食管癌切除后常用胃、结肠重建食管，以胃最为常用。对晚期食管癌、不能根治或放疗后进食有困难者，可做姑息性手术，如胃或空肠造瘘术、食管腔内置管术等，以达到改善营养、延长生命的目的。胸腔镜或纵隔镜辅助下食管癌切除已应用于临床。

3. 放疗与手术治疗综合应用　适用于颈段、胸上段食管癌或晚期癌，也可用于有手术禁忌证而病变不长、尚可耐受放疗的病人。

4. 化疗　食管癌对化疗药物敏感性差，与其他方法联合应用，有时可提高疗效。

【护理诊断/问题】

1. 营养失调：低于机体需要量　与进食量减少或不能进食、消耗增加等有关。

2. 体液不足　与吞咽困难、水分摄入不足有关。

3. 恐惧、焦虑　与对癌症的恐惧和担心预后等有关。

4. 潜在并发症　出血、肺不张、肺部感染、吻合口瘘、乳糜胸等。

【护理目标】

（1）病人营养状况改善。

（2）病人的水、电解质维持平衡。

（3）病人自述焦虑减轻，表现为情绪稳定。

（4）病人未发生并发症或并发症得到及时发现和控制。

【护理措施】

（一）术前护理

1. 营养支持　多数病人因不同程度吞咽困难而出现营养不良及水、电解质紊乱，故术前应保证病人的营养摄入。能进食者，指导病人合理进食高热量、高蛋白、含丰富维生素的流质或半流质饮食，以纠正低蛋白血症。对不能进食流质饮食且营养状况较差的病人，可遵医嘱补充液体、电解质或提供肠内、肠外营养。

2. 口腔护理　保持口腔清洁卫生，以免口腔中细菌在梗阻或狭窄部位停留、繁殖，造成局部感染，影响术后吻合口愈合。

3．术前准备

（1）术前 1 周遵医嘱给予病人分次口服抗生素溶液，可起到局部消炎、抗感染作用。

（2）术前 3 天改流质饮食，术前 1 天禁食。

（3）对进食后有滞留或反流者，术前一晚遵医嘱予以生理盐水 100 mL 加抗生素经鼻胃管冲洗食管及胃，可减轻局部充血水肿、减少术中污染、防止吻合口瘘。

（4）行结肠代食管手术病人，术前 3～5 天口服抗生素，如甲硝唑、庆大霉素或新霉素等，术前 2 天进食无渣流质饮食，术前一晚行清洁灌肠或全肠灌洗后禁饮、禁食。

（5）手术日晨常规置胃管，通过梗阻部位时不能强行进入，以免穿破食管，可置于梗阻部位上端，待手术中直视下再置于胃中。

（二）术后护理

1．监测并记录生命体征 术后 2～3 h 内，严密观察病人的生命体征，尤其是呼吸型态、频率和节律，双肺呼吸音是否清晰，有无缺氧征兆。

2．呼吸道护理 护理措施如下：①密切观察呼吸型态、频率和节律，有无缺氧征兆。②拔除气管插管前，及时吸痰，保持气道通畅。③鼓励病人深呼吸、吹气球、吸深呼吸训练器，促使肺膨胀。④痰多、咳痰无力的病人若出现呼吸浅快、发绀、呼吸音减弱等痰阻塞现象时，应立即行鼻导管深部吸痰，必要时行纤维支气管镜吸痰或气管切开吸痰。⑤气管切开者，按气管切开常规护理。

3．胃肠道护理

（1）饮食护理 ①术后早期吻合口处于充血水肿期，需禁饮、禁食 3～4 天，期间不可下咽唾液，以免感染造成食管吻合口瘘；②停止胃肠减压 24 h 后，若无吻合口瘘的症状时，可开始进食，先试饮少量水；③术后 5～6 天可进全清流质饮食，每 2 h 给 100 mL，每天 6 次，进食量逐日增加；④术后 8～10 天起进半流质饮食；⑤3 周后病人无不适可进普食，但仍应注意少量多餐，细嚼慢咽，进食不宜过多、过快，避免进食生、冷、硬食物，以免导致后期吻合口瘘；⑥食管、贲门癌切除术后，易发生胃液反流至食管，病人可有反酸、呕吐等症状，平卧时症状加重，嘱病人进食后 2 h 内勿平卧，睡眠时将床头抬高；⑦食管、胃吻合术后病人，可能有胸闷、进食后呼吸困难，应告知病人是由于胃已拉入胸腔，肺受压暂不能适应所致。建议病人少食多餐，经 1～2 个月后，此症状多可缓解。

（2）胃肠减压的护理 ①术后 3～4 天内持续胃肠减压，妥善固定胃管，防止滑脱。②保持胃肠减压管通畅，防止堵塞。胃管不通畅者，可用少量生理盐水冲洗并及时回抽，避免胃扩张时吻合口张力增加导致吻合口瘘。③严密观察引流液的量、性状及颜色并记录。正常术后 6～12 h 可从胃管内抽吸出少量血性液或咖啡色液，以后引流液颜色逐渐变浅。若引流出大量鲜血或血性液，同时病人出现烦躁、血压下降、脉搏增快、尿量减少等，应考虑吻合口出血，需立即通知医生并配合处理。④待胃肠道功能逐渐恢复正常，肛门排气、胃肠减压引流量减少后，拔除胃管。

（3）结肠代食管术后护理 ①保持置于结肠袢内的减压管通畅；②注意观察腹部体征，了解是否发生吻合口瘘、腹腔内出血或感染等，发现异常及时通知医生；③若从减压管内吸出大量血性液或呕吐大量咖啡样液伴全身中毒症状，应考虑代食管结肠袢坏死，需立即通知医生并配合抢救；④结肠代食管后，因结肠逆蠕动，病人常嗅到粪便气味，需向病人解释原因，并指导其注意口腔卫生，半年后可逐步缓解。

（4）胃造瘘术后的护理 ①观察造瘘管周围有无渗出液或胃液漏出，并在瘘口周围涂氧化锌软膏或置凡士林纱布保护皮肤,防止发生皮炎。②妥善固定用于管饲的胃造瘘管,防止脱出或阻塞。③术后 72 h 胃肠道功能逐渐恢复正常后,可经造瘘导管灌注营养液。

4. 胸腔闭式引流的护理 见任务 6-1 中胸腔闭式引流的护理。

5. 并发症的预防及护理

(1) 吻合口出血:观察并记录引流液的性状、颜色和量。若病人出现低血容量表现,应考虑有活动性出血,及时报告医生,并做好再次开胸的准备。

(2) 吻合口瘘:食管癌术后最严重的并发症,多发生在术后 1 周左右,死亡率高达 50%。主要表现为呼吸困难、胸水和全身感染中毒症状。胸腔穿刺抽出带臭味呈暗褐色的混浊液体,或胸腔闭式引流出食物残渣样物,口服亚甲蓝,若经引流管引出蓝色液体则可诊断为吻合口瘘。一旦出现,应嘱病人立即禁食,遵医嘱予以抗感染治疗及营养支持,需再次手术者,积极配合医生完善各项术前准备。

(3) 乳糜胸:多发生在术后 2~10 天,少数病例可在 2~3 周后出现,多因术中损伤胸导管所致。病人表现为胸闷、气急、心悸,甚至血压下降。由于乳糜液中 95% 以上是水,并含有大量脂肪、蛋白质、胆固醇、酶、抗体和电解质,若未及时治疗,可在短期内因全身消耗衰竭而死亡。若诊断成立,迅速处理,行胸腔闭式引流,及时引流胸腔内乳糜液,促使肺膨胀;可用负压持续吸引,以利于胸膜形成粘连;必要时禁食,给予肠外营养支持;输血、血浆及清蛋白,纠正营养失衡,并注意纠正水、电解质紊乱。

(三) 心理护理

护士应加强与病人和家属的沟通,了解其对疾病和手术的认知程度、心理状况,实施心理疏导,向其讲解手术和各种治疗的相关知识和注意事项等,减轻其不良心理反应,为病人营造安静、舒适的环境,必要时使用镇静类药物,保证病人充分休息。护士应争取亲属在心理和经济方面的积极支持和配合,解除病人的后顾之忧。

【护理评价】

(1) 病人的营养状况是否得到改善,体重是否增加。

(2) 病人的水、电解质是否平衡,尿量是否正常,有无体液失衡的表现。

(3) 病人的心理问题是否得以解决,睡眠是否充足,能否积极配合治疗和护理。

(4) 病人有无并发症发生或发生后是否得到及时处理和护理。

【健康教育】

1. 疾病预防 避免接触引起癌变的因素;应用维 A 酸类化合物及维生素等预防药物;积极治疗食管上皮增生;避免过烫、过硬饮食等;加大防癌宣传教育,在高发区人群中做普查和筛查。

2. 饮食与体位 指导病人术后选择合理的饮食,保持口腔卫生,预防并发症的发生。进食后取半卧位,防止进食后反流、呕吐,以利于肺膨胀。

3. 活动与休息 活动时应掌握活动量,避免疲劳,保证充分睡眠。术后早期不宜采取下蹲姿势排大小便,以免引起体位性低血压或发生意外。

4. 定期复查 坚持后续治疗。

(1) 治疗方法:食管癌根治术。

(2) 术后并发症:可有乳糜胸。

(3) 乳糜胸的护理措施:迅速处理,行胸腔闭式引流,及时引流胸腔内乳糜液,促使肺膨胀;可用负压持续吸引,以利于胸膜形成粘连;必要时禁食,给予肠外营养支持;输血、血浆及清蛋白,纠正营养失衡,并注意纠正水、电解质紊乱。

（宋世斌）

直通护考

一、选择题

A1/A2 型题(以下每一道考题下面有 A、B、C、D、E 五个备选答案,请从中选择一个最佳答案)

1. 食管癌病人最典型的临床表现是(　　)。

A. 疼痛　　　　　　　　B. 异物感　　　　　　　　C. 呕血

D. 进行性吞咽困难　　　E. 声嘶

2. 下列哪项提示处于食管癌的早期阶段?(　　)

A. 吞咽时有异物感　　　B. 出现声音嘶哑　　　　　C. 饮水困难

D. 难咽干食　　　　　　E. 口干舌燥

3. 下列哪项检查不适用于食管癌?(　　)

A. 超声内镜检查　　　　　　　　B. 食管吞稀钡 X 线双重对比造影

C. 纤维食管镜检查　　　　　　　D. 食管拉网检查脱落细胞

E. 食管超声检查

4. 食管癌最主要的转移途径是(　　)。

A. 直接扩散　　　　　　B. 胸腔种植转移　　　　　C. 血行转移

D. 淋巴转移　　　　　　E. 直接蔓延

5. 下列食管癌病人术前护理中错误的是(　　)。

A. 术前 1 天禁食

B. 术前胃管应置于梗阻部位以下

C. 必要时可以通过静脉营养改善病人的营养状况

D. 梗阻严重的病人应禁食、禁水

E. 保持口腔清洁

6. 下列饮食指导适用于食管癌术后病人的是(　　)。

A. 拔管后即可给予流质饮食　　　　B. 进食后卧床休息,以利于胃肠消化

C. 术后饮食 1 周左右恢复为普食　　D. 避免进食过快、过饱

E. 术后即可进食

7. 下列食管癌病人术后胸腔闭式引流情况异常的是(　　)。

A. 术后第 2 天 24 h 引流液量为 200 mL　　B. 术后第 2 天引流液颜色为暗红色

C. 术后当天引流液超过 200 mL/h　　　　　D. 术后第 2 天水柱随呼吸波动

E. 无活动性出血

项目七　神经外科病人的护理

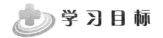 学习目标

1. 知识目标

(1) 掌握颅内压增高的临床表现、护理措施，以及脑疝的急救措施。

(2) 熟悉颅内压增高的病因及其可导致的后果。

(3) 了解颅内压增高的概念、正常值。

2. 能力目标

能运用护理程序为脑疝病人实施整体护理。

3. 素质目标

(1) 在护理过程中，具备预知疾病发展的能力。

(2) 具备充当病人知心者和代言人的能力。

(3) 在护理过程中，提高认识疾病的能力。

任务 1　颅内压增高病人的护理

 案例引导

　　张某，女性，24 岁，未婚，急诊入院。家属代述：头部摔伤后 1 天，伴有神志不清、呕吐。现病史：入院前一天上午 10 点不慎从行驶中的三轮摩托车上摔下，受伤机制不详，入院时诉头痛、频繁呕吐。查体：病人神志浅昏迷，瞳孔等大，光反应好，无眼球震颤。颅脑 CT 见颅内血肿、脑挫裂伤。请问：

　　(1) 该病人目前主要的护理诊断有哪些？

　　(2) 应对该病人采取怎样的护理措施？

【背景知识】

颅内压增高是神经外科常见的临床病理综合征,是颅脑损伤、脑肿瘤、脑出血、脑积水和颅内炎症等所共有的征象,是由于上述疾病使颅腔内容物体积增加,导致颅内压持续在 2.0 kPa 以上,从而引起的相应综合征。

1. 病因　①颅腔内容物体积的增大:脑水肿、脑积水。②颅内占位性病变使颅内空间相对狭小:颅内血肿、脑肿瘤。③先天性畸形使颅腔的体积变小:狭颅症。

2. 病理生理

(1)影响颅内压增高的因素:①年龄:小儿(颅缝)、老年人(脑萎缩)。②病变的扩张速度。③病变部位(后颅窝、静脉窦)。④伴发脑水肿的程度。⑤全身系统性疾病(肺部感染、酸碱失衡)。

(2)颅内压增高的后果:①脑血流量的降低,正常人每分钟约有 1200 mL 血液进入颅内,通过脑血管自动调节功能进行调节。②脑移位和脑疝。③脑水肿。④库欣反应:当颅内压急剧增高接近舒张压时,出现血压升高和脉搏减慢(一高一慢),呼吸节律紊乱和体温升高等。⑤胃肠功能紊乱及消化道出血。⑥神经源性肺水肿。

3. 颅内压增高的类型

(1)根据病因可分为两类:①弥漫性颅内压增高:由于颅腔狭小或脑实质的体积增大而引起,临床表现为弥漫性脑膜脑炎、弥漫性脑水肿、交通性脑积水等。②局灶性颅内压增高:颅内有局限的扩张性疾病,多见于外伤、肿瘤、脓肿等病变。

(2)根据病变发展的快慢分类:①急性颅内压增高:时间在 3 天以内,病情发展快,颅内压增高引起的病情,生命体征变化剧烈,多见于急性颅脑损伤、高血压性脑出血等。②亚急性颅内压增高:时间为 3~21 天,症状及体征较急性差,多见于发展较快的恶性肿瘤、转移瘤及各种颅内炎症等。③慢性颅内压增高:时间在 21 天以上,病情发展较慢,时好时坏,多见于生长缓慢的颅内良性肿瘤、慢性硬脑膜下血肿等。

【护理评估】

1. 健康史　了解疾病发生的诱因,如颅内占位性病变、外伤史等。

2. 身体评估　头痛、呕吐、视乳头水肿(视神经盘水肿)被称为颅内压增高三主征。

1)头痛　为颅内压增高最常见症状,特点为进行性或阵发性加重,清早起床时明显,或可夜间痛醒。头痛一般位于双颞及前额,后颅窝病变头痛多在颈部,常在咳嗽或喷嚏等用力动作时加剧。

2)呕吐　当头痛剧烈时可伴有恶心、呕吐,呕吐呈喷射性,易发生于饭后,吐后头痛可有所缓解。

3)视乳头水肿　视乳头水肿是颅内压增高的重要客观体征之一,急性颅内压增高时少见,而慢性颅内压增高如脑瘤病人,70%以上均有视乳头水肿。多数为双侧性,但两侧水肿的程度不一定相等。早期不影响视力,随着视乳头水肿的加重,可继发视神经萎缩,视力减退,渐至失明。

4)意识障碍及主要体征的变化

(1)初期出现嗜睡　严重病例,可出现嗜睡、昏迷伴瞳孔散大、光反应消失、发生脑疝。

(2)生命体征　血压升高、脉搏缓慢、呼吸不规则、体温升高等状态。

(3)反跳痛　在阑尾化脓性炎症波及壁腹膜时,才有反跳痛。

(4)其他　头晕、猝倒,头皮静脉怒张,小儿可有头颅增大、颅缝分离、前囟饱满等。

3. 心理-社会支持状况

颅内压增高的病人可因头痛、呕吐等引起烦躁不安、焦虑、紧张等心理反应。要了解病人对疾病的认知程度和恢复信心,了解家属对疾病的认知和心理反应、对病人的关心程度和家庭经济状况。

4. 辅助检查

(1) X线检查 主要用于诊断颅内压增高是否为颅脑外伤导致颅骨骨折引起的。

(2) CT和MRI检查 CT检查是诊断颅内占位性病变的首选检查,通常能显示病变的位置、大小和形态,对判断引起颅内压增高的原因有重要参考价值。CT和MRI检查均能较准确地定位诊断并可帮助定性诊断。

(3) 脑造影检查 包括脑血管造影、数字减影血管造影(DSA)、脑室造影等,主要用于疑有脑血管畸形或动脉瘤等疾病的病人,可提供定位和定性诊断。

(4) 腰椎穿刺 可测定颅内压力,同时取脑脊液做生化指标检测,但对颅内压增高症状和体征明显者禁用,以免诱发脑疝。

【护理诊断/问题】

1. 头痛 与颅内压增高有关。

2. 体温过高 与体温调节中枢紊乱有关。

3. 思维过程改变 与颅内压增高有关。

4. 营养失调:低于机体需要量 与呕吐、长期不能进食有关。

5. 清理呼吸道无效 与意识障碍有关。

6. 潜在并发症 脑疝。

【护理目标】

(1) 颅内高压症状得到缓解,减轻病人头痛。

(2) 脑组织灌流量改善。

(3) 维持生命体征平稳,尿比重在正常范围内。

(4) 预防和及时发现并发症,并能妥善处理。

【护理措施】

1. 一般护理

(1) 体位 床头抬高15°～30°,有利于颅内静脉回流,减轻脑水肿。定时翻身,不断变更身体与床褥接触的部位,以免骨突出部位的皮肤持续受压缺血,出现压疮。

(2) 吸氧 持续或间断给予氧气吸入,昏迷病人或呼吸不畅者,可行气管切开护理,及时吸痰保持呼吸道通畅。

(3) 饮食与补液 意识清醒者给予普通饮食,但适当减少盐的摄入;不能进食者,给予静脉补液,成人每日补液量限制在2000 mL以内(其中含盐溶液不超过500 mL),输液速度不超过15～20滴/分,保证尿量24 h不少于600 mL。

(4) 保持正常体温和防治感染。

(5) 密切观察病情 颅脑损伤病人病情多变、易变、突变,只有通过细致地观察才能发现微妙的变化。密切观察病人生命体征的变化、意识状态、瞳孔的改变、有无三主征的出现,有条件者可做颅内压监护。

(6) 生活护理 满足病人日常生活需要,避免意外损伤。

2. 防止颅内压骤然升高的护理

(1) 休息 劝慰病人安心休养、避免情绪激动,以免血压骤升而增加颅内压。

(2) 保持呼吸道通畅 及时清除呼吸道分泌物和呕吐物,防止误吸。安置合适卧位,防止颈部过屈或过伸。有舌后坠者,及时安置口咽通气道。不能有效排痰者,协助医生行气管切开。

(3) 避免剧烈咳嗽和便秘 告知病人勿突然用力提取重物。进食时防止呛咳,并注意保暖,防止受凉。鼓励病人摄入粗纤维类食物,若2日不解大便应给予缓泻剂。对于已出现便秘者应手法掏出干硬粪便,再给予缓泻剂或低压、小剂量灌肠。

(4) 协助医师及时控制癫痫发作 癫痫发作可加重脑缺氧及脑水肿,遵医嘱定时定量给予抗癫痫药物。

(5) 躁动的处理 颅内压增高、呼吸道不通畅导致缺氧,尿潴留导致膀胱过度充盈,大便干硬导致排便反射以及冷、饥饿等不舒适均可引起病人躁动。对于躁动病人应寻找并解除引起躁动的原因,不盲目使用镇静剂或强制性约束,以免病人挣扎而使颅内压进一步增高。

3. 药物治疗的护理

(1) 脱水治疗的护理 脱水治疗是降低颅内压的主要方法。急性颅内压增高常用25%甘露醇,成人125~250 mL静脉滴注(15~30 min 内滴完),2~4次。速尿20~40 mg静脉注射,每日2~4次。慢性颅内压增高者,可口服速尿20~40 mg,每日3次。进行脱水治疗时,应严格按时定量给药,记录出入量,观察颅内压增高症状的改善情况,注意药物的不良反应,如电解质紊乱。

(2) 激素治疗的护理 急性颅内压增高者,常用地塞米松5~10 mg或氢化可的松100 mg静脉注射,1~2次。慢性者可口服地塞米松0.75 mg或泼尼松5~10 mg,每日1~3次。糖皮质激素治疗期间应注意观察药物的不良反应,如消化道出血等。

4. 辅助过度换气的护理

遵医嘱给予肌松剂,调节呼吸机的各种参数,定时抽血做血气分析,维持动脉血氧分压在12~13 kPa,动脉二氧化碳压在3.33~4.0 kPa为宜。过度换气持续时间不宜超过24 h,以免引起脑缺血。

5. 冬眠低温治疗的护理

(1) 安置单间,室内光线宜暗,室温在18~20 ℃为宜。

(2) 先冬眠后降温,以每小时降1 ℃为宜,一般降至肛温32~34 ℃、腋温31~33 ℃较合适。

(3) 冬眠中注意神志、瞳孔、生命体征变化,若血压低于70 mmHg则应停止冬眠。

(4) 静脉滴冬眠药降温,便于调节给药速度、药量及控制冬眠深度。灵活使用降温方法,使病人体温稳定在治疗要求的范围内,避免体温大起大落。

(5) 每日输液量不宜超过1500 mL,若采用鼻饲,温度应同体温,量不宜超过300 mL,并防止腹胀。

(6) 防止肺部和尿路感染,防冻伤和压伤。

(7) 复温时宜先停物理降温,再停冬眠。为病人加盖被毯,自然升温。

6. 脑室引流的护理

(1) 引流管的位置 无菌引流瓶(袋),妥善固定引流管及引流瓶(袋),引流管开口需高于侧脑室平面10~15 cm,以维持正常的颅内压。搬动病人时应将引流管暂时夹闭,防止脑脊液反流。

（2）引流速度及量　每日引流量以不超过 500 mL 为宜。颅内感染病人因脑脊液分泌增多，引流量可适当增加，但同时应注意补液，以免水、电解质失衡。

（3）保持引流通畅　引流管不可受压、扭曲、成角、折叠；适当限制病人头部活动范围，活动及翻身时避免牵拉引流管。若引流管内不断有脑脊液流出，管内的液面随病人的呼吸、脉搏上下波动，表明引流管通畅；反之则为阻塞，需查明原因。

（4）观察并记录脑脊液的颜色、量及性状　正常脑脊液无色透明、无沉淀。术后 1～2 日脑脊液可呈血性，以后转为黄橙色。若脑脊液中有大量血液或血色逐渐加深，常提示脑室内出血。引流时间一般不超过 5～7 日，否则有发生颅内感染的可能。感染后的脑脊液混浊，可有絮状物，同时病人伴有全身感染的表现。

（5）严格遵守无菌操作原则　每日定时更换引流瓶（袋）时，应先夹闭引流管以免管内脑脊液逆流入脑室，注意保持整个装置无菌，必要时做脑脊液常规检查或细菌培养。

（6）拔管　开颅术后脑室引流管一般放置 3～4 日，待脑水肿逐渐消失，颅内压开始降低时，可考虑拔管。拔管前应试行抬高引流瓶（袋）或夹闭引流管 24 h，以了解脑脊液循环是否通畅，是否有颅内压再次升高的表现。若病人出现头痛、呕吐等症状时，要及时通知医生并降低引流瓶（袋）或开放夹闭的引流管。

（7）脑脊液分流术后的护理　严密观察病情，判断分流术效果。

7. 密切观察病情变化

1）意识状态　可反映大脑皮质和脑干结构的功能状态，意识障碍程度的分级常有两种。

（1）传统方法分为清醒、模糊、浅昏迷、昏迷和深昏迷五级（表 7-1）。

表 7-1　意识障碍程度的传统方法分级

意识状态	语言刺激反应	痛刺激反应	生理反应	大小便能否自理	配合体检
清醒	灵敏	灵敏	正常	能	能
模糊	迟钝	不灵敏	正常	有时不能	尚能
浅昏迷	无	迟钝	正常	不能	不能
昏迷	无	无防御	减弱	不能	不能
深昏迷	无	无	无	不能	不能

（2）格拉斯哥（Glasgow）昏迷评分法（表 7-2），评定睁眼、语言及运动反应。最高分为 15 分，提示意识清楚；8 分以下为昏迷，最低 3 分。分数越低提示意识障碍程度越严重。

表 7-2　格拉斯哥（Glasgow）昏迷评分法

睁 眼 反 应		语 言 反 应		运 动 反 应	
自动睁眼	4	回答正确	5	遵命动作	6
呼唤睁眼	3	回答错误	4	定痛动作	5
痛时睁眼	2	吐词不清	3	肢体回缩	4
不能睁眼	1	有音无语	2	异常屈曲	3
		不能发音	1	异常伸直	2
				无动作	1

知识链接

　　颅内压监测是应用微型压力传感器植入颅内直接接触颅内组织进行动态观察颅内压的方法。其优点是克服了传统腰穿的危险，可长时间持续监测颅内压的变化。临床上这种方法主要用于重症颅脑损伤、颅内肿瘤、颅内出血及开颅手术后的重症病人。

　　护理要点如下。

　　(1) 确保呼吸通畅。

　　(2) 监测病人血压和颅内压，确保脑部灌注压力。

　　(3) 根据颅内情况进行有效降压和稳压措施。

　　(4) 保持头部与颅内检测仪位置一致，防止脱落。

　　(5) 保持头部穿刺处清洁，防止污染；维持水、电解质平衡，准确记录出入量。

【健康教育】

　　(1) 向病人及家属讲解疾病的性质、严重程度、治疗措施及疾病预后等，增强病人及家属治疗疾病的勇气和信心。

　　(2) 颅内压增高的病人要防止剧烈咳嗽、便秘、提重物等使颅内压骤然升高的因素，以免发生脑疝。

　　(3) 颅脑手术后可能遗留神经系统功能的障碍，要帮助制订康复计划，鼓励进行多方面的训练，以最大程度地恢复其生活能力。

【护理评价】

　　(1) 病人颅内压增高症状是否得到缓解，头痛是否减轻，意识状态是否改善。

　　(2) 体液是否平衡，生命体征是否平稳，尿比重是否在正常范围，有无脱水症状和体征。

　　(3) 病人是否主诉头痛减轻，舒适感增强。

　　(4) 病人是否出现脑疝，或出现脑疝征象是否被及时发现和处理。

(郭立双)

直通护考

一、选择题

A1/A2 型题(以下每一道考题下面有 A、B、C、D、E 五个备选答案，请从中选择一个最佳答案)

　　1. 下列对颅内高压病人的处理哪项是错误的？(　　)

　　A. 密切观察病情变化　　　　B. 保持出入量平衡　　　　C. 保持大便通畅

　　D. 呼吸不畅可气管切开　　　E. 应用冰帽降温

　　2. 颅脑损伤病人取床头抬高卧位的主要作用是(　　)。

　　A. 减轻颅内出血　　　　　　B. 减轻脑水肿　　　　　　C. 减轻头痛

　　D. 防止呕吐误吸　　　　　　E. 改善呼吸状态

　　3. 颅内压增高三主征是(　　)。

A. 血压升高、脉缓有力、呼吸深慢

B. 眩晕、呕吐、共济失调

C. 头痛、呕吐、视乳头水肿

D. 昏迷、一侧瞳孔散大、对侧肢体痉挛性瘫痪

E. 头痛、颈项强直、凯尔尼格征阳性

4. 颅脑损伤病人每日输液量一般限制于(　　　)。

A. 500～800 mL   B. 800～1000 mL   C. 1000～2000 mL

D. 2000～2500 mL   E. 2500～3000 mL

5. 颅内压增高病人的体位宜采取(　　　)。

A. 床头抬高 15°～30°   B. 床尾抬高 15°～30°   C. 平卧位

D. 床头床尾均抬高 15°   E. 俯卧位

6. 临床上应用 20% 甘露醇降低颅内压,正确的输液方法是(　　　)。

A. 快速静脉推注   B. 缓慢静脉滴注,防止高渗液产生静脉炎

C. 1～2 h 滴完 250 mL   D. 15～30 min 内滴完 250 mL

E. 输液速度控制在 60～80 滴/分

7. 赵某,女性,43 岁,被汽车撞倒,头部受伤,唤之睁眼,回答问题错误,检查时躲避刺痛,其格拉斯哥昏迷评分为(　　　)。

A. 15 分   B. 12 分   C. 11 分   D. 8 分   E. 5 分

8. 李某,女性,68 岁,因颅内压增高,头痛逐渐加重,行腰椎穿刺脑脊液检查后突然呼吸停止,双侧瞳孔直径 2 mm,以后逐渐散大,血压下降,该病人最可能出现的是(　　　)。

A. 小脑幕切迹疝   B. 枕骨大孔疝   C. 大脑镰下疝

D. 脑干缺血   E. 脑血管意外

A3/A4 型题

(9～11 题共用题干)

王某,男性,45 岁,3 天前因车祸伤及头部,头痛、呕吐逐渐加重。用力咳嗽后突然不省人事,体检:病人呈昏迷状态,左侧瞳孔散大,对光反应消失,眼底视乳头水肿,右侧肢体瘫痪,呼吸、血压不稳。

9. 病人最可能出现(　　　)。

A. 枕骨大孔疝   B. 右侧颞叶疝   C. 左侧颞叶疝

D. 大脑镰下疝   E. 原发性脑干损伤

10. 应立即采取的急救措施为(　　　)。

A. 立即开颅减压   B. 立即行脑脊液体外引流

C. 冬眠低温疗法   D. 脑脊液分流术

E. 静脉输注高渗性利尿剂

11. 禁忌的治疗措施是(　　　)。

A. 腰椎穿刺,降低颅内压   B. 开颅探查

C. 应用激素   D. 大剂量 20% 甘露醇静脉滴注

E. 脑室体外引流,降低颅内压

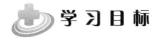

任务 2　脑疝病人的护理

学习目标

1. 知识目标

(1) 掌握脑疝的临床表现和脑疝病人的护理措施。

(2) 熟悉脑疝的治疗。

(3) 了解脑疝的概述、护理目标。

2. 能力目标

学会脑疝的病情观察项目。

3. 素质目标

(1) 在护理过程中,具备预知疾病进展的能力。

(2) 加强责任心,细心观察,仔细护理。

(3) 在护理过程中,提高认识疾病的能力。

案例引导

　　李某,女,38岁,不久前突发剧烈头痛,喷射性呕吐,继而昏迷,心跳紊乱,呼吸深大且节律紊乱,病情危急,被家人急送医院急诊,经头部 CT 检查,提示可能为左侧脑底出血,出血量约 50 mL,诊断为左侧脑底出血、颅内高压枕骨大孔疝,医生立即给予甘露醇快速静脉滴注。不久病人苏醒,各种症状迅速改善。体检:发现"三偏"体征;右侧上下肢体瘫痪,感觉消失,右侧同向偏盲,Babinski 征阳性。请问:

　　(1) 该病人目前主要的护理问题有哪些?

　　(2) 如何对该病人进行降颅压处理?

　　(3) 应对该病人采取怎样的康复指导?

【背景知识】

　　脑疝是颅内压增高的晚期并发症。颅内压不断增高,其自动调节机制失代偿,部分脑组织从压力较高向压力低的地方移位,通过正常生理孔道而疝出,压迫脑干和相连的重要血管和神经,出现特有的临床表现并危及生命。此类病人病情危重,如不及时发现和处理则危及生命,病死率和致残率极高,护理工作则直接影响到病人的预后。

　　1. 病因　颅内疾病发展至一定程度导致颅内各分腔压力不一致时即可引起脑疝。常见原因有颅内血肿、颅内脓肿、颅内肿瘤、医源性因素、颅内寄生虫病及各种肉芽肿性病变等。

2. 分类 根据移位的脑组织及其通过的硬脑膜间隙和孔道,脑疝可以分为 3 种类型。①小脑幕切迹疝:又称颞叶沟回疝炎症,位于小脑幕切迹缘的颞叶的海马回、沟回疝入小脑幕裂孔下方。②枕骨大孔疝:又称小脑扁桃体疝,小脑扁桃体及延髓经枕骨大孔被挤向椎管内。③大脑镰下疝:又称扣带回疝,一侧半球的扣带回经镰下孔被挤入对侧分腔。

【护理评估】

1. 健康史 注意病人的年龄,了解病人有无脑外伤、颅内炎症、脑肿瘤及高血压、脑动脉硬化病史,是否合并其他系统疾病,有无呼吸道梗阻、便秘、剧烈咳嗽、癫痫等致颅内压急骤升高的因素。

2. 身体评估

(1) 小脑幕切迹疝:①颅内压增高症状:剧烈头痛,进行性加重,伴躁动不安,频繁呕吐。②进行性意识障碍:由于阻断了脑干内网状结构上行激活系统的通路,随脑疝的进展病人出现嗜睡、浅昏迷、深昏迷。③瞳孔改变:脑疝初期由于患侧动眼神经受刺激导致患侧瞳孔缩小,随病情进展,患侧动眼神经麻痹,患侧瞳孔逐渐散大,直接和间接对光反应消失,并伴上下睑下垂及眼球外斜。晚期,对侧动眼神经因脑干移位也受到推挤时,则相继出现类似变化。④运动障碍:沟回直接压迫大脑脚,椎体束受累后,病变对侧肢体肌力减弱或麻痹。⑤生命体征变化:若脑疝不能及时解除,病情进一步发展,则病人出现深昏迷,双侧瞳孔散大固定,去皮质强直,血压骤降。初期呼吸深而慢,继之出现潮式呼吸,过度换气或双吸气;晚期呼吸不规律,浅快而弱直至呼吸停止。脉搏先慢而后快,血压先升而后降,系延髓中枢衰竭的表现。

(2) 枕骨大孔疝:病情变化快,剧烈头痛、频繁呕吐,颈项强直,生命体征紊乱出现较早,瞳孔变化及意识障碍出现较晚,早期可突发呼吸骤停。

3. 心理-社会支持状况 减少家属陪护,耐心做好解释工作。多数病人家属表现焦虑、悲伤,有时不理解对病人的各种治疗和护理。告知家属病人的恢复需要较长过程,要有心理准备。同时要树立配合医护人员治疗的信心,这对我们的工作、病人的转归都有积极意义。

4. 辅助检查

(1) 头颅 X 线摄片:头颅 X 线摄片颅内压增高时,可见颅骨骨缝分离,指状压迹增多,鞍背骨质稀疏及蝶鞍扩大等。X 线片对于诊断颅骨骨折,具有重要价值。但单独作为诊断颅内占位性病变的辅助检查手段现已少用。

(2) 电子计算机断层扫描(CT):目前 CT 是诊断颅内占位性病变的首选辅助检查措施,它不仅能对绝大多数占位性病变做出定位诊断,而且还有助于定性诊断。

(3) 磁共振成像(MRI)检查:在 CT 不能确诊的情况下,可进一步行 MRI 检查,以利于确诊。

(4) 脑血管造影:主要用于疑有脑血管畸形或动脉瘤等疾病的病例,数字减影血管造影(DSA)不仅使脑血管造影术的安全性大大提高,而且图像清晰,使疾病的检出率提高。

(5) 腰椎穿刺:腰椎穿刺(腰穿)测压对颅内占位性病变病人有一定的危险性,有时引发脑疝,故应当慎重进行。

【护理诊断/问题】

1. 脑组织灌注异常 与颅内压增高、脑疝有关。

2. 清理呼吸道无效 与意识障碍有关。

3. 有误吸的危险 与呕吐、意识障碍有关。

4. 疼痛 与颅内压增高有关。

5．有体液不足的危险　与呕吐、使用脱水剂有关。

6．潜在并发症　意识障碍、呼吸、心搏骤停。

【护理目标】

（1）减轻病人的疼痛，增加舒适感。

（2）保持体液平衡，补充足够液体和营养。

（3）恢复正常体温。

（4）预防和及时发现并发症，并能妥善处理。

【护理措施】

1．纠正脑组织灌注不足

（1）脱水治疗和护理　快速静脉输入甘露醇、山梨醇、呋塞米等强力脱水剂，并观察脱水效果。

（2）维持呼吸功能　保持呼吸道通畅，吸氧，以维持适当的血氧浓度。对呼吸功能障碍者，行人工辅助呼吸。

2．密切观察病情变化　尤其注意呼吸、心跳、瞳孔及意识变化，先测呼吸，再测脉搏，最后测血压。

3．脑疝抢救步骤

（1）发现病人有脑疝先兆症状时，立即通知医生。脑疝常有的先兆症状有剧烈头痛、频繁呕吐、躁动不安、血压上升、一侧瞳孔散大、脉搏慢而有力。伴有不同程度的意识障碍，健侧活动障碍等。

（2）迅速开放静脉通道，遵医嘱立即快速静脉滴注20％甘露醇125～250 mL，严重者同时静脉推注呋塞米20～40 mg，以利于脱水，遵医嘱适当给予地塞米松5～10 mg静脉滴注。

（3）抬高床头20°～30°促进脑静脉回流。

（4）迅速给予充足的氧气吸入，保持呼吸道通畅，有呕吐时，吸尽口腔内呕吐物及痰液，防止误吸。

（5）严密观察病人意识、瞳孔、生命体征、血氧饱和度的变化并详细记录。

（6）紧急做好脑室穿刺引流及术前准备。原发病灶位于后颅窝或导水管阻塞者，协助医生及时行侧脑室穿刺，缓慢放出脑脊液，必要时行持续脑室引流。

（7）病人出现呼吸、心跳停止时，即刻给予简易呼吸器人工呼吸、胸外心脏按压，协助医生进行气管插管、连接呼吸机，遵医嘱给予呼吸兴奋剂及强心剂等药物治疗。

（8）应用药物和物理降温方法，肛温降至32～34 ℃。戴冰帽、置冰袋、降低室温、减少被盖、体表覆盖冰毯或冰水浴巾等降低脑代谢，降低脑耗氧，减少脑血流量以防止脑水肿。

（9）做好基础护理　病室定期通风换气，进行空气消毒；口腔护理2次/天，按时翻身叩背，及时吸痰，留置导尿管按导尿管常规护理。

（10）做好抢救记录。

4．术后护理

（1）与手术室护士进行认真交接，检查意识、瞳孔及生命体征变化，查看皮肤情况，查看手术记录，了解手术经过。

（2）体位　术后6 h去枕平卧，头偏向健侧或半侧卧位将床头抬高15°～30°，每2 h更换体位一次。术后72 h内取头高位半坡卧位，头部保持中立，避免前屈、过伸、侧转，以免影响脑部静脉回流，尽量避免过度刺激和连续性护理操作。

（3）准确执行脱水治疗，记录 24 h 出入量，保持水、电解质平衡。

（4）呼吸道管理　①保持呼吸道通畅，定时更换体位，拍背协助排痰，及时清除口、鼻及气道内分泌物。②昏迷病人头偏向一侧，以免舌根后坠及呕吐时误吸。③鼻饲者注射前抬高床头 15°，以防食物反流入气管引起肺部感染。④常规氧气吸入 3～5 天，氧流量 2～4 L/min。⑤人工气道管理：气管插管、气管切开护理 2 次/天，口、鼻腔及气道用无菌镊和吸痰管严格分开，防止感染。⑥气道湿化与促进排痰：予雾化吸入、气管内滴药等。⑦加强营养，提高机体免疫力，减少探视，避免外来呼吸道疾病的传播引起交叉感染。

（5）引流管的护理　保持引流管通畅，留置脑室引流管的病人严格掌握引流管的高度和引流量，引流管低于穿刺点 15 cm 为宜，密切观察引流物的颜色、性质，每天引流量以不超过 500 mL 为宜，并做好记录。

（6）骨窗护理　减压术病人一般行颅骨瓣去除或游离术，成为骨窗或游离骨瓣，骨瓣去除后脑组织只有头皮保护，易受压，应加金属保护。通过骨窗可观察到颅内压的变化情况。

（7）高热护理　遵医嘱给予物理降温、药物降温或亚低温治疗。

（8）饮食护理　清醒病人术后第 2 天鼓励进食；吞咽困难和昏迷者术后第 3 天给予留置胃管，行胃肠外与胃肠内联合营养，保证病人营养的需要。

知识链接

脑疝是脑血管病最危险的信号，有一半以上的脑血管病病人死于脑疝。因此，在急性期应密切注意病人的呼吸、脉搏、体温、血压和瞳孔变化，尽早发现脑疝，并积极进行脱水治疗，控制颅内高压，减少病死率。

脑疝致死原因如下。

（1）脑损伤严重，有些血肿清除后，脑组织迅速膨出于骨窗外，表明颅内压高，原发性脑损伤严重。

（2）出血速度快，由于损伤部位及受损血管不同，血肿形成越快，脑疝发生越早，抢救越困难病死率越高，抢救成功率越低。

（3）治疗延误：由于各种原因的延误，入院时已发展至脑疝晚期，虽然尽快做了手术，终未能得以挽救。

（4）严重并发症。

【健康教育】

（1）指导病人提高安全意识，告知运动时的注意事项，做好心理护理，保持病人情绪稳定。

（2）限制探视人员，保持病室安静。

（3）避免剧烈咳嗽及用力排便。

（4）进行饮食指导。

（5）指导病人或家属进行肢体功能锻炼。

（6）对出院病人若带有留置导尿管、鼻饲管的予以相应的护理指导。

【护理评价】

（1）病人是否头痛减轻、颅内高压症状是否缓解。

（2）病人生命体征是否逐渐恢复正常。

（3）尿比重是否在正常范围。

（4）病人病情变化是否被及时发现并报告。

（郭立双）

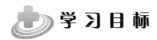 直 通 护 考

一、选择题

A1/A2 型题（以下每一道考题下面有 A、B、C、D、E 五个备选答案，请从中选择一个最佳答案）

1. 脑疝病人禁做（　　）。

A. 头颅 CT　　　　　　　　B. 腰椎穿刺　　　　　　　　C. 脑室穿刺

D. 气管切开　　　　　　　　E. 心电图

2. 在颅内高压的情况下，最易引起脑疝突然发生的情况是（　　）。

A. 用力咳嗽或大便　　　　　B. 频繁的呕吐

C. 体位不当，颈静脉回流受阻　　D. 颅内高压接近代偿期，腰椎穿刺放液后

E. 病变周围的水肿

3. 小脑幕切迹疝最有代表性的临床表现是（　　）。

A. 头痛加剧、意识障碍、一侧瞳孔变大　　　　B. 瞳孔早期扩大后，出现意识障碍

C. 头痛、呕吐、强迫体位　　　　　　　　　　D. 意识障碍、呼吸失常

E. 神志清醒、一侧瞳孔散大

4. 小脑幕切迹疝的主要临床表现是（　　）。

A. 血压上升、脉缓、呼吸不规则　　　　B. 癫痫大发作

C. 腰部压力增高　　　　　　　　　　　D. 呼吸突然停止，血压下降，很快死亡

E. 头痛、呕吐、意识障碍、患侧瞳孔散大、对侧肢体瘫痪及病理反射阳性

5. 颅内压增高危象（脑疝）抢救中，禁忌下列哪种措施？（　　）

A. 脑室穿刺引流脑脊液　　　B. 尽快去除病因　　　　　　C. 甘露醇静脉滴注

D. 腰椎穿刺引流脑脊液　　　E. 颞肌下减压术或内减压

任务 3　颅脑损伤病人的护理

学习目标

1. 知识目标

（1）掌握颅骨损伤病人的护理，各类脑损伤的护理措施。

（2）熟悉各类头皮损伤的特点。

（3）了解颅骨损伤的机制和颅骨损伤的临床表现。

2．能力目标

能运用护理程序为颅脑损伤病人实施整体护理。

3．素质目标

（1）在护理过程中，具备预知疾病发展的能力。

（2）具备充当病人知心者和代言人的能力。

（3）在护理过程中，提高认识疾病的能力。

案例引导

张某，男，38 岁，1 h 前被重物砸伤头顶，伤后立即昏迷，意识障碍加深，30 min 后出现呕吐、抽搐、尿失禁。体格检查：体温 36.8 ℃，脉搏 70 次/分，呼吸 16 次/分，血压 130/70 mmHg，浅昏迷，双侧瞳孔等大等圆，直径 2.5 cm，对光反应迟钝，疼痛刺激肢体逃避，格拉斯哥昏迷评分 6 分。头顶部正中头皮挫裂伤口 6 cm，可见粉碎性凹陷性骨折，陷入深度近 1.5 cm，活动性出血，耳、鼻无血性液体。其他检查无异常。请问：

（1）该病人目前存在哪些主要的护理诊断/问题？

（2）如何护理该病人？

颅脑损伤常见于交通、工矿、爆炸、坠落等事故，占全身损伤的 15%～20%，仅次于四肢损伤，常与其他部位损伤并存，伤残率和死亡率均居首位。颅脑损伤包括头皮损伤、颅骨损伤和脑损伤，三者可单独或合并存在，脑损伤的程度及处理效果对预后起决定作用。

任务 3-1　头皮损伤病人的护理

【背景知识】

头皮损伤是因外力作用导致头皮完整性或皮内发生改变，是最常见的颅脑损伤，包括头皮血肿、头皮裂伤和头皮撕脱伤。

1．头皮血肿　多由钝器伤所致，按血肿所在头皮层次分为皮下血肿、帽状腱膜下血肿和骨膜下血肿。皮下血肿位于皮肤层和帽状腱膜之间，常见于产伤或碰伤；帽状腱膜下血肿位于帽状腱膜和骨膜之间，常因斜向暴力使头皮发生剧烈滑动，撕裂该层间的血管所致；骨膜下血肿位于骨膜和颅骨外板之间，常由颅骨损伤引起。

2．头皮裂伤　头皮裂伤是指头皮组织断裂损伤，是常见的开放性头皮损伤，多为锐器切割或钝力直接作用所致。

3．头皮撕脱伤　头皮撕脱伤是一种严重的头皮缺损，常因发辫受机械力牵拉，使大块头皮自帽状腱膜下层或连同骨膜一并撕脱。

【护理评估】

（一）健康史

了解受伤的原因、时间及经过，评估受伤部位，有无伤口及颅骨暴露，有无其他部位损伤；

评估出血量、意识及生命体征的变化,以判断有无休克发生;评估疼痛的部位、性质和程度,了解现场急救情况。

（二）身体状况

1. 头皮血肿

（1）皮下血肿:血肿不易扩散,体积小、张力高、压痛明显,血肿一般无需处理,数日后可自行吸收。

（2）帽状腱膜下血肿:因组织疏松,出血易扩散,可蔓延至整个帽状腱膜下层,使整个头部明显变形,触之波动感明显,出血量多,但疼痛较轻。小儿及体弱多病者可出现休克或贫血。

（3）骨膜下血肿:血肿局限在颅骨外膜和各颅骨缝线连接的区域之间,一般不跨越骨缝线,张力较高,疼痛显著,触之可有波动感,常伴有颅骨线性骨折。头颅 X 线摄片可了解有无合并颅骨骨折。

2. 头皮裂伤　伤口大小不一、深度不一,创缘多不规则,可有组织缺损,因头皮血管丰富,出血量大且不易自行停止,严重者可导致失血性休克。

3. 头皮撕脱伤　头皮缺失,颅骨外露,剧烈疼痛和大量失血可导致疼痛性和失血性休克。此外,对于一些损伤特别严重者,还常伴有颈椎和脑组织的损伤。

（三）辅助检查

单纯头皮损伤的诊断一般不难,注意检查有无颅骨损伤、颅脑损伤和休克等发生,必要时做 X 线、CT、MRI 等检查。

（四）心理-社会支持状况

受伤后病人因病情及预后、家庭关系、经济和社会因素等,出现紧张、焦虑、恐惧,因此,应及时了解病人情绪变化。

（五）处理原则

1. 头皮血肿　较小的血肿无需特殊处理,可在1～2周内自行吸收,伤后早期给予冷敷以减少出血和疼痛,24 h 后改用热敷以促进血液吸收,忌用力揉搓;血肿较大的,在无菌操作下分次穿刺抽吸后加压包扎,若穿刺治疗无效,可切开清除血肿并止血。感染的血肿,尽早切开引流,全身应用抗菌药物治疗。处理头皮血肿时,警惕并发颅骨损伤及脑损伤的可能。

2. 头皮裂伤　现场紧急处理主要是止血,最常用的方法是加压包扎,并争取在 24 h 内施行清创缝合,常规使用抗生素和破伤风抗毒素预防感染。

3. 头皮撕脱伤　基本原则是镇痛、止血、抗炎、防休克。因损伤范围较大,常伴有头皮缺损,急救时,加压包扎止血,补充血容量,防止休克;保留撕脱头皮,用无菌敷料包裹,采用干燥冷藏法随病人一起送入医院,争取在伤后 6～8 h 内清创后行头皮再植,无法再植者,做全厚或中厚皮片植皮,术后加压包扎。

【护理诊断/问题】

1. 疼痛　与头皮损伤有关。

2. 恐惧、焦虑　与头皮损伤及出血有关。

3. 潜在并发症　感染、出血性休克。

【预期目标】

（1）病人疼痛和不适得到缓解。

（2）情绪稳定,能配合治疗和护理。

（3）并发症得到及时发现和处理。

【护理措施】

1. 病情观察　密切监测生命体征、神志、尿量变化,注意有无休克和脑损伤的发生。

2. 伤口护理　观察创面有无渗血、渗液及红、肿、热、痛等感染征象,协助医生及早行清创缝合;皮瓣有无坏死和感染,撕脱的头皮保存在无菌、无水和低温密封环境下,尽快完善术前准备,行头皮再植术;常规注射破伤风抗毒素,遵医嘱合理使用抗菌药物。

3. 疼痛护理　早期冷敷可减少出血和疼痛;疼痛剧烈者遵医嘱合理使用镇静、止痛剂,对合并脑损伤者禁止使用吗啡类止痛药。

4. 预防并发症　严格执行无菌操作,遵医嘱常规使用抗生素,预防感染。出血不止、量较多者加压包扎止血,加强生命体征的监测,观察神志和瞳孔的变化,防止休克的发生,必要时遵医嘱补液、输血。

5. 心理护理　认真倾听病人主诉,耐心解释所提出的问题;加强沟通,指导并帮助病人装饰自己,保持较好的自我形象;主动将可能给病人带来的痛苦和威胁做适当说明,并给予安全暗示和保证。

【护理评价】

（1）病人疼痛和不适是否得到缓解。

（2）病人情绪是否稳定,能否配合治疗和护理。

（3）并发症是否得到及时发现和处理。

【健康教育】

（1）注意伤口愈合情况,伤口拆线后,如愈合良好,1~2周后可洗头,但应注意动作轻柔,避免抓破。

（2）加强营养,多摄入高蛋白、富含维生素、纤维素、易消化的食物。

任务 3-2　颅骨损伤病人的护理

【背景知识】

颅骨损伤即颅骨骨折,是指颅骨受暴力作用所致的颅骨结构改变,以顶骨和额骨多见,枕骨和颞骨次之,常合并脑损伤。颅骨骨折的临床意义不在于骨折本身,而在于骨折所引起的脑膜、脑组织、血管和神经的损伤,可合并脑脊液漏、颅内血肿以及颅内感染等。颅骨骨折按其形态分为线性骨折(包括骨缝分离)、凹陷性骨折、粉碎性骨折和洞形(穿入)骨折;按骨折部位分为颅盖骨折和颅底骨折;按骨折部位是否与外界相通分为闭合性骨折和开放性骨折,开放性骨折和累及鼻窦的颅底骨折有合并骨髓炎和颅内感染的可能。

【护理评估】

（一）健康史

评估受伤过程,如暴力的性质、大小、方向及作用的部位,当时有无意识障碍;评估有无局部软组织挫伤、压痛、肿胀或血肿,有无骨片凹陷;有无癫痫、偏瘫和其他神经系统阳性体征;有无脑脊液漏、皮下淤斑等;评估有无合并颅内血肿等其他疾病。

（二）身体状况

1. 颅盖骨折　常为线性骨折,是最为常见的颅骨骨折,表现为局部压痛、肿胀,颅骨 X 线摄片可确诊,警惕合并脑损伤和颅内血肿;凹陷性骨折多发生于额颞部,局部可扪及局限性下陷区,若骨折损坏脑重要功能浅表区,常可出现偏瘫、失语、癫痫等神经系统定位体征;小儿颅骨骨折具有显著的特殊性,颅骨虽有凹陷,但很少发生断裂,无骨折线,形成所谓的"乒乓球样"凹陷性骨折。

2. 颅底骨折　常为线性骨折,多因强烈的间接暴力作用于颅底所致。颅底与硬脑膜粘连紧密,骨折时易撕裂硬脑膜;颅底与鼻窦相邻,骨折后易使蛛网膜下腔与外界相通,均产生脑脊液漏形成开放性骨折。颅底骨折按骨折部位分为颅前窝、颅中窝、颅后窝骨折,其临床表现各异(表7-3)。

表 7-3　颅底骨折的临床表现

骨折部位	脑脊液漏	淤斑部位	可能累及的脑神经
颅前窝	鼻漏	眶周或球结膜下("熊猫眼"征)	嗅神经、视神经
颅中窝	鼻漏或耳漏	乳突部	面神经、听神经
颅后窝	无	乳突部、咽后壁	舌下神经、舌咽神经、迷走神经及副神经,但少见

（三）辅助检查

1. X 线检查　可发现骨折线的长短、走行、骨折凹陷深度和有无合并脑损伤,但对颅底骨折的诊断意义不大。

2. CT 检查　可确定有无骨折和协助脑损伤的诊断。

（四）心理-社会支持状况

病人常因头部损伤表现出焦虑、恐惧等心理反应,对预后缺乏信心,应了解病人的心理反应、家属对疾病的认识和对病人的关心及支持程度。

（五）处理原则

1. 颅盖骨折　单纯线性骨折常无需特殊处理,卧床休息,对症治疗如镇静、止痛,警惕有无继发性脑损伤的发生,尤其是硬脑膜外血肿;凹陷性骨折,若凹陷不深、范围不大可等待观察。骨折压迫脑重要功能区、合并脑损伤、大面积骨折片陷入颅腔(凹陷直径＞5 cm 或凹陷深度＞1 cm),或开放性粉碎性凹陷性骨折,应行手术复位或摘除碎骨片。

2. 颅底骨折　本身无需特殊治疗,重点在于观察有无脑损伤和处理脑脊液漏、脑神经损伤等合并伤。脑脊液漏者视为开放性损伤,使用破伤风抗毒素和抗生素预防感染,防止逆行颅内感染。脑脊液漏多在1～2周内自行愈合,超过4周应行手术修补硬脑膜。

【护理诊断/问题】

1. 有感染的危险　与脑脊液漏有关。

2. 知识缺乏　缺乏脑脊液漏的护理知识。

3. 疼痛　与颅骨骨折有关。

4. 感知改变　与脑神经损伤有关。

5. 焦虑、恐惧　与颅脑损伤有关。

6. 潜在并发症　颅内出血、颅内压增高、颅内低压综合征等。

【护理目标】

（1）病人生命体征平稳,无颅内感染发生。

（2）疼痛和不适得到缓解。

（3）感知功能障碍得到改善。

（4）能叙述脑脊液漏的相关护理知识。

（5）情绪稳定,能配合治疗和护理。

（6）并发症得到及时发现和处理。

【护理措施】

1. 密切观察病情 密切观察病人意识、瞳孔、生命体征、颅内压增高症状和肢体活动等情况,及时发现和处理并发症。

2. 明确有无脑脊液漏 脑脊液漏应与血液和鼻腔分泌物相鉴别,具体方法:①将血性液体滴于白色滤纸上,如果血迹周围出现月晕样淡红色浸渍圈,则为脑脊液漏;②行红细胞计数并与周围血的红细胞计数比较,以明确诊断;③用尿糖试纸测试,结果阳性提示为脑脊液漏。

3. 脑脊液漏的护理 ①取头高位:床头抬高 15°～30°,维持到脑脊液漏停止后 3～5 天。其目的是借助重力的作用,使脑组织移向颅底硬脑膜漏孔处,使漏口粘连封闭。②保持外耳道、鼻腔、口腔清洁,每天 2 次,清洁消毒,棉球不能过湿,以免逆流入颅。③在鼻前庭或外耳道口松松地放置干棉球,随湿随换,24 h 计算棉球数,估计脑脊液外漏量,并做好记录。④严禁从鼻腔吸痰和放置胃管,禁止耳部和鼻部滴药、冲洗和堵塞,禁忌腰椎穿刺。⑤避免用力咳嗽、打喷嚏、擤鼻涕及用力排便,以免导致气颅或脑脊液逆流。⑥观察有无颅内感染的迹象。⑦按医嘱应用抗生素和破伤风抗毒素。

4. 加强心理护理,缓解疼痛 做好病人的解释和安慰工作,以积极的态度和言语鼓励病人,增强信心,战胜病痛。遵医嘱合理使用镇静及止痛药物,观察用药效果。

【护理评价】

病人生命体征是否平稳,颅内压感染有无发生,疼痛和不适是否得到缓解,感知功能障碍是否得到改善;病人是否能叙述脑脊液漏的相关护理知识;病人情绪是否稳定,并发症是否得到及时发现和处理。

【健康教育】

（1）告知病人如何保护头颅,防止再次受伤;告知病人如何摆放体位,劝告病人勿用力咳嗽、打喷嚏、擤鼻涕、排便等。

（2）颅骨损伤达到骨性愈合需要一定的时间:线性骨折一般成人骨性愈合需 2～5 年,小儿需 1 年;若有颅骨缺损,可在伤后半年左右做颅骨成形术。

任务 3-3 脑损伤病人的护理

【背景知识】

脑损伤是指脑膜、脑组织、脑血管及脑神经在受到外力作用后所发生的损伤。根据损伤后脑组织是否与外界相通分为开放性脑损伤和闭合性脑损伤。开放性脑损伤多为锐器或火器伤所致,常伴头皮破裂、颅骨骨折和脑膜破裂,有脑脊液漏;闭合性脑损伤多为钝器伤或间接暴力所致,脑膜完整,无脑脊液漏。根据损伤病理改变先后分为原发性脑损伤和继发性脑损伤:原发性脑损伤是指暴力作用头部后立即发生的脑损伤,包括脑震荡和脑挫裂伤;继发性脑损伤是指受伤一段时间后出现的脑受损病变,包括脑水肿和颅内血肿等。

【护理评估】

（一）健康史

了解受伤的过程,如暴力性质、大小、方向、速度;评估病人当时有无意识障碍、程度及持续时间,有无中间清醒期、逆行性遗忘,受伤当时是否出现头痛、恶心、呕吐等情况,有无口鼻、外耳道出血或脑脊液漏;评估病人的记忆力,了解有无近事遗忘现象;评估是否存在局灶性体征(如偏瘫、失语、癫痫等)及程度;初步判断是颅骨骨折、脑损伤还是复合损伤;了解现场急救情况;评估病人既往健康史。

（二）身体状况

1. 脑震荡 脑震荡是最常见的轻度原发性脑损伤,为一过性脑功能障碍,无肉眼可见的神经病理改变。其主要表现为伤后立即出现的短暂意识障碍,持续数秒或数分钟,一般不超过30 min;清醒后多不能回忆伤前及当时情况,而对往事记忆清楚,称逆行性遗忘;常伴有头痛、头晕、呕吐、恶心等症状;神经系统检查无阳性体征,脑脊液检查正常,CT检查无阳性发现。

2. 脑挫裂伤 脑挫裂伤为脑实质性损伤,包括脑挫伤和脑裂伤,两者常并存。意识障碍是脑挫裂伤最突出的表现,伤后立即出现昏迷,昏迷时间常超过30 min,严重者可长期昏迷,昏迷持续时间越长,伤情越重。挫伤发生在功能区,出现相应的神经功能障碍和体征,如失语、偏瘫、锥体束征等;因继发性脑水肿或颅内血肿,可出现颅内压增高与脑疝表现。

3. 原发性脑干损伤 原发性脑干损伤是脑挫裂伤中最严重的特殊类型,病人出现持久昏迷,伤后早期常出现严重的生命体征紊乱;双侧瞳孔时大时小,眼球歪斜或凝视;有单侧或双侧锥体束征;常出现高热、消化道出血。

4. 颅内血肿 颅内血肿是脑损伤中最常见、最危险的可逆性继发性病变,若未及时处理,可引起脑疝危及生命。颅内血肿根据症状出现时间分为急性(3天以内)、亚急性(3天至3周内)和慢性血肿(3周以上);根据血肿来源和部位分为硬脑膜外血肿(图7-1)、硬脑膜下血肿和脑内血肿。

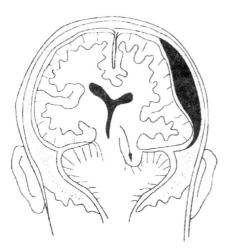

图 7-1 硬脑膜外血肿

（1）硬脑膜外血肿 出血积聚在颅骨与硬脑膜之间,以急性型最多见,症状取决于血肿大小、部位及扩展的速度。病人的意识障碍有三种类型:①典型意识障碍:伤后昏迷有"中间清醒期",即伤后立即昏迷,然后有一段意识清楚时间,其后由于颅内血肿形成,再次出现意识障碍并逐渐加重,即"昏迷—清醒—昏迷"。②原发性脑损伤:较为严重或脑损伤后血肿迅速形成者,无"中间清醒期"。③原发性脑损伤轻,伤后无原发性昏迷,至血肿形成后出现继发性昏迷。病人在昏迷前或中间清醒期常有头痛、呕吐等颅内压增高症状,幕上血肿大多有典型的小脑幕切迹疝表现。

（2）硬脑膜下血肿　出血积聚在硬脑膜下腔，是最常见的颅内血肿。根据发病时间分为急性、亚急性和慢性硬脑膜下血肿。①急性、亚急性硬脑膜下血肿多见于额颞部，表现为持续昏迷或昏迷进行性加重，颅内压增高症状明显，脑疝出现迅速。②慢性硬脑膜下血肿病程可为数月甚至数年，因致伤力小，出血缓慢，临床症状常不典型，通常表现为头痛、呕吐、神经定位体征或精神症状。

（3）脑内血肿　头部外伤后脑实质内出血形成的血肿，包括浅部血肿和深部血肿。临床表现类似于急性硬脑膜下血肿，以进行性加重的意识障碍为主，神经系统症状和体征表现更为突出。

（三）辅助检查

1. 影像学检查　CT检查是首选检查项目，可了解脑损伤的部位、范围及周围脑水肿的程度，还可了解脑室受压及中线结构的移位等；MRI检查有助于进一步明确诊断。

2. 腰椎穿刺　可以了解脑脊液压力和成分改变，但对已有脑疝表现或疑有颅后凹血肿者应视为禁忌。

（四）心理-社会支持状况

了解病人和家属对脑损伤及后期功能恢复的心理反应，有无焦虑、恐惧及其程度，了解家属对病人的支持能力和程度。

（五）治疗要点

1. 脑震荡　一般无需特殊处理，卧床休息1～2周可自愈，自觉症状较重者，可给予镇静、止痛药对症处理。

2. 脑挫裂伤　以非手术治疗为主，防止脑水肿，促进脑功能恢复，预防并发症。重度脑挫裂伤导致颅内压增高明显甚至脑疝时，应尽早做脑室穿刺术或开颅局部病灶清除术。

3. 颅内血肿　急性颅内血肿，一经确诊立即行手术清除血肿；慢性硬脑膜下血肿多采用颅骨钻孔引流术。

【护理诊断/问题】

1. 意识障碍　与脑损伤、颅内压增高有关。

2. 清理呼吸道无效　与脑损伤后意识不清有关。

3. 营养失调：低于机体需要量　与脑损伤后机体高代谢、高热、呕吐等有关。

4. 潜在并发症　颅内压增高、脑疝、癫痫发作等。

5. 有废用综合征的危险　与脑损伤后意识和肢体功能障碍及长期卧床有关。

6. 焦虑、恐惧　与缺乏脑损伤相关知识，担心疾病预后有关。

【护理目标】

（1）病人意识逐渐恢复，能够有效进行语言沟通。

（2）呼吸道通畅，无缺氧征象。

（3）体液和营养状况维持平衡。

（4）未发现并发症或并发症已得到及时发现和处理。

（5）维持病人肢体功能。

（6）情绪稳定，能遵从指导，配合治疗和护理。

【护理措施】

(一)现场急救

1. 现场急救 先争分夺秒抢救心搏骤停、窒息、开放性气胸、大出血等危及病人生命的伤情。

2. 脑损伤救护 ①应保持呼吸道通畅,禁用吗啡止痛,以防呼吸抑制;②凡出现休克征象者,将病人平卧,注意保暖,补充血容量;③妥善处理伤口,防止感染,注意现场伤口局部不冲洗、不用药;④外露的脑组织周围可用消毒纱布卷保护,外加干纱布适当包扎,避免局部受压;⑤若伤情许可将头部抬高以减少出血,尽早进行全身抗感染治疗和注射破伤风抗毒素;⑥准确记录受伤经过、初期检查发现的症状和体征、急救处理经过、药物使用等情况,为进一步处理提供依据。

(二)一般护理

1. 体位 意识清醒者应采取头高足低位,以利于颅内静脉回流。昏迷病人或吞咽功能障碍者宜取侧卧位或侧俯卧位,以免呕吐物、分泌物误吸。

2. 饮食 昏迷病人需禁食,早期应采用胃肠外营养。每天静脉输液量在 1500~2000 mL,其中含钠电解质 500 mL,输液速度不可过快。伤后 3 天仍不能进食者,可经鼻胃管补充营养,应控制盐和水的摄入量。病人意识好转或出现吞咽反射时,可试喂流质或半流质饮食。

3. 保持呼吸道通畅 及时清除呼吸道分泌物。

4. 生活护理 昏迷病人因意识不清、长期卧床可造成多种并发症,应预防压疮、肺部感染、泌尿系统感染、暴露性角膜炎、肌萎缩、关节挛缩等并发症。

(三)病情观察

动态的病情观察是鉴别原发性脑损伤与继发性脑损伤的重要手段,其内容包括意识、瞳孔、生命体征、神经系统体征等,其中意识观察最为重要。

1. 意识障碍 其程度可反映脑损伤的轻重,意识障碍出现的早晚和有无继续加重,是区别原发性脑损伤和继发性脑损伤的重要依据。观察病人意识时,应了解有无意识障碍、意识障碍程度及变化。

2. 生命体征 病人伤后可出现持续生命体征紊乱。监测时为避免病人躁动影响准确性,应先测呼吸,再测脉搏,最后测血压。伤后早期因组织创伤反应,可出现中度发热;若累及间脑或脑干,可出现体温不升或中枢性高热;伤后即出现高热,多有丘脑下部或脑干损伤;伤后数日体温升高,常提示并发有感染。注意呼吸节律和深度、脉搏快慢和强弱以及血压和脉压变化。若伤后血压上升,脉搏缓慢有力,呼吸深慢,提示颅内压升高,警惕颅内血肿或脑疝发生;枕骨大孔疝病人可突然发生呼吸停止。

3. 瞳孔变化 可由动眼神经、视神经以及脑干部位的损伤引起。观察两侧瞳孔的大小、形态、对光反应,眼裂的大小是否相等、眼球的位置及活动情况。伤后一侧瞳孔进行性散大,对侧肢体瘫痪、意识障碍,提示脑受压或脑疝;双侧瞳孔散大、对光反射消失、眼球固定伴深昏迷或去大脑强直,多为原发性脑干损伤或临终表现;双侧瞳孔大小、形状多变,对光反应消失,伴眼球分离或异位,多为中脑损伤;有无间接对光反应可以鉴别视神经损伤与动眼神经损伤。眼球不能外展且有复视者,为外展神经受损;双眼同向凝视提示额中回后份损伤;眼球震颤见于小脑或脑干损伤。观察瞳孔时应注意某些药物、剧痛、惊骇等也会影响瞳孔变化,如吗啡、氯丙嗪可以使瞳孔缩小,阿托品、麻黄碱可使瞳孔散大等。

4. 锥体束征 伤后立即出现一侧上下肢运动障碍且相对稳定,多由对侧大脑皮层运动区损伤所致;伤后一段时间才出现一侧肢体运动障碍且进行性加重,多为幕上血肿引起的小脑幕切迹疝使中脑受压、锥体束受损所致。

5. 其他 观察有无脑脊液漏、呕吐及呕吐物的性质,有无剧烈头痛或烦躁不安等颅内压增高表现或脑疝先兆,注意 CT 复查结果及颅内压监测情况。

6. 手术治疗的护理

(1)术前护理 按急诊手术前常规准备,手术前 2 h 内剃净头发,洗净头皮,涂擦 75% 乙醇溶液,并用无菌巾包扎。

(2)术后护理 ①搬运:术后返回病室,搬运病人时动作要轻柔,防止头部转动或受震荡。搬运前后应观察呼吸、脉搏和血压变化。②体位:小脑幕上开颅手术后,取健侧卧位或仰卧位,避免切口受压;小脑幕下开颅手术后,取侧卧位或侧俯卧位。③引流管护理:手术中放置引流管,如脑室引流、创腔引流、硬脑膜下引流等,护理时严格按照无菌操作,预防颅内感染;妥善固定,保持引流通畅。观察并记录引流液的颜色、性状及量。④病情观察:严密观察病人意识、生命体征、瞳孔、肢体活动等情况,以便及时发现和处理术后颅内出血、感染、癫痫以及应激性溃疡等并发症。

【护理评价】

(1)病人呼吸是否平稳,有无误吸发生。

(2)病人意识状态是否逐渐恢复,日常生理需求是否得到满足。

(3)病人营养状况如何,营养素供给是否得到保证。

(4)病人是否出现颅内压增高、脑疝及癫痫发作等并发症,若出现是否得到及时发现和处理。

【健康教育】

1. 心理指导 病人及家属对脑损伤的恢复存在一定忧虑,担心能否适应今后的生活和工作。对轻型脑损伤病人,鼓励病人尽早自理生活,对恢复过程中出现的头痛、耳鸣、记忆力减退者应给予适当解释和宽慰,使其树立信心。

2. 药物治疗 外伤性癫痫病人应定期服用抗癫痫药物,不能单独外出、游泳、登高等,以防意外。

3. 康复训练 脑损伤遗留的语言、运动或智力障碍,在伤后 1~2 年内有部分恢复的可能,应提高病人自信心,同时制订康复计划,进行废损功能训练,如语言、记忆力等方面的训练,以改善生活自理能力及社会适应能力。

（裴　星　任王丽）

📋 直通护考

一、选择题

A1/A2 型题(以下每一道考题下面有 A、B、C、D、E 五个备选答案,请从中选择一个最佳答案)

1.头皮帽状腱膜下血肿不能吸收时应（　　）。

A.应用止血药物　　　　　　　　　　　　B.继续观察

C.切开清除积血

D.穿刺抽出积血后加压包扎

E.穿刺抽出积血后局部使用抗生素

2.头皮撕脱伤病人被撕脱的头皮的保存方法是（　　）。

A.浸泡于无菌水中

B.浸泡在生理盐水中常温保存

C.无菌敷料包裹、常温保存

D.无菌敷料包裹、隔水低温保存

E.无菌敷料包裹、浸泡于4℃的生理盐水中

3.诊断颅底骨折最可靠的临床表现是（　　）。

A.头皮出血

B.意识障碍

C.脑脊液漏

D.颅底骨质凹陷

E.脑脊液含血

4.最严重的头皮损伤是（　　）。

A.骨膜下血肿

B.头皮下血肿

C.头皮挫伤

D.头皮撕脱伤

E.头皮裂伤

5.下列关于颅前窝骨折病人的护理错误的是（　　）。

A.禁忌堵塞鼻腔

B.用抗生素溶液冲洗鼻腔

C.床头抬高15～30 cm

D.禁止腰椎穿刺

E.枕部垫无菌巾

6.颅中窝骨折出现脑脊液耳漏的处理原则是（　　）。

A.使用脱水剂减少脑脊液外漏

B.卧床休息,头低位

C.用棉球堵塞外耳道减少脑脊液外漏

D.给予镇静止痛药

E.用生理盐水棉球清洁外耳道

7.某病人头部损伤后,球结膜下出血,鼻孔出血且有脑脊液流出,首先考虑为（　　）。

A.鼻骨骨折

B.颅盖骨折

C.颅前窝骨折

D.颅中窝骨折

E.颅后窝骨折

8.以下不符合脑震荡表现的是（　　）。

A.昏迷30 min以上

B.有逆行性遗忘

C.清醒后可出现头痛、恶心症状

D.神经系统检查无阳性体征

E.CT检查颅内无异常发现

9.应立即手术的颅脑损伤是（　　）。

A.脑挫裂伤

B.脑震荡

C.硬脑膜外血肿

D.蛛网膜下腔出血

E.颅底骨折伴脑脊液漏

10.急性硬脑膜外血肿病人意识障碍的典型表现是（　　）。

A.持续昏迷

B.中间清醒期

C.短暂昏迷

D.昏迷程度时重时轻

E.昏迷进行性加重

11.硬脑膜下血肿的出血来源是（　　）。

A.颅骨骨折出血

B.硬脑膜中动脉出血

C.静脉窦出血

D.脑皮质挫裂伤出血

E.板障出血

12.观察颅脑损伤病人时,提示为急性颅内压增高的早期表现是（　　）。

A.脉快,呼吸急促

B.脉快,血压高

C.脉快,血压下降

D.脉慢,呼吸慢,血压高

E.脉慢,血压低

13.严重脑损伤病人的急救首先应（　　）。

A.检查神志、瞳孔、眼底　　　　　　　　　　B.监测生命体征

C.CT 检查明确诊断　　　　　　　　　　　　　D.保持呼吸道通畅

E.准备手术

14.观察颅脑损伤病人生命体征的顺序是(　　)。

A.脉搏、呼吸、血压　　　　B.呼吸、脉搏、血压　　　　C.脉搏、血压、呼吸

D.呼吸、血压、脉搏　　　　E.血压、脉搏、呼吸

A3/A4 型题

(15～20 题共用题干)

女性,40 岁,车祸伤及头部,当即出现右侧鼻唇沟变浅,右外耳道流出淡血性液体,右耳听力下降,CT 示颅内少量积气。

15.考虑病人出现了(　　)。

A.颅前窝骨折　　　　　　　B.颅中窝骨折　　　　　　　C.脑挫裂伤

D.额骨骨折　　　　　　　　E.颅后窝骨折

16.以下护理措施不正确的是(　　)。

A.限制液体入量　　　　　　　　　　　　　　B.用生理盐水棉球清洁外耳道

C.床头抬高 15～30 cm　　　　　　　　　　　D.枕部垫无菌巾

E.用棉球塞住右耳,以减少脑脊液外漏

17.目前病人适宜的体位是(　　)。

A.头低位　　　　B.平卧位　　　　C.左侧卧位　　　　D.右侧卧位　　　　E.仰卧中凹位

18.伤后 3 天病人出现剧烈头痛、呕吐、厌食、反应迟钝、脉搏细弱、血压偏低。考虑其出现(　　)。

A.颅内出血　　　　　　　　B.颅内压增高　　　　　　　C.颅内感染

D.颅内压过低　　　　　　　E.低血糖

19.在此之前的处理措施应做调整的是(　　)。

A.卧床休息　　　　　　　　B.限制液体入量　　　　　　C.右侧卧位

D.使用抗菌药物　　　　　　E.应用激素

20.该病人伤后第 4 天出现高热、头痛、意识障碍,脑膜刺激征阳性,应考虑为(　　)。

A.颅内压过高　　　　　　　B.颅内血肿　　　　　　　　C.颅内感染

D.伤口感染　　　　　　　　E.脑水肿

项目八 泌尿系统疾病病人的护理

1. 知识目标

（1）掌握泌尿系统疾病病人的护理措施。

（2）熟悉泌尿系统常见疾病的护理诊断/问题。

（3）了解泌尿系统常用的诊疗方法及其意义，泌尿系统常见疾病的病因、病理生理、护理目标和护理评估。

2. 能力目标

能正确运用护理程序对泌尿系统疾病病人实施整体护理。

3. 素质目标

在护理过程中具有细致严谨的工作作风和良好职业道德，尊重、关心和爱护病人，保护病人隐私，减轻病人痛苦，维护病人健康。

任务 1 泌尿系统疾病的主要症状和检查

一、常见症状

泌尿系统疾病因其解剖和生理特点，常表现出一些特有的症状，如排尿异常、尿液异常、尿道分泌物、疼痛和肿块等。

1. 排尿异常

（1）尿频 尿频指排尿次数增多但每次尿量减少。正常成人一般白天排尿 4～6 次，夜间 0～1 次；每次尿量 300～400 mL。生理性和病理性的因素均可导致尿频，无器质性病变，因饮水过多、食用利尿食物等引起的排尿次数增多称生理性尿频；因器质性病变如膀胱炎症、前列腺增生、脑外伤、脑肿瘤、糖尿病等引起排尿次数增多称病理性尿频；此外，精神因素也可引起尿频。

（2）尿急 尿急指有尿意就迫不及待地要排尿而难以自控，多见于膀胱炎症或膀胱容量过小、顺应性降低者，也可见无尿路病变的焦虑或精神紧张者，常与尿频同时存在。

（3）尿痛 尿痛指排尿时感到疼痛，可在排尿初、中、末或排尿后，疼痛可表现为烧灼感甚至刀割样。尿痛常见于膀胱或尿道感染、结石病或结核病等。

尿频、尿急、尿痛常同时存在,三者合称为膀胱刺激征。

(4) 排尿困难 尿液不能通畅地排出,表现为排尿延迟、射程短、费力、尿线无力、变细、滴沥等。见于膀胱以下尿路梗阻,如前列腺增生症等。

(5) 尿流中断 排尿过程中突然中断并伴有疼痛,多见于膀胱结石。

(6) 尿潴留 膀胱内充满尿液而不能排出,分为急性与慢性两类。急性尿潴留常由于膀胱颈部以下突然梗阻或腹部、会阴部手术后膀胱过度充盈致逼尿肌弹性疲劳,而暂时失去逼尿功能。慢性尿潴留是由于膀胱颈部以下尿路不完全性梗阻或神经源性膀胱所致;起病缓慢,表现为膀胱充盈、排尿困难、疼痛不明显或仅感轻微不适,严重者可出现充溢性尿失禁。

(7) 尿失禁 尿液不能自主控制而由尿道口流出,根据尿失禁产生的原因分为如下几种。

①真性尿失禁:又称完全性尿失禁,膀胱失去控尿能力,膀胱空虚,常见原因为膀胱颈部和尿道括约肌受损、先天性或获得性神经源性疾病。

②压力性尿失禁:当腹压突然增加使尿液不随意地流出,如咳嗽、打喷嚏、大笑或突然起立时,女性多见,特别是多产的经产妇或产伤者多见。

③充溢性尿失禁:又称假性尿失禁,膀胱过度充盈,压力增高,当膀胱内压超过尿道阻力时,引起尿液不断溢出,见于前列腺增生等原因所致慢性尿潴留。

④急迫性尿失禁:严重尿频、尿急时不能控制尿液而致失禁,可能是由于膀胱不随意收缩引起,见于膀胱的严重感染。

2. 尿液异常

(1) 尿量 正常人 24 h 尿量 1000～2000 mL,少于 400 mL 为少尿,少于 100 mL 为无尿。少尿或无尿是由于肾排出量减少引起,原因可以是肾前性、肾性或肾后性。

(2) 血尿 尿液中含有血液,根据血液含量的多少可分为镜下血尿和肉眼血尿。镜下血尿即每高倍镜视野中红细胞超过 3 个,但肉眼尚不能分辨有无血色;肉眼血尿即肉眼能见到血色的尿液,每 1000 mL 尿液中混有 1 mL 以上血液即可出现肉眼血尿。根据血尿在排尿过程中出现的时间先后不同,可分为如下几种。

①初始血尿:血尿见于排尿的初始阶段,提示膀胱颈或尿道出血。

②终末血尿:血尿见于排尿的终末阶段,提示膀胱颈部或膀胱三角区出血。

③全程血尿:血尿见于排尿的全过程,提示膀胱或上尿路出血。

知识链接

真假血尿

1. 尿液呈"血色"不一定是血尿。进食一些药物、食物可使尿液呈红色、橙色或褐色,如大黄、酚酞、利福平、四环素类、嘌呤类等。挤压伤或溶血反应可使尿液呈褐色,不是血尿,而是肌红蛋白尿或血红蛋白尿。

2. 尿液中含血不一定是血尿。前尿道病变出血或邻近脏器出血,滴入尿中,尿液中有红细胞,却不是真血尿。

(3) 脓尿 尿液中含大量白细胞,离心尿沉渣每高倍镜视野白细胞超过 5 个为脓尿,见于泌尿系统感染。

(4) 乳糜尿 尿内含有乳糜或淋巴液,呈乳白色,常见于丝虫病。

（5）**晶体尿**　尿液中盐类过度饱和，其中物质沉淀、结晶，排出时尿液澄清，静置后有白色沉淀物。经稀释、加热、改变尿液 pH 等措施可使沉淀消失。

3. 尿道分泌物　根据病因不同而表现为不同性状，大量黄色、黏稠的脓性分泌物是淋菌性尿道炎的典型症状。

4. 疼痛　疼痛为常见的重要症状。泌尿系统的实质性器官病变引起的疼痛常位于该器官所在部位，而空腔脏器病变常引起放射痛。

5. 肿块　肿块是泌尿外科疾病重要的体征之一。腹部肿块可见于肾肿瘤、肾结核、肾积水、肾囊肿等，阴囊内肿块多见于斜疝、鞘膜积水、精索静脉曲张、睾丸肿瘤等。

二、辅助检查及护理

（一）器械检查

1. 常用器械检查

（1）**导尿**　目前常用带有气囊的 Foley 导尿管，规格以法制（F）为计量单位，21F 表示其周径为 21 mm，直径为 7 mm。成人导尿检查，一般选 16F 导尿管为宜。前列腺增生病人急性尿潴留时，普通导尿管不易插入，可选择尖端细而稍弯的前列腺导尿管。导尿目的：①收集尿培养标本。②测定膀胱容量、压力或残余尿，注入造影剂，确定有无膀胱损伤，探测尿道有无狭窄或梗阻。③解除尿潴留，持续引流尿液，膀胱内药物灌注等。

（2）**尿道探查**　一般首选 18～20F 尿道探条，以免过细探条的尖锐头部损伤或穿破尿道，形成假道。动作要轻柔，以防损伤尿道。避免反复多次扩张尿道，2 次尿道扩张的间隔时间不少于 3 日。尿道探查目的：①探查尿道狭窄程度。②治疗和预防尿道狭窄。③探查尿道有无结石。

（3）**膀胱尿道镜**　膀胱尿道镜适应证：①观察后尿道及膀胱病变。②取活体组织做病理学检查。③输尿管插管收集双侧肾盂尿标本或做逆行肾盂造影，亦可放置输尿管支架管做内引流或进行输尿管套石术。④治疗：早期肿瘤电灼、电切，膀胱碎石、取石、钳取异物。

（4）**输尿管镜和肾镜**　在椎管麻醉下，将输尿管镜经尿道、膀胱置入输尿管及肾盂。肾镜经皮肾造瘘进入肾盂。目的：①明确输尿管及肾盂内充盈缺损病灶的性质。②诊断上尿路梗阻、输尿管喷血的病因。③治疗输尿管结石。④取活体组织做病理学检查。

2. 器械检查病人的护理

（1）**心理护理**　器械检查属有创性检查，应术前做好解释工作，以助于消除病人恐惧心理，使检查顺利完成。

（2）**严格无菌操作**　侵入性检查可能把细菌带入体内而引起感染，因此，检查前应清洗病人会阴部，操作过程中严格遵守无菌操作原则，必要时根据医嘱预防性应用抗生素。

（3）**排空膀胱**　除导尿和单纯尿流率检查外，其他各项检查病人应在检查前排空膀胱。操作时动作应轻柔，忌用暴力，以减轻病人痛苦和避免损伤。

（4）**鼓励病人多饮水**　单纯尿流率检查时应嘱病人在检查前多饮水，充盈膀胱。内腔镜检查和尿道探查后，病人大多有肉眼血尿，2～3 日后可自愈；应鼓励病人多饮水，以增加尿量，起到冲刷作用。

（5）**并发症**　处理发生严重损伤、出血或尿道热者，应留院观察、输液及应用抗生素，必要时留置导尿或膀胱造瘘。

（二）影像学检查

1. X 线检查

（1）**尿路平片（KUB）**　尿路平片是泌尿系统常用的初查方法。

（2）排泄性尿路造影　又称静脉肾盂造影（IVP），可观察尿路形态和双侧肾的排泄功能。

护理要点：①肠道准备，为获得清晰的显影，在造影前日应口服泻剂排空肠道，以免粪块或肠内积气影响显影效果。②禁食、禁水6～12 h，使尿液浓缩；增加尿路造影剂浓度使显影更加清晰。③做碘过敏试验。

（3）逆行肾盂造影　通过尿道、膀胱做输尿管插管，再经插管注入15％有机碘造影剂，能清晰显示肾盂和输尿管形态，可用于排泄性尿路造影显影不清晰或禁忌者。

护理要点：①造影前做肠道准备。②操作中动作应轻柔，严格无菌操作，避免损伤。

（4）膀胱造影　经导尿管将10％～15％有机碘造影剂150～200 mL注入膀胱，可显示膀胱形态及病变。

（5）CT扫描有平扫、增强扫描和造影扫描三种方法。适用于确定肾损伤范围和程度，鉴别肾实质性和囊性疾病，肾上腺、肾、膀胱、前列腺等部位肿瘤的诊断与分期，显示腹部和盆腔转移的淋巴结、静脉内癌栓。

2. 磁共振成像（MRI）　能显示被检查器官组织的功能和结构。通过三个切面观察图像，组织分辨力更高，无需造影剂，无X线辐射，能提供较CT更为可靠的依据。可用于泌尿系统肿瘤的诊断和分期、区别囊性和实质性改变、肾上腺肿瘤的诊断等。

3. 超声波检查　B超检查方便，无创伤，能显示各器官不同轴线及不同深度的断层图像，可动态观察病情的发展，对禁忌做排泄性尿路造影或不宜接受X线检查者更有意义。可用于确定肾肿块的性质、肾结石和肾积水；鉴别肾移植术后并发症，测定残余尿、测量前列腺体积等。多普勒超声仪可显示血管内血流的情况，主要用于确定动、静脉走向，诊断肾血管疾病和睾丸扭转，移植肾排异的鉴别等。在B超引导下，可行穿刺、引流及活检等诊断治疗。

（三）实验室检查

1. 尿液检查　尿液检查应收集新鲜中段尿液。男性包皮过长者，必须翻起包皮，清洁龟头。女性月经期间不应收集尿液送检。尿培养以清洁中段尿为佳，女性可以采用导尿的尿标本。由耻骨上膀胱穿刺而取的尿标本是无污染的膀胱尿标本，新生儿及幼儿尿液收集采用无菌塑料袋。

（1）尿常规诊断　泌尿系统疾病最基本的项目。正常尿液呈淡黄色、透明、弱酸性、中性或碱性。大量蔬菜饮食或感染时尿液pH升高，而大量蛋白质饮食时尿液pH降低。正常尿糖阴性，含极微量蛋白。

（2）尿沉渣　新鲜尿离心后，尿沉渣每高倍镜视野红细胞数＞3个为镜下血尿，白细胞数＞5个为脓尿，同时还可检查尿中有无晶体、管型、细菌等。

（3）尿三杯试验　用于判断镜下血尿或脓尿的来源和部位。以排尿最初的5～10 mL为第一杯，排尿最后的5～10 mL为第三杯，中间部分为第二杯。若第一杯尿液异常，提示病变在尿道；第三杯尿液异常提示病变在后尿道、膀胱颈部或膀胱三角区；三杯尿液均异常，提示病变在膀胱或其以上部位。

（4）尿细胞学检查　用于初步筛查肿瘤或术后随访，膀胱原位癌的阳性率高。应取新鲜尿液检查，冲洗后收集尿液可提高阳性率。

（5）尿细菌学检查　用于泌尿系统感染的诊断和临床用药指导。革兰染色尿沉渣涂片检查可初步判断细菌种类。尿沉渣抗酸染色涂片检查或结核菌培养有助于泌尿系统结核的诊断。清洁中段尿培养，菌落数＞10^5/mL，提示尿路感染；对于有尿路感染症状的病人，致病菌落数＞10^2/mL 就有意义。

（6）膀胱肿瘤 抗原通过定性或定量方法,测定尿中有无肿瘤相关抗原。

2. 肾功能检查

（1）尿比重 反映肾浓缩功能和排泄废物的功能。正常尿比重为 1.010～1.030,清晨时最高。肾功能受损时,肾浓缩功能进行性减弱,尿比重降低。尿比重固定或接近 1.010,提示肾浓缩功能严重受损。尿中多种物质如葡萄糖、蛋白质等大分子物质均可使尿比重增高。尿渗透压较尿比重能更好反映肾功能。

（2）血肌酐和血尿素氮 用于判断肾功能,二者均为蛋白质代谢产物,主要经肾小球滤过排出。当肾实质损害时,体内蛋白质产物滞留,血肌酐和血尿素氮增高,其增高的程度与肾损害程度成正比,故可用于判断病情和预后。血尿素氮受分解代谢、饮食和消化道出血等多种因素影响,不如血肌酐精确。

（3）内生肌酐清除率 单位时间内,肾将若干毫升血浆中的内生肌酐全部清除出体外的比率,接近于用菊糖测定肾小球滤过率。测定公式:内生肌酐清除率＝尿肌酐浓度/血肌酐浓度×每分钟尿量,正常值为 90～120 mL/min。

（4）酚红排泄试验 因为 94％的酚红由肾小管排泄,所以在特定的时间内,尿中酚红的排出量反映肾小管的排泄功能。

3. 前列腺液检查 正常前列腺液呈淡乳白色,较稀薄。涂片镜检可见大量卵磷脂小体,每高倍镜视野白细胞个数＜10 个。前列腺按摩前后做尿常规检查,比较尿白细胞计数,对按摩未获前列腺液者为间接检查,对分析是否因前列腺炎引起的尿路感染有临床意义,怀疑细菌性前列腺炎时应同时进行细菌培养和药敏试验。

4. 流式细胞测定 用于泌尿、男性生殖系统肿瘤的早期诊断及预后判断,肾移植急性排斥反应及男性生育能力的判断等。利用流式细胞仪检查尿、血、精液、肿瘤组织等标本,能定量分析细胞大小、形态、DNA 含量、细胞表面标志、细胞内抗原和酶活性等。

5. 精液分析 精液分析是评价男性生育能力的重要依据。精液标本的收集采用手淫、性交体外排精或取精器等方法,检查前 5 日避免性交或手淫。精液分析包括颜色、量、pH、稠度、精子状况及精浆生化测定。

（张雅文）

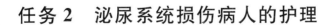

任务2 泌尿系统损伤病人的护理

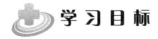

学习目标

1. 知识目标

（1）掌握肾、膀胱和尿道损伤的临床表现、护理诊断、护理措施和健康指导。

（2）熟悉泌尿系统损伤的病因、病理和辅助检查。

（3）了解泌尿系统损伤分类、治疗要点及发病机制。

2. 能力目标

能运用护理程序为泌尿系统损伤病人实施整体护理。

3. 素质目标

（1）在护理过程中，具备预知疾病发展的能力。

（2）提高认识疾病的能力。

泌尿系统损伤以男性尿道损伤最多见，肾、膀胱损伤次之，输尿管损伤最少见。由于泌尿系统各器官位于腹膜后、被周围组织保护，因此，泌尿系统损伤多发生在胸、腹部或骨盆严重损伤时。在确诊泌尿系统损伤时，应注意有无合并伤。

任务 2-1　肾损伤病人的护理

案例引导

杨某，男，30 岁。高空坠落伤后 3 h，腰腹部疼痛，血尿。病人于 3 h 前由约 5 m 高处坠落，背部着力。伤后感右腰背部疼痛，休息后无缓解，排尿一次，为暗红色血尿。查体：血压 100/50 mmHg，心率 100 次/分，神志清楚，右腰背部可见皮肤擦伤，右上腹有压痛，无反跳痛，右肾区叩击痛。门诊以闭合性肾损伤收入院。请问：

（1）该病人目前的主要护理问题有哪些？

（2）如何对该病人进一步检查护理？

（3）应对该病人采取哪些护理措施？

【背景知识】

肾位于腹膜后脊柱两侧，前有腹壁及腹腔内脏、后有脊椎和背部肌肉的保护，一般情况下不容易受到损伤。肾为实质性器官，质地脆，包膜薄，一旦受到强烈暴力打击也可以引起肾损伤。肾损伤多见于成年男子，常是全身严重多发性损伤的一部分。

1. 病因与发病机制　按受伤机制分为开放性损伤和闭合性损伤两种类型。

（1）开放性损伤　肾与外界相通，因弹片、枪弹、刀刃等锐器致伤，常伴有胸、腹部等其他组织器官损伤，损伤较严重、伤情复杂。

（2）闭合性损伤　肾与外界不相通，因直接暴力（如撞击、跌打、挤压、肋骨或横突骨折等）或间接暴力（如突然暴力扭转、对冲伤等）所致。

临床上以闭合性肾损伤多见。

2. 病理类型　肾损伤的病理类型（图 8-1）有以下几种。

（1）肾挫伤　临床上多见，损伤仅局限于部分肾实质，形成肾淤斑和（或）包膜下血肿，肾包膜及肾盂黏膜完整。若损伤涉及肾集合系统可有少量血尿，以镜下血尿多见，大多能自愈。

（2）肾部分裂伤　肾实质部分裂伤伴有肾包膜破裂，出血量较多，可形成肾周血肿。若肾

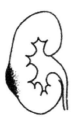 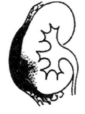 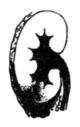 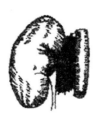

(a) 肾挫伤　　(b) 肾部分裂伤　　(c) 肾全层裂伤　　(d) 肾蒂损伤

图 8-1　肾损伤的病理类型

盂肾盏黏膜破裂,则可有明显的肉眼血尿。

（3）肾全层裂伤　肾实质深度裂伤,外及肾包膜,内达肾盂肾盏黏膜,出血量大,常引起广泛的肾周血肿、严重肉眼血尿和尿外渗。

（4）肾蒂损伤　此类损伤比较少见。肾蒂或肾段血管的部分或全部撕裂时可引起大出血、休克,常来不及诊治而死亡。

肾损伤晚期可形成肾积水、肾纤维化、肾动静脉瘘或假性肾动脉瘤等病理改变,部分病人可出现肾血管性高血压。

【护理评估】

1. 健康史　了解受伤经过及暴力的类型,如暴力的大小、受伤着力的部位,锐性暴力或钝性暴力等。

2. 身体评估　主要症状及体征有以下几种。

（1）休克　休克是肾损伤后的常见表现,如肾挫伤、肾蒂损伤或者合并其他脏器损伤时,因创伤或失血发生休克,可危及生命。

（2）血尿　最常见,肾挫伤时可出现少量血尿,有的严重肾挫伤则呈大量肉眼血尿,或血凝块。血尿与损伤程度不一定一致,肾挫伤或轻微肾裂伤会导致肉眼血尿,而一部分严重的肾挫伤可能只有轻微血尿或无血尿,如肾蒂血管断裂、输尿管断裂或血凝块堵塞、病人已处于休克的无尿状态等。

（3）发热　由于血肿、尿外渗易继发感染,多为低热。若发生肾周脓肿或化脓性腹膜炎,可出现高热、寒战,伴有全身中毒症状。

（4）腰腹部肿块及疼痛　血液、尿液渗入肾周围组织可使局部肿胀,形成肾区肿块,均引起患侧腰、腹部疼痛和明显触痛,血液、尿液渗入腹腔或合并腹内脏器损伤时,出现全腹疼痛和腹膜刺激症状。

3. 心理评估　肾损伤后,病人及家属常产生紧张与焦虑情绪,往往惧怕手术,担心肾可能被切除,易出现烦躁不安、缺乏自信等不良情绪。

4. 辅助检查

（1）实验室检查　尿常规检查,是诊断肾损伤的重要依据之一;伤后不能自行排尿者应行导尿术收集尿标本。血红蛋白与血细胞比容持续降低提示有活动性出血,血白细胞计数增多应注意是否存在感染灶。

（2）影像学检查　B超检查,简单迅速,可重复进行;CT检查则能更精确、清晰地显示肾损伤的程度、肾周血肿范围和有无血管损伤,其他脏器的损伤亦可显示,病情允许时为首选检查;排泄性尿路造影,能评价肾损伤的范围、程度及对侧肾功能。

【护理问题/诊断】

1. 疼痛　与组织损伤、肾周血肿、尿外渗有关。

2. 组织灌注不足　与创伤及失血有关。

3. 焦虑或恐惧　与知识缺乏或担心肾切除有关。

4. 潜在并发症　感染、休克、肾性高血压。

【护理目标】

（1）减轻病人的疼痛,舒适感增加。

（2）维持有效循环血量,补充足够液体。

（3）减轻恐惧与焦虑程度。

（4）减少、减轻或及时发现并处理并发症。

【护理措施】

1. 紧急处理有大出血、休克的病人　应迅速实施输血、补液、复苏等抢救措施,密切观察生命体征变化,同时根据病情行相关检查,以明确肾损伤的程度与范围,注意警惕有无合并其他器官损伤,做好手术探查准备。

2. 非手术治疗的护理/术前护理

（1）心理护理　主动关心病人,安慰病人及其家属,减轻病人焦虑与恐惧,加强交流,介绍肾损伤有关知识、治疗方法、疗效及注意事项,鼓励病人及家属积极配合各项治疗及护理工作。

（2）卧床休息　安置合适的体位,绝对卧床休息 2～4 周,预防长期卧床的并发症。病情稳定、血尿消失后才可以允许病人离床活动。通常 4～6 周后肾挫伤才趋于愈合,过早过多离床活动,有可能再度出血。

（3）密切观察病情　①根据病情需要应每隔 30 min 或 1～2 h 观测生命体征的变化;②注意腰、腹部肿块范围有无增大,疼痛的部位和程度;③观察每次排出的尿液颜色变化;④动态检测血红蛋白和血细胞比容;⑤定时监测体温。

（4）维持水、电解质以及酸碱平衡　及时建立静脉通道,遵医嘱输液,必要时输血,维持有效循环血量及水、电解质及酸碱平衡。

（5）防止感染　遵医嘱早期应用对肾脏无毒性的广谱抗生素,护理过程中严格遵守无菌操作原则。

（6）对症处理高热者　按医嘱给予物理或药物降温;在诊断明确的情况下,遵医嘱使用镇静、止痛剂,调整体位,避免因躁动、疼痛而加重出血。

（7）术前准备　开放性肾损伤和闭合性肾损伤中的严重肾挫伤、肾碎裂和肾蒂损伤及肾损伤有胸腹联合伤病人都要施行手术探查。在保守治疗期间出现以下情况:经积极抗休克后生命体征仍未见改善,提示有内出血;腰、腹部肿块明显增大;血尿逐渐加重,血红蛋白和血细胞比容继续降低;疑有腹腔脏器损伤病人应及时实施手术。手术原则上应尽量保留肾,只有在肾严重碎裂或肾血管撕裂,无法修复,而对侧肾良好时,才施行肾切除术。凡有手术指征或决定手术的病人,均应积极完善各项术前准备。

3. 术后护理

（1）体位　麻醉清醒、血压平稳后取半卧位,以利于呼吸和伤口引流。肾部分切除、肾修补术后需卧床休息 2～4 周,肾切除术后需卧床休息 1 周。

（2）饮食　禁食 2～3 天,待肠蠕动恢复后开始进食,逐步从流质到普食,少食产气食物。禁食期间,通过静脉输液以维持水、电解质平衡及营养。

（3）病情观察　注意生命体征的变化,观察尿量及尿液性质的变化,尤其是肾切除病人术后尿量的观察和肾功能监测。

（4）伤口及引流管护理　保持伤口清洁、干燥,注意伤口渗血、渗尿情况,敷料渗湿时应及时更换,保持引流管通畅,观察并记录引流液的量及性质,注意无菌操作。

【健康指导】

（1）伤后2~3个月内不得参加体力劳动和剧烈活动,以免再发出血。

（2）多饮水,保持足够的尿量可预防血凝块堵塞和尿路感染。

（3）肾切除病人要注意保护健侧肾,禁用对肾有毒性的药物。

（4）定期复查,以便早期发现和处理并发症。

任务2-2　膀胱损伤病人的护理

案例引导

张某,男,22岁,车祸致下腹部受伤约5 h,头晕、恶心,下腹部疼痛,无尿。查体:血压80/50 mmHg,心率110次/分;表情淡漠,面色苍白,全腹压痛、反跳痛,以下腹部为甚,腹部移动性浊音阳性。腹部B超提示:肝脾未见异常,腹腔大量积液。骨盆X线片提示:骨盆多发骨折。门诊以骨盆多发骨折、创伤性休克收入院。请问:

（1）该病人目前的主要护理问题有哪些?

（2）如何对该病人进一步检查护理?

（3）应对该病人采取哪些护理措施?

【背景知识】

膀胱空虚时位于骨盆深处,受到周围筋膜、肌肉、骨盆等组织的保护,除贯通伤或骨盆骨折外,很少为外界暴力所损伤。膀胱充盈时,膀胱壁紧张变薄,膀胱可高出耻骨联合至下腹部,易遭受损伤。

1. 病因与发病机制

（1）开放性损伤:多由锐器或火器伤所致,常合并其他脏器损伤(如直肠、阴道损伤),可形成腹壁尿瘘、膀胱直肠瘘或膀胱阴道瘘。难产导致的膀胱阴道瘘,现临床上已很少见。

（2）闭合性损伤:当膀胱充盈时,下腹部遭撞击、挤压、骨盆骨折端刺破膀胱壁。如膀胱有肿瘤、溃疡、憩室等病变,在此基础上遭受挤压可导致自发性膀胱破裂。

（3）医源性损伤:见于膀胱镜检查和治疗,如前列腺、膀胱癌等电切术及盆腔手术、腹股沟疝修补术等。

2. 病理类型

1）膀胱挫伤　仅伤及膀胱黏膜或肌层,膀胱壁未穿破,局部出血或形成血肿,无尿液外渗,可发生血尿。

2）膀胱破裂　严重损伤造成膀胱壁全层破裂,有尿液外渗(图8-2)。膀胱顶部和后上部有腹膜覆盖,基于其解剖特点,分为腹膜外型与腹膜内型两类。

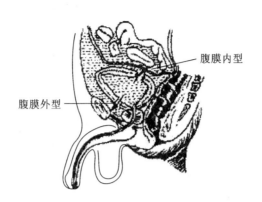

图 8-2　膀胱损伤尿液外渗

（1）腹膜外型　膀胱壁破裂，但腹膜完整，尿液外渗到膀胱周围组织及耻骨后间隙。常由膀胱前壁损伤引起，伴有骨盆骨折。

（2）腹膜内型　膀胱壁破裂伴腹膜破裂，与腹腔相通，尿液流入腹腔，引起腹膜炎。多见于膀胱顶部和后上部损伤。

【护理评估】

1. 健康史　了解受伤的经过及暴力的类型，如暴力的大小、受伤着力的部位，锐性暴力或钝性暴力等。

2. 身体评估　主要的症状与体征有以下几种。

（1）休克　严重创伤致剧烈疼痛、大出血，膀胱破裂引起尿外渗及腹膜炎。

（2）腹痛　腹膜外型，尿液外渗及血肿引起下腹部疼痛、压痛及肌紧张，直肠指检可有触痛及饱满感。腹膜内型，尿液流入腹腔而引起急性腹膜炎症状，有腹膜刺激征，并伴移动性浊音。

（3）血尿和排尿困难　膀胱壁轻度挫伤仅有下腹部疼痛，少量血尿；膀胱破裂病人，有尿意，但无尿或仅排出少量血尿。当有血块堵塞时，或尿外渗到膀胱周围及腹腔内，则无尿液自尿道排出。

（4）尿瘘　开放性损伤可形成多种尿瘘：与体表相通，则形成膀胱腹壁瘘；与直肠、阴道相通，则形成膀胱直肠瘘、膀胱阴道瘘。闭合性损伤在尿外渗感染后破溃，可形成多种内、外尿瘘。

3. 辅助检查

（1）导尿试验　膀胱损伤病人，导尿管可顺利插入膀胱。膀胱破裂病人仅流出少量血尿或无尿流出。经导尿管注入无菌生理盐水 200 mL，片刻后吸出。若液体进出量差异大，提示有膀胱破裂。

（2）影像学检查　腹部 X 线检查可发现骨盆骨折；膀胱造影，经导尿管注入 15％泛影葡胺 300 mL，摄片能显示漏出膀胱外的造影剂。

【护理诊断/问题】

1. 疼痛　与组织损伤、骨折、尿液外渗有关。

2. 组织灌注不足　与创伤及失血有关。

3. 焦虑或恐惧　与知识缺乏或担心相关并发症、后遗症有关。

4. 排尿异常　与膀胱损伤导致尿液外渗有关。

5. **潜在并发症** 感染、休克、各种可能的尿瘘。

【护理目标】

（1）减轻病人的疼痛，舒适感增加。

（2）维持有效循环血量，补充足够液体。

（3）减轻恐惧与焦虑程度。

（4）充分引流尿液。

（5）减少、减轻并及时发现、处理并发症。

【护理措施】

1. **紧急处理** 抗休克治疗如输液、输血、止痛及镇静等，尽早使用广谱抗生素预防感染。

2. **非手术治疗护理/术前护理**

（1）心理护理 主动关心病人，取得信任，告知膀胱损伤有关知识，介绍有关治疗护理方法、预后及注意事项，安慰病人，稳定情绪，消除病人焦虑和恐惧，配合治疗。

（2）密切观察病情 严密观察和监测生命体征的变化，尤其是腹部症状和体征的变化。

（3）留置导尿管 减少尿外渗并妥善固定，定期挤捏，保持引流通畅，记录尿液性质、量的变化，每日更换引流袋，注意严格无菌操作。膀胱挫伤或破裂口较小造影时仅有少量尿外渗，症状较轻者，持续引流尿液7～10日，并保持通畅；使用抗生素，预防感染，破裂口一般可自愈。

（4）鼓励病人多饮水，保持足够的尿量，防止膀胱内凝血块形成。

（5）预防感染 遵医嘱早期使用广谱抗生素。

（6）术前准备 休克病人先抗休克治疗，同时做好术前检查、静脉输液或输血；膀胱破裂伴有出血和尿外渗，病情严重，须尽早手术。目的是清理外渗尿液，修补膀胱破裂口，行耻骨上膀胱造瘘；对伤情危重及试行非手术治疗的病人均应及早完成急诊手术必要的术前准备。

3. **手术后护理** 按腹部手术后的一般护理，包括体位、饮食、病情观察、维持体液平衡等，重点做好耻骨上膀胱造瘘管、耻骨后间隙引流管及导尿管的护理。

（1）耻骨上膀胱造瘘管的护理 接无菌引流袋并妥善固定；保持有效引流，减轻膀胱壁张力，有利于修补裂口的愈合，若出现堵塞，严格遵循无菌操作，用无菌等渗盐水冲洗，直至通畅；一般造瘘管留置2周左右，拔导尿管前应做夹管试验，观察能否自行排尿，如发现有排尿困难，或切口处有渗尿，应延迟拔管；拔管后，伤口填塞无菌凡士林纱条，盖无菌纱布，造瘘口如有少许渗尿为暂时现象，病人取仰卧位，局部换药可自愈。

（2）耻骨后间隙引流管的护理 耻骨后间隙引流管为普通硅胶引流管，接无菌引流袋或接负压吸引管，引流膀胱周围渗出液和残留尿液，一般情况下3～5日即可拔除，伤口换药至愈合。

4. **并发症处理** 盆腔血肿宜尽量避免切开，以免发生大出血并引发感染。若出血不止，用纱布填塞止血，24 h后再取出。出血难以控制时可行选择性盆腔血管栓塞术。有尿瘘形成，则行尿瘘修补术。

【健康指导】

（1）告诉病人多饮水维持足够尿量的作用、意义。

（2）对永久性膀胱造瘘病人，需要病人及家属从参与护理操作到完全能自我护理，定期更换造瘘管。

任务 2-3 尿道损伤病人的护理

案例引导

王某,男性,20岁,不慎从高处跌下,骑跨于树干上,会阴部疼痛伴尿道出血,不能自行排尿,随后出现会阴、阴囊、阴茎、下腹壁青紫、肿胀。请问:

(1)该病人目前的主要护理问题有哪些?

(2)如何对该病人进行止痛处理?

(3)应对该病人采取哪些护理措施?

【背景知识】

尿道损伤在泌尿系统损伤中最常见,多发生于男性、青壮年。男性尿道以尿生殖膈为界,分为前、后两部分。前尿道包括球部和阴茎部,后尿道包括前列腺部和膜部,临床中又以球部和膜部尿道的损伤为多见。

1. 病因与分类

1)按损伤后是否与外界相通分类

(1)开放性损伤 多因锐器伤所致,常伴有阴囊、阴茎或会阴部贯通伤。

(2)闭合性损伤 为挫伤、撕裂伤或腔内器械(医源性)直接损伤。

2)按尿道部位分类

(1)前尿道损伤 尿道球部损伤多见,常因骑跨伤,血液及尿液渗入会阴浅筋膜包绕的会阴浅袋,使会阴、阴囊、阴茎肿胀,有时向上扩展至腹壁。尿道阴茎部损伤时,若阴茎筋膜完整,血液及尿液渗入局限于阴茎筋膜内,表现为阴茎肿胀;若阴茎筋膜亦破裂,尿外渗范围扩大,与尿道球部损伤相同。前尿道损伤合并尿外渗(图8-3),若不及时处理或处理不当,会发生广泛皮肤、皮下组织坏死、感染和脓毒症。

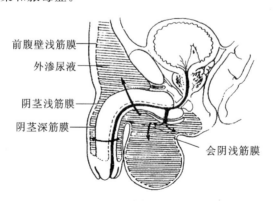

前腹壁浅筋膜
外渗尿液
阴茎浅筋膜
阴茎深筋膜
会阴浅筋膜

图 8-3 前尿道损伤合并尿外渗

(2)后尿道损伤 以尿道膜部损伤多见,尿液外渗到耻骨后间隙和膀胱周围;骨盆骨折伤及盆腔血管丛时可引起大量出血,在前列腺和膀胱周围形成大血肿;尿生殖膈撕裂时,会阴、阴囊部可出现血肿及尿外渗(图 8-4)。

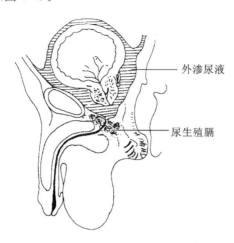

外渗尿液

尿生殖膈

图 8-4 后尿道损伤合并尿外渗

2. 病理

(1) 尿道挫伤 尿道挫伤指仅有尿道黏膜和(或)尿道海绵体的部分损伤,可以自愈。

(2) 尿道裂伤 尿道裂伤指尿道黏膜和尿道海绵体的部分全层断裂,尚有部分完整的尿道壁。损伤可引起尿道周围血肿和尿外渗,愈合后引起瘢痕性尿道狭窄。

(3) 尿道断裂 尿道损伤处完全离断而失去尿道的完整性,损伤后断端退缩、分离,血肿较大者,可发生尿潴留,用力排尿则发生尿外渗。

【护理评估】

1. 健康史 了解受伤的经过,暴力的大小、受伤着力的部位,锐性暴力或钝性暴力等。

2. 身体评估 主要的症状与体征有以下几种。

(1) 疼痛 前尿道损伤时以受伤部位疼痛明显,并可向尿道口放射,尤以排尿时为甚。后尿道损伤则表现为下腹部疼痛,局部有压痛或肌紧张。

(2) 尿道出血 前尿道损伤时,即使不排尿时也可见尿道外口滴血,尿液可为血尿,后尿道损伤可无尿道口出血。

(3) 排尿困难、尿潴留 尿道挫裂伤时因疼痛而致括约肌痉挛,发生排尿困难。尿道完全断裂时,则可发生尿潴留。

(4) 并发症 ①休克:多因合并严重骨盆骨折、大出血所致。②尿液外渗及血肿:尿道断裂后,如用力排尿则尿液可从裂口处渗入周围组织。③感染:与损伤后血肿、尿外渗和免疫力低下有关。

3. 心理评估 尿道损伤后,病人常产生紧张与焦虑情绪,往往惧怕手术,担心可能的排尿困难及其他并发症,易出现烦躁、缺乏自信等。

4. 辅助检查

(1) 导尿:导尿可以检查尿道是否连续、完整。在严格无菌操作下,若能顺利插入导尿管,则说明尿道连续而完整,若一次插入困难,不宜勉强反复试插以免加重创伤和导致感染。一旦插入导尿管,应留置导尿 1 周以上,以引流尿液并支撑尿道。

(2) 影像学检查:骨盆照片可了解有无骨折、移位;尿道造影可显示尿道损伤部位及程度,尿道断裂可有造影剂外渗,尿道挫伤则无外渗征象。

【护理问题/诊断】

1. 疼痛　与组织损伤、尿外渗有关。

2. 排尿异常　与尿道部分或完全断裂有关。

3. 恐惧、焦虑　与创伤、担心预后有关。

4. 潜在并发症　休克、感染、尿道狭窄。

【护理目标】

（1）减轻病人的疼痛，舒适感增加。

（2）减轻恐惧与焦虑程度。

（3）充分引流尿液。

【护理措施】

1. 紧急处理　尿道海绵体严重出血可致休克，应立即压迫会阴部止血，采取抗休克措施，尽早施行手术治疗。

2. 非手术治疗护理/术前护理

（1）心理护理：尿道损伤多发生于男性、青壮年，病人及家属的精神负担较大，护士应关心病人，讲解尿道损伤的有关知识，介绍其治疗方法及疗效，消除病人焦虑和恐惧心理，积极配合治疗。

（2）建立静脉通道、密切观察病情：严密观察和监测生命体征的变化，对休克病人，积极抗休克治疗，安置休克体位，迅速输液、输血，补充血容量。骨盆骨折病人需平卧，勿随意搬动，以免加重损伤。

（3）尿潴留护理：对排尿困难和尿潴留病人，严格按无菌原则试插导尿管导尿，若导尿失败，不可重复插管，即行耻骨上膀胱造瘘引流尿液。尿道挫伤及轻度裂伤，症状较轻，尿道连续性存在，一般不需特殊治疗，尿道损伤处可自愈，可鼓励病人多饮水稀释尿液，减少刺激，必要时插入导尿管引流1周。尿道裂伤应插入导尿管引流1周；如导尿失败，可行经会阴尿道修补，并留置导尿管2～3周；病情严重者，应施行耻骨上膀胱造瘘术。尿道断裂者应即刻施行经会阴尿道修补术或断端吻合术，留置导尿管2～3周。尿道断裂严重者，会阴或阴囊形成大血肿，可做膀胱造瘘术；也可经会阴切口清除血肿，再做尿道断端吻合术，但是必须慎重而仔细止血。

（4）防治感染：遵医嘱早期使用广谱抗生素；各项操作时，严格遵守无菌操作原则。

3. 手术后护理

（1）一般护理：包括体位、饮食、病情观察、维持体液平衡等。

（2）留置导尿管的护理：尿道挫伤病人一般留置导尿管1～2周可拔除；尿道不完全撕裂一般在3周内愈合，恢复排尿，经膀胱尿道造影明确尿道无狭窄及尿外渗后，才可拔除膀胱造瘘管；若不能恢复排尿，造瘘后3个月再行尿道瘢痕切除及尿道端端吻合术。尿道会师复位术后留置导尿管3～4周。

（3）尿外渗引流的护理：尿道损伤病人出现尿外渗，行多处切开引流，包括会阴部、阴囊、耻骨后间隙等，注意伤口情况及引流液性质、量的变化，及时更换敷料，一般放置引流2～3天，遵医嘱及时拔除。

4. 并发症处理

（1）尿外渗：在尿外渗区做多个皮肤切口引流外渗尿液，切口应深达浅筋膜以下，并做耻骨上膀胱造瘘，3个月后再修补尿道。

（2）尿道狭窄：尿道损伤病人拔除导尿管后，需定期做尿道扩张术。对晚期发生的尿道狭窄，可用腔内技术经尿道切开或切除狭窄部的瘢痕组织，或经会阴部切口行尿道吻合术。若有尿瘘时，要切除或者搔刮瘘管。

【健康指导】

（1）解释后尿道损伤常并发尿道狭窄的原因及预防措施。

（2）为预防尿道狭窄导致排尿困难，嘱病人坚持行尿道扩张术，一般情况下在拔除导尿管后开始，每周 1 次尿道扩张，持续 1 个月以后仍需定期施行尿道扩张术。

（3）尿道直肠瘘病人，需等待 3～6 个月后再施行修补手术。

（吴江河）

直通护考

一、选择题（A1/A2 型题）

1. 肾损伤的主要临床表现不包括（　　）。

A. 腰部疼痛　　　　　　　　B. 膀胱刺激征　　　　　　　　C. 发热

D. 休克　　　　　　　　　　E. 腰腹部肿块

2. 后尿道损伤，其尿外渗范围在（　　）。

A. 会阴、阴囊　　　　　　　　　　　B. 下腹部和阴茎

C. 膀胱周围、耻骨后、腹膜外间隙　　D. 腹腔内

E. 以上全是

3. 肾切除术后应卧床（　　）。

A. 1 周　　　　　　　　B. 2～3 天　　　　　　　　C. 2 周

D. 2～4 周　　　　　　　E. 4～6 周

4. 下列膀胱损伤的主要表现，错误的是（　　）。

A. 休克　　　　　　　　B. 排尿困难、血尿　　　　　　C. 尿瘘

D. 肾区疼　　　　　　　E. 以上全是

5. 肾损伤保守治疗时，病人应绝对卧床至少（　　）。

A. 1 周　　　B. 2 周　　　C. 3 周　　　D. 4 周　　　E. 6 周

6. 最常见的泌尿系统损伤是（　　）。

A. 肾损伤　　　　　　　B. 输尿管损伤　　　　　　C. 膀胱损伤

D. 尿道损伤　　　　　　E. 后尿道

7. 后尿道损伤最常见的原因是（　　）。

A. 骑跨伤　　　　　　　B. 尿道探子检查　　　　　　C. 膀胱镜检查

D. 骨盆骨折　　　　　　E. 刀伤

二、案例分析题

杨某，男性，29 岁，建筑工人，不慎从高处跌落，撞击会阴部，局部疼痛伴尿道出血，不能自行排尿，随后出现会阴、阴囊、阴茎、下腹壁青紫、肿胀。请问：

（1）其损伤部位可能是哪个部位？

（2）其护理要点及出院健康指导是什么？

任务 3　泌尿系统结石病人的护理

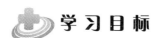

学习目标

1. 知识目标

（1）掌握泌尿系统结石的临床表现、护理诊断、护理措施和健康指导。

（2）熟悉泌尿系统结石的病因、病理生理和辅助检查。

（3）了解泌尿系统结石分类及发病机制、治疗要点。

2. 能力目标

能运用护理程序为泌尿系统结石病人实施整体护理。

3. 素质目标

（1）在护理过程中，具备预知疾病发展的能力。

（2）提高认识疾病的能力。

 案例引导

张某，男性，35 岁。工作中突发右上腹及腰背部疼痛，疼痛向会阴部放射伴尿频、尿急、尿中带血，恶心，呕吐一次。查体：痛苦病容，面色苍白，腹软，右上腹压痛，无反跳痛，沿右侧输尿管走行部位压痛，右肾区叩击痛。门诊以尿路结石收入院。请问：

（1）该病人目前的主要护理问题有哪些？

（2）如何对该病人进一步检查护理？

（3）应对该病人采取哪些护理措施？

【背景知识】

泌尿系统结石又称尿路结石，是泌尿系统常见病之一。根据结石所在部位的不同，可分为上尿路结石（即肾结石、输尿管结石）和下尿路结石（即膀胱结石、尿道结石）。泌尿系统结石的发病率有一定的地区差异。

1. 病因与发病机制　泌尿系统结石的形成机制目前尚未清楚，资料显示，其可能是多种因素影响所致，并且上尿路结石与下尿路结石的形成机制、病因、结石成分和流行病学有显著统计学差异。上尿路结石大多数为草酸钙结石，而膀胱结石中磷酸镁铵结石较多见。

1）机体外部因素

（1）自然环境　地处热带地区，气候炎热，出汗多，尿液浓缩；日照时间长，体内维生素 D

代谢旺盛等导致尿石症发病率较高。

（2）社会因素　地区经济发展状况、职业、饮食结构、营养不平衡等与尿石症有关。在经济发达地区，人们饮食营养水平较高，上尿路结石发病率高，贫穷落后地区膀胱结石多见。空中飞行员泌尿系统结石的发病率远高于地勤人员，高温作业、海员、外科医师、办公室工作人员等发病率较高。

2）人体内部因素

（1）尿液中形成结石的物质过多　长期卧床，骨质脱钙、甲状旁腺功能亢进、特发性高钙尿症、肾小管酸中毒等均使得血液中钙离子浓度增多、尿液中钙排出增多；高草酸尿症，内源性合成草酸增多以及肾对草酸的传输障碍等均可引起高草酸尿症。

（2）尿中抑制晶体形成物质不足　尿液中排出的镁、枸橼酸、焦磷酸、酸性黏多糖、黏蛋白、肾钙素等抑制物质减少或缺乏，从而导致结石的形成。

（3）尿液的pH变化　尿酸、胱氨酸结石在酸性尿液中容易形成，磷酸镁铵、磷酸钙结石容易在碱性尿液中形成。

（4）尿液浓缩　尿量不足使尿液浓缩，尿中有机物和盐类的浓度增高，易形成结石。

（5）尿路梗阻　如肾盂输尿管连接部狭窄、输尿管畸形、前列腺增生等造成尿流不畅、尿液潴留，导致晶体、脱落坏死细胞甚至微粒结石在相应部位沉积，促成结石的形成和生长。

（6）尿路感染　产生尿素分解酶的微生物，将尿素分解成氨和二氧化碳，尿液碱化，尿液中的镁盐、钙盐析出，结晶、沉淀，形成感染性结石。感染产生的分泌物、脱落坏死细胞或组织可以成为结石的核心。

（7）尿路异物　留置的导尿管、意外置入膀胱内的异物和尿路管腔内手术缝线等都会促成结石的生成。临床发现尿路梗阻、感染和异物三个因素，只要有两个以上的因素存在，必然使结石形成和生长，这三个因素互成因果关系。

（8）尿路局部的病损　肾乳头、肾小管损害，受损的组织细胞释放出大量的钙和草酸，提供了成石的条件。肾钙化也与尿石有关。

2. 病理生理　尿路结石一旦形成，其在排泄过程中往往易被卡在狭窄部位，造成局部损伤、尿路阻塞及感染，梗阻与感染又可使结石进一步增大，进而导致一系列病理生理变化。

（1）上尿路结石多形成于肾盏、肾盂，在下泄的过程中常停留在输尿管的三个生理狭窄处形成输尿管结石，进而导致肾盂积水、感染、肾萎缩，严重者可导致肾脓肿。输尿管结石多数可自然排出进入膀胱，继而排出体外。

（2）下尿路结石可损伤局部黏膜、阻塞尿道内口，进而诱发尿路感染及尿潴留。

【护理评估】

1. 生活史　详细了解病人的生活环境、职业，有无饮食偏好及导致尿液成分变化的因素，如长期卧床、尿路梗阻、感染等。

2. 身体评估

1）肾、输尿管结石

（1）疼痛　结石较大或移动性小的肾盂、肾盏结石可无明显症状，或在活动时上腹部或腰部钝痛、胀痛；活动度大或较小的结石，容易引起输尿管梗阻，出现肾绞痛。肾绞痛发作时从腰部或上腹部开始，沿输尿管行径向下放射至下腹部、同侧会阴部和大腿内侧，多伴有恶心、呕吐，严重者面色苍白、全身出冷汗，甚至虚脱，可有明显肾区叩击痛。结石位于输尿管壁段和输尿管开口处，常伴有尿频、尿急、尿痛以及尿道、阴茎头部放射痛。

（2）血尿　肉眼血尿或镜下血尿，以后者更为常见，因结石直接损伤尿路黏膜所致，有些病人在活动后出现镜下血尿是其唯一表现。

（3）并发症　结石可继发感染而出现脓尿。双肾、输尿管结石或孤立肾、输尿管结石完全梗阻可引起无尿，结石引起严重肾积水可触及增大肿块。

2）膀胱结石　原发性膀胱结石多发于 10 岁以下男孩，与饮水量少、营养不良及低蛋白饮食有关。主要症状为排尿突然中断伴有疼痛和血尿。疼痛可放射至远端尿道和阴茎头部，排尿末时加剧伴有终末血尿；继发性膀胱结石多见于尿路梗阻、膀胱异物、膀胱憩室及输尿管结石病人。结石合并感染时可出现膀胱刺激征、脓尿。

3）尿道结石　其主要表现为排尿痛、排尿费力、呈滴沥状，甚至出现急性尿潴留。前尿道结石疼痛常局限于结石嵌顿处，后尿道结石疼痛常放射至会阴部，有时伴有血尿。

3. 心理评估　剧烈疼痛及排尿困难，使病人及其家属易产生恐惧、焦虑及烦躁情绪。

4. 辅助检查

1）尿常规　可见镜下血尿，有时可见较多白细胞或结晶。24 h 尿液分析，测定钙、磷、尿酸、草酸等含量升高。

2）血液检查　血清钙、磷、尿酸、尿素氮、肌酐等，必要时测定甲状旁腺激素（PTH）。

3）尿路平片（KUB）　90％以上的尿路结石均能在平片上显影，必要时摄侧位片以区别腹腔内其他钙化灶。

4）B 超　为最常用的检查方法，能显示结石影，特别是对 X 线不显影的结石有意义，同时有助于对囊性、占位性病变鉴别。

5）静脉肾盂造影（IVP）　可了解结石的位置、阴性结石、肾输尿管积水、肾功能，显影不佳时可根据病情使用大剂量造影剂。

6）逆行尿路造影　高度怀疑肾、输尿管结石而其他检查不能确诊时，可行此检查，可发现结石以下输尿管有无梗阻、狭窄及通畅程度。

7）CT 检查　对尿路结石，尤其是阴性结石、怀疑肾肿瘤等有重要检查意义。

8）肾图　可了解肾功能及上尿路梗阻情况。

9）内镜检查　尿道膀胱镜可直观发现尿道、膀胱结石，并可发现膀胱、前列腺其他病变；输尿管镜检查可以发现输尿管中、下段结石，并可同时进行治疗。

【护理诊断/问题】

1. 焦虑、恐惧　与疼痛、排尿困难有关。

2. 知识缺乏　缺乏预防泌尿系统结石的相关知识。

3. 排尿异常　与下尿路梗阻、膀胱刺激征有关。

4. 有感染的危险　与结石梗阻、尿流不畅有关。

5. 潜在并发症　手术后出血、狭窄、周围脏器损伤等。

【护理目标】

（1）病人自觉疼痛减轻，舒适感增加。

（2）减轻恐惧与焦虑程度。

（3）病人能简述预防泌尿系统结石的相关知识及生活常识。

【护理措施】

1. 肾、输尿管结石

1）非手术治疗的护理　结石小于 0.6 cm，无尿路梗阻或肾功能良好，纯尿酸或胱氨酸结石病人,可先采用保守治疗。

(1) 缓解疼痛　嘱病人卧床休息,解痉止痛;调节尿液 pH;服用防石药物;体位及运动疗法。

(2) 大量饮水,合理调整饮食。

(3) 病情观察　观察尿液的颜色及性状、体温,尽早发现感染征象及结石排出情况。

2) 体外冲击波碎石术(ESWL)的护理　直径<2 cm 的肾结石和直径>0.6 cm 的输尿管结石可行体外冲击波碎石术。

(1) 术前护理　向病人及家属解释、说明碎石的性能和原理,解除病人焦虑、恐惧情绪;检查心、肝等其他重要脏器功能,凝血功能是否有障碍;有感染者应预先控制;术前 3 天不吃易产气食物,术前 1 天不吃多渣食物,术前晚服用缓泻剂,手术当天早餐禁食,尽量减少肠道气体或内容物对冲击波的吸收而影响碎石。

(2) 碎石中护理　病人碎石体位摆放,以结石显示清晰,定位准确,舒适、安全为原则。肾和输尿管上段结石采用仰卧位或半卧位,输尿管中、下段结石采用俯卧位。碎石过程中嘱病人不随意移动肢体及改变体位;注意观察病人术中表情、面色、疼痛情况及生命体征,发现异常可暂停治疗;可使用哌替啶镇静止痛;小儿肾结石治疗时,用泡沫塑料板置于背部肋缘以上以保护肺脏;输尿管末端结石治疗时,用泡沫塑料板置于耻骨缘以下以保护外生殖器。

(3) 碎石后护理　碎石后病人可有不同程度的头昏、疲乏感,故术后应卧床休息 6 h,一般取健侧卧位;少数病人伴有恶心、呕吐,可对症处理;指导病人采取正确的体位,鼓励病人多进行跳跃运动,叩击腰背部,促进碎石排出,一般 1～2 天均可恢复;碎石后尿路黏膜损伤,多会出现血尿,或膀胱刺激征,一般无须特殊处理,2～3 天后即可自行消失;鼓励病人多饮水,每天 2～3 L;结石较大,一次粉碎较多,为了避免碎石在短期内积聚于输尿管内形成石街,应指导病人患侧卧位,以减慢碎石排出速度,减少碎石堆积机会;碎石后出现肾绞痛,遵医嘱选用解痉、镇痛等药物对症处理;若病人出现高热,应考虑尿路感染、石街形成的可能,应及时给予抗感染、解痉治疗,必要时对石街再次行体外冲击碎石术;观察排石情况,嘱病人每次排尿用纱布过滤,检查有无结石碎渣,并留标本行结石成分分析;术后 3～7 天复查尿路平片(KUB)了解排石情况。若需再次碎石,两次体外冲击碎石术间隔时间不少于 1 周。

知识链接

常用手术方法

1. 经皮肾镜取石术(PCNL)　直径超过 2.5 cm 的肾结石、输尿管上段结石及 ESWL 治疗后残留或未被粉碎的结石均可行 PCNL,适应证很广。PCNL 时病人取俯卧位,在腰背部经 B 超或 X 线定位,用细针穿刺直达肾盏或肾盂,逐渐扩张皮肤至肾内通道,放入肾镜,在直视下取石或碎石(机械碎石、激光碎石等)后取出。

2. 输尿管镜碎石取石术　患有中、下段输尿管结石,保守治疗无效;上段输尿管结石,ESWL 无效,或停留时间比较长,可能有输尿管水肿、结石嵌顿、碎石后形成石街、膀胱结石或尿道结石的可行输尿管镜碎石取石术。

3. 腹腔镜下肾盂、输尿管切开取石术　此方法有病人痛苦小、恢复快、住院时间短等优点。

4. 开放手术　根据病情可行肾盂切开取石术、肾窦内肾盂切开取石术、肾实质切开取石术、肾部分切除术及肾切除术、输尿管切开取石术、耻骨上膀胱切开取石术。目前随着微创泌尿外科广泛开展,开放手术使用明显减少。

3) 手术取石护理

(1) 术前护理　①心理护理:向病人及家属解释、说明手术方法及必要性,消除病人的顾虑,使其能更好地配合手术。②术前准备:术前准备除检查三大常规外还应进行心电图、X 线胸片、尿路平片、静脉尿路造影、肝肾功能、血糖、凝血全套以及超声检查;对于有全身出血性疾病、急性感染或肾结核、严重脊柱后凸畸形和严重心肺功能不全致无法俯卧者、高位肾伴有肝大或脾大、小的肾内型或分支型肾盂、缺血性心脏疾患、未纠正的糖尿病和安装心脏起搏器者应做相应治疗。术前常规禁食禁饮和肠道准备,俯卧位体位训练和床上大小便训练。

(2) 术后护理　①除手术后常规护理及病情观察外,尤应注意各种引流管的护理。肾造瘘管的护理,术后将肾造瘘管反折 2~4 h 后松开接无菌引流袋,妥善固定,防止折叠、扭曲、受压,保持密闭,定时挤捏肾造瘘管保持有效引流,引流袋应低于肾盂位置,防止逆流,及时观察并记录引流液的颜色、性质和量;如肾造瘘管被血块堵塞、引流不畅,可挤捏或低压无菌生理盐水冲洗,每次冲洗量不得超过 5 mL,当病人有腰部胀痛感时,立即停止冲洗,让液体自然流出,如此反复冲洗直至通畅。②观察肾造瘘口的伤口敷料,有无渗血、渗尿,发现渗液及时更换,严格注意无菌操作,肾造瘘管一般留置 3~5 天,尿路平片显示无残留结石,尿液颜色转清,体温正常,夹闭造瘘管 2~3 天无不良反应,经造瘘管造影尿路通畅方可拔管。③告知病人输尿管内已放置双 J 管,说明双 J 管的作用,注意观察置管期间腰痛和膀胱刺激症状,必要时遵医嘱给予解痉药物,亦可通过膀胱镜调整双 J 管的位置,观察是否有血尿、尿液反流现象,双 J 管是否移位,鼓励病人多饮水,定时排尿,不憋尿,双 J 管 4 周左右拔除或更换。术后注意观察是否有出血、邻近脏器损伤、胸膜损伤、肠管穿孔、发热、漏尿以及肾周积脓等并发症,及时发现报告医生做相应处理。

2. 膀胱和尿道结石　膀胱结石一般采用经尿道膀胱镜碎石取石术,尿道结石先将结石推入膀胱后均可采用此方法。

1) 一般治疗的护理

(1) 大量饮水　饮用含矿物质较少的磁化水,每天饮水在 3000 mL 以上并维持相应的尿量,降低尿液中形成结石物质的浓度,减少结石的生成生长,促进排石,防治感染。

(2) 调整饮食　根据结石的成分分析:草酸盐结石不宜食用菠菜、竹笋等含草酸丰富的食物;尿酸盐结石不宜食用动物内脏、家禽肉等含高嘌呤食物;磷酸盐结石不宜食用蛋黄、肥肉等食物。

(3) 防治感染　根据细菌培养及药敏试验结果,合理选择使用抗生素。

(4) 疼痛护理　遵医嘱肌内注射解痉、镇痛类药物,也可针刺肾俞、膀胱俞、三阴交加足三里等穴位刺激。

(5) 调节尿液 pH　对尿酸盐结石和胱氨酸结石,遵医嘱口服枸橼酸钾、碳酸氢钠碱化尿液,有一定的防治作用;视具体情况,可服用氯化铵使尿液酸化,有利于防止感染性结石的生长。

(6) 药物治疗　中药有金钱草、车前子、鸡内金、木通、石苇、滑石等,服用后结合解痉、利尿、针灸等可促进排石;服用噻嗪类、磷酸纤维素等,可降低尿中结石物质的浓度,镁剂、枸橼酸钾等可增加尿中结石抑制物质,乙酰半胱氨酸、丙氨酸等可干扰结石促进物的形成。

2)手术疗法的护理

(1)膀胱结石　多采用膀胱镜取石或碎石术,结石直径为 2～3 cm、小儿及膀胱感染严重的病人,应行耻骨上膀胱切开取石及膀胱造瘘。

(2)尿道结石　前尿道结石,可在局麻下压迫结石近端尿道以阻止结石后退,向尿道内注入无菌润滑剂,将结石缓慢挤出或钩出;后尿道结石,可将结石推入膀胱后按膀胱结石处理。

【健康指导】

1. 多饮水　尤其强调夜间饮水,因为结石的形成最危险的时间是凌晨。维持成人 24 h 尿量在 2000 mL 以上,对所有结石都是一项行之有效的预防措施。

2. 饮食指导　根据所患结石成分调节饮食。含钙结石者宜食用含纤维丰富的食物,限制含钙、草酸成分多的食物,如不宜食用牛奶、奶制品、豆制品、巧克力、坚果等含钙高的食物,不宜食用浓茶、菠菜、番茄、土豆、芦笋等含草酸量高的食物。避免大量摄入动物蛋白、精制糖和动物脂肪。尿酸结石者不宜食用含嘌呤高的食物,如动物内脏、豆制品、啤酒等。

3. 药物预防　根据结石成分,血、尿钙磷、尿酸、胱氨酸和尿 pH,应用药物降低有害成分、碱化或酸化尿液,预防结石复发。维生素 B_6 有助减少尿中草酸含量,氧化镁可增加尿中草酸溶解度。枸橼酸钾、碳酸氢钠等可使尿 pH 保持在 6.5～7,对尿酸和胱氨酸结石有预防意义。口服别嘌呤醇可减少尿酸形成,对含钙结石有抑制作用。口服氯化铵使尿被酸化,有利于防止磷酸钙及磷酸镁铵结石的生长。

4. 活动与休息　泌尿系统结石病人在饮水后应多活动,以利于结石排出。

5. 密切观察　告知 ESWL 病人,几周内结石将陆续排出,注意观察排石情况。

6. 定期复查　B 超或尿路 X 线平片,了解结石有无复发。

(吴江河)

直通护考

一、选择题(A1/A2 型题)

1. 预防肾和输尿管结石形成和增大的最有效的方法是(　　)。

A. 大量饮水　　　　　　　　B. 应用抗生素　　　　　　　C. 口服维生素 C

D. 碱化尿液　　　　　　　　E. 以上全是

2. 下列关于肾与输尿管结石引起的疼痛的叙述,错误的是(　　)。

A. 较小,易活动的结石表现为肾绞痛　　　　B. 较大结石表现为钝痛

C. 一般疼痛与活动无关　　　　　　　　　　D. 当结石嵌顿时可引起剧烈肾绞痛

E. 以上全是

3. 膀胱结石的典型症状是(　　)。

A. 排尿困难　　　　　　　　B. 排尿突然中断　　　　　　C. 膀胱刺激征

D. 血尿　　　　　　　　　　E. 恶心、呕吐

4. 输尿管结石的主要症状为(　　)。

A. 无痛性全程血尿　　　　　B. 肾绞痛+镜下血尿　　　　C. 尿痛、尿频

D. 排尿困难　　　　　　　　E. 尿失禁

5. 关于鼓励尿路结石病人多饮水的原因,错误的是(　　)。

A. 稀释尿液　　　　　　　B. 促进尿中晶体物质排出　　　C. 使结石溶解

D. 冲洗尿路　　　　　　　E. 减少尿路感染发生

二、案例分析题

某男性病人,21岁,突发性右侧腰腹部绞痛2 h,活动后加剧,伴恶心、呕吐,尿常规检查红细胞(＋＋)、白细胞(＋)。请问:

(1) 该病人应首先考虑什么病?

(2) 该病人的护理诊断是什么?

(3) 该病人护理目标与措施有哪些?

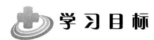

任务4　前列腺增生症

 学习目标

1. 知识目标

(1) 掌握前列腺增生症的临床表现、护理诊断、护理措施及健康指导。

(2) 熟悉前列腺增生症的病因、病理、辅助检查及治疗要点。

2. 能力目标

能运用护理程序为前列腺增生症病人实施整体护理。

3. 素质目标

(1) 在护理过程中,具备预知疾病发展的能力。

(2) 提高认识疾病的能力。

案例引导

王某,男,70岁,因排尿费力就诊。病人近三年来排尿延迟、费力、尿流变细、夜尿明显增多且逐步加重。查体:前列腺约鸽子蛋大小,质韧,有弹性,中央沟变浅。B超示前列腺5 cm×5 cm×4 cm,残余尿量约150 mL。请问:

(1) 该病人目前主要的护理问题有哪些?

(2) 应对该病人采取怎样的护理措施?

【背景知识】

前列腺增生症是男性老年人常见疾病之一。发病率随年龄递增,男性在35岁以后前列腺可有不同程度的增生,常在 50 岁以后出现临床症状。

1. 病因 有关前列腺增生症发病机制的研究很多,但至今病因仍未能完全阐明。目前公认前列腺增生症必须具备有功能的睾丸存在及年龄增长两个重要条件。一般在 35 岁以后前列腺开始有不同程度的增生,出现症状多在 50 岁以后。

2. 病理 围绕尿道周围的腺体即移行区,是前列腺增生(图 8-5)发生的唯一部位,未增生之前仅占前列腺组织的 5%。前列腺其余腺体由中央区(占 25%)和外周区(占 70%)组成,中央区似楔形并包绕射精管,外周区组成了前列腺的背侧及外侧部分。外周区是前列腺癌最常发生的区域。增生的腺体将外周的腺体挤压萎缩形成前列腺外科包膜,增生腺体突向后尿道,使前列腺尿道伸长、弯曲、受压变窄,尿道阻力增加,引起排尿困难。中叶增生突入膀胱,造成膀胱出口梗阻,引起排尿不畅。长期梗阻和排尿困难,膀胱逼尿肌为克服排尿阻力增强其收缩力,逐渐代偿性肥大,膀胱壁出现小梁小室或假性憩室,长期膀胱内高压,致输

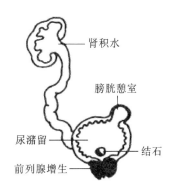

图 8-5 前列腺增生

尿管尿液排出阻力增大、上尿路扩张。若梗阻长期不能解除,膀胱逼尿肌失去代偿能力,收缩力减弱,可导致膀胱排空障碍而出现残余尿,最终导致肾积水、肾功能衰竭,并可继发尿路感染和结石形成。

【护理评估】

1. 健康史 应了解病人有无排尿延迟、尿流变细;有无夜尿增多及持续的时间;有无导致前列腺突然充血的有关因素,如劳累、饮酒、受凉及长时间骑自行车等。

2. 身体评估

1)尿频、尿急 尿频是前列腺增生早期症状,尤以夜间明显,每次尿量不多,有些病人可因前列腺充血刺激而出现排尿不尽及尿急。随着梗阻加重,膀胱残余尿量增多,有效容量减少,尿频更加明显。如合并结石或感染,还伴有尿痛。

2)排尿困难 进行性排尿困难是前列腺增生重要的症状,典型的表现为排尿起始延缓、排尿时间延长、尿流细而无力、射程短等。随着梗阻进一步加重,病人常需要增加腹压以帮助排尿。

3)血尿 增生腺体黏膜上毛细血管及小血管牵拉破裂,可引起镜下或肉眼血尿,多为间歇性。

4)尿潴留、尿失禁 随着膀胱逼尿肌收缩力减弱,膀胱过度充盈,逐渐发生充盈性尿失禁或急性尿潴留。前列腺增生症的任何阶段,都可因受凉、劳累、饮酒、久坐等,导致前列腺突然充血、水肿引发急性尿潴留。

5)其他 下尿路梗阻容易导致泌尿系统感染、膀胱结石、肾功能损害,长期增加腹压排尿可引起腹外疝、痔疮和脱肛。

3. 心理评估 排尿困难,使病人易产生焦虑及烦躁情绪。尿潴留及尿失禁又可导致病人及其家属恐惧心理,同时又可给病人生活带来不便。

4. 辅助检查

(1)直肠指检 这是简单而重要的检查方法,应于膀胱排空后进行,可触及增大的前列腺腺体,表面光滑、边缘清楚、质地中等,有弹性,中央沟变浅或消失。

(2)B超检查 可清晰显示前列腺形态、结构,增生腺体是否突入膀胱,可测定其体积。

经直肠超声检查最准确,经腹部超声检查还用于测定膀胱残余尿量,若残余尿量为 50～60 mL,即提示膀胱逼尿肌早期失代偿。

(3)尿流动力学检查　对排尿功能做出评价,主要测定最大尿流率、平均尿流率、排尿时间和尿量。若最大尿流率小于 15 mL/s,则表明排尿不畅;若小于 10 mL/s,则表明梗阻较为严重,常是手术指征之一。若平均尿流率降低,则排尿时间延长。

(4)膀胱镜检查　可观察到前列腺尿道弯曲、变窄、延长,是否突向膀胱及是否有膀胱壁病变。

【护理问题/诊断】

1. 排尿障碍　与下尿路梗阻有关。

2. 有感染的危险　与前列腺增生导致的残余尿量增多、尿潴留及留置导尿有关。

3. 潜在并发症　术后出血、尿失禁。

【护理目标】

(1)病人恢复正常排尿,自觉疼痛减轻,舒适感增加。

(2)恐惧与焦虑程度减轻。

(3)病人能简述预防急性尿潴留的有关知识及生活常识。

【护理措施】

1. 非手术治疗及术前护理

1)做好心理护理　解释前列腺增生的发生、发展过程,避免诱发急性尿潴留的因素,常用的治疗方法及效果。未引起明显梗阻者一般无须处理,但需定期随访。

2)药物治疗的护理　观察用药后症状改善的情况及药物的副作用。

(1)α₁受体阻滞剂　常用药物有特拉唑嗪、坦索罗辛等,有效地降低膀胱颈及前列腺的平滑肌张力,减少尿道阻力,改善排尿功能。主要副作用有头晕、直立性低血压等。

(2)5α还原酶抑制剂　以非那雄胺为代表,在前列腺内阻止睾酮转变为双氢睾酮,故可使前列腺体积部分缩小,改善排尿症状。其起效缓慢,一般在用药 3 个月以后才有明显效果,停药后易复发。

(3)其他药物　植物类药、激素及降低胆固醇药物等。

3)预防泌尿系统感染　鼓励病人多饮水,注意个人卫生。急性尿潴留病人,及时导尿或行耻骨上膀胱穿刺或配合医生行耻骨上膀胱造瘘术,使用抗生素,定期膀胱冲洗。

4)对合并高血压、心肺疾病病人　应积极治疗,防止术中意外发生。忌吸烟、饮酒,保持大便通畅。

5)除术前常规准备　还应向病人解释有关手术方法、术后冲洗的意义等知识,稳定情绪,树立信心,主动配合。

2. 术后护理

1)病情观察　严密观察病人意识状态及生命体征,病人大多是老年人,多有心血管疾病,加上麻醉及手术刺激可引起血压变化或诱发心脑血管并发症,应加强监护。

2)体位　麻醉未清醒前,保持病人去枕平卧,头偏向一侧的体位,以防误吸。病人清醒血压稳定后,改半卧位。

3)饮食　术后 6 h 以后无恶心、呕吐,可进流质饮食,1～2 日后无腹胀、肛门排气即可恢复正常饮食,要保持大便通畅,适当进食水果、蔬菜等有利于大便的排出,大便时不宜过分用力,必要时可服用润肠剂或缓泻剂。鼓励多饮水,每日 3000 mL 左右,使尿液排出增加,起到自然冲洗的作用。

4）预防感染　病人留置导尿加上手术所致免疫力低下，易发生尿路感染，早期应用抗生素，每日用消毒棉球或配合碘擦拭尿道外口2次，防止感染。

5）经尿道前列腺切除术（TURP）后护理

（1）生命体征监测　密切监测血压、脉搏、呼吸，每小时测量1次，重点观察有无经尿道电切综合征（TURS）的发生，如发现病人血压下降、呼吸增快、脉搏细速、神志淡漠，血清 Na^+ ＜130 mmol/L，及时通知医生，给予利尿剂、脱水剂，对症处理。

（2）留置三腔气囊导尿管　注意勿使导尿管扭曲、折叠、堵塞，不要过度牵拉导尿管，以免气囊破裂引起导尿管脱落。每日2次用络合碘擦拭尿道外口，每日更换无菌引流袋1次，严格无菌操作。

（3）膀胱冲洗　术后根据血尿情况用生理盐水进行膀胱冲洗，一般术后冲洗2～3日，根据引流液的颜色调整冲洗速度，如引流液清亮，应逐渐减慢冲洗速度；如血尿逐渐加深，可能有活动性出血，加快冲洗速度，以防凝血块堵塞引流管，也可挤压引流管，促使血凝块排出，或用注射器加压反复冲洗直至冲洗液转清后方可拔管。拔管后注意观察病人排尿情况，多饮水，保持会阴部及尿道外口清洁，不立即下床活动，避免腹压增高因素，下床活动时，动作轻柔，避免再出血。每日准确记录冲洗量、排出量以及尿量。

6）耻骨上经膀胱前列腺剜除术后护理

（1）密切观察生命体征的变化　因老年人体质弱，手术耐受性差，应严密观察病情变化，如有异常情况应及时联系医生，调整治疗药物。观察切口及周围组织渗血、渗液情况，保持伤口清洁、干燥，发现有渗血、渗液，应及时更换敷料并报告医生。

（2）疼痛的处理　开放式前列腺手术后，病人由于导尿管压迫及膀胱冲洗的刺激可导致膀胱痉挛，腹部胀痛和频繁尿意。可适当减慢冲洗速度，必要时给予双氯芬酸钠栓直肠给药，也可应用硬脊膜外腔连接微量止痛泵，直接起镇定作用。

（3）各种管道的护理　病人术后一般留有膀胱造瘘管及三腔气囊导尿管，用生理盐水持续冲洗膀胱。告知病人及陪护人员持续冲洗膀胱的重要性及必要性，严格记录出入量及尿量。三腔气囊导尿管一般术后第7～10日拔除，膀胱造瘘管术后第12～14日拔除。拔管前应先夹闭导尿管，锻炼膀胱的排尿功能。一般均能自行排尿，拔导尿管后初期病人常有排尿次数多，一般属正常现象，加强自主排尿的次数（以每小时1次自行小便），以锻炼及恢复膀胱逼尿肌的功能，通常恢复正常排尿习惯需要1～2个月。

【健康指导】

（1）鼓励病人多饮水，勤排尿，禁忌刺激性食物，多食用水果、蔬菜，预防便秘，避免用力排便，一旦便秘遵医嘱用缓泻剂。术后2～3周内，鼓励病人起床活动，3～6个月避免剧烈运动、久坐、长时间走路和性生活，以免腹内压增加，引起出血。

（2）告知病人，术后可能3～6个月有排尿异常现象，指导病人做会阴运动，协助尿道括约肌的功能恢复，指导病人收缩肛门括约肌，同时放松身体其他部位的肌肉，直到能控制排尿为止。

（3）手术后可能会暂时或长期影响性生活，指导病人使用相关药物治疗。另外，因手术损伤膀胱内括约肌，引起逆行射精，不要惊慌，不会影响性生活。

（4）对长期引流者，教会病人引流管的自我护理方法。

（吴江河）

直通护考

一、选择题(A1/A2 型题)

1. 李某,男性,73 岁,前列腺增生症,反复尿潴留,尿道口不断有尿液流出。该病人尿失禁为(　　)。

A.真性尿失禁　　　　　　　　　　B.完全性尿失禁

C.急迫性尿失禁　　　　　　　　　　D.压力性尿失禁

E.充盈性尿失禁

2. 护理泌尿外科病人宜(　　)。

A.鼓励多饮水　　　　　　　　　　B.保持床单整洁、干燥

C.保持导尿管及引流瓶无菌　　　　D.注意引流液色、质、量

E.前列腺切除术后,膀胱造口导管一般在手术后 24 h 内拔除

二、案例分析题

王某,男性,62 岁,进行性排尿困难 3 年,伴尿痛、尿频,夜间排尿 3～4 次,近日发生尿潴留 2 次。请问:

(1) 该病人最可能的诊断是什么?

(2) 急性尿潴留病人的应急措施是什么?

(3) 其护理要点是什么?

任务5　泌尿系统肿瘤病人的护理

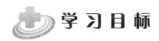 **学习目标**

1. 知识目标

(1) 掌握肾癌、膀胱癌的主要临床表现、护理措施及健康指导。

(2) 熟悉肾癌、膀胱癌的辅助检查、护理诊断及治疗要点。

(3) 了解肾癌、膀胱癌的病因、病理及发病机制。

2. 能力目标

能运用护理程序为肾癌、膀胱癌病人实施整体护理。

3. 素质目标

(1) 在护理过程中,具备预知疾病发展的能力。

(2) 提高认识疾病的能力。

案例引导

刘先生,52岁,体检时B超发现左肾占位性病变,进一步CT检查,提示为肾癌。拟行腹腔镜左肾部分切除术,病人情绪非常低落。请问:

(1) 该病人目前主要的护理问题有哪些?

(2) 应对该病人采取怎样的护理措施?

任务 5-1 肾癌病人的护理

【背景知识】

肾癌又称肾腺癌、肾细胞癌,是最常见的肾实质恶性肿瘤,约占全身恶性肿瘤的3%,常见于50~70岁,男女发病比例为2:1。

1. 病因 病因尚不清楚,流行病学研究发现吸烟是相对危险因素之一,吸烟人群比非吸烟人群患肾癌的危险性高两倍以上;此外,也与遗传因素、环境污染、职业暴露、抑癌基因缺失等有密切关系。

2. 病理 肾癌起源于肾小管上皮细胞,有三种基本细胞类型:透明细胞型,最常见,约占肾癌细胞类型的80%;颗粒细胞型,占10%~15%;混合细胞型,占5%~10%,肿瘤中有透明细胞和颗粒细胞,两种之间存在过渡细胞,不易判断。肾癌可直接侵犯肾筋膜达周围脂肪组织,向内浸润生长突破肾盂,也可以通过肾静脉扩散至邻近脏器或经淋巴道转移。最常见的转移部位是肺,其他为肝、骨骼、肾上腺、对侧肾及同侧邻近淋巴结。

【护理评估】

1. 健康史 应详细了解病人的生活史、家族史,有无石棉、皮革制品等长期接触史。

2. 身体评估

(1)血尿 为肾癌的主要症状,其特点为间歇、无痛、全程肉眼血尿,提示肿瘤已侵入肾盏、肾盂。

(2)肿块 肾癌常见症状,肿瘤较大时,一侧上腹部或腰部可触及肿块。

(3)疼痛 晚期肾癌重要的症状,腰部钝痛或隐痛,血块阻塞输尿管时可发生肾绞痛。

(4)全身症状 有发热、血沉增快、高血压、消瘦无力、贫血、食欲不振、肝功能异常、红细胞增多症等。肾静脉内癌栓阻塞出现精索静脉曲张。临床中约10%的病人因转移灶症状,如病理骨折、神经麻痹、咳嗽、咯血等就诊。

临床上将血尿、疼痛和肿块,称为肾癌三联征。

3. 心理评估 由于对恶性肿瘤的恐惧,病人易产生悲观、焦虑情绪。

4. 辅助检查

(1)B超检查 B超检查是目前肾肿瘤普查的首选,具有简单、无创,并可反复检查的优点。能够准确地区分实质性和囊性,可查出直径1 cm以上的病灶。

(2)X线检查 腹部平片可发现肾轮廓向外突出或钙化灶;静脉尿路造影能显示肾轮廓变化,肾盂、肾盏受压的情况,并了解双侧肾功能;肾动脉造影可显示肿瘤新生血管、动静脉瘘。

（3）CT 和 MRI 检查　目前诊断肾肿瘤最可靠的方法,可显示肿瘤的大小、范围、数量、与肾周围组织的关系,有助于肿瘤的分期和手术方式的确定,其正确率达 90%。

【护理诊断/问题】

1. 营养失调:低于机体需要量　与长期血尿、癌肿消耗、手术创伤有关。

2. 恐惧与焦虑　与对癌症的恐惧和害怕手术有关。

3. 潜在并发症　出血、感染等。

【护理目标】

（1）恐惧与焦虑程度减轻,增强战胜疾病的信心。

（2）减少并发症的发生。

【护理措施】

1. 术前护理

1）心理护理　关心、鼓励和帮助病人,使其能进行自我心理的调节,勇于面对现实,树立坚定的抗病信念。

2）饮食方面　应进食容易消化吸收、营养丰富的食品,增强机体的抗病能力,为手术治疗和术后康复创造条件。对胃肠功能障碍者,应通过静脉途径给予营养,贫血者可予少量多次输血以提高血红蛋白水平。

3）术前准备　基本上与肾损伤病人相同。

2. 术后护理

1）观察病情　监测血压、脉搏、呼吸和体温变化以及术后出血情况。若病人术后引流量较多、颜色鲜红且很快凝固,同时伴有血压下降、脉搏增快等,应立即通知医师,及时处理。

2）伤口引流管护理　妥善固定,保持通畅,观察记录引流液的性质、颜色和量的变化,若无引流物排出,一般 2～3 天可拔管。

3）肾功能监测　患肾切除后,健肾负担加重,手术取癌栓时,阻断下腔静脉,会造成肾功能损害,所以术后要密切监测 24 h 尿量和肾功能,及时发现问题,协助医生处理。

4）其他护理　与肾切除术后基本一致。

【健康指导】

（1）定期复查:病人需定期复查 B 超,CT 和血、尿常规,有利于及时发现复发或转移病灶。

（2）保持健康行为,充分的休息,适当身体锻炼及娱乐活动,加强营养,合理调整饮食,增强体质。

任务 5-2　膀胱癌病人的护理

案例引导

赵先生,40 岁,近半年来尿频、尿急,间断性肉眼血尿,并逐渐加重,抗生素治疗效果不佳,目前每天排尿 30 次左右,且为终末血尿、消瘦、贫血。请问:

（1）该病人目前的主要护理问题有哪些?

（2）如何对该病人进一步检查护理?

（3）应对该病人采取哪些护理措施?

【背景知识】

膀胱癌在我国占泌尿系统恶性肿瘤首位,发病年龄多见于 50～70 岁,男女发病比例为 4：1。膀胱癌中大多数为移行细胞癌,多数病人的肿瘤局限于膀胱内,仅有 15%～20% 的病人有区域淋巴结转移或血行转移,主要转移至肝、肺、骨和皮肤等组织。

1. 病因

1）长期接触某些致癌物质　已知联苯胺、2-萘胺、4-氨基联苯等与膀胱癌的发病有密切关系。长期接触染料、橡胶、塑料及油漆的人员,膀胱癌的发病率较高。

2）吸烟　吸烟是重要因素之一,50% 的男性和 30% 的女性有长期吸烟史,吸烟量越大、吸烟史越长,发生膀胱肿瘤的危险越大。

3）慢性炎症及异物刺激　膀胱结石、膀胱憩室、膀胱白斑、埃及血吸虫病等均可增加发生膀胱肿瘤的危险。

2. 病理　90% 以上的膀胱癌为移行细胞癌,按 WHO 病理分级标准,膀胱癌的恶性生物学行为以 G1、G2、G3 分别表示细胞的分化程度,即高分化、中分化和低分化三级。膀胱肿瘤可发生在膀胱的任何部位,但以三角区和输尿管口附近为最多,其次是侧壁、后壁、顶部、前壁。

【护理评估】

1. 健康史　了解病人的年龄、生活史、家族史,有无吸烟史及吸烟量多少;病人的职业及有无联苯胺、2-萘胺、4-氨基联苯等危险因子长期接触史。

2. 身体评估

1）血尿　血尿是膀胱癌最常见及最早出现的症状,其特点为无痛性全程或终末间断血尿。发病初血尿常是间歇性出现,可自行停止或减轻,出血量与肿瘤大小、数目、恶性程度并不呈平行关系。

2）膀胱刺激症状　常因肿瘤坏死、溃疡和合并感染导致尿频、尿急、尿痛,肿瘤及脱落物堵塞膀胱出口时可出现排尿困难,甚至尿潴留。

3）其他　可出现肾积水、肾功能不全,也可出现下腹部、盆腔浸润性肿块,并伴有严重贫血、水肿、消瘦、恶病质等。

3. 心理评估

（1）早期病人因间歇性血尿,易给病人造成"好转"或"治愈"的错觉,因而贻误治疗。

（2）病人对疾病认识的程度;病人及家属对治疗方法、手术并发症的认知程度及接受情况。

4. 辅助检查

1）实验室检查　尿脱落细胞学检查,简单易行。要求留新鲜尿液,使癌细胞保持原有状态。对于高危人群的筛选有较大的意义,也可用于肿瘤治疗的评估。尿常规检查可见血尿或脓尿,晚期出现血红蛋白和血细胞比容下降。

2）B超检查　有经腹部、经直肠、经尿道三种途径,在膀胱充盈情况下可以看到肿瘤的位置、数目、大小、浸润深度以及有无转移灶,对分类、分期有可靠意义。

3）膀胱镜检查　膀胱镜检查是诊断膀胱癌最直接、最重要的方法,可以观察到肿瘤的数目、大小、位置,以及与输尿管开口、膀胱颈口的关系等。膀胱镜观察到肿瘤后应钳取组织做病理学检查。

4）CT、MRI 检查　除能观察到肿瘤大小、位置外,还能观察到肿瘤与膀胱壁浸润深度、与周围组织的关系,有无淋巴转移等,临床上已广泛应用。

【护理诊断/问题】

1. 营养失调:低于机体需要量　与长期血尿、癌肿消耗、手术创伤有关。

2. 排尿障碍　与肿瘤的浸润、出血有关。

3. 恐惧与焦虑　与对癌症的恐惧和害怕手术有关。

4. 潜在并发症　出血、感染尿瘘等。

5. 自我形象紊乱　与膀胱全切、尿路改变及术后排尿方式改变有关。

【护理目标】

(1) 恐惧与焦虑程度减轻,增强战胜疾病的信心。

(2) 病人能适应术后排尿方式的改变。

(3) 避免或减少并发症的发生。

【护理措施】

1. 术前护理

1) 心理护理　解释手术、尿流改道对疾病治疗的意义,告知病人及家属术后尿流改道的自行护理方法及对术后日常生活的影响。

2) 饮食等　其护理措施与肾癌基本相同。

3) 术前准备　拟行全膀胱切除与尿流改道(包括可控肠代膀胱术、回肠或结肠膀胱术)的病人,应按肠道手术要求,认真做好准备。女病人术前3天开始冲洗阴道,每天1~2次。拟行输尿管皮肤造口术病人,术前应彻底清洁腹壁皮肤,有利于皮肤乳头的成活,防止感染。

> **知识链接**
>
> 　　目前膀胱癌以手术治疗为主,辅以放疗、化疗、免疫治疗、硬化剂或抗癌药肿瘤局部注射等综合疗法。根据病情,选择相应的手术。
>
> 　　1. 表浅性肿瘤(Tis、Ta、T1)　常采用经尿道膀胱肿瘤切除术(TUR-BT)、膀胱部分切除术、药物灌注膀胱腔内局部化疗,辅以其他综合治疗。
>
> 　　2. 浸润性膀胱癌(T2、T3、T4)　可采用膀胱部分切除术、膀胱全切除术与尿流改道术(包括可控肠代膀胱术、回肠或结肠膀胱术、输尿管皮肤造口术等)加放疗、化疗等联合治疗。
>
> 　　3. 膀胱癌　术后复发率较高,因此,凡保留膀胱的各种手术后,应定期行膀胱腔内化疗,每三个月复查膀胱镜一次,一年无复发可延长复查时间。

2. 术后护理

1) 观察记录　严密监测生命体征,及时发现病情变化,观察记录尿液量、性质和颜色变化,分别记录双侧肾功能情况。

2) 体位与饮食　麻醉清醒后,血压平稳改半卧位,膀胱全切除术后需卧床8~10天,避免引流管滑脱。经TUR-BT手术后6 h可正常饮食,其他开放手术,术后待肛门排气、胃肠道功能恢复即可从流质、半流质、软食到普食逐步正常饮食。多饮水可起到内冲洗作用。

3) 造瘘口皮肤护理　保护引流管、造瘘口周围皮肤,保持局部皮肤清洁、干燥,可用柔软的毛巾或棉球清洗局部,涂氧化锌软膏保护皮肤;注意术后有无出血、肠梗阻、肠瘘、腹膜炎等并发症的发生;观察有无漏尿、尿液外渗,若发生吻合口尿外渗,输尿管皮肤造口术病人应观察成形皮肤乳头的血运,注意其色泽和有无回缩现象,若发现回缩、颜色青紫,表明皮肤乳头已出现血运障碍,应立即报告医生,协助医生处理。

4)引流管的护理　全膀胱切除术与尿流改道术后,留置的引流管主要有:①输尿管支架管,术后双侧输尿管放置支架管的目的是支撑输尿管、引流尿液。术后应接无菌引流袋且位置低于膀胱,防止上行感染,如有血块、坏死组织堵塞,可在无菌操作下用1‰新霉素液缓慢冲洗,手术后2周左右将两输尿管支架管先后拔除。②代膀胱造瘘管,目的是引流尿液及代膀胱冲洗。一般术后第3天开始,每天冲洗2～4次,防止肠黏液、血块堵塞。病人平卧,用生理盐水或5％碳酸氢钠溶液,温度控制在36 ℃左右,每次经造瘘管注入30～50 mL溶液,宜缓慢低压注入,开放导尿管引出冲洗液,如此反复直至冲洗液澄清为止。术后2～3周经代膀胱造瘘管造影,代膀胱无尿瘘、吻合口无狭窄后可拔管,拔管前先夹管1～2天,观察排尿通畅情况。③导尿管,目的是引流尿液、代膀胱冲洗及训练新膀胱容量。术后应避免阻塞,当代膀胱容量达到150 mL以上时可予以拔除。④盆腔引流管,引流积血积液,观察有无活动性出血及尿瘘,术后3～5天拔除。对各种引流管应分别准确标明、记录,防止弄错,妥善固定以防脱落、扭折,保持各引流管通畅。

【健康指导】

1. 自我护理　膀胱全切除术与尿流改道术后病人,要养成定时排尿习惯。对尿流改道术后腹部佩戴接尿器病人,应掌握其自行护理方法,避免集尿袋的边缘压迫瘘口,保持清洁,分别在术后1周及6～8周测量瘘口大小,以便永久性集尿袋的开口与瘘口相匹配,以集尿袋的开口为瘘口的直径加上3～6 mm为宜,每3～5天更换集尿袋1次。对于代膀胱的病人,初期每小时排尿1次,逐渐至每2 h 1次,间隔时间也不宜过长。

2. 原位代膀胱训练　代膀胱造瘘口愈合后要指导病人进行新膀胱训练。

1)储尿功能　夹闭导尿管,定时开放,开始可30 min开放1次,逐渐延长至1～2 h开放1次。每次放尿前可轻压下腹部,收缩会阴肌,以促进代膀胱的充盈感。

2)控尿功能　收缩、锻炼会阴及肛门括约肌,每天10～20次,每次持续10 s以上。

3)排尿功能　选择合适时间定时排尿。

3. 指导　定期化疗、放疗或免疫治疗并说明其意义,定期复查肝、肾功能和血常规,及时发现肝、肾功能损害,尤其是骨髓抑制。保留膀胱手术后2～3年,每3个月复查1次,1年后可适当延长复查间隔时间,及时发现有无肿瘤的复发和转移灶。

(吴江河)

直通护考

一、选择题(A3/A4型题)

(1～3题共用题干)

李某,男性,61岁,肉眼血尿,主要出现在其排尿初始阶段。

1. 该病人血尿的特点提示其出血部位为(　　)。

A.肾　　　　　　　　　B.肾上腺　　　　　　　　C.输尿管

D.膀胱颈部或尿道　　　E.全泌尿系统

2. 若怀疑为膀胱肿瘤,下列有助于初步筛查的检查项目是(　　)。

A.尿细胞学检查　　　　B.膀胱镜　　　　　　　　C.尿路平片

D. 排泄性尿路造影　　　　　E. CT 扫描

3. 明确诊断最为可靠的检查是（　　　）。

A. 尿细胞学检查　　　　　　B. 膀胱镜　　　　　　　　C. 尿路平片

D. 排泄性尿路造影　　　　　E. CT 扫描

（4～6 题共用题干）

杨某,女性,63 岁,无痛性肉眼血尿伴腰部隐痛 1 月余,疑为肾癌。

4. 首选的影像学检查是（　　　）。

A. 血管造影　　　　　　　　B. 排泄性尿路造影　　　　C. 尿路平片

D. B 超　　　　　　　　　　E. CT 扫描

5. 为进一步明确诊断,拟行选择性肾动脉造影。该检查的禁忌证是（　　　）。

A. 尿道狭窄　　B. 有出血倾向　　C. 有膀胱结石　　D. 膀胱肿瘤　　E. 肾肿瘤

6. 血管造影的护理,下列哪项不正确?（　　　）

A. 造影前做碘过敏试验　　　　　　　　　　B. 造影后穿刺部位加压包扎 1 h

C. 造影后平卧 24 h　　　　　　　　　　　　D. 鼓励病人多饮水

E. 造影后观察足背动脉波动、皮肤温度、皮肤颜色、感觉情况

二、案例分析题

某男性病人,40 岁,两年来出现膀胱刺激征,间断性肉眼血尿,并逐渐加重,抗生素治疗效果不佳,目前每天排尿 30 次左右,且为终末血尿,消瘦、贫血。请问:

（1）最可能的诊断是什么?

（2）治疗原则是什么?

（3）护理诊断/问题是什么?

（4）出院的健康指导有哪些?

项目九　骨外科病人的护理

任务 1　骨外科病人一般护理技术

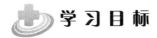

学习目标

1. 知识目标

(1) 掌握骨折专有体征、治疗原则和护理措施。

(2) 熟悉骨折的并发症和临床愈合标准。

(3) 了解骨折病因及分类、愈合过程。

2. 能力目标

能运用护理程序对骨折病人进行正确整体护理。

3. 素质目标

(1) 在护理过程中,具备预知疾病发展的能力。

(2) 具备充当病人知心者和代言人的能力。

(3) 在护理过程中,提高认识疾病的能力。

 案例引导

　　王先生,35 岁,过马路时被汽车撞伤大腿,由他人急送入院。王先生自述汽车撞到了右侧大腿,现右侧大腿中部疼痛难忍,BP 90/60 mmHg,右侧大腿中部可见淤斑,右足外旋。请问:

　　(1) 王先生血压低的主要原因是什么? 应对王先生采取哪些急救措施?

　　(2) 王先生当前的主要护理问题是什么? 对王先生应采取哪些护理措施?

【背景知识】

骨折是指骨的连续性和完整性的中断。

（一）病因及分类

1.病因

（1）直接暴力 外力作用部位发生骨折,如压轧、撞击、火器伤等引起的骨折。

（2）间接暴力 着力点以外的部位发生骨折,外力通过传导、杠杆或旋转引起的骨折,从高处坠下足部着地引起脊椎骨折。

（3）肌肉牵拉 肌肉突然猛烈收缩拉断其附着部位的骨折,如投掷手榴弹用力不当引起肱骨结节撕脱骨折。

（4）疲劳性骨折 骨质持续受到轻度劳损引起的骨折,如长途行军导致第2、3跖骨骨折。

（5）病理性骨折 骨骼本身患有病变,当受到轻微外力即发生骨折,如骨肿瘤、骨结核、骨髓炎等发生的骨折。

2.分类

（1）按骨折端与外界是否相通分类 ①闭合性骨折:骨折处皮肤或黏膜完整,骨折端与外界不通,细菌不易侵入骨折端。②开放性骨折:骨折处皮肤或黏膜破损,骨折端与外界相通,易引起感染。

（2）按骨折的程度及形态分类(图9-1) ①不完全骨折:骨骼连续性没有完全中断,依据骨折形态又分为青枝骨折、裂缝骨折等。②完全骨折:骨骼连续性完全中断,按骨折形态又分为横形骨折、斜形骨折、螺旋形骨折、粉碎性骨折、嵌插骨折、压缩骨折、凹陷骨折和骨骺分离等。

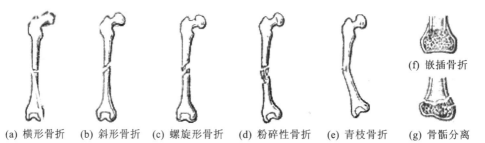

(a) 横形骨折　(b) 斜形骨折　(c) 螺旋形骨折　(d) 粉碎性骨折　(e) 青枝骨折　(f) 嵌插骨折　(g) 骨骺分离

图9-1 骨折的种类

（3）按骨折处的稳定性分类 ①稳定性骨折:骨折端不易移位或复位后经适当的外固定不易发生再移位者,如不完全性骨折及横形骨折、嵌插骨折等。②不稳定性骨折:骨折端易移位或复位后易再移位的骨折,如楔形骨折、螺旋形骨折、粉碎性骨折等。

（二）骨折的并发症

1.早期并发症

（1）休克 股骨干骨折、骨盆骨折及多发性骨折出血量较大易引起失血性休克。

（2）血管损伤 骨折断端直接损伤血管,如肱骨髁上骨折可损伤肱动脉、股骨下1/3及胫骨上1/3骨折可损伤股动脉。

（3）神经损伤 肱骨干骨折可损伤桡神经,肘关节周围骨折可损伤尺神经、正中神经,腓骨、胫骨骨折可损伤腓总神经,脊椎骨折可引起脊髓损伤。

（4）脏器损伤 颅骨骨折引起脑损伤,肋骨骨折可损伤肺、肝、脾,骨盆骨折可损伤膀胱、尿道和直肠等。

（5）骨筋膜室综合征 骨筋膜室内压力增高,使软组织血液循环障碍,肌肉、神经急性缺血而出现的一系列早期综合征,常见于前臂和小腿骨折,主要表现为肢体剧痛、肿胀、指(趾)呈屈曲状、活动受限、局部肤色苍白或发绀,常由骨折血肿、组织水肿或石膏管过紧引起。

(6) 脂肪栓塞　骨折端血肿张力大,使骨髓腔内脂肪微粒进入破裂的静脉内,可引起肺、脑血管栓塞,病情危急甚至突然死亡。

(7) 感染　开放性骨折易造成化脓性感染和厌氧菌感染,以化脓性骨髓炎多见。

2. 晚期并发症

(1) 关节僵硬　患肢长期固定,关节周围组织浆液纤维性渗出和纤维蛋白沉积,发生纤维性粘连,以及关节囊和周围肌肉挛缩所致。

(2) 骨化性肌炎　关节附近骨折,骨膜剥离形成骨膜下血肿,由于处理不当血肿扩大、机化并在关节附近软组织内骨化,严重影响关节活动。

(3) 愈合障碍　由于整复固定不当、局部血液供应不良可引起延迟愈合或不愈合。

(4) 畸形愈合　整复不好或固定不牢发生错位而愈合。

(5) 创伤性关节炎　发生在关节内骨折易引起创伤性关节炎。

(6) 缺血性骨坏死　如股骨颈骨折时的股骨头坏死。

(7) 缺血性肌挛缩　如发生在前臂掌侧即"爪形手"畸形。

(8) 坠积性肺炎　长期卧床、呼吸不畅、咳嗽无力等均可引起坠积性肺炎。鼓励病人深呼吸,有效咳嗽,协助翻身、拍背,给予雾化吸入等。

(9) 泌尿系统感染和结石　骨折后病人长期卧床可出现泌尿系统感染和结石。

(三) 骨折愈合过程及影响骨折愈合的因素

1. 骨折愈合过程　骨折愈合是一个连续的过程,根据其变化可分为三个阶段。

(1) 血肿炎症机化期　骨折后,骨折端和周围软组织出血形成血肿,伤后 6～8 h 凝血系统被激活,凝成血块,几天后新生的毛细血管、成纤维细胞和吞噬细胞侵入血块,形成纤维组织,由纤维组织将骨折端连接在一起,故又称纤维愈合期,此期需要 2～3 周。

(2) 原始骨痂形成期　骨折断端的骨内、外膜增生,血管长入,骨折端形成的骨样组织骨化成新骨,称为膜内成骨,成为内、外骨痂。而骨折端之间和骨髓腔内的血肿机化形成的纤维组织转化为软骨,经过增生、钙化而骨化,形成环状骨痂和髓腔内骨痂,即为连接骨痂。内、外骨痂和连接骨痂三者融合,成为桥梁骨痂,即原始骨痂形成。此期能抵抗肌肉收缩及成角、剪力和旋转力,即达到临床愈合,故又称临床愈合期,此期需要 4～8 周。

(3) 骨痂改造塑形期　原始骨痂尚不牢固,不能适应生理需要,肢体的活动和负重,使得在应力轴线的骨痂不断加强,而应力轴线以外的骨痂不断地被清除,最后使原始骨痂改造为永久骨痂,骨髓腔相通,骨折的痕迹已完全消失,达到骨性愈合,又称骨性愈合期,此期需 8～12 周。

2. 影响骨折愈合的因素　骨折愈合需要三个先决条件,即要有足够的接触面、牢固的固定、充分的血供。

(1) 全身性因素　如年老、体弱、营养不良、各种代谢障碍性疾病等使得愈合迟缓或不愈合。

(2) 局部性因素　如骨折的部位、类型、程度,治疗与护理不当,骨折断端血供不良,周围组织情况差,骨折局部有感染均可影响愈合。

(四) 治疗原则

1. 骨折急救　急救的目的在于简单而有效地抢救生命,保存患肢,使其能安全而迅速地运送到附近医院,以便获得妥善治疗。

(1) 伤口包扎　伤口出血用绷带压迫包扎即可止血。发现伤口可用无菌敷料或当时认为最清洁的布类包扎。大出血时可用止血带,应记录使用止血带的时间。

(2) 妥善固定　骨折或可疑骨折的病人可以用夹板、木板、自身肢体等妥善固定受伤的肢体。

(3) 迅速运输　病人经过上述处理后应迅速送往有治疗条件的医院。

2. 骨折的治疗　骨折的治疗包括复位、固定和功能锻炼。

1) 复位　复位是将移位的骨折断端恢复正常或接近正常的解剖关系,重建骨的支架作用。

(1) 按复位程度分为　①解剖复位:两骨折端接触面(对位)和两骨折端在纵轴线上的关系(对线)完全良好,恢复了正常的解剖关系。②功能复位:两骨折端对位欠佳,但对线基本良好,愈合后肢体功能恢复正常。

(2) 复位方法　①手法复位:最常用的复位方法。②切开复位:手术切开骨折部位,在直视下将骨折复位。③持续牵引复位:对骨折行持续牵引复位,同时也有固定作用,包括骨牵引、皮牵引。

2) 固定

(1) 外固定　常用方法有小夹板固定或石膏绷带固定。①小夹板固定:主要适用于四肢长骨的稳定性骨折,固定范围不包括骨折处的上下关节,利于早期功能锻炼。但偶有固定不牢的情况,易使骨折移位、不愈合、畸形愈合,若捆扎过紧影响肢体血运、发生远端缺血。②石膏绷带固定:可按肢体形状塑形,干固后固定可靠,固定范围大,不易发生再移位,但不利于功能锻炼(图 9-2)。

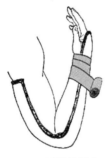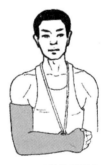

(a) 石膏托固定　　　　　(b) 石膏管型固定

图 9-2　石膏绷带固定

(2) 持续牵引固定　牵引包括皮牵引和骨牵引。骨牵引较直接且力量大,利于开放性伤口观察及换药,利于功能锻炼,但不能早期下床活动;皮牵引(图 9-3)力量小,多应用于儿童及老年病人。

(3) 内固定　复位准确且固定牢靠,但具有创伤。内固定器材有多种,常用的有金属丝、接骨板、螺丝钉、髓内钉、加压钢板等。

3) 功能锻炼　功能锻炼是骨折病人功能恢复的重要保证,固定后即可开始功能锻炼,直至痊愈。功能锻炼要遵循动静结合,主动、被动结合,循序渐进的原则。功能锻炼早期(伤后1~2 周)主要进行患肢肌肉的收缩和舒张练习,中期(伤后 3~6 周)进行骨折部位上、下两个关节的活动,晚期(伤后 7~8 周)骨折已达临床愈后标准,可进行患肢全面功能锻炼。

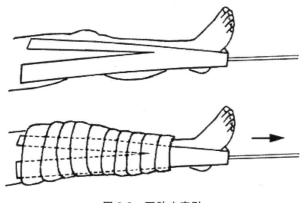

图 9-3 下肢皮牵引

知识链接

骨折愈合标准

1. **临床愈合标准** ①局部无压痛及纵轴叩击痛。②局部无反常活动。③X线显示骨折线模糊,有连续骨痂通过骨折线。④解除外固定后患肢能满足以下要求:上肢向前平举 1 kg 重量达 1 min,下肢不扶拐在平地连续步行 3 min,并不少于 30 步。⑤连续观察 2 周骨折处不变形。

2. **骨性愈合标准** ①具备临床愈合标准。②X线片显示骨折线消失或近似消失。

注意事项

(1)临床愈合标准中的④、⑤两项的测定必须慎重,解除外固定后,可先练习数日,然后测定,以不损伤骨痂发生再骨折为原则。

(2)临床愈合时间为最后一次复位之日至达到临床愈合之日所需要的时间。

【护理评估】

(一)健康史

一般资料,包括年龄、性别、出生地、居住地、饮食习惯、营养状况、工作环境、劳动强度、妊娠史等。

(二)身体状况

1. 全身表现

(1)休克 较大的骨折或多发性骨折,可因大量出血和剧烈疼痛,引起失血性休克和神经源性休克,如骨盆骨折及股骨干骨折等。

(2)发热 一般骨折没有发热,当骨折大量出血后吸收可引起低热,开放性骨折感染发热。

2. 局部表现

(1)一般表现 疼痛和压痛、肿胀和淤斑、功能障碍等。

(2)骨折专有体征 畸形、假关节活动(异常活动)、骨擦音或骨擦感。

（三）辅助检查

1. X线检查 可明确诊断并明确骨折类型及移位情况,检查必须包括正、侧位及邻近关节,并加健侧以便对照。

2. CT、MRI检查 可明确了解骨折类型。

【护理诊断/问题】

1. 疼痛 与骨折、软组织损伤有关。

2. 躯体移动障碍 与疼痛、骨折、肢体固定有关。

3. 有感染的危险 与组织损伤、开放性骨折、牵引或应用外固定架有关。

4. 焦虑、恐惧 与疼痛、工作或学习中断、担心病情预后有关。

5. 有皮肤完整性受损的危险 与长期卧床、外固定有关。

6. 知识缺乏 缺乏有关骨折和康复的相关知识。

7. 潜在并发症 肌萎缩、关节僵硬及深静脉血栓形成。

【预期目标】

（1）病人疼痛缓解。

（2）病人的生活得到照顾,经过指导和训练,生活自理能力提高。

（3）无感染发生或感染得到控制。

（4）病人焦虑、恐惧得到减轻或消失。

（5）皮肤完整,无压疮发生。

（6）病人获得有关骨折和康复的相关知识。

（7）并发症得到预防或及时处理。

【护理措施】

1. 促进神经、循环功能的恢复

（1）预防和纠正休克 根据医嘱输液、输血;及时处理出血,保持血压在正常范围。

（2）保暖 注意室温和躯体保暖,以改善微循环。

（3）取合适体位,促进静脉回流 根据骨折的部位、程度、治疗方式和有无合并其他损伤等采取不同的体位。休克病人取平卧位;患肢肿胀时,遵医嘱用枕头或悬吊牵引抬高患肢,使之高于心脏水平,以促进静脉回流和减轻水肿。但若疑有骨筋膜室综合征发生时,则避免患肢高于心脏水平,以免局部血供受影响。患肢制动后,固定关节于功能位;股骨转子间骨折牵引治疗者,患肢需取外展内旋位,足踝保持于功能位,避免受压,造成足下垂畸形。

（4）加强观察 观察病人的意识状态、体温、脉搏、血压、呼吸、尿量和末梢循环,如毛细血管再充盈时间、患肢骨折远端脉搏情况、皮温和色泽、有无肿胀及感觉和运动障碍。

2. 减轻疼痛 根据疼痛原因、性质,采取相应的措施。

（1）药物镇痛 按医嘱给予镇痛药物,并注意观察药物效果及有无不良反应发生。

（2）物理方法止痛 可用局部冷敷、抬高患肢等方法减轻患肢水肿,起到减轻疼痛的作用,热疗和按摩可减轻肌痉挛引起的疼痛。

3. 预防感染

（1）监测病人有无感染症状和体征 定时测量病人的体温和脉搏。体温和脉搏明显增高时,常提示有感染发生。若骨折处疼痛减轻后又进行性加重或呈搏动性疼痛,皮肤红、肿、热、伤口有脓液渗出或有异味时,应警惕是否继发感染,应及时报告医师。

（2）加强伤口护理 严格按无菌技术清洁伤口和更换敷料,保持敷料干燥。

（3）合理应用抗菌药物 遵医嘱及时和合理安排抗菌药物的应用时间和方式。

（4）体位 无禁忌者可经常变更卧姿,预防压疮和坠积性肺炎的发生。

4. 牵引的护理

（1）心理护理 多和病人沟通,向病人解释牵引的必要性和安全性,解除顾虑,安心接受治疗。

（2）观察病情 观察肢体血管神经功能,防止操作不当或牵引压迫引起血管神经损伤,注意肢体远端颜色、温度、感觉和运动功能。保持牵引针孔周围皮肤清洁,防止牵引针左右滑动,在针孔处滴 75％乙醇,每日 2 次,无菌敷料覆盖。

（3）对抗牵引 一般床脚抬高 15～30 cm 以对抗牵引力量。选好钻孔部位和注意深度,重量不要过大,颅骨牵引每日检查并拧紧牵引弓螺母,防止牵引针滑脱。

（4）保持有效牵引 随时观察牵引的有效性,注意牵引绳是否脱轨,滑轮是否灵活,牵引重锤是否拖地等现象,并及时纠正。每日测量肢体长度,两侧对比,防止牵引力量不足或过度牵引。

（5）做好皮肤护理 如针孔感染,应及时处理,必要时拔针换位牵引。皮肤牵引之前涂安息香酸酊保护皮肤,出现水疱及时处理,必要时改骨牵引。预防压疮,保持床单位整洁,在骨突起处加保护垫,多按摩、擦浴。

5. 石膏的护理

（1）石膏干固前禁止搬动和压迫 打好石膏后用软枕垫好,在干固前易折断和变形,搬动时用手掌托起,严禁用手指捏和压迫,以防局部向内凹陷。

（2）加速干固 欲促使石膏加速干固可提高室温、加强通风、灯泡烘烤、红外线照射等,但要防止烫伤。

（3）保持石膏清洁、干燥 尤其会阴部易受大小便污染,在包扎石膏时开窗应大小适宜。在换药之前,用纱布将换药窗口围好,防止换药或冲洗伤口时污染石膏。石膏如轻微污染,可用湿布擦拭,但不要浸湿石膏。

（4）观察血液循环和神经 包好石膏后,患肢抬高,以利于静脉回流,注意观察肢体远端颜色、温度、感觉和运动。如有疼痛、苍白、冰冷、发绀、麻木时,要警惕石膏过紧,应及时通知医生处理,防止发生骨筋膜室综合征。

6. 并发症的预防及护理

（1）压疮 包扎石膏前,加好衬垫,尤其骨突起处加较厚棉垫(图 9-4)。包扎石膏时严禁指尖按压,要用手掌托扶,协助病人翻身,更换体位。如出现局部持续疼痛,要警惕压疮。嘱病人和家属不可向石膏内塞垫,必要时更换石膏。

（2）失用性骨质疏松和关节僵硬 长期卧床、石膏制动可引起骨质脱钙、疏松。关节固定不动发生关节僵硬,预防办法是加强功能锻炼。

（3）化脓性皮炎 长期石膏固定,皮肤脱屑、出汗和石膏摩擦,都可使皮肤瘙痒,或用异物伸入石膏抓痒,使局部损伤感染。

（4）骨筋膜室综合征 两种原因可引起骨筋膜室综合征。一种是骨筋膜内肿胀、出血,压力增高,此种常见于前臂或小腿骨折;另一种是肢体包扎过紧,尤其是用石膏包扎时。预防方法是石膏包扎不要过紧,密切观察,及时发现,迅速减压。

（5）石膏综合征 大型石膏或包扎过紧,导致病人呼吸费力,进食困难,胸部发憋,腹部膨胀。预防方法是包扎石膏时适当留有余地,食量不要过多,上腹开窗等。

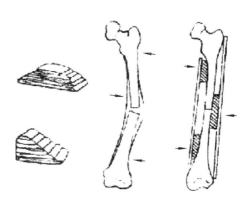

图 9-4 固定垫放置法

7. 指导功能锻炼 早期功能锻炼可增加肢体运动功能和预防并发症,有助于损伤部位功能的恢复。肢体固定部位进行肌肉等长收缩,未固定部进行主动或被动的关节活动,鼓励病人生活自理。

【健康教育】

1. 安全指导 指导病人及家属评估家庭环境的安全性、有无影响病人活动的障碍物,如台阶、小块地毯、散放的家具等。

2. 长期坚持功能锻炼 告知病人出院后继续功能锻炼的方法和意义。向病人和家属详细说明有关夹板、石膏或外固定器械的应用和护理知识,如夹板、石膏或外固定器械的保护、清洁、使用方法及可能发生的问题。

3. 辅助工具的使用 指导病人使用轮椅、步行辅助物,提高病人自我照顾的能力。指导家属如何协助病人完成各项活动。

(1)拐杖的应用 拐杖是常用的助行器械,应指导病人使用拐杖的方法,如拐杖应加垫,以防滑和避免损伤腋部;当手握把柄时,屈肘不超过 30°。用拐杖者,要求上肢有足够的肌力,有身体平衡和协调能力。

(2)助行器的应用 助行器常用于老年人,以提供支持和保持平衡。

(3)手杖的应用 当患肢仅需轻微的支持时,可用手杖。直手杖提供的支持最小,四脚手杖因支撑面积大,支持力大。手杖用于患侧,顶部应与股骨大转子平行。

4. 定期复查 告知病人如何识别并发症。若病人肢体肿胀或疼痛明显加重,骨折远端肢体感觉麻木、肢端发凉,夹板、石膏或外固定器械松动等,应立即到医院复查。

【护理评价】

(1)病人疼痛是否得到缓解或减轻。

(2)病人是否发生感染或发生的感染有无得到控制。

(3)病人的焦虑、恐惧是否缓解或减轻。

(4)皮肤是否完整,有无压疮发生。

(5)病人的生活是否得到照顾,生活自理能力有无提高。

(6)并发症是否得到预防或有无及时发现、及时处理。

(7)病人是否获得有关骨折和康复的相关知识。

(文汉林)

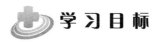

直通护考

一、选择题（A1/A2型题）

1. 骨折早期的功能锻炼包括（　　）。

A. 患肢完全不能活动　　　　　　　　　　B. 患肢肌肉的收缩运动

C. 完全不能活动　　　　　　　　　　　　D. 骨折部上、下关节的活动

E. 骨折部上、下关节的大幅度活动

2. 关于骨折的治疗原则，下列哪项是正确的？（　　）

A. 固定、功能锻炼及内外用药　　　　　　B. 复位、固定及康复治疗

C. 复位、固定及物理治疗　　　　　　　　D. 复位、固定

E. 复位、固定及内外用药

3. 下列哪种骨折属不完全性骨折？（　　）

A. 横形骨折　　　B. 裂缝骨折　　　C. 压缩骨折　　　D. 嵌插骨折　　　E. 斜形骨折

4. 下列哪种骨折属稳定性骨折？（　　）

A. 螺旋形骨折　　B. 粉碎性骨折　　C. 横形骨折　　　D. 斜形骨折　　　E. 撕脱性骨折

5. 新鲜骨折指伤后（　　）。

A. 3周内　　　　B. 2周内　　　　C. 4周内　　　　D. 5周内　　　　E. 6周内

6. 骨折病人转运前重要的措施是（　　）。

A. 保持患肢功能位　　　　　　B. 止痛　　　　　　　　　C. 固定患肢

D. 手法复位　　　　　　　　　E. 抬高或悬吊患肢

7. 骨折急救时与固定的目的无关的一项是（　　）。

A. 减轻疼痛　　　B. 便于搬运　　　C. 避免再损伤　　D. 防止休克　　　E. 有利于复位

8. 一般骨折病人首选的检查项目是（　　）。

A. CT检查　　　　　　　　　　B. X线摄片　　　　　　　　C. B超

D. 血液一般检查（血常规）　　　E. 磁共振成像（MRI）

任务2　四肢骨折病人的护理

学习目标

1. 知识目标

（1）掌握四肢骨折的临床表现、护理评估和护理措施。

（2）熟悉四肢骨折的治疗原则。

（3）了解四肢骨折的病因和分类。

2. 能力目标

能运用护理程序对骨折病人进行正确的整体护理。

3. 素质目标

(1) 在护理过程中,具备预知疾病发展的能力。

(2) 具备充当病人知心者和代言人的能力。

(3) 在护理过程中,提高认识疾病的能力。

 案例引导

张某,女性,30岁,8 h前骑自行车不慎摔倒,当即感到右小腿疼痛剧烈,移动肢体时疼痛加重。查体:右小腿肿胀明显,肢体畸形,压痛明显,活动受限。X线检查显示右胫、腓骨中段骨折。经闭合复位后右小腿管型石膏固定。目前患肢肿胀严重。

请问:

(1) 如何对该病人进行病情观察?

(2) 石膏固定后常见的并发症有哪些?

(3) 石膏拆除前后有哪些注意事项?

(一) 锁骨骨折

1. 病因 锁骨位于胸骨柄与肩峰间,锁骨骨折以儿童、青壮年常见,易并发气胸、锁骨下动脉伤、臂丛神经伤。

2. 临床表现 局部疼痛、肿胀、淤斑,肩关节活动时疼痛加重,头向患侧偏斜、异常活动、患侧肩下垂(托肘头偏),可扪及骨折端局限性压痛可闻及骨擦音。

3. 治疗原则

(1) 三角巾悬吊 对无移位的锁骨骨折可采用三角巾悬吊3周。

(2) 手法复位"8"字形(石膏)绷带固定 对有移位的锁骨骨折,使病人维持在双肩膀后伸的体位,然后采用横"8"字形(石膏)绷带包扎固定。小儿用"8"字形绷带固定2～3周,成人用"8"字形(石膏)绷带固定5～6周。

(3) 手术治疗 若骨折端压迫血管、神经或刺破肺尖时应予以手术治疗。

(二) 肱骨髁上骨折

肱骨髁上骨折是发生在肱骨干与肱骨髁交界处的骨折,多见于5～12岁儿童,占小儿肘部骨折的30%～40%。

1. 病因 分类根据暴力来源和移位方向,可分伸直型和屈曲型骨折。

(1) 伸直型骨折 多因间接暴力引起,如跌倒时肘关节呈半屈状、手掌着地,地面的反作用力经前臂传到肱骨下端,导致髁上部伸直型骨折。骨折近侧端常损伤肱前肌,压迫或损伤正中神经和肱动脉,造成前臂缺血性肌挛缩(图9-5);骨折远侧端向侧方移位可挫伤桡神经或尺神经。

(2) 屈曲型骨折 跌倒时肘关节屈曲、肘后部着地,外力自下而上,尺骨鹰嘴直接撞击肱骨下端,导致髁上部屈曲型骨折,很少合并血管和神经损伤。

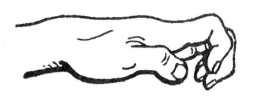

图 9-5 缺血性肌挛缩

2. 临床表现 肘关节明显肿胀、压痛、功能障碍;有时可出现皮下淤血或皮肤水疱。伸直型骨折时,鹰嘴与远侧骨折端向后方突出,近侧骨折端向前移,外形如肘关节脱位,但保持正常的肘后三角,可有骨擦音、反常活动等;可伴有正中、桡、尺神经损伤,表现为手的感觉、运动功能障碍。肱动脉挫伤或受压者因发生血管痉挛可致前臂缺血,出现剧痛、手部皮肤苍白、发凉、麻木、被动伸指疼痛,桡动脉搏动减弱或消失等表现。与肱骨髁上骨折相关的缺血性肌挛缩,可导致爪形手或后遗肘内翻畸形。

3. 治疗原则 肘部肿胀较轻、桡动脉搏动正常者,可行手法复位和后侧石膏托固定。伸直型骨折复位后固定肘关节于 60°~90° 屈曲或半屈位。对受伤后时间较长、肘部肿胀严重并有水疱形成,但末梢血运良好者,可行尺骨鹰嘴牵引(图 9-6),牵引重量 1~2 kg;待 3~5 天后肿胀消退,即可进行手法复位,手法复位失败者应行手术复位内固定术。伤后第 1 周,患侧肢体避免活动,1 周后逐渐开始握拳、伸指、腕关节屈伸及肩关节活动;4~5 周后在去除外固定后,进行肘关节屈伸功能锻炼。

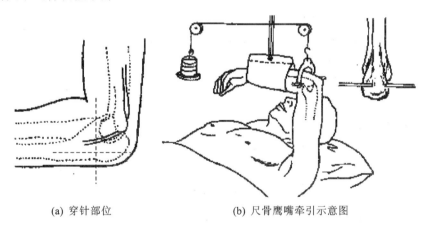

(a) 穿针部位　　　　　　(b) 尺骨鹰嘴牵引示意图

图 9-6 尺骨鹰嘴牵引

(三)桡骨远端伸直型骨折(Colles 骨折)

发生于桡骨远端约 3 cm 内的骨折,以老年人多见,由间接暴力所致,跌倒时前臂旋前,腕关节背伸,手掌着地。

1. 临床表现 局部疼痛、肿胀、压痛、功能障碍,典型的畸形表现是侧面观"餐叉样"畸形,正面观"枪刺样"畸形。X 线正、侧位片显示骨折和移位的情况。

2. 治疗原则 主要采用手法复位,小夹板或石膏固定在屈腕、尺偏、旋前位 2 周,之后改用中立位固定 2 周。必要时应用手术复位,术后指导病人练习,同时进行前臂旋转运动。

(四)股骨颈骨折

股骨颈骨折多发生于老年人,以女性为多。

1. 病因和分类

（1）按骨折线部位分类　可分为①头下骨折；②经颈骨折；③基底骨折。

头下骨折和经颈骨折属于关节囊内骨折，由于股骨头的血液循环大部分中断，因而骨折不易愈合和易造成股骨头缺血坏死。基底骨折由于两骨折段的血液循环良好而较易愈合。

（2）按骨折线角度（X线片表现）分类　可分为①内收骨折：远端骨折线与两髂嵴连线的延长线所形成的角度（Pauwels角）大于50°，属于不稳定性骨折。②外展骨折：Pauwels角小于30°，属于稳定性骨折。

（3）按骨折移位程度分类　可分为①不完全骨折：骨的完整性仅部分中断，股骨颈的一部分出现裂纹。②完全骨折：骨折线贯穿股骨颈，骨结构完全破坏。

2. 临床表现　老年人跌倒后髋部疼痛，移动患肢时疼痛更明显，不敢站立或行走。患肢有短缩，呈45°～60°外旋畸形。髋部有压痛，叩击足跟部或大粗隆部时髋部疼痛，大转子明显突出。嵌插骨折的病人，有时仍能行走或骑自行车，易造成漏诊，使无移位的稳定性骨折变成移位的不稳定性骨折。

3. 治疗原则

（1）非手术治疗　适用于无明显移位的骨折、外展型或嵌插型等稳定性骨折。此外，亦适用于年龄过大、全身情况较差或有其他脏器并发症者。①牵引复位：可采用穿防旋鞋、持续皮牵引（图9-3）、骨牵引或石膏固定方法达到复位和固定作用，卧硬板床6～8周。②手法复位：先做皮牵引或骨牵引，并尽早在X线透视下手法复位。

（2）手术治疗　适用于内收型骨折或有移位的骨折、难以牵引复位或手法复位者。①闭合复位内固定：在X线透视下手法复位成功后，在股骨外侧做内固定。②切开复位内固定：用于手法复位失败、固定不可靠或陈旧骨折病人。③人工股骨头或全髋关节置换术：适用于全身情况较好、有明显移位或旋转，且股骨头缺血坏死的高龄股骨头下骨折病人或已合并骨关节炎者。

（五）股骨干骨折

股骨干骨折是指股骨小转子与股骨髁之间的骨折，多见于青壮年。多由强大的直接或间接暴力所致。直接暴力可引起股骨横形或粉碎性骨折，间接暴力可引起股骨的斜形或螺旋形骨折。

1. 临床表现　局部疼痛、肿胀、功能障碍、畸形，检查时局部有压痛、异常活动，可发现骨擦音。股骨骨折出血较多，病人可出现休克。中下1/3骨折易引起血管神经损伤，检查时注意肢体远端血运、感觉和运动功能。

2. 治疗原则　皮牵引适于3岁以下的儿童，采用垂直悬吊牵引（图9-7），双下肢垂直向上悬吊，牵引重量以使儿童臀部刚好离开床面为宜。骨牵引适于成人各类型股骨骨折，手术治疗采用切开复位内固定，适用于非手术治疗失败、伴有血管神经损伤或多发性损伤的病人及不宜长期卧床的老年人。术后指导病人练习患肢股四头肌的等长舒缩，同时练习膝关节及踝关节屈伸活动，以促进静脉回流，减轻水肿，防止肌萎缩和关节僵硬。

（六）胫腓骨干骨折

胫腓骨干骨折是指发生在胫骨平台以下至踝以上部分的胫腓骨骨折，是长骨骨折中最多见的一种，多见于青壮年和儿童。多为直接暴力打击和压轧所致，骨折线在同一平面，呈横形、短斜形或粉碎性骨折，间接暴力多由高处坠落、滑倒等所致。骨折线呈斜形或螺旋形，腓骨的

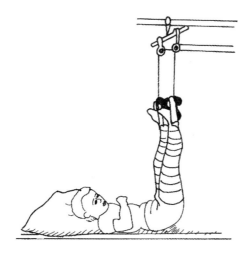

图 9-7　小儿股骨干骨折垂直悬吊牵引

骨折面高于胫骨的骨折面,软组织损伤小,骨折尖端穿破皮肤可造成开放性骨折。儿童胫腓骨干骨折多为青枝骨折。

1. 临床表现　局部疼痛、肿胀、压痛、功能障碍,呈短缩或成角畸形,异常活动,可发现骨擦音或骨擦感。开放性骨折有骨端外露,如有肢体肿胀加重,足背动脉搏动消失,肢端苍白、冰凉,需考虑并发骨筋膜室综合征。

2. 治疗原则　横形和短斜形骨折可手法复位,长腿石膏或夹板固定。斜形、螺旋形和轻度粉碎性骨折可行跟骨结节牵引治疗。对手法复位失败、严重的开放性或粉碎性骨折行手术治疗。伤后早期进行股四头肌的等长舒缩练习、髌骨的被动活动,同时练习足部及趾间关节活动。

【护理评估】

（一）健康史

了解病人的年龄、性别、受伤史,包括受伤的原因、时间、部位,暴力的性质、大小、方向,受伤时的体位,受伤后有无经过急救处理等。还需了解既往有无骨质疏松、骨髓炎、骨结核、骨肿瘤等骨骼疾病,以及有无影响骨折愈合的疾病,如糖尿病、营养不良、甲状旁腺功能亢进症等。

（二）身体状况

评估病人的意识、生命体征,有无合并其他部位的损伤,有无威胁病人生命的并发症;局部评估骨折的一般表现和专有体征,固定情况,肢端的血液循环情况和感觉、运动功能。了解手术病人的麻醉、手术方式,术中输血、输液情况,术后的伤口愈合和功能恢复情况等。

（三）辅助检查

通过影像学和实验室检查结果,了解骨折的部位、类型、移位和复位情况以及并发症。

（四）心理-社会支持状况

了解病人及其家属对骨折的心理反应、认知程度以及家庭经济状况和社会支持系统。

【护理诊断/问题】

1. 疼痛　与骨折、软组织损伤有关。

2. 躯体移动障碍　与疼痛、骨折、肢体固定有关。

3. 有感染的危险　与开放性骨折、手术创伤、内固定、抵抗力下降等有关。

4. 焦虑、恐惧　与疼痛、工作或学习中断、担心病情预后有关。

5. 有皮肤完整性受损的危险　与长期卧床、外固定有关。

6. 知识缺乏　缺乏有关骨折和康复的相关知识。

7. 潜在并发症　休克、周围神经血管损伤、骨筋膜室综合征、脂肪栓塞、关节僵硬、肌肉萎缩。

【护理目标】

（1）病人疼痛缓解。

（2）病人的生活得到照顾，经过指导和训练，生活自理能力提高。

（3）无感染发生或感染得到控制。

（4）病人焦虑、恐惧得到减轻或消失。

（5）皮肤完整，无压疮发生。

（6）病人获得有关骨折和康复的相关知识。

（7）并发症得到预防或及时处理。

【护理措施】

（一）一般护理

1. 卧床护理　四肢骨折病人应抬高患肢，促进静脉、淋巴回流，减轻肢体肿胀。卧床期间做好生活上的照顾，满足病人基本的生活需要。保持床单位的清洁，定时翻身预防压疮。鼓励病人主动进行有关肢体的活动，指导病人深呼吸，有效咳嗽排痰，预防深静脉血栓形成和肺部并发症。长期卧床或使用外固定的病人应保持患肢于功能位。

2. 饮食护理　加强营养，给予高蛋白、高热量、高维生素、易消化的饮食。多吃蔬菜、水果等含纤维素丰富的食物，以防便秘。多饮水，预防泌尿系统结石和感染。

（二）疼痛护理

引起病人疼痛的原因较多，如创伤、骨折、手术伤口均会引起病人疼痛，骨折后固定过紧、组织受压缺血、神经血管损伤、伤口感染等也会引起疼痛，应针对不同原因进行处理。骨折后24～48 h内可局部冷敷使血管收缩，减少出血和炎性渗出，减轻水肿及疼痛。如外固定过紧影响血液循环，应调节松紧度。若伤口感染引起疼痛，应立即通知医生处理伤口。搬运骨折病人时动作要轻柔、准确。如疼痛原因明确，可遵医嘱使用镇痛药。

（三）病情观察

四肢骨折病人注意观察肢端的血供、感觉、运动功能。通过了解肢端的颜色、温度、肿胀、动脉搏动情况判断血液循环是否良好，有无血管的损伤；观察肢体的感觉、运动功能，判断有无周围神经的损伤。对病情严重的病人要密切观察生命体征、意识、尿量，观察有无休克、内脏损伤等并发症，以及时通知医生，并协助处理。

（四）手术前后病人的护理

除一般外科手术护理外，重点做好术前皮肤的准备和术后伤口的护理，以免伤口感染造成手术的失败。术后需抬高患肢，重点观察肢端的血供、感觉和运动情况，如有异常，及时处理。指导病人进行关节运动和肌力锻炼，促进康复。

（五）预防感染

开放性骨折应尽早实施清创术，术后遵医嘱使用有效抗生素，并及时注射破伤风抗毒素。

加强营养支持,遵守无菌操作原则。

(六) 心理护理

主动关心病人,多与病人沟通交流,了解病人的心理状态,给予安慰鼓励,帮助病人树立战胜疾病的信心,耐心讲解疾病的有关知识,提供相应的帮助,同时鼓励家属参与护理,对病人提供精神支持。

(文汉林)

直通护考

一、选择题(A1/A2 型题)

1. 肱骨髁上骨折可伤及的动脉是( )。

A. 腘动脉   B. 腋动脉   C. 肱动脉

D. 股动脉   E. 小动脉

2. "垂足"说明损伤的神经是( )。

A. 腓深神经   B. 腓总神经   C. 胫神经

D. 腓浅神经   E. 腋神经

3. 骨折早期功能锻炼的主要形式是( )。

A. 进行患肢的肌肉舒缩活动

B. 以骨折远端部的关节活动为主

C. 进行全身协调的功能锻炼,并配合理疗和体疗

D. 以肌肉舒张为主

E. 以患肢上、下关节向各方运动为主,避免旋转和持重活动

4. 肱骨中段骨折最易引起损伤的神经是( )。

A. 正中神经   B. 腋神经   C. 尺神经

D. 桡神经   E. 肌皮神经

5. 可引起腓总神经损伤的骨折是( )。

A. 股骨髁间骨折   B. 股骨干骨折   C. 髌骨骨折

D. 小腿骨折   E. 腓骨小头骨折

6. 右大腿被汽车压伤病人,具备以下哪项可诊断为骨折?( )

A. 局部高度肿胀和淤斑   B. 明显跛行   C. 反常活动

D. 下肢不能主动活动   E. 疼痛与压痛明显

7. 下列哪种情况下骨折愈合快?( )

A. 反复手法复位   B. 儿童骨折

C. 牵引过度,骨折段分离移位   D. 软组织嵌入

E. 胫骨干中、下 1/3 骨折

任务3　脊柱骨折与脊髓损伤病人的护理

一、脊柱骨折

脊柱骨折以胸、腰椎骨折多见,颈椎骨折常伴有脱位、脊髓损伤,易致残或危及生命。脊髓损伤是脊柱骨折的严重并发症,由于椎体的移位或碎骨块突入椎管内,使脊髓或马尾神经产生不同程度的损伤。受伤平面以下感觉、运动、反射完全消失,括约肌功能完全丧失,称完全截瘫,部分丧失称不完全截瘫,胸、腰段为最多见。脊髓损伤最常见的原因是闭合性钝性外伤。

(一) 病因

主要原因是暴力,多数由间接暴力引起,少数因直接暴力所致。直接暴力所致的脊柱骨折,多见于战伤、爆炸伤、直接撞伤等。坠落伤占36%,在发展中国家多见;交通事故伤占9%,在发达国家已成为脊柱损伤的主要原因;挤压伤引起脊柱屈曲性骨折脱位;火器伤在美国占25%,在交通事故伤之后,因胸椎有12节为最长,其发病率占50%。生活中损伤多见于中老年人(骨质疏松症),常常导致胸、腰椎压缩骨折,也常引起颈椎无骨折脱位脊髓损伤。

(二) 临床表现

1. 脊柱骨折　局部疼痛、肿胀、脊柱活动受限,骨折处棘突有明显压痛和叩击痛;胸、腰椎骨折常有后突畸形;合并截瘫时,损伤脊髓平面感觉、运动、反射障碍,高位截瘫可出现呼吸困难,甚至呼吸停止。

2. 脊髓损伤

(1) 脊髓震荡(脊髓休克)　损伤后短暂的功能障碍,弛缓性瘫痪,数分钟或数小时开始恢复、无后遗症,是脊髓损伤最轻的一种。

(2) 脊髓挫伤、出血与受压　受伤平面以下单侧或双侧同一水平感觉、运动、反射及括约肌的功能全部暂时消失或减弱。

(3) 脊髓圆锥损伤　会阴部表现为皮肤鞍状感觉障碍、大小便失禁、尿潴留和性功能障碍,双下肢感觉、运动正常。

(4) 脊髓断裂　脊髓连续性中断,损伤平面以下感觉、运动、反射及括约肌功能完全丧失

(5) 马尾神经损伤　受伤平面以下出现弛缓性瘫痪。

> **知识链接**
>
> **截 瘫 指 数**
>
> 截瘫指数是指脊髓损伤后出现瘫痪,但由于损伤程度不同,瘫痪的表现也有差异,截瘫指数是将瘫痪程度量化。
>
> 截瘫指数分别用0、1、2表示:0代表没有或基本没有瘫痪;1代表功能部分丧失;2代表完全或者接近完全瘫痪。一般记录肢体的自主运动、感觉及两便这三项功能,最后数量相加即是该病人的截瘫指数。

（三）辅助检查

1. X线检查 脊柱正、侧位拍片,观察是否骨折、脱位及移位。

2. CT、MRI 可发现脊髓受压和椎管内软组织受压情况。

（四）治疗原则

病人伴有多发性损伤,如颅脑损伤、胸部损伤、腹部损伤、严重的内外出血以及休克等危及生命的急症应优先处理。脊髓损伤应及早稳定脊柱,及早解除脊髓压迫,减轻脊髓水肿和继发性损害。

1. 胸、腰椎骨折

（1）单纯压缩骨折 椎体压缩不足 1/3 的病人或老年病人不能耐受复位和固定者,应卧硬板床,骨折部位加厚枕,使脊柱过伸,3 日后开始腰背肌锻炼,初起臀部不离床左右移动,以后背伸,使臀部离开床面,逐渐加大力度,伤后第 3 个月可以少许下床,3 个月后逐渐增加下床活动的时间。椎体压缩大于 1/3 的年轻病人,可用双踝悬吊复位法(图 9-8),复位后石膏背心固定 3 个月,固定期间坚持每日背肌锻炼。

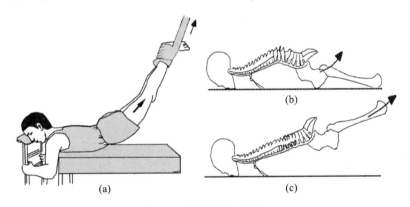

图 9-8 双踝悬吊复位法

（2）爆破型骨折 有神经症状和有骨折片挤入椎管内者,需手术治疗。

2. 颈椎骨折

1）稳定型骨折 牵引复位,复位后石膏固定。

（1）颌枕带牵引 轻度压缩骨折采用颌枕带卧位牵引复位(图 9-9),牵引重量 3 kg,复位后头颈胸石膏固定 3 个月,石膏干固后可起床活动。

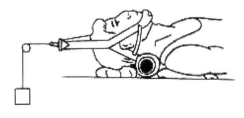

图 9-9 颌枕带卧位牵引

（2）颅骨牵引 压缩明显或双侧椎间关节脱位采用持续颅骨牵引复位,牵引重量 3～5 kg,复位后再牵引 2～3 周,头颈胸石膏固定 3 个月。

2）爆破型骨折 原则上手术治疗,一般经前路手术,去除骨片、减压、植骨融合及内固定。

该类损伤一般病情严重,若存在严重并发伤,待病情稳定后再行手术。

3. 脊髓损伤 ①激素:稳定细胞膜,维持创伤后溶酶体的完整性,阻止蛋白溶解酶的释放,从而防止水肿。甲强龙的应用;地塞米松,20 mg 静滴,应用 18 天。②渗透性利尿剂:减轻脊髓水肿;20％甘露醇,每次 250 mL(1～2 g/kg),15～30 min 静滴,4～6 h 一次,应用 7～10 天。③尽早应用高压氧治疗。

【护理诊断/问题】

1. 有皮肤完整性受损的危险 与活动障碍和长期卧床有关。

2. 潜在并发症 脊髓损伤、失用性肌萎缩、关节僵硬、肺部感染、泌尿系统感染、下肢静脉血栓形成等。

3. 疼痛 与脊柱骨折、软组织损伤及手术有关。

4. 焦虑、悲观 与瘫痪导致自理能力受限、担心疾病预后有关。

5. 知识缺乏 缺乏有关康复训练和功能代偿的相关知识。

【预期目标】

(1)病人呼吸道保持通畅,能够维持正常呼吸功能。

(2)体温维持正常。

(3)病人能最大限度地恢复肢体功能,生活自理能力逐渐提高。

(4)病人能正确对待疾病,心态保持平和。

(5)并发症得到预防或及时处理。

(6)病人获得有关康复的相关知识。

【护理措施】

1. 急救 搬运脊柱骨折、脱位病人时,若搬运不当很易引起脊髓损伤。正确的搬运方法是三人平托病人,同步行动,将病人放在脊柱板、木板或门板上;也可将病人保持平直体位,整体滚动到木板上,严禁弯腰、扭腰,如有颈椎骨折、脱位,需要另加一人牵引固定头部,并与身体保持一致,同步行动。

2. 基础护理

(1)保持皮肤的完整性,预防压疮发生 ①轴式翻身:损伤早期应每 2～3 h 翻身一次,分别采用仰卧和左、右侧卧位。侧卧时,两腿之间应垫软枕。每 2 h 检查皮肤一次。②保持病床清洁、干燥和舒适:有条件的可使用特制翻身床、小垫床、明胶床垫、电脑分区域充气床垫、波纹气垫等,注意保护骨突部位,定时对受压的骨突部位进行按摩。

(2)生活护理 由于病人活动受限,护士需对病人的日常生活提供必要的帮助和照顾,如协助洗漱、穿衣、进食以及大小便等,并指导、鼓励病人做力所能及的活动,提高病人生活自理的能力。外伤性截瘫病人 3 个月后可练习坐起,逐渐使用拐杖或轮椅下床活动。脊髓损伤的病人,在功能不能恢复的时候,可指导病人在生活中学会功能代偿,以最大限度地实现生活自理。

(3)改善营养状况 受伤后病人消化功能紊乱会引起腹胀,应适当限制饮食,可给予静脉补充营养。损伤早期进食易消化食物,少吃甜食及产气食物,避免腹胀;采取少食多餐的方式;伤后 2～3 周,消化功能逐渐恢复,应鼓励病人摄食含蛋白丰富的食物,如肉类、豆类、谷类等。其中豆类及动物蛋白应占摄食总蛋白的 50％。饮食中应多用植物油,以利于润滑肠道,缓解便秘。多进食富含纤维素食物,如粗纤维蔬菜、水果等,以促进肠蠕动。

3. 改善呼吸功能

(1)观察病情 观察病人的呼吸情况,听诊肺部呼吸音,以了解有无呼吸困难及呼吸道梗阻。病人床旁应备齐各种急救药品和器械。

（2）吸氧　改善病人缺氧状态。

（3）保持呼吸道通畅　鼓励病人定时进行深呼吸及有效咳嗽训练,以利于肺部膨胀和排痰。对于肋间肌麻痹的病人,鼓励用腹式呼吸。指导协助病人每2h翻身1次,叩击胸背部,便于痰液排出。对于痰液黏稠者,可给予雾化吸入,使痰液稀释。必要时,用吸引器吸痰,或经气管镜吸痰,以保持呼吸道通畅,防止感染。

（4）辅助呼吸　用呼吸机辅助呼吸的病人,应监测动脉血气分析,以作为调整各项参数的依据。

（5）气管切开　高位颈髓损伤的病人,应早期实行气管切开,减少呼吸道梗阻和防止肺部感染。气管切开的病人应按气管切开术后常规护理。

4. 脊柱骨折病人的护理

（1）脊柱骨折急救时应采取正确的搬运方法,采用3人或4人搬运法,平置病人于硬板上保持脊柱平直,切忌使用背、驮或抱等错误的方法,以免脊柱扭曲、旋转致骨折处移位压迫、损伤脊髓。

（2）脊柱骨折病人需卧硬板床休息,定时翻身、按摩,预防压疮,但需注意采取轴线翻身,避免脊柱扭转。

（3）病情观察　意识、生命体征、肢体的感觉活动、排便等情况。

（4）手术前后护理　术前常规准备,行颈椎前路手术者,术前指导、协助病人行气管推移训练以适应术中牵拉气管、食管操作;行颈椎后路手术者,应进行俯卧位练习以适应术中体位。术后注意伤口和引流护理,协助翻身时应采取轴线翻身,保持脊柱的平直,重点观察肢体的感觉、运动恢复情况,颈椎骨折手术后还需密切观察呼吸,警惕窒息的发生。

（5）功能锻炼　指导病人进行腰背肌后伸功能锻炼,以增强脊柱的稳定性。

5. 脊髓损伤病人的护理　脊髓损伤引起的并发症较多,是导致病人死亡的主要原因,护理中应重点做好并发症的观察和护理。

（1）维持呼吸道的通畅,预防肺部感染　注意观察病人的呼吸频率、节律、深度,评估有无呼吸困难和呼吸道分泌物阻塞。吸烟者应戒烟。指导病人练习深呼吸、有效的咳嗽排痰,每2h协助翻身、拍背一次,痰液黏稠不易排出时,可行超声雾化吸入,遵医嘱吸氧。发生肺部感染时,应遵医嘱使用有效抗生素。高位截瘫病人在出现呼吸肌力量不足、呼吸及排痰困难时,需做气管切开,应做好气管切开的护理。对于用呼吸机辅助呼吸的病人,做好监测和呼吸机的管理。

（2）维持体温正常　颈髓损伤后,可出现自主神经系统功能紊乱,病人对周围环境温度的变化丧失了自主调节和适应的能力,外界温度高时可发生高热（超过40℃）,外界温度低时可出现低温（不超过35℃）。护士应严密监测病人的体温,对高热者采取物理降温,如冰敷、温水或乙醇擦浴、冰水灌肠和降低室温、通风等;对低温者则应保暖,如加盖被子、提高室内温度、使用热水袋或电热毯,但要注意防止烫伤。

（3）预防泌尿系统感染和结石　保持会阴部清洁。留置导尿管者,注意无菌操作,做好导尿管的常规护理。在脊髓休克期,留置导尿管持续性引流尿液,2～3周后应夹闭导尿管,每4～6h开放一次,训练膀胱功能,以防萎缩。教会病人在膀胱区按摩加压,训练成自主膀胱排尽尿液,争取早日拔去导尿管。鼓励病人多饮水,每日饮水量最好在3000mL左右,以预防结石和感染。

（4）预防压疮　截瘫病人长期卧床，易发生压疮的部位有骶尾部、髂嵴、股骨大转子、足跟等处。对病人应做好皮肤护理，保持皮肤清洁、干燥，床面平整舒适，骨突部位用棉圈垫好，有条件者可使用气垫床。协助病人每 2～3 h 翻身一次，日夜坚持。骨突部位每日用 50％乙醇按摩。已发生压疮者，根据其分期给予相应的处理。

（5）预防便秘　指导病人进食富含膳食纤维的食物，多吃蔬菜、水果，多饮水，预防便秘。指导病人做腹部按摩，沿结肠方向从右到左反复按摩，可促进肠蠕动。对便秘者，必要时可给予缓泻剂或灌肠。

（6）指导功能锻炼　对于瘫痪肢体，护士指导病人和家属进行全方位的被动关节活动和肌肉按摩，以防止关节僵硬、肌肉萎缩以及深静脉血栓出现的可能。对于未瘫痪的肢体，则应指导病人主动活动。注意锻炼的强度，以病人不感到疲惫为宜。

6. 心理护理　脊柱骨折病人，尤其是合并脊髓损伤导致瘫痪的病人心理负担较重，护士应多与病人及家属沟通交流，鼓励病人说出自己的心理感受，耐心回答病人提出的问题，做好安慰、解释工作，使病人能正确对待疾病，积极配合治疗、护理。还应指导家属对病人多给予情感上的支持和生活上的关心、照顾。

【护理评价】

（1）病人呼吸道是否保持通畅，是否能够维持正常呼吸功能。

（2）体温是否正常。

（3）病人的生活是否得到照顾，自理能力有无提高。

（4）病人是否能正确对待疾病，不良心理状态是否改善。

（5）并发症是否得到预防或及时处理。

（6）病人是否获得有关康复锻炼的知识。

【健康教育】

（1）指导病人继续康复锻炼，尽最大可能恢复肢体功能，并预防并发症的发生。

（2）指导病人学会使用轮椅、助行器、拐杖等用具。截瘫病人由于损伤平面以下的躯体运动功能丧失，易发生肌肉萎缩、关节强直或屈曲挛缩等。家属应帮助病人经常进行肢体被动运动，保持关节的功能位置，防止足下垂畸形。应根据康复的要求及病人的情况、兴趣，逐渐增加训练强度，增加肌肉力量和神经系统的协调训练。

（3）指导病人进行膀胱和直肠功能训练。

（4）指导病人培养自理生活的能力，尽可能自行完成日常生活活动。

（5）教会病人及家属预防压疮的方法。

（文汉林）

直通护考

一、选择题（A1/A2 型题）

1. 颈椎骨折合并脱位的病人出现高热时，应如何降温？（　　　）

A. 物理降温，同时调整室温　　　　　　　B. 多饮水排汗降温

C. 药物降温　　　　　　　　　　　　　　D. 及时应用有效的抗生素

E. 以上都对

2. 对截瘫病人护理时不正确的措施是(　　)。

A. 做好心理护理　　　　　　　B. 提高自理能力　　　　　　C. 防止压疮发生

D. 少食水果、蔬菜以防腹泻　　E. 多饮水以防泌尿系统感染

3. 为了预防截瘫病人的压疮并发症,正确的护理措施是(　　)。

A. 病人每 2～4 h 应变换体位一次

B. 在躯干骨骼隆起部位,要用气圈垫好

C. 翻身时用 50％乙醇按摩受压部位,再涂滑石粉,保持局部干燥

D. 床单要平整,避免大、小便浸渍污染

E. 以上都对

4. 了解脊髓损伤情况的理想检查是(　　)。

A. X 线检查　　　　　　　　B. B 型超声检查　　　　　　C. MRI 检查

D. 脊髓造影　　　　　　　　E. 腰穿及脑脊液检查

任务 4　关节脱位病人的护理

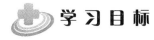

学习目标

1. 知识目标

(1) 掌握关节脱位的概念,关节脱位病人的护理措施。

(2) 熟悉肩、肘、髋关节脱位的临床表现、治疗原则。

(3) 了解关节脱位的分类,肩、肘、髋关节脱位的病因病理和分类。

2. 能力目标

能运用护理程序对关节脱位病人进行正确的整体护理。

3. 素质目标

(1) 在护理过程中,具备预知疾病发展的能力。

(2) 具备充当病人知心者和代言人的能力。

(3) 在护理过程中,提高认识疾病的能力。

 案例引导

邓先生,23 岁,踢足球时不慎跌倒致左肩关节受伤,即感左肩关节剧烈疼痛,活动困难,立即到医院就诊。查体:左肩关节肿胀,呈"方肩"畸形,局部疼痛、压痛明显,扪及肩峰下空虚及腋下异位肱骨头,左肩关节活动受限,弹性固定于轻度外展内旋位。左肩关节摄片提示左肩关节盂下脱位。医生立即给予了手法复位和固定制动。

请问:

（1）该病人在手法复位后应采取何种体位制动？有何意义？

（2）如何减轻病人的疼痛？

（3）如何指导病人进行功能锻炼？

【背景知识】

关节脱位是指骨的关节面失去正常的对合关系。本病多见于青壮年和儿童。常见的关节脱位有肩关节脱位、肘关节脱位、髋关节脱位。临床上最常见的是肩关节脱位，其次是肘关节脱位。

（一）分类

1. 按关节脱位的原因分类

（1）创伤性脱位　由于直接暴力或间接暴力作用于关节引起的脱位，临床上最多见。

（2）习惯性脱位　创伤性脱位后由于关节周围软组织如关节囊、韧带的损伤而没有得到良好的修复，使关节结构变得不稳定，以后每遇到轻微外力即可反复发生脱位，如习惯性肩关节脱位。

（3）先天性脱位　胚胎发育异常导致先天性关节发育不良，出生后即发生脱位，并且逐渐加重，如先天性髋关节脱位。

（4）病理性脱位　关节病变使关节结构受到破坏引起的脱位。如关节炎、关节结核引起的脱位。

2. 按关节脱位的时间分类

（1）新鲜脱位　脱位时间在 2 周以内。

（2）陈旧脱位　脱位时间在 2 周以上。

3. 按关节脱位程度分类

（1）全脱位　骨的关节面完全失去正常的对合关系。

（2）半脱位　骨的关节面正常的对合关系部分失去。

4. 按关节脱位后关节腔是否与外界相通分类

（1）闭合性脱位　脱位处皮肤黏膜完整，关节腔不与外界相通。

（2）开放性脱位　脱位处皮肤破损，关节腔与外界相通。

5. 按脱位远侧骨端关节面移位的方向分类　分为前脱位、后脱位、侧方脱位、中心性脱位等。

（二）临床表现

1. 一般表现　关节局部出现疼痛、压痛、肿胀、淤斑、功能障碍。

2. 专有体征　①畸形：关节脱位后断端移位造成局部形态异常。②弹性固定：脱位关节周围肌肉痉挛，关节囊和韧带牵拉，将患肢保持在异常位置，被动活动时可感到弹性阻力。③关节盂空虚：关节脱位后断端移位，触诊原来的关节部位空虚。

3. 并发症　脱位同时可合并关节内外骨折、关节附近重要的血管神经损伤，晚期可发生骨化性肌炎或创伤性关节炎等。

（三）辅助检查

及时进行 X 线检查，明确有无脱位以及脱位的部位、类型、程度，有无合并骨折等。

（四）治疗原则

1. 复位　以手法复位为主,越早越好,但手法复位失败、合并关节内骨折、开放性脱位、陈旧脱位手法复位失败、有软组织嵌入等情况时可采用手术切开复位。

2. 固定　复位后将关节固定在稳定位置2～3周,使受伤的关节囊、韧带、肌肉等软组织得以修复,避免发生习惯性脱位或骨化性肌炎。

3. 功能锻炼　固定后即可开始锻炼,固定期间进行患肢关节周围肌肉的等长收缩锻炼和其他关节的主动活动;解除固定后逐步进行受伤关节的主动功能锻炼,辅以理疗、中药熏洗等,逐渐恢复关节功能。

【常见关节脱位】

（一）肩关节脱位

在关节脱位中,肩关节脱位最多见。好发于青壮年,男性居多。肩关节活动范围大,肱骨头大而圆,肩胛盂小而浅,周围的关节囊和韧带较松弛、薄弱,这些都是造成肩关节稳定性较差的因素,容易发生脱位。

1. 病因病理　多由间接暴力引起。如当跌倒时手掌着地,上肢处于外展外旋位,暴力通过肱骨传导至肩关节引起脱位。也见于病人向后跌倒时,肱骨后上方直接撞击在硬物上导致肩关节脱位。根据肱骨头脱位的方向可分为前脱位、后脱位、上脱位、下脱位四种类型,由于肩关节前下方组织薄弱,临床上以前脱位最多见。

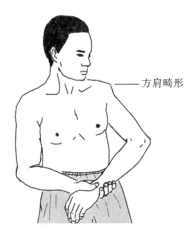

图 9-10　方肩畸形

2. 临床表现　患侧肩疼痛、肿胀、活动受限,病人常用健侧手托住患侧前臂,头部偏向患侧;局部呈方肩畸形(图9-10),原关节盂处空虚,患侧肩弹性固定于轻度外展内旋位。杜加试验(搭肩试验,Dugas 征)阳性,将病人患侧手掌搭于健侧肩部时,患侧肘部不能贴近胸壁;而将病人患侧肘部贴近胸壁时,患侧手掌又不能搭于健侧肩部。

3. 治疗原则

（1）复位　以手法复位为主,常采用手牵足蹬复位法(Hippocrates 法)复位(图9-11)。

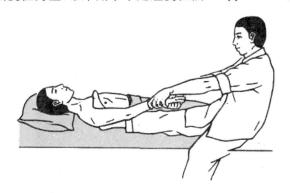

图 9-11　肩关节脱位的手牵足蹬复位法

（2）固定　复位后肘关节屈曲90°,肩关节内收紧贴胸壁,腋窝处垫棉垫,用三角巾悬吊上肢固定于胸前3周。

（3）功能锻炼　固定期间主动活动手、腕、肘关节,固定解除后逐渐进行肩关节各个方位、全范围的锻炼。

(二)肘关节脱位

1. 病因病理　多由间接暴力引起。如跌倒时手掌着地,肘关节处于伸直位,暴力传导至尺桡骨近端,在尺骨鹰嘴处产生杠杆作用,使尺桡骨近端脱向肱骨远端后方,引起肘关节后脱位。如肘关节处于屈曲位,肘后方遭到暴力打击可使尺桡骨近端脱向肱骨远端前方,引起肘关节前脱位。临床上以肘关节后脱位多见。

2. 临床表现　患侧肘局部疼痛、肿胀、畸形,活动受限,肘后三角关系失常。当发生后脱位时,患侧肘后突畸形,肘关节弹性固定于半伸直位,前臂变短,肘前方可扪及脱位的肱骨远端,后方可扪及凹陷处。若合并神经血管损伤,远端肢体可出现血供、感觉、运动障碍。

3. 治疗原则

（1）复位　以手法复位为主,复位成功的标志为肘关节恢复正常活动,肘后三角关系恢复正常。

（2）固定　复位后用长臂石膏托或支具固定肘关节并屈曲90°,三角巾悬吊前臂固定于胸前2~3周。

（3）功能锻炼　固定期间主动活动患侧手、腕、肩关节,进行患侧肘部肌肉的等长收缩锻炼,固定解除后逐渐进行肘关节的屈伸和前臂的旋转锻炼。

(三)髋关节脱位

髋关节结构稳定,周围又有坚固的韧带与肌群,因此只有遭受强大暴力时才能导致脱位,同时也可合并骨折和多发性损伤,多发生于青壮年男性。

1. 病因病理　多发生于车祸或高处坠落伤、压砸伤,根据股骨头脱位的方向可分为前脱位、后脱位(图9-12)、中心脱位。髋关节中心脱位伴有髋臼骨折。当屈膝、屈髋内收时,膝部受到暴力的冲击,可使股骨头从髋关节囊的后下部薄弱区脱出。

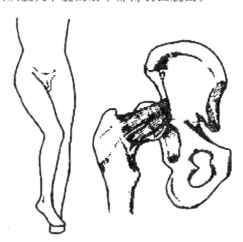

图 9-12　髋关节后脱位下肢呈屈曲、内收、内旋、缩短畸形

2. 临床表现　患髋疼痛明显,活动受限,不同的脱位方式,病人的患肢会出现不同的弹性固定体位。当发生髋关节后脱位时,病人的患肢出现典型的短缩、屈曲、内收、内旋畸形,臀后部可摸到移位的股骨头,股骨大转子明显上移。

3．治疗原则

（1）复位　复位时需要肌肉松弛，所以常在全麻或椎管内麻醉下行手法复位。复位宜早，尽可能在 24 h 内复位。常用的复位方法为提拉法（Allis 法）（图 9-13）。

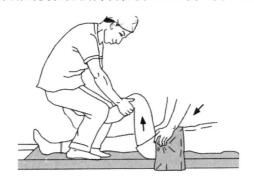

图 9-13　髋关节脱位提拉法

（2）固定　持续皮肤牵引或穿丁字鞋，固定患肢于伸直、外展 30°位，固定 2～3 周。

（3）功能锻炼　固定期间进行患肢股四头肌等长收缩锻炼，主动活动膝、踝、足部。4 周后扶双拐下地活动，3 个月内患肢不能承重，以免发生股骨头缺血性坏死或因受压而变形。

【护理评估】

（一）健康史

重点了解病人的受伤史，包括受伤的原因、时间、部位，暴力的性质、大小、方向，受伤时的体位，伤后急救处理等。了解既往有无骨骼疾病、先天畸形以及有无多次脱位的病史。

（二）身体状况

评估病人的意识、生命体征，有无合并其他部位的损伤，有无威胁病人生命的并发症；局部评估关节的一般表现和特殊体征，肢端的血供和感觉、运动功能。

（三）辅助检查

通过 X 线检查了解脱位的部位、类型、移位情况，通过 CT 等影像学检查和实验室检查结果了解有无并发症。

（四）心理-社会支持状况

了解病人及其家属对脱位的心理反应、认知程度以及家庭经济状况和社会支持系统。

【护理诊断/问题】

1．疼痛　与脱位、软组织损伤有关。

2．躯体移动障碍　与疼痛、脱位、肢体固定有关。

3．焦虑、恐惧　与疼痛、担心疾病预后有关。

4．有皮肤完整性受损的危险　与长期卧床、外固定有关。

5．知识缺乏　缺乏有关脱位和康复的相关知识。

6．潜在并发症　周围神经血管损伤、关节僵硬、肌肉萎缩、股骨头缺血性坏死等。

【预期目标】

（1）病人疼痛缓解或消失。

（2）病人的生活得到照顾，经过指导和训练生活自理能力提高。

（3）病人焦虑、恐惧减轻或消失。

（4）皮肤完整,无压疮发生。

（5）病人获得有关脱位和康复的相关知识。

（6）并发症得到预防或及时处理。

【护理措施】

（一）疼痛护理

及时复位、固定,可有效减轻病人的疼痛。

1. 疼痛护理 遵医嘱适当使用镇痛药物。执行护理操作时动作轻柔,避免引起病人痛苦。脱位后24 h内可采用局部冷敷,24 h后可采用局部热敷或用中药、理疗等方法以减轻肌肉痉挛引起的疼痛。

2. 协助医师尽早复位 明确诊断后协助医师及时复位。做好复位的身心准备,向病人或家属说明复位的目的和方法,以取得病人的配合。

3. 保持有效固定 复位后将患肢固定于功能位2～3周,陈旧性脱位手法复位后,固定时间可适当延长。向病人及家属说明复位后固定的目的、方法、重要性及注意事项,防止发生习惯性脱位。固定期间应观察患肢的血液循环,定期检查患肢的感觉和运动,固定时间太长易发生关节僵硬,固定时间太短复位难以成功,关节囊达不到修复,容易引起习惯性脱位。

4. 并发症的护理 应仔细观察病人的症状和体征,注意是否合并神经、血管的损伤。若发现有大血管损伤的表现应及时通知医生处理。关节脱位伴有骨折的病人在治疗和护理时要注意骨折的治疗和愈合。在治疗和护理中应注意改善关节部位及周围组织的血液供应,可采用超声波、电疗、热疗及功能锻炼等措施,防止关节面缺血坏死、创伤性关节炎等潜在并发症的发生。

5. 功能锻炼

（1）肩关节 复位后用三角巾悬吊患肢于胸前,疼痛、肿胀减轻后,可指导病人健肢缓慢推动患肢做外展与内收运动,活动范围以不引起患肩疼痛为限。3周后指导病人进行弯腰垂臂旋转、爬墙上举、爬墙外展、滑车带臂上举等锻炼。4周后指导病人做手指爬墙、举手摸顶锻炼,使肩关节功能恢复。

（2）肘关节 固定期间可用橡胶圈做握力训练或伸指握拳等锻炼,同时在外固定保护下做肩、腕关节的活动。外固定去除后,使肩关节功能恢复。

（3）髋关节 复位后在皮牵引固定下行双上肢及患肢踝关节的活动,3天后行抬臀训练。髋关节脱位后有发生股骨头坏死的可能,因此患肢不能过早的负重,3个月内要定期拍X线片,经X线证实股骨头血液循环良好后可弃拐行走。

【健康指导】

宣讲治疗和康复的相关知识,复位后固定的目的、方法、重要性及注意事项。

（文汉林）

 直通护考

一、选择题（A1/A2 型题）

1. 骨科病人行牵引术前护理中,应特别重视（　　　　）。

A. 皮肤准备　　　　　　　　　B. 补充营养　　　　　　　　　C. 心理调节

D. 观察体温　　　　　　　　　E. 家属态度

2. 治疗骨折最常用的方法是（　　　）。

A. 切开复位与内固定　　　　　B. 手法复位与外固定　　　　　C. 经皮穿刺骨外固定

D. 手法复位与内固定　　　　　E. 持续牵引

3. 下列哪项是骨折早期并发症？（　　　）

A. 血管神经损伤　　　　　　　B. 关节僵硬　　　　　　　　　C. 创伤性关节炎

D. 缺血性肌挛缩　　　　　　　E. 延迟愈合

4. 下列哪项不是骨折晚期并发症？（　　　）

A. 创伤性关节炎　　　　　　　B. 缺血性骨坏死　　　　　　　C. 缺血性肌挛缩

D. 关节僵直　　　　　　　　　E. 脂肪栓塞

5. 关节脱位的特征性表现是（　　　）。

A. 肿胀　　　　B. 淤血　　　　C. 弹性固定　　　　D. 疼痛　　　　E. 活动受限

6. 骨折、脱位共有的特殊体征是（　　　）。

A. 弹性固定　　　B. 异常活动　　　C. 骨擦音　　　D. 畸形　　　E. 关节部位空虚

7. 由外界暴力因素引起的脱位是（　　　）。

A. 先天性脱位　　　　　　　　B. 创伤性脱位　　　　　　　　C. 病理性脱位

D. 习惯性脱位　　　　　　　　E. 疲劳性脱位

8. 属于稳定性骨折的是（　　　）。

A. 斜形骨折　　　　　　　　　B. 横形骨折　　　　　　　　　C. 螺旋形骨折

D. 粉碎性骨折　　　　　　　　E. 撕脱性骨折

9. 骨折的治疗原则为（　　　）。

A. 复位、固定、功能锻炼　　　　　　　　B. 复位、固定、内用药物

C. 固定、外用药物、功能锻炼　　　　　　D. 固定、内用药物、功能锻炼

E. 复位、固定、外用药物

10. 骨折诊断中必不可少的检查方法是（　　　）。

A. 血液检查　　　　　　　　　B. 局部穿刺检查　　　　　　　C. MRI 检查

D. X 线检查　　　　　　　　　E. CT 检查

任务5　颈肩痛病人的护理

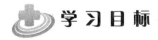
学习目标

1. 知识目标

（1）掌握颈肩痛的护理措施和健康教育。

（2）熟悉颈肩痛的护理评估。

（3）了解颈肩痛的概述、护理目标。

2. 能力目标

能运用护理程序为颈肩痛病人实施整体护理。

3. 素质目标

（1）在护理过程中，具备预知疾病发展的能力。

（2）具备充当病人知心者和代言人的能力。

（3）在护理过程中，提高认识疾病的能力。

案例引导

刘某，男，50岁，因颈项部及左肩疼痛伴左上肢无力1年，加重1个月。在当地医院诊治，并行 MRI 检查，明确为颈椎病，给予颈椎牵引、按摩、理疗等治疗一周，症状有所减轻后停止继续治疗。近1个月以来自诉上述症状逐渐加重，左上肢出现麻木感。无头昏、心慌、心悸，无胸部束带感。体格检查：步态正常，颈项部无肌紧张，颈椎棘突无压痛，颈5~6左侧横突压痛，并有向左上肢放射痛，左上肢肌力Ⅲ级，右上肢肌力正常，左侧臂丛牵拉实验阳性，病理反射未引出。辅助检查：颈椎正位 X 线片未见明显异常，侧位 X 线片可见颈5~6椎体后缘骨质增生。颈椎 MRI：颈5~6对脊神经根受压。请问：

（1）该病人目前主要的护理问题有哪些？

（2）怎样对该病人进行健康教育？

【背景知识】

颈肩痛是一组临床常用症群，多由颈肩部的慢性损伤和退行性变引起。部位主要位于颈、肩及肩胛等处，可伴有上肢痛或颈髓损伤症状，临床上以颈椎病、肩周炎为代表。

任务 5-1　颈椎病病人的护理

颈椎病是指颈椎间盘、椎骨、骨连接的退行性变压迫脊髓、脊神经、血管后出现的相应症状和体征。本病多见于中年以上人群，现在有向年轻化发展的趋势，男性多于女性。好发于颈4~5、颈5~6、颈6~7。

1. 病因　颈椎为整个脊柱中椎骨体积最小、活动度最大、活动最频繁的部位，因而也最易引起劳损、退变及外伤。横突孔段其内侧是易发生退变的钩椎关节，可对椎动脉产生压迫性刺激，该段椎动脉壁有丰富的交感神经节后纤维网，在椎动脉受压迫刺激的同时也刺激了颈交感神经而出现胃肠、心血管症状，甚至少数可出现霍纳综合征（Homer 综合征）等交感神经症状。颈4~5、颈5~6、颈6~7在日常活动中较其他部位更易发生退变。

（1）颈椎间盘退行性变　颈椎间盘退行性变是颈椎病的常见病因。颈椎间盘退行性变致椎间隙狭窄，关节囊、韧带松弛，颈椎失稳，最后致使相邻的脊髓、神经、血管受到刺激或压迫引起症状。

（2）劳损或损伤　日常活动可引起颈椎间盘的退行性变而致病。

（3）先天性因素　主要是先天性颈椎管狭窄,引起颈髓受压而出现症状。

2. 病理生理　颈椎病是颈椎的退行性变、颈椎骨质增生后由此引起的临床症候群,临床分型分为5型。

（1）神经根型颈椎病　占颈椎病的$50\%\sim60\%$,最常见,主要是突出或脱出的椎间盘刺激或压迫颈神经根所致。

（2）脊髓型颈椎病　占颈椎病的$10\%\sim15\%$,主要是突出的髓核刺激或压迫颈髓所致。

（3）椎动脉型颈椎病　主要有颈椎动脉孔狭窄,颈椎失稳,椎间关节在活动时直接刺激或压迫椎动脉,引起椎动脉狭窄或痉挛,造成椎-基底动脉供血不足所致。

（4）交感神经型颈椎病　各种刺激或压迫颈椎旁的交感神经节后纤维所致。

（5）混合型颈椎病　有两种或几种类型的颈椎病症状同时出现。颈部 X 线片可见颈椎骨质增生、椎间隙变窄、椎间孔变形及项韧带钙化等病变。

【护理评估】

1. 健康史　了解疾病发生的诱因,如年龄、工作状况、外伤等。

2. 身体评估

（1）神经根型颈椎病　主要表现颈部疼痛、僵硬,可向同侧肩部、上肢放射,同侧上肢麻木,同侧手指动作不灵活。检查可见颈肌痉挛,同侧颈横突压痛、肩周可有按压痛,颈部及同侧肩关节活动可受限,受累神经根支配的区域皮肤感觉减退或过敏,肌力减弱,上肢腱反射减弱或消失,臂丛神经牵拉试验(图 9-14)阳性,压头试验(图 9-15)阳性。

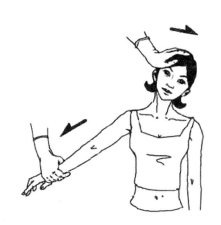

图 9-14　臂丛神经牵拉试验

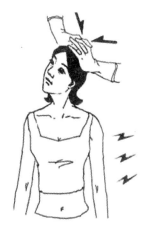

图 9-15　压头试验

（2）脊髓型颈椎病　最严重的颈椎病。手部麻木,运动不灵活,精细动作失调,手握力减退;下肢无力、步态不稳,有踩棉花样感觉,胸部紧束感。后期出现大小便功能障碍,表现为尿频或排尿、排便困难。

（3）椎动脉型颈椎病　偏头痛为多发症状,发生率在80%以上,可单侧或双侧,常因头颈部突然旋转而诱发,以颞部为剧,多呈跳痛或刺痛;耳鸣、听力减退、耳聋、眩晕、记忆力减退;约有40%的病例出现视力减退、视物模糊、复视、幻视及短暂的失明等,主要是由于大脑枕叶视觉中枢以及第Ⅲ、Ⅳ、Ⅵ脑神经核(位于脑干内)和内侧束缺血所致;精神症状以神经衰弱为主要表现,约占40%。其中精神神经抑郁者较多,欣快者较少,多伴有近事健忘、失眠及多梦现象;发音障碍较少见,约占20%,主要表现为发音不清、嘶哑及口唇麻木感等,严重者可出现发音困难,甚至影响吞咽,主要是由于延髓缺血及脑神经受累所致,此症状更多见于高位侧索硬化症病人,应注意鉴别;猝倒是因椎动脉痉挛引起锥体交叉处突然缺血所致,多为突然发作,并有一定规律性,即当病人在某一体位头颈转动时,突感头昏、头痛,病人立即抱头,双下肢似失控状发软无力,随即跌(坐)倒在地。发作前多无任何征兆,在发作过程中因无意识障碍,跌倒后即可自行爬起,其发生率在20%左右。

(4)交感神经型颈椎病 ①交感神经兴奋:头痛或偏头痛、头沉、头昏、枕部痛、颈后痛;眼裂增大、视物模糊、瞳孔散大、眼窝胀痛、眼目干涩、视野内冒金星等;心跳加快、心律失常、心前区疼痛和血压升高等;肢体怕凉怕冷,局部温度偏低,或肢体遇冷时有刺痒感,继而出现红肿或疼痛加重,出汗障碍。②交感神经抑制:头昏眼花、眼睑下垂、流泪、鼻塞;心动过缓、血压偏低;胃肠蠕动增加或嗳气等。眩晕是椎动脉型颈椎病病人的常见症状。临床上很少见到单纯的交感型颈椎病,主要由于其症状有时易与椎动脉型颈椎病相混,并往往与其他类型的颈椎病合并存在,所以在诊断上有一定的困难。

3. 主要试验

1) 臂丛神经牵拉试验 病人低头,术者一手抵住病人头颈部,另一手握患肢腕部,两手做反方向推拉(图9-14)。或在牵拉的同时,迫使患肢做内旋动作,若病人感有放射性疼痛和麻木即为阳性。常见于神经根型颈椎病。

2) 椎间孔压缩试验 ①头部叩击实验:病人头部稍偏向病侧,医者用左手掌放在病人头顶部,右手握拳,轻轻叩打左手手背,患肢可出现放射性疼痛即为阳性。②压头试验:分偏头压颈实验和颈后伸压颈实验,病人头部偏向患侧或颈后伸时,术者用双手按于病人头顶向下加压使椎间孔变小,病变的椎间孔内神经根受到压迫刺激时,患肢可出现放射性疼痛即为阳性。③肩部下压试验:病人取坐位,令其头部偏向健侧,当有神经根粘连时,为减轻疼痛,患侧肩部会相应抬高,此时检查者握住病人腕部做纵轴方向牵引,若病人感到放射性疼痛和麻木加重,称为肩部下压试验阳性。以上均见于神经根型颈椎病。

3) 霍夫曼征(Hoffmann sign) 病人手部手指自然微屈,医者用第二手指托起病人中指末节拇指弹拨指甲,正常时无任何反映。如拇指及其余手指快速屈曲,提示有上运动神经元损伤。多见于脊髓型颈椎病。

4) 椎动脉压迫试验 适用于有头昏症状者。术者一手扶病人头顶,另一手扶其后枕部,使头向后仰并向左或右旋转,约停15 s,若出现头昏即为阳性,为对侧椎动脉血流受阻。多见于椎动脉型颈椎病。

4. 心理-社会支持状况 病人及其家人对该病的心里认知程度;对该病治疗效果的焦虑、恐惧产生的不良情绪;经济承受程度及家人的支持程度等。

5. 辅助检查

(1)X线检查 显示颈椎生理弯曲弧度减少或消失,甚至反弓,脊柱侧凸,椎间隙狭窄,椎体后缘骨质增生等改变。

(2)CT、MRI检查 显示黄韧带是否增厚及椎间盘突出的部位、大小和方向,对神经根和硬膜囊的压迫程度,椎间盘有无病变,髓核突出的程度、侧隐窝的狭窄程度以及脊髓本身的病变等。

(3)实验室检查 脊髓型颈椎病做脑脊液动力学试验显示是否有梗阻现象。

【护理诊断/问题】

1. 低效性呼吸型态 与颈髓水肿、术后颈部血肿压迫气管、植骨块脱落有关。

2. 有再次受伤害的危险 与肢体无力、神经活动未完全恢复有关。

3. 躯体移动障碍　与活动受限有关。

4. 潜在并发症　与术后出血、颈髓损伤、神经粘连有关。

【护理目标】

(1) 病人恢复正常有效呼吸。

(2) 病人能进行力所能及的自理活动。

(3) 预防和及时发现并发症,并能妥善处理。

【护理措施】

1. 基础护理

(1) 饮食　保守治疗者普食;手术治疗者术前禁饮 4～6 h,禁食 12 h,防止手术过程中因呕吐引起吸入性肺炎或窒息。

(2) 休息　选择合适睡眠体位、避免跌倒受伤,尤其是脊髓型颈椎病病人步态不稳更易受伤。

2. 病情监测　大多数病人经非手术治疗即保守治疗,症状可缓解或治愈。脊髓型颈椎病病人多采用手术治疗。

3. 执行医嘱

1) 治疗原则

(1) 非手术治疗　原则是除去压迫,消炎止痛,恢复颈椎稳定性。适用于颈椎间盘突出症及排除脊髓型颈椎病的其他类型;不能耐受手术者如年迈体弱或心、肝、肾功能不良者;有严重神经功能症者,或精神失常兼有颈椎病者;颈椎病诊断不明确,需要在治疗中观察者;手术后恢复期的病人。可采用颈椎牵引疗法(电动牵引床牵引及枕颌布带持续牵引法,手术病人除外)、按摩推拿疗法、理疗(超声波、紫外线或间动电流碘离子透入、感应电或其他热疗等)、药物治疗(止痛剂、镇静剂、维生素、血管扩张剂及中草药等)、温热敷(热毛巾和热水袋局部外敷,最好是用中药熏洗方来热敷)。治疗时局部温度应保持在 50～60 ℃,热敷时间每次 15～20 min,每日 2 次。温度太高或时间过久,可引起周围血管扩张而加重症状。急性期病人疼痛症状较重时不宜做温热敷治疗、卧床休息(仰卧位、颈部垫枕)、封闭疗法、针灸、电针、耳针、磁疗、围领及颈托保护等措施,多数病人症状可缓解或治愈。

(2) 手术治疗　适用于已经确诊脊髓型颈椎病,宜早期手术治疗;神经根型颈椎病,表现为以剧烈疼痛为主,严重影响生活及工作者,或病变所致某一肌肉运动障碍者,可早期手术;颈椎病其他各型,经正规非手术综合治疗 3～6 个月无效或反复发作者。可采用椎管减压、植骨椎体融合、椎间盘置换、钢板固定术。

2) 对症护理

(1) 急性发作期　卧床休息可减少颈椎负重及其周围组织的张力,使神经受压和反应性水肿减轻,从而加速症状的缓解。

(2) 止痛　采用非甾体类镇痛药如消炎痛(吲哚美辛)、布洛芬等镇痛。

4. 术前护理

1) 心理护理　让病人及其家属了解病情、治疗方法,重点是手术的必要性、手术方法、目的及优点,使其有信心接受手术,并取得病人亲属的支持。

2) 术前训练　为保证病人术后顺利康复,术前训练非常重要,主要包括呼吸功能训练,气管、食管推移训练,俯卧位训练,同时加强日常生活安全管理,以防猝倒。

(1) 呼吸功能训练　术前一周戒烟并开始进行呼吸功能训练。①深呼吸训练:吸气时双肩放松,气体由鼻吸入,然后屏住 2 s 左右,用口慢慢呼出。②有效咳嗽训练:先深吸气,然后连续小声咳嗽,将痰液咳至支气管口,然后用力咳出。③吹气球练习:鼓励病人一次性将气球吹得尽可能大,放松 10 s 左右,再重复以上动作,每次 10~15 min,每日 3 次。

(2) 气管、食管推移训练　气管、食管推移训练一般在手术前一周进行,推移宜在饭后 1 h进行,以免推移牵拉时刺激引起病人恶心、反胃等不适,并要取得病人对训练的目的和要求的理解和配合。训练方法为训练时病人取仰卧位,肩下垫枕,头后伸,训练者用食指、中指、无名指指端掌侧在置于气管侧旁皮外,将气管、食管持续向非手术侧推移,开始时用力较小,以病人能耐受为准,频率为 5 次/分左右,使病人逐步适应。刚开始推移时病人如出现恶心、呕吐、头晕、心跳加快等症状,可休息 10~15 min 后再继续训练,直至能适应,并尽可能避免牵拉过程中断。开始每日 3 次,每次 15~20 min,以后每日逐渐延长推移时间,增加到每日 3~5 次,每次 60 min,气管被推移过中线持续 1 h 以上,病人无明显不适,训练到符合手术要求为止。对长期吸烟有慢性支气管炎者,体形较胖、颈部粗短者,老年体弱者,推移训练开始时应动作轻柔,幅度由小到大,间隔时间由长到短,持续时间由短到长,让其逐渐适应过程,增加其耐受性,以免术中发生意外。

(3) 俯卧位训练　适用于后路手术病人,术前一周每次 30~40 min,每日 3 次,逐步增至每次 3~4 h,每日 1 次。

5. 术后护理

1) 密切监测生命体征　观察血压、脉搏、体温、呼吸改变,保持呼吸道通畅。

2) 体位和活动　取平卧位。对于颈椎内固定植骨融合者行颈部制动,睡觉时采用平卧、颈部前屈、两侧颈肩部放置沙袋固定头部,下床活动时用颈托维持至拆线,再以颈颌石膏固定3 个月,待植骨愈合为止,在植骨未愈合前始终保持头、颈和躯干在一个平面;活动以增强机体肌肉力量的主动活动为主,病情许可时,协助并指导其做各关节的被动活动,以防止肌肉萎缩和关节僵硬。一般手术 1 日后即可开始,拔出引流后可戴颈部固定支架下地活动,及早恢复肌力和日常活动。

3) 伤口及引流护理　注意伤口渗血、渗液及引流情况。一般术后 24~48 h 内拔除引流管。术中如对硬膜扰动过多,可用地塞米松每日 20 mg,速尿每日 20 mg,5~6 天停用。

4) 并发症的护理

(1) 术后出血　颈椎前路手术骨面渗血、手术止血不彻底或缝线过密过紧引起伤口处血肿,血肿引流不畅压迫气管出现呼吸困难,严重时危及生命。多发生于手术后 10 h 以内,临床主要表现为颈部肿胀、呼吸困难、烦躁、发绀等,处理以迅速报告并协助医师剪开缝线、处理血肿。若在血肿清除后病人呼吸仍不改善,则马上实施气管切开,床边常规准备气管切开包。

(2) 脊髓神经损伤　多为术中牵拉或术后血肿压迫所致。神经损伤以喉返神经损伤为多,一侧损伤引起声嘶(可由健侧声带的过度内收而代偿),双侧损伤可至声带麻痹而失音和严重呼吸困难,甚至窒息,需做气管切开。脊髓损伤出现四肢感觉运动障碍以及大、小便功能障碍。手术牵拉伤一般在术后 1~2 日内出现好转或消失;血肿压迫则为进行性加重呼吸困难,术后严密观察,及时发现,协助医师及时处理,病人床边常规准备气管切开包。

(3) 呼吸困难　呼吸困难是前路手术最危险的并发症,多见于术后 1~3 日。原因常见于:①切口内血肿压迫气管;②喉头水肿压迫气管;③术中损伤脊髓;④植入骨块松动、脱落压迫气管。一旦出现压迫症状如呼吸困难、张口呼吸、应答迟缓、口唇发绀等,应立即通知医师,并做好气管切开和再次手术准备,病人床边常规准备气管切开包。

【健康教育】

（1）指导病人在日常工作和生活中注意纠正不良姿势，避免长时间使用同一姿势。长时间伏案工作者，每小时要抽出 10～20 min 放松颈部，缓解颈部肌肉的慢性劳损，以保护头、颈、肩部。

（2）保持良好的睡眠体位，即仰卧自感舒适体位，以保证全身关节、韧带、肌肉松弛即可。

（3）选择枕头时以中间低两端高、透气性好、长度超过肩宽 10～16 cm、高度以头颈压下后一拳头高为宜。

【护理评价】

（1）病人是否维持正常有效呼吸。

（2）病人有预防意外伤害的方法。

（3）病人有无并发症发生，并发症是否得到有效及时处理。

（4）肢体感觉和活动能力是否逐渐恢复。

任务 5-2　肩关节周围炎病人的护理

肩关节周围炎是指发生在肩关节囊、韧带、肌腱及滑囊等软组织损伤和退变引起的慢性无菌性炎症，并致肩关节内外粘连的一种疾病，以肩部疼痛、运动功能障碍和肌肉萎缩为主要表现。由于颈肩痛主要痛点在肩关节周围，故称肩关节周围炎，简称肩周炎，俗称凝肩、漏肩风或冻结肩。好发于 50 岁左右人群，又称"五十肩"，女性多于男性。

1. 病因

（1）肩关节周围因素　①肩关节的急性创伤：如肩周围软组织挫伤、肱骨外科颈骨折、肩关节脱位、肩部牵拉伤等。由于局部出现炎性渗出、疼痛和肌肉痉挛，使肩关节囊和周围软组织出现粘连，导致肩周炎。②肩关节周围软组织劳损或退变：肩部长时间保持某一姿势而固定不动，长期低头工作和肩部负荷过重等均可引起肩关节周围软组织的慢性劳损或退变，从而引起肩关节周围软组织的慢性炎症和粘连。③肩部活动减少或上肢固定过久：肩关节脱位、上肢骨折和手术后外固定等时间较长引起肩部活动减少，造成局部血液循环不良，导致关节囊萎缩和周围软组织粘连，或在固定期间不注意肩关节功能锻炼。

（2）肩外因素　①颈肩综合征：由于现有颈椎病未进行治疗或治疗不及时继发引起的肩周炎。②心、肺、胆道疾病引起的肩部牵涉痛，因原发病长期不愈使肩部肌肉持续性痉挛和缺血形成肩周炎。

2. 病理生理　肩关节肩袖处附着的肌肉、肌腱、滑囊、关节囊的慢性损伤后出现增生、纤维化而失去弹性、短缩和硬化，滑膜腔粘连闭锁，从而引起肩关节功能障碍。

【护理评估】

1. 健康史　了解本病发生的诱因，如年龄、工作状况、外伤及其他疾病等。

2. 身体评估

1）症状

（1）疼痛　早期肩部呈阵发性疼痛，多数表现为慢性发作，逐渐加重可呈持续性刀割样痛，气候变化或劳累后常使疼痛加重，疼痛可向颈项及上肢（尤其是肘部）扩散，当肩部偶然受到碰撞或牵拉时，常可引起撕裂样剧痛，昼轻夜重为本病一大特点。

（2）肩关节活动受限　随着病情进展，肩关节各方向的主动和被动活动均受限，特别是梳头、穿衣、洗脸、叉腰等日常生活动作均难以完成,严重时肘关节功能也受影响,屈肘时手不能摸到同侧肩部,尤其在手臂后伸时不能完成屈肘动作。

(3) 患肩怕冷 不少病人终年用棉垫包肩,即使在暑天,肩部也不敢吹风。若因受寒而致痛者,则对气候变化特别敏感。

2) 体征

(1) 压痛及活动受限 多数病人在肩关节周围可触到明显的压痛点,压痛点多在肱二头肌长头肌腱沟处、肩峰下滑囊、喙突、冈上肌附着点等处。三角肌、冈上肌等肩周围肌肉早期可出现痉挛,晚期可发生失用性肌萎缩,出现肩峰突起、上举不便、后伸不能等典型症状,此时疼痛症状反而减轻;肩关节向各方向活动均可受限,以外展、上举、内旋、外旋最为明显。

(2) 早期出现冈上肌、三角肌等肌萎缩,晚期发生失用性肌萎缩。

3. 心理-社会支持状况 了解病人及其家人对该病的心理认知程度,有无对该病治疗效果的焦虑心理;评估病人及其家属对病人的支持帮助能力等。

4. 辅助检查

(1) X线检查 显示肩部骨质疏松程度。

(2) 肩关节造影 可见关节囊体积明显缩小。

【护理诊断/问题】

1. 躯体活动障碍 与肩关节损伤或粘连有关。

2. 活动、自理缺陷 与肩关节疼痛和活动受限有关。

【护理目标】

(1) 肩周痛缓解或消失。

(2) 病人能进行力所能及的生活自理。

【护理措施】

肩周炎的治疗原则是消除疼痛,恢复肩关节活动功能,分早期、中期、恢复期进行治疗。

1. 早期 由于肌肉痉挛,以疼痛为主,对功能没有多大影响,这段时期的治疗主要以解除疼痛和预防关节功能障碍为主。采取吊带制动法、间接电疗法、热敷、冷敷、封闭等缓解疼痛。

2. 中期 又称为冻结期,主要是肩关节出现功能障碍,治疗以恢复肩关节运动为主,可采用按摩、推拿、医疗运动等为主,以使粘连解除,扩大肩周关节的活动范围,逐渐恢复关节运动。病人应该积极配合进行主动的肩关节运动治疗,在粘连过于严重时可在麻醉状态进行推拿,撕开粘连,达到消除肩周活动障碍的目的。

3. 恢复期 进行主动功能锻炼,增强肌肉的力量。

肩周炎最有效的治疗方法是坚持功能锻炼,改善肩部血液循环,达到预防和解除粘连。常用的方法有"爬墙"运动、"钟摆"运动等。

(1) "爬墙"运动 通过患肢于墙面由低向高处爬行,锻炼患肩上举和外展功能,每次运动至疼痛难忍不能继续爬行为止,每日 2～3 次,每次 15 min。

(2) "钟摆"运动 弯腰 90°,患肢自然下垂,做旋转运动,范围由小到大,方向相互交替。

(3) 生活自理能力训练 指导病人进行穿衣、梳头、洗脸,及滑车带臂上举运动,提高日常生活能力。

4. 保护肩部 发作期避免提抬重物,天气变化时,注意肩部保暖。

【护理评价】

(1) 病人是否维持正常有效呼吸。

（2）病人有预防意外伤害的方法。

（3）病人有无并发症发生,并发症是否得到有效及时处理。

（4）肢体感觉和活动能力是否逐渐恢复。

直通护考

一、选择题

A1/A2 型题(以下每一道考题下面有 A、B、C、D、E 五个备选答案,请从中选择一个最佳答案)

1. 脊髓型颈椎病最重要的诊断依据为（　　）。

A. 头痛头晕　　　　　　　　　　　　　B. 双上肢麻木

C. 眼痛、面部出汗失常　　　　　　　　D. 四肢麻木无力,病理反射阳性

E. 肢体皮温降低

2. 王某,女,55 岁,因左上肢放射痛伴手指麻木,动作不灵活 1 年就诊,检查发现颈肩部有压痛。臂丛神经牵拉试验及压头试验均阳性,左上肢桡侧皮肤感觉减退,握力减弱,最可能的诊断是（　　）。

A. 神经根型颈椎病　　　　B. 椎动脉型颈椎病　　　　C. 脊髓型颈椎病

D. 交感神经型颈椎病　　　E. 混合型颈椎病

3. 李某,男,50 岁,近 1 个月来出现颈肩痛,并向左手放射,左手拇指痛觉减弱,肱二头肌肌力弱。初步诊断是（　　）。

A. 颈椎病　　　B. 肩周炎　　　C. 肩袖综合征　　D. 臂丛神经炎　　E. 颈部劳损

4. 颈椎病发生的基本原因是（　　）。

A. 颈椎间盘退行性变　　　　B. 急性颈部损伤　　　　C. 发育性颈椎管狭窄

D. 颈椎不稳　　　　　　　　E. 颈部肌肉痉挛

5. 关于颈椎病的分型不正确的是（　　）。

A. 神经根型颈椎病　　　　B. 脊髓型颈椎病　　　　C. 副交感神经型颈椎病

D. 颈型颈椎病　　　　　　E. 椎动脉型颈椎病

6. 下列哪项不是椎动脉型颈椎病的临床表现?（　　）

A. 猝倒　　　B. 倒置性眩晕　　C. 阵发性头痛　　D. 突发性失明　　E. 脑性轻瘫

7. 椎动脉型颈椎病最突出的临床表现为（　　）。

A. 头疼　　　B. 恶心　　　C. 猝倒　　　D. 视物模糊　　　E. 耳鸣耳聋

8. 颈交感神经型颈椎病的临床表现为（　　）。

A. 恶心、呕吐　　B. 视力模糊　　C. 肌张力升高　　D. 共济失调　　E. 肢体麻木

9. 神经根型颈椎病的最主要临床表现为（　　）。

A. 颈肩活动受限　　　　　B. 闪电样锐痛和手指麻木　　　　C. 头晕头痛

D. 持物不稳　　　　　　　E. 肱二头肌肌腱反射消失

10. 治疗肩周炎的主要方法是（　　）。

A. 制动　　　B. 理疗　　　C. 针灸　　　D. 功能锻炼　　　E. 推拿、按摩

二、案例分析题

张某,男,55 岁,1 年前无明显诱因出现双下肢行走无力,并出现步态不稳,有踩棉花感及

胸前区胸部紧束感。休息后症状有好转,但不能彻底减轻。行 MRI 检查,明确为颈椎病,给予颈颌带悬吊牵引,按摩、封闭等治疗,症状未见明显减轻。近半月来自诉上述症状逐渐加重,并出现行走时跛行,行走活动明显受限,走平路时步态不稳,类似醉酒步,休息后无明显好转。入院查体:生命体征正常,步态跛行,颈椎活动度无明显异常,颈椎棘突以及椎旁压痛,左上肢放射痛,左上肢感觉、肌张力减退,左上肢肌腱反射减退,霍夫曼征阳性。辅助检查:颈椎 MRI 见颈 5、6 椎间盘突出,对应脊髓受压。诊断为脊髓型颈椎病,入院准备手术治疗。请问:

(1)该病人目前的护理问题/护理诊断有哪些?

(2)该病人的术前、术后护理措施有哪些?

任务 5-3　腰椎间盘突出症病人的护理

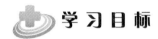

学习目标

1. 知识目标

(1)掌握腰椎间盘突出症的护理措施和健康教育。

(2)熟悉腰椎间盘突出症的护理评估。

(3)了解腰椎间盘突出症的概述、护理目标。

2. 能力目标

能运用护理程序为腰椎间盘突出症病人实施整体护理。

3. 素质目标

(1)在护理过程中,具备预知疾病发展的能力。

(2)具备充当病人知心者和代言人的能力。

(3)在护理过程中,提高认识疾病的能力。

案例引导

王某,男,45 岁。搬运工。患腰腿痛已 1 年,反复发作,开始因剧烈疼痛,曾到某医院住院,做 CT 检查,确诊为腰椎间盘突出症,经保守治疗后好转,但始终腰痛、右腿麻木,能忍受,生活能自理。近几天,因搬运木材不到 30 min,感到下腰剧痛,向右下肢放射,立即回床休息,疼痛仍未能缓解。自诉:右腿串痛,腰无力,如姿势改变疼痛加剧,不敢弯腰和转身。检查:病人向左侧身,步履蹒跚,腰僵硬,腰 5 骶 1 椎间隙偏右侧压痛,并向右臀部、右下肢放射至小腿,外观右侧腰部和右臀肌萎缩,触诊右侧腰肌较左侧紧张,髌腱反射和踝腱反射减弱,未引出病理体征,肌张力下降,右下肢直腿抬高试验 30°阳性。X 线照片:正位片示腰椎向左侧弯 10°;侧位片腰 5 骶 1 椎间隙变窄。CT 检查:椎间盘向后突出 0.8 cm,右侧神经根受压。请问:

(1)该病人目前主要的护理问题有哪些?

(2)怎样对该病人进行健康教育?

【背景知识】

腰腿痛是一组临床常用症状,指下腰、腰骶、骶髂、臀部等处的疼痛,常伴有一侧或双侧下肢放射痛和马尾神经症状。腰椎间盘突出是腰腿痛的常见病因之一。

腰椎间盘突出症是由于椎间盘变性、纤维环破裂、髓核组织突出刺激和压迫马尾神经或神经根所引起的一种综合征。腰椎间盘突出症可发生于任何年龄,中年人多见,20～50岁为多发年龄,男性多于女性。

1. 病因　导致腰椎间盘突出的原因既有内因又有外因,内因主要为腰椎间盘退行性变,也是基本原因,外因与久坐不动、坐姿不正确、长时间弯腰工作、外伤、先天性及继发性脊柱畸形、过度的负重、劳损或受寒受湿等有关。

(1) 椎间盘退行性变　是腰椎间盘突出的基本病因,随着年龄增长,腰椎间盘纤维环和髓核水分减少,弹性降低,纤维环破裂,髓核部分或全部脱出。

(2) 过度负重　当腰部长时间负荷过重时,椎间盘受压引起髓核向后移动,引起纤维环向后方破裂。如长期和长时间腰部用力工作者,均可引起后纵韧带松弛,纤维环破裂而致病。

(3) 外伤　外伤破坏脊柱的稳定性,是腰椎间盘突出的重要原因。儿童和青少年发病与之密切相关。

(4) 妊娠、肥胖　由于体重增加,维持腰椎稳定的韧带相对松弛,容易引起腰椎间盘突出。

(5) 其他　如遗传、椎间盘先天性发育不良、吸烟以及糖尿病等因素可引起。

2. 病理生理　腰椎是构成脊柱最重要的负重组织,而组成脊柱的椎体之间有椎间盘连接,共同构成稳定脊柱、缓冲震荡的作用(图9-16)。腰椎间盘突出多发生于脊柱活动度大,承重较大或活动较多的部位,以腰4～5及腰5骶1多见,发生率约占90%。主要是椎间盘组织承受人体躯干及上肢的重量,血供少,易于劳损。一般认为人在20岁以后,随着年龄增长,椎间盘也开始出现退变,在外力或其他因素的影响下发生纤维环破裂,髓核突出(或脱出)引起腰腿痛和神经功能障碍等临床症状。

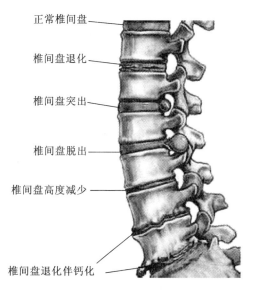

正常椎间盘

椎间盘退化

椎间盘突出

椎间盘脱出

椎间盘高度减少

椎间盘退化伴钙化

图9-16　腰椎侧位示意图

【护理评估】

1. 健康史　了解疾病发生的诱因,如年龄、工作状况、外伤、妊娠、体重等。

2. 身体评估

1) 腰疼　常最早出现,可为急性剧痛或慢性隐痛,可先出现腰痛后出现腿痛,也可是先出现腿痛后出现腰痛,还有腰痛、腿痛同时出现。主要为髓核突出、压迫和刺激纤维环外层及后从韧带,进而压迫相应节段的神经根和脊髓所致。

2) 下肢放射痛　大多数病人发生腰4～5、腰5骶1节段的椎间盘突出可引起坐骨神经痛。单侧出现症状多见,中央型椎间盘突出可出现双侧坐骨神经痛表现。其典型表现是从下腰部向臀部、大腿后方、小腿外侧放射至足背或足外侧,可伴有麻木感;当弯腰、咳嗽、排便、打喷嚏使腹内压增高时疼痛加重。后期常表现为坐骨神经痛重于腰痛或仅有坐骨神经痛。

3) 马尾综合征　压迫马尾神经出现大小便和性功能障碍,鞍区感觉迟钝。

4) 间歇性跛行　间歇性跛行是指病人行走一段路程以后(一般为数百米),随着距离增加,出现单侧或双侧腰腿痛,下肢麻木无力加重,以至跛行,但蹲下或坐下休息片刻后,症状可以很快缓解,再次行走一段时间后,上述症状再度出现。在这一过程中,跛行呈间歇性出现,故称为间歇性跛行。主要是由于在腰椎管已有狭窄的病理基础上,椎管内相应脊神经节的神经根部血管缺血、缺氧、充血和水肿在行走及休息交替中出现,继而形成了间歇性跛行,此种表现多见于腰椎间盘突出引起椎管狭窄后出现。

5) 主要体征

(1) 腰部活动障碍　脊柱正常生理弯曲不同程度改变,腰部活动各个方向不同程度的障碍,尤以前屈受限最明显;脊柱出现侧凸、前凸或后凸,出现代偿性畸形姿势,病变部位椎间隙深压痛或椎间隙旁深压痛并沿同侧坐骨神经走行区放射。

(2) 下肢直腿抬高试验和加强试验(图9-17)阳性。正常人下肢抬高一般可超过60°,本病病人仰卧、伸膝,被动抬高患肢,70°以内即出现坐骨神经痛,为直腿抬高试验阳性,此时,缓慢下降患肢高度,待放射疼痛消失,再被动背屈患肢踝关节以牵拉坐骨神经,再次出现坐骨神经疼痛称为加强试验阳性。

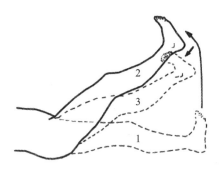

图9-17　直腿抬高试验和加强试验

(3) 皮温、感觉、肌力、腱反射改变　由于神经根受压,导致其支配区域的感觉及运动功能减弱甚至消失,如皮肤麻木、发凉、皮温下降,下肢肌力减退,浅深感觉减退,部分病人出现膝放射及跟腱反射减弱或消失。

3. 心理-社会支持状况　腰椎间盘突出症病人由于长期的腰部疼痛,长时间的卧床,正常活动受到限制,加上对可能手术的顾忌,易产生恐惧和焦虑情绪。

4. 辅助检查

(1) X线检查　显示腰椎生理弯曲减少或消失,脊柱侧凸,椎间隙狭窄,椎体边缘骨质增生等改变,尤以椎体后缘增生影响明显。

（2）CT检查 显示黄韧带是否增厚及椎间盘突出的部位、大小和方向,对神经根和硬膜囊的压迫程度,侧隐窝的狭窄程度等均可显示。

（3）MRI检查 显示椎管形态,可以清晰、全面反映椎体、椎间盘有无病变,髓核突出的大小、程度、位置,神经根和硬膜囊的受压程度,以及脊髓本身的病变。

【护理诊断/问题】

1. 焦虑 与反复发作的疼痛,影响工作和生活、担心手术效果等有关。

2. 疼痛 与腰肌痉挛、神经压迫有关。

3. 躯体移动障碍 与腰背肌疼痛和下肢麻木无力有关。

4. 潜在并发症 肌肉萎缩、神经粘连、椎间隙感染。

【护理目标】

（1）减轻病人的疼痛,舒适感增加。

（2）病人能进行力所能及的自理活动。

（3）预防和及时发现并发症,并能妥善处理。

【护理措施】

1. 基础护理

（1）饮食 保守治疗者普食;手术治疗者术前禁饮4～6 h,禁食12 h,防止手术过程中因呕吐引起吸入性肺炎或窒息。

（2）休息 急性期应绝对硬板床卧床休息1个月左右,以减轻脊柱负荷,使腰背部肌肉得到放松,有利于缓解疼痛;症状缓解后戴腰围下床活动,3个月内不得做弯腰持物活动。

2. 病情监测 大多数病人经非手术治疗即保守治疗,症状可缓解或治愈。若经2～4周保守治疗效果不明显、无效或有马尾神经受压则采用手术治疗。

3. 执行医嘱

1）治疗原则

（1）非手术治疗 适用于年轻、初次发病或病程较短者以及休息后可缓解、X线检查无椎管狭窄者,CT或MRI检查无严重突出或脱出者,可采用卧床休息、持续骨盆牵引、药物治疗（包括硬膜外封闭、髓核化学溶解）、推拿按摩等非手术治疗,多数病人症状可缓解或治愈。

（2）手术治疗 凡急性发作,具有明显的马尾神经受压者;诊断明确,经系统的非手术治疗无效或反复发作者;疼痛、症状较重,严重影响工作和学习者;影像学检查证实有椎间盘突出较大或髓核脱出者;合并有腰椎管狭窄者,尤其是骨性狭窄者均应手术治疗。手术治疗包括椎板切除术和髓核摘除术（包括单侧开窗、双侧开窗、单侧椎板切除或全椎板切除）、椎间盘切除术、脊柱融合术、经皮穿刺髓核摘除术。

知识链接

腰椎间盘突出症病人的微创椎间盘镜手术

椎间盘镜手术是通过脊柱后路切开皮肤6～10 cm大小的切口,放入具有照明的内镜金属管,将椎管内部的图像在监视器上放大（64倍）,对突出椎间盘进行切除,同时可对因增生而狭窄的椎管进行扩大。因此,椎间盘镜具有观察更准确、操作更安全等特点。椎间盘镜手术是近年来才发展起来的高新微创技术,通过该技术,病人最大受益之处在于创伤小、出血少、手术风险小、住院时间短、恢复快、费用低。适用于腰椎间盘突出症、腰椎管狭症、腰椎失稳症等。

2）对症护理

（1）急性发作期　尽量卧床休息，睡硬板床，减少椎间盘承受的压力；疼痛期缓解后也要注意适当休息，不要过于劳累，以免加重疼痛。

（2）止痛　采用非甾体类镇痛药如消炎痛、布洛芬等，镇痛效果强，消炎及抗风湿作用也较强。但一般消炎镇痛类药物不能较长时间服用，尤其是对于同时患有肝肾病、高血压、糖尿病病人更要注意禁忌。也可采用针灸穴位止痛，体针常用穴位如肾俞、白环俞、环跳、承扶、殷门、委中、阳陵泉等。方法为每次选用3～5个穴位，用泻法。选穴以常用穴为主，根据其疼痛可加夹脊穴、阿是穴及循经取穴。

（3）术后应用抗生素，避免椎间隙感染。

4. 术后护理

1）体位和活动　手术后去枕平卧硬板床1～2周，床上行双下肢关节不负重活动，2周后戴腰围下床活动，防止神经根粘连。

2）饮食　肠蠕动恢复后进清淡易消化饮食，一般术后6 h进食，第2天恢复正常饮食。

3）伤口及引流护理　注意伤口渗血、渗液及引流情况，一般术后24～48 h内拔除引流管。

4）功能锻炼　术后第1天开始鼓励病人做主动或被动双下肢功能锻炼及直腿抬高锻炼，预防手术节段神经根粘连。1周后进行腰背肌锻炼（图9-18），防止肌肉萎缩，增强脊柱的稳定性，7天后可采用五点支撑法，2～3周后采用三点支撑法。

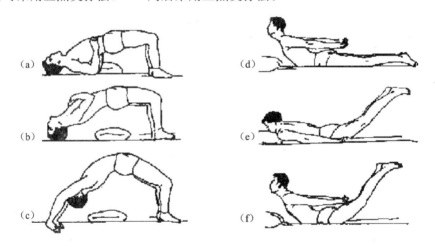

图 9-18　腰背肌锻炼的方法

注：(a)(b)(c)为拱桥式；(d)(e)(f)为飞燕式。

5）并发症的护理　主要并发症为神经根粘连、脑脊液漏、椎间隙感染、硬脑膜外血肿。

（1）神经根粘连　神经根粘连多发生在术后1～2周，表现为平卧时直腿抬高小于30°，并伴有牵拉痛，术后即进行直腿抬高锻炼有助于防止神经根粘连。

（2）脑脊液漏　脑脊液漏多发生在手术后3～4天，拔除引流管后出现，表现为切口敷料渗出增多，渗出液为淡红、淡黄色或无色清亮液体。术后需严密观察引流液量和性状。如出现脑脊液漏则嘱病人保持平卧位，局部加压包扎，并保持清洁干燥，同时给予抗炎及补液治疗。1个月内可自愈。

（3）椎间隙感染　椎间隙感染是术后较为严重的并发症，主要与医源性及病人自身免疫功能降低两个方面有关。若腰腿痛症状无缓解并有加重,血常规正常,血沉升高应警惕椎间隙感染的可能性。为预防椎间隙感染,在术前可以预防性使用抗生素;术后保持手术切口干燥和引流管通畅,敷料及时更换;同时进行心理护理,安慰病人,增强病人机体抵抗力。

(4)硬脑膜外血肿 硬脑膜外血肿主要表现为术后数小时至 1 天内切口胀痛,双下肢及会阴部呈进行性加重的疼痛、麻木、无力、排尿困难。预防应做到术后平卧 6 h,以达到压迫伤口、减少伤口出血的目的,并保持引流管通畅。

【健康教育】

(1)指导病人在工作和生活中注意正确的坐、立、卧和劳动姿势,避免长久使用同一姿势。长时间伏案工作者和长距离驾驶汽车者,每小时要抽出 10~20 min 放松腰部,以避免腰肌劳损。勿长时间穿高跟鞋站立或行走。

(2)超重和肥胖者应控制饮食和减轻体重。

(3)对于从事腰部劳动强度大的重体力劳动者及脊髓受压者,可佩戴腰围对腰部进行保护。脊髓受压者,佩戴腰围时间较长,一般在 3~6 个月,直至神经压迫症状消失。

【护理评价】

(1)病人是否腰部及下肢疼痛减轻、舒适感增加、步态恢复正常。

(2)病人有无并发症发生。

(3)病人病情变化是否被及时发现并处理。

直通护考

一、选择题

A1/A2 型题(以下每一道考题下面有 A、B、C、D、E 五个备选答案,请从中选择一个最佳答案)

1. 腰椎间盘突出症是指( )。

A.CT 发现腰椎间盘突出　　　　　　　　B. MRI 发现腰椎间盘突出

C. 腰背痛　　　　　　　　　　　　　　　D. 椎间盘退行性变

E. 腰椎间盘突出累及相应神经出现临床症状

2. 腰椎间盘突出症的好发部位是( )。

A. 胸 12~腰 1　　　　　　B. 腰 1~2　　　　　　　C. 腰 2~3

D. 腰 3~4　　　　　　　　E. 腰 4~5

3. 直腿抬高试验阳性表明( )。

A. Schmorl 结节　　　　　B. 马尾神经损伤　　　　　C. 慢性腰肌劳损

D. 腰 3~4 盘膨出　　　　　E. 腰 4~5 或腰 5 骶 1 椎间盘突出症

4. 关于腰椎间盘突出症的叙述,下列哪项是错误的?( )

A. 本病是髓核突出或压迫神经根、马尾神经所表现的一种综合征

B. 椎间盘退行性变是发病的基本因素

C. 积累性劳损是椎间盘变性的主要原因

D. 高处坠落的一次性暴力,也是造成本病的常见原因

E. 妊娠及肥胖增加了椎间盘损害的机会

5. 王某,男性,65 岁,因腰椎间盘突出症接受椎间盘摘除术,手术后 1 周护士指导其进行

直腿抬高练习,目的是为了预防(　　　)。

 A. 伤口感染   B. 血肿形成   C. 骨质疏松

 D. 神经根粘连   E. 肌肉萎缩

6. 腰 4~5 或腰 5 骶 1 间盘突出症,出现鞍区麻木及大、小便功能障碍,为突出椎间盘压迫(　　　)。

 A. 脊髓腰膨大部   B. 脊髓圆锥   C. 马尾神经

 D. 骶 1 神经根   E. 骶 2 神经根

7. 有关腰椎间盘突出症的表现,下列哪项不正确?(　　　)

 A. 可以没有外伤史   B. 不会有排尿困难

 C. 可以没有腱反射的改变   D. 疼痛可因咳嗽而加重

 E. 健侧下肢直腿抬高试验也可引起疼痛

8. 腰椎间盘突出症与椎管内肿瘤最有鉴别意义的辅助检查方法是(　　　)。

 A. X 线平片   B. MRI   C. CT   D. 肌电图   E. 超声波

9. 腰椎间盘突出症与腰椎管狭窄症的临床症状的主要不同之处在于(　　　)。

 A. 腰痛及下肢放射痛的程度   B. 有无鞍区感觉障碍

 C. 双下肢无力的情况   D. 有无间歇性跛行

 E. 二便是否障碍

10. 李某,男性,35 岁,外伤后腰痛、右下肢麻木 1 周。查体:腰部活动受限,右小腿外侧感觉减退,疑有腰椎间盘突出症,最有诊断价值的检查方法是(　　　)。

 A. X 线平片   B. 透视   C. CT   D. 核素骨扫   E. 肌电图

二、案例分析题

 张某,女性,51 岁,个体经营者,因腰骶部伴右小腿外侧麻胀痛 1 年,加重 20 天而入院。病人 1 年前无明显诱因出现腰骶部及右小腿外侧麻胀痛,行 CT 检查示腰 4~5 椎间盘突出,行腰部牵引 1 个月,封闭 2 次,并行理疗按摩等治疗,效果不佳。入院时情况:腰部活动度严重受限,腰 4~5、腰 5 骶 1 棘间压痛,有向右下肢后外侧放射痛,右下肢直腿抬高试验 40°阳性,加强试验阳性,跟腱反射减弱,右下肢肌力Ⅲ级,左下肢正常。腰椎 CT:腰 4~5 椎间盘向后突出约 0.83 cm,硬膜囊及神经根受压,周围小关节增生。诊断为腰椎间盘突出症,拟手术治疗。请问:

 (1) 该病人的护理诊断有哪些?

 (2) 该病人的健康指导有哪些?

任务 5-4　腰椎管狭窄症病人的护理

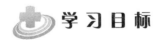

学 习 目 标

1. 知识目标

(1) 掌握腰椎管狭窄症的护理措施。

(2) 熟悉腰椎管狭窄症的护理评估。

(3) 了解腰椎管狭窄症的概述和护理目标。

2．能力目标

能运用护理程序为腰椎管狭窄症病人实施整体护理。

3．素质目标

(1) 在护理过程中,具备预知疾病发展的能力。

(2) 具备充当病人知心者和代言人的能力。

(3) 在护理过程中,提高认识疾病的能力。

 案例引导

　　王某,女,50 岁。患腰腿痛已 1 年,反复发作,开始因剧烈疼痛,做 CT 检查,考虑为腰椎间盘突出症,经保守治疗后好转,但始终腰痛、右腿麻木,能忍受,生活能自理。近 1 个月感到下腰疼痛有加重,向右下肢放射,现每步行 150 m 左右需休息 10 min 后才能继续行走。查体:病人向前弯腰,步履蹒跚,腰僵硬、腰 4～5 椎间隙偏左侧压痛,并向臀部、左下肢放射至小腿,触诊右侧腰肌较左侧紧张,髌腱反射和踝腱反射减弱,未引出病理体征,左下肢肌张力Ⅲ级,右下肢直腿抬高试验 30°阳性,加强试验阳性。X 线照片:正位片示腰椎向右侧弯 10°;侧位片腰 4～5 椎间隙变窄,腰 4 椎体后缘骨质增生。CT 检查:椎间盘向后突出 0.8 cm,左侧神经根受压,椎管骨性狭窄。请问:

　　(1) 该病人目前主要的护理诊断是什么?

　　(2) 该病人目前主要的护理问题有哪些?

　　(3) 怎样对该病人进行健康教育?

【背景知识】

1．病因　椎管狭窄症是指由于椎管内增生性改变,导致椎管的继发性狭窄,压迫脊髓、脊神经根,引起马尾神经或神经根受压后出现的一组综合征。40～50 岁为好发年龄,多见于男性,尤其是腰 4～5 和腰 5 骶 1 多发。本组疾病病因分先天性和后天性,先天性椎管狭窄可由椎骨发育不良引起,后天性椎管狭窄常见于椎管的退行性改变,如椎体后缘骨质增生、椎间盘突出或脱出等。

2．病理生理　由于椎管发育不良及退行性改变导致病变处椎管容积减少,压力增高,引起其内的神经血管组织受压或缺血,出现马尾神经或神经根受压症状。

【护理评估】

1．健康史　了解疾病发生的诱因,如年龄、工作状况、外伤、妊娠、体重、先天发育状况等。

2．身体评估

1) 腰腿疼　由于神经根受压或牵拉引起,可由腰部及下肢疼痛,并常伴有单侧或双侧大腿外侧放射性疼痛、感觉异常;步行时疼痛加重,下蹲或平卧时减轻;部分病人晚上睡眠时以"三屈"体位为主,表现为前屈腰、屈髋、屈膝,以减轻对神经根的牵拉,从而减轻症状。

2) 间歇性跛行　为本病最主要的表现,多见于中央型椎管狭窄或重症病人。脊柱后伸时症状加重,前屈时症状减轻。病人出现下肢根性疼痛后改变体位,如使身体前屈或蹲下,以及骑车上路,症状则立即消失,此种现象亦可称为"姿势性跛行"。

3）马尾综合征　压迫马尾神经出现大小便和性功能障碍,鞍区感觉迟钝。

4）主要体征　阳性体征少,主诉多。部分病人由腰椎间盘突出引起可出现腰椎间盘突出症的阳性体征,腰椎管狭窄症在未造成持续性压迫前多无明显体征。

（1）腰椎过伸试验阳性　部分病人在做脊柱过伸动作或保持脊柱过伸位置一段时间后诱发下肢根性症状,并可放射至双侧或单侧下肢。

（2）弯腰试验阳性　腰部活动前屈正常,背伸受限。在步行、骑车或坐位时腰部前屈或蹲下以减轻疼痛。

3. 心理-社会支持状况　病人由于长距离步行受到限制,加上对可能手术的顾忌,易产生恐惧和焦虑情绪。评估病人的家庭及支持系统对病人的帮助能力等。

4. 辅助检查

（1）X线检查　可见腰椎椎间隙狭窄、椎体边缘骨质增生改变,尤以椎体后缘增生明显。

（2）椎管造影　显示椎管的通畅程度、狭窄程度及病变部位。

（3）CT检查　显示黄韧带是否增厚及椎间盘突出的部位、大小和方向,侧隐窝的狭窄程度等。

（4）MRI检查　可以清晰显示椎管形态、狭窄程度、病变部位及脊髓病变。

【护理诊断/问题】

1. 焦虑　与反复发作的疼痛,影响工作和生活、担心治疗效果等有关。

2. 疼痛、躯体移动障碍　与神经受压有关。

3. 潜在并发症　肌肉萎缩、神经粘连、椎间隙感染、大小便功能障碍。

【护理目标】

（1）减轻病人的疼痛,舒适感增加。

（2）病人能进行力所能及的自理活动。

（3）预防和及时发现并发症,并能妥善处理。

【护理措施】

1. 基础护理　参照本项目腰椎间盘突出症。

2. 病情监测　病人经非手术治疗即保守治疗,症状可缓解或治愈。若经2~4周保守治疗效果不明显、无效或有马尾神经受压则采用手术治疗。

3. 执行医嘱

1）治疗原则

（1）非手术治疗。适用于年轻、初次发病或病程较短者以及休息后可缓解、非先天性狭窄、非骨性狭窄者。保守治疗主要包括:①腹肌锻炼:以增加脊柱的稳定性。②腰部保护:包括腰围外用、避免外伤及剧烈运动等。③对症处理:理疗、药物外敷等。④药物疗法:目前尚无特效药物,大多选用具有活血化淤功能的丹参类药物,包括复方丹参注射液等,可酌情选用。

（2）手术治疗。常用椎管减压术。适应证:①症状较重,经正规保守治疗无效者;②腰腿痛进行性加重,有明显的间歇性跛行;③神经受压明显,马尾神经功能障碍者;④影像学检查明确椎管狭窄严重者。做好术前准备,择期手术。

2）对症护理

（1）急性发作期。尽量卧床休息,睡硬板床,减少椎间盘承受的压力;疼痛期缓解后也要注意适当休息,不要过于劳累,以免加重疼痛。

（2）止痛。采用非甾体类镇痛药如消炎痛、布洛芬等,镇痛效果强,消炎及抗风湿作用也较强。但一般消炎镇痛类药物不能较长时间服用,尤其是对于同时患有肝/肾病、高血压、糖尿病病人更要注意禁忌,以免引发新的不适症。也可采用针灸穴位止痛。体针:常用穴有肾俞、白环俞、环跳、承扶、殷门、委中、阳陵泉。方法是每次选用3～5个穴位,用泻法。选穴以常用穴为主,根据其疼痛可加夹脊穴、阿是穴及循经取穴。

（3）术后应用抗生素,避免伤口及椎间隙感染。

4. 术后护理　参照腰椎间盘突出症。

【护理评价】

（1）病人是否腰部及下肢疼痛减轻、舒适感增加、步态恢复正常。

（2）病人有无并发症发生。

（3）病人病情变化是否被及时发现并报告。

（黄静宇）

直通护考

一、选择题

A1/A2 型题(以下每一道考题下面有 A、B、C、D、E 五个备选答案,请从中选择一个最佳答案)

1. 腰椎间盘突出症与腰椎管狭窄症临床症状的主要不同之处在于(　　　)。

A. 腰痛及下肢放射痛的程度　　　　　　B. 有无鞍区感觉障碍

C. 双下肢无力的情况　　　　　　　　　D. 有无间歇性跛行

E. 二便是否障碍

2. 腰椎管狭窄症的典型临床表现为(　　　)。

A. 下腰痛　　　　　　　　　　　　　　B. 肌张力高

C. 马尾或腰神经根受压　　　　　　　　D. 神经源性间歇性跛行

E. 巴氏征阳性

3. 张某,女,58 岁,有常年下腰痛病史,近一年来出现间歇性跛行,行走困难,但可骑自行车,此病人最有可能的病因是(　　　)。

A. 腰椎管狭窄症　　　　　B. 腰肌劳损　　　　　　C. 腰椎滑脱

D. 腰椎间盘突出症　　　　E. 梨状肌综合征

二、案例分析题

李某,男,56 岁。腰腿痛一年,间隙性跛行进行性加重一个月,步行距离越来越短,现步行 80 m 左右因腿痛需休息十分钟后才能继续行走,骑自行车无不适,夜间睡觉时强迫以屈腰、屈髋、屈膝体位,大小便正常。查体:生命体征正常,心肺腹未发现异常。专科检查见双下肢直腿抬高试验阴性,加强试验阴性,病理反射未引出,腰椎过伸试验阳性,并有向右下肢放射痛。X线片见腰 4～5 椎间隙狭窄,腰 4、腰 5 椎体后缘骨质增生;CT 示腰 4～5 椎间盘突出 0.7 cm,黄韧带肥厚。诊断为腰椎间盘突出症伴椎管狭窄,准备手术治疗。请问:

（1）该病人的护理诊断有哪些?

（2）手术后的健康指导有哪些?

任务6 骨与关节感染病人的护理

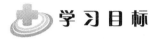

学习目标

1. 知识目标

(1) 掌握骨与关节感染病人的护理措施和健康教育。

(2) 熟悉关节感染病人的护理评估。

(3) 了解关节感染病人的护理目标。

2. 能力目标

能运用护理程序为关节感染病人实施整体护理。

3. 素质目标

(1) 在护理过程中,具备预知疾病发展的能力。

(2) 具备与病人沟通的能力。

(3) 在护理过程中,提高认识疾病的能力。

任务6-1 血源性骨髓炎病人的护理

案例引导

王某,男,6岁,突发寒战高热,右膝部疼痛剧烈,不敢活动,数日前曾患急性中耳炎,未彻底治愈。查体:体温39.5 ℃,局部无明显肿胀,胫骨上段存在深压痛。请问:

(1) 应首先考虑的是何种疾病?

(2) 该疾病的护理诊断有哪些?

【背景知识】

血源性骨髓炎是指由身体其他部位化脓性病灶中的细菌经血液循环播散至骨骼而发生的骨膜、骨质及骨髓的化脓性炎症。儿童骨骼生长较快,干骺端毛细血管网丰富,往往弯曲成为血管袢,使该处血流缓慢,故该疾病多见于儿童和少年,好发于长骨的干骺端。分为急性血源性骨髓炎和慢性血源性骨髓炎,临床上以急性血源性骨髓炎最多见。

【病因病理】

急性血源性骨髓炎最常见的致病菌是金黄色葡萄球菌,其次为乙型链球菌和白色葡萄球菌,其他还有大肠埃希菌、铜绿假单胞菌、肺炎双球菌等。早期以骨质破坏和坏死为主,晚期以新生骨形成为主。大量菌栓进入长骨的干骺端,阻塞小血管,迅速导致骨坏死,并形成局限性骨脓肿。脓肿形成后脓液可经骨小管蔓延进入骨膜下间隙形成骨膜下脓肿,引起骨密质外层缺血坏死;并可穿破骨膜流向软组织筋膜间隙而引起深部脓肿或穿破皮肤排出体外,形成窦道。脓液也可进入骨髓腔,破坏骨髓组织、骨松质及内层骨密质的血液供应,形成大片死骨,同时,病灶周围的骨膜因炎症和脓液的刺激而生成新骨,包绕骨干形成骨性包壳。脓液还可进入邻近关节继发化脓性关节炎,但由于儿童骨骺板具有屏障作用,脓液穿透骨骺板进入关节导致继发感染的机会很少。

慢性血源性骨髓炎多因急性骨髓炎治疗不及时或治疗不彻底转变而成;少数为低毒性细菌感染,在发病时即出现慢性骨髓炎表现。慢性血源性骨髓炎病灶区内遗留无效腔、死骨、窦道是慢性骨髓炎的基本病理改变。若急性期感染未能得到有效控制,由于骨质的破坏、坏死和吸收,局部可形成无效腔,腔内含有死骨、脓液、坏死组织和炎性肉芽组织;腔外包有新生骨包壳;局部形成慢性窦道。有时死骨、脓液经窦道排出后,窦道可暂时闭合;但由于无效腔的存在,炎症难以彻底控制,当机体抵抗力降低时,炎症又出现急性发作。窦道周围皮肤因长期受炎性分泌液的刺激,可出现色素沉着,甚至发生恶变。

【护理评估】

1. 健康史 急性血源性骨髓炎发病前多有其他部位的原发性化脓性感染病灶,如疖、痈、扁桃体炎、咽喉炎、中耳炎等,常以外伤为发病诱因。故需要了解有无身体其他部位的化脓性感染病灶史、外伤史;了解发病的时间、做过的检查及其结果、治疗的经过和效果;是否存在贫血、营养不良、使用糖皮质激素或免疫抑制剂等情况。

2. 身体评估 急性血源性骨髓炎应了解有无寒战、高热、脉快、头痛、食欲减退等全身中毒症状,局部疼痛及功能障碍的程度;检查病灶处有无红肿、皮温增高、压痛、包块或波动感、窦道形成等。慢性血源性骨髓炎应了解有无反复发作局部红肿、压痛、窦道流脓或排除死骨;观察患侧肢体有无畸形、窦道周围皮肤有无色素沉着或湿疹样皮炎等。

1)急性血源性骨髓炎

(1)全身表现 起病急骤,早期即有寒战、高热、脉快、头痛、食欲减退等全身中毒症状。严重者可有烦躁不安、意识改变、血压下降等感染性休克症状。

(2)局部表现 早期患处出现持续、进行性加重的疼痛,有深压痛,患肢不敢活动。数日后,患处出现红肿、皮温增高、压痛、包块或有波动感。脓液穿破皮肤时,可见窦道并有脓液排出。1~2周后,因骨骼破坏可出现病理性骨折的体征。

2)慢性血源性骨髓炎

(1)全身表现 可有衰弱、贫血、消瘦等症状。

(2)局部表现 在病变静止期可无症状,仅见患肢局部增粗、变形;幼年期发病者,可有肢体短缩或内外翻畸形。病变局部常有反复发作的红肿、压痛、窦道排脓和小的死骨等,窦道周围皮肤色素沉着或有湿疹样皮炎。

3. 心理-社会支持状况 急性骨髓炎起病急,病情发展快,病人及家属可能产生恐慌、焦虑等心理反应;慢性血源性骨髓炎病程较长,反复发作,迁延不愈,加之畸形、残障等,可使病人及家属产生悲观情绪。

4. 辅助检查 了解血常规、红细胞沉降率、分层穿刺、细菌培养、X线、CT、核素骨扫描及窦道造影等检查的结果。

1)实验室检查 急性血源性骨髓炎血白细胞计数和中性粒细胞占比增高,红细胞沉降率加快,血细菌培养可为阳性。

2)局部分层穿刺　有助于急性骨髓炎的诊断,只要抽得脓液、涂片检查发现脓细胞或细菌即可确定诊断。脓液做细菌培养和药物敏感试验,可明确致病菌的种类,指导抗生素的应用。

3)影像学检查

(1)X线摄片　急性血源性骨髓炎发病2周后才出现骨质破坏、死骨形成等改变,故早期常无异常发现。慢性血源性骨髓炎显示骨干失去原有外形,骨质增厚、硬化、包壳形成、有死骨或无效腔等。

(2)CT检查　急性血源性骨髓炎可较早发现骨膜下脓肿,慢性血源性骨髓炎可显示脓腔与小片死骨。

(3)窦道造影检查　慢性血源性骨髓炎经窦道做造影检查,可显示窦道和脓腔情况。

(4)核素骨显像　急性血源性骨髓炎发病48 h后即可出现阳性结果,但有时有假阳性。

【护理诊断/问题】

1.体温过高　与化脓性感染、毒素吸收等有关。

2.疼痛　与骨髓腔内压力增高、炎性刺激、手术创伤等有关。

3.躯体移动障碍　与患肢疼痛、制动、畸形等有关。

4.焦虑　与对疾病的知识缺乏、担心预后等有关。

【护理目标】

病人体温恢复正常;疼痛逐渐减轻,直至消失;肢体活动功能逐渐恢复;焦虑减轻或消失。

【护理措施】

1.基础护理

(1)饮食　加强营养,鼓励病人摄取高蛋白、高热量、高维生素、易消化饮食,多饮水;必要时遵医嘱行外科营养疗法,输注全血、血浆或清蛋白等。

(2)休息　急性期安置病人卧床休息。抬高患肢,并用皮牵引或石膏托固定于功能位,可促进静脉回流、解除肌肉痉挛和缓解疼痛,还可预防畸形和病理性骨折。移动患侧肢体时,应在有效地支撑或扶托下轻稳地进行,避免患处产生应力而导致疼痛或骨折。

(3)卫生　对体弱卧床者,应每2 h协助翻身1次,以防发生压疮;有窦道者,应做好定时换药。

2.病情监测　观察生命体征、意识、局部症状和体征的变化,若出现意识改变、高热、血压下降等,应警惕感染性休克;还应观察血常规、红细胞沉降率、细菌培养、X线、CT等检查的结果,以评估病情有无好转或加重。

3.执行医嘱

1)解释治疗原则　急性骨髓炎一旦确定诊断,应早期控制感染,防止炎症扩散和发展成慢性血源性骨髓炎。慢性血源性骨髓炎以手术治疗为主,原则是清除死骨和炎性肉芽组织,消灭无效腔。

(1)非手术治疗　早期联合、大剂量应用抗生素。可先应用针对革兰阳性球菌的抗生素并联合广谱抗生素,待获得细菌培养和药敏试验结果后,再进行相应调整。抗生素应一直应用至症状和体征完全消失后3周左右,以巩固疗效。高热者给予降温和补液,维持水、电解质及酸碱平衡;增加营养摄入,经口摄入不足时,给予肠外营养支持;必要时少量多次输注新鲜血液或注射免疫球蛋白等,以增强全身抵抗力。患肢用皮肤牵引或石膏托固定于功能位,以减轻疼痛、防止关节挛缩畸形及病理性骨折。

（2）手术治疗　如局部分层穿刺抽得脓液或经非手术治疗 2～3 日炎症不能得到有效控制，即应手术治疗。常用的方法是局部钻孔引流和开窗减压术，即在干骺端钻孔或开窗减压后，于骨腔内放置两根硅胶引流管，一根用作滴注管连接冲洗液瓶，另一根用作引流管连接负压吸引瓶。向骨腔内连续滴入含有抗生素的冲洗液，一般每日 1500～2000 mL，连续冲洗 3 周或冲洗至体温正常、引出液清亮、连续 3 次细菌培养结果阴性，即可拔管。

2）遵医嘱用药，配合治疗　遵医嘱给予有效的抗生素，多种药物联合应用时，应注意配伍禁忌，并安排好用药次序和用药时间，以维持有效的血药浓度。用药后观察症状和体征改善情况，以判断药物的疗效，还应观察药物的不良反应。一般在症状和体征完全消失后 3 周左右停药。此外，还应对严重疼痛者给予镇痛药物，对高热者应用降温药物，对脱水者实施液体疗法等。

4. 手术病人护理　骨腔冲洗者，应妥善接好冲洗管和引流管，入水管应高出床面 60～70 cm，引流袋应低于患肢 50 cm，以防引流液逆流；保持进水管通畅、出水管处于负压状态，防止管道受压或折扭；遵医嘱滴注含抗生素溶液，每日 1500～2000 mL，术后 24 h 内滴注速度可稍快，以后根据引流液的性质调节滴注速度；若连续冲洗时间达到 3 周或经冲洗后体温恢复正常、引出液清亮、连续 3 次细菌培养结果阴性，应做好拔管准备。

5. 心理护理　对病人和家属要给予适当地开导和安慰；给病人安排适当的娱乐活动，以分散其注意力、减轻心理压力。若病人因脓液臭味而感到自尊受损时，应向其做好解释工作，必要时使用空气清新剂，以减轻病人的不良心理反应。

【健康教育】

指导病人在服用抗生素时，没有医嘱不可随意停药，以防骨髓炎转变成慢性，遵医嘱拍摄 X 线片，以观察治疗效果。病情允许时，指导病人进行功能锻炼，以预防肌肉萎缩和关节畸形，但负重活动须待 X 线片显示骨包壳坚固时方可进行，以防过早负重导致病理性骨折。

【护理评价】

（1）病人体温是否维持正常，有无并发症发生。

（2）病人是否疼痛减轻、舒适感增加、表情放松。

（3）病人肢体是否能够维持在正常功能位，有无肢体变形。

（4）皮肤感染是否得到控制，创口是否愈合。

（张旭明）

任务 6-2　骨与关节结核病人的护理

案例引导

李某，男性，31 岁，2 年前曾患肺结核，体瘦弱，近期出现脊椎后凸畸形，弯腰动作受限，X 线摄片腰 1～2 关节间隙变窄或消失，可见骨质破坏和畸形。请问：

（1）该病人首先应考虑患哪种疾病？

（2）该病人的常见护理诊断有哪些？

（3）该病人最为严重的潜在并发症是哪一种？

【背景知识】

骨与关节结核属继发性病变,绝大多数继发于呼吸系统结核,好发于儿童与青少年。骨关节结核以脊柱结核最多见,其次为膝关节、髋关节和肘关节结核等。

【病因】

骨与关节结核的病因有两个方面:①结核杆菌,可由原发病灶经血循环或淋巴管到达骨与关节;②机体抵抗力降低,如过于疲劳、营养不良、患有其他慢性疾病等使全身抵抗力降低,容易感染结核病;慢性劳损和外伤等使局部抵抗力降低,容易诱发结核病。

骨与关节结核可分三种类型:①单纯滑膜结核;②单纯骨结核;③全关节结核。

【病理】

骨与关节结核的最初病变仅局限于滑膜组织或骨组织,形成单纯滑膜结核或单纯骨结核,以后者多见。此期关节面完好,若此时病变得到有效控制,病愈后关节功能不受影响。进一步发展,结核病灶可穿入关节腔,使关节软骨面受到不同程度的损害,形成全关节结核。全关节结核若未得到控制,可发生继发感染,甚至脓肿破溃形成窦道,关节完全毁损,将后遗功能障碍。

【护理评估】

1. 健康史 了解病人的年龄、饮食、活动和居住环境等;有无身体其他部位如肺、肠或淋巴结核病史;有无过于疲劳、营养不良、其他慢性疾病、慢性劳损或外伤等易感或诱发因素。了解患病后的治疗情况,患病后未进行正规有效地抗结核治疗、未适当休息及未进行全身营养支持者,病情容易发展和加重,且迁延不愈。

2. 身体评估

多数病人起病缓慢,需要了解其有无低热、乏力、盗汗、食欲不振、消瘦、贫血等症状及其严重程度;对接受药物治疗者,应注意有无药物不良反应症状;了解有无局部肿胀、疼痛及其部位、严重程度、加重诱因等;小儿还应了解有无烦躁或夜啼现象。

1) 脊柱结核 发病率在全身骨与关节结核中最高,在整个脊柱结核中,以腰椎最多见,胸椎次之,胸腰段居第三位。

(1) 疼痛 脊柱结核疼痛出现较早,多为局部隐痛或钝痛,劳累、咳嗽、打喷嚏或持重物时疼痛加重,小儿可表现为夜啼。病变椎体棘突处有压痛和叩击痛。

(2) 活动受限和姿势异常 ①颈椎结核时病人常用双手托扶下颌、头前倾,以稳住头颈,减轻疼痛;②胸椎结核时可出现脊柱后凸或侧凸畸形;③腰椎结核时弯腰活动受限,站立或行走时双手托住腰部,头及躯干后倾,使重心后移,以减轻对病变椎体的压力;若要拾起地面的东西,需挺腰、屈膝、屈髋、下蹲才能完成,称为拾物试验阳性。

(3) 寒性脓肿和窦道 ①颈椎结核,常发生咽后壁或食管后脓肿,影响呼吸和吞咽,睡眠时鼾声增大或有呼吸困难;脓肿也可流注到锁骨上窝;②胸椎结核,多表现为椎旁脓肿,可经肋骨横突间隙或肋间神经流注到背部;③胸腰段结核,可同时有椎旁和腰大肌脓肿;④腰椎结核,脓液汇集在腰大肌内,可沿髂腰肌流注到腹股沟、股骨小转子,甚至大腿外侧等;⑤腰骶段结核,可同时有腰大肌脓肿和骶前脓肿,脓肿向体表破溃可形成窦道;若与肺、肠等粘连,破溃后可形成内瘘。

(4) 截瘫或四肢瘫 是脊柱结核最严重的并发症。主要由于脓液、死骨和坏死的椎间盘以及脊柱畸形等压迫、损伤脊髓所致。表现为躯干和肢体的感觉、运动及括约肌功能部分或完全障碍。

2）髋关节结核 发病率居全身骨与关节结核的第三位,单侧病变多见。

（1）疼痛 早期为髋部疼痛,劳累后加重,休息后减轻;疼痛可放射至膝部,故病人常诉同侧膝部疼痛;小儿可表现为夜啼。部分病人可因病灶突破关节腔而产生剧烈疼痛,因疼痛病人可表现为跛行。

（2）活动受限和畸形 晚期可有髋关节的屈曲、内收、内旋畸形和患肢缩短等。检查可见:①"4"字试验阳性,病人仰卧,患侧下肢屈曲、外旋,并使外踝搭在对侧髌骨上方,检查者下压患侧膝部,若因疼痛使膝部不能接触床面即为阳性;②托马斯征阳性,病人仰卧,检查者将其健侧髋、膝关节屈曲,使膝部尽可能贴近胸前,患侧下肢不能伸直为阳性。

（3）寒性脓肿和窦道 脓肿可出现在腹股沟和臀部,溃破后形成窦道,内有干酪样分泌物。

（4）关节脱位 结核病变造成全髋关节破坏时,可发生病理性脱位。

3）膝关节结核 膝关节结核发病率仅次于脊柱结核,居全身骨与关节结核的第二位。

（1）疼痛、肿胀、活动受限 膝关节疼痛,小儿可表现为夜啼。关节因上下方肌肉萎缩而呈梭形肿胀(俗称"鹤膝"),局部皮温升高、有压痛,功能受限。关节积液时,可出现浮髌征阳性。

（2）寒性脓肿和窦道 寒性脓肿常见于腘窝和膝关节两侧,破溃后形成慢性窦道,经久不愈。

（3）畸形 关节可有屈曲畸形、半脱位、膝外翻畸形等;骨骺破坏者可表现为患肢短缩畸形。

3. 心理-社会支持状况 了解病人和家属对结核病的心理承受能力和心理反应等,因骨与关节结核是慢性疾病,治疗持续时间较长,其治疗过程有时会影响正常学习、工作和生活,给病人造成较大的心理压力,故病人和家属多表现为焦虑、甚至悲观情绪。

4. 辅助检查 了解血常规、红细胞沉降率、X线摄片、CT扫描、关节镜检查及滑膜活检等各项检查的结果,以估计病变的部位、范围及其严重程度等。

1）实验室检查 可显示血红蛋白和血细胞比容降低;红细胞沉降率增快;存在混合感染时白细胞计数升高。

2）影像学检查

（1）X线摄片 早期显示周围软组织肿胀,关节间隙增宽;后期关节间隙变窄或消失,关节面毛糙,可见骨质破坏或增生,甚至出现关节畸形或骨性强直。

（2）CT检查 可以发现普通X线片不能发现的病灶,特别是能较好地显示病灶周围的寒性脓肿及病灶内死骨、病骨等。

（3）MRI检查 具有早期诊断价值,脊柱MRI检查还可观察脊髓受损情况。

（4）核素骨显像 可以较早地显示病灶,但不能做定性诊断。

（5）B超检查 可探查寒性脓肿的位置和大小。

【护理诊断/问题】

1. 疼痛 与局部炎症反应等有关。

2. 营养失调:低于机体需要量 与疾病的长期慢性消耗有关。

3. 皮肤完整性受损 与脓肿破溃、窦道排脓等有关。

4. 潜在并发症 截瘫、关节脱位、畸形。

【护理目标】

病人疼痛减轻或消失;营养状况得到改善;受损破溃的皮肤逐渐愈合;潜在并发症能被及

时发现并得到有效处理。

【护理措施】

1. 基础护理

（1）饮食　给予高热量、高蛋白、高维生素饮食,并注意膳食结构和营养搭配,适当增加牛奶、豆制品、鸡蛋、鱼、瘦肉等摄入量,多食新鲜蔬菜及水果等。对食欲不振,经口摄入不足者,应遵医嘱提供肠内或肠外营养支持。对严重贫血或低蛋白血症的病人,应遵医嘱补充铁剂、输注新鲜血液或清蛋白等。

（2）休息　保持病房整洁、安静、空气流通、阳光充足,叮嘱病人注意休息,必要时要求病人卧床休息。采取合适的体位,确保制动效果,以减轻疼痛,预防脱位和病理性骨折。对使用牵引、石膏托固定和制动的病人,还应做好相关护理。

（3）卫生　对卧床的病人应做好皮肤护理,以防压疮;对窦道疾病的病人应定时换药,并注意保护周围皮肤,防止脓液浸渍造成损害。对躯体移动障碍,生活不能自理的病人,应提供部分或全部的生活照顾,如个人卫生、饮食、大小便等,满足病人的基本生理需要。

2. 病情监测　观察用药后发热、乏力、食欲不振有无好转;体重有无增加;局部疼痛、肿胀、功能障碍等有无好转;红细胞沉降率是否正常或接近正常。有无眩晕、口周麻木、耳鸣、听力异常、肢端麻木或感觉异常、胃部不适、恶心、肝区疼痛、黄疸、肝酶谱和尿常规改变等不良反应表现,一旦发现,应通知医生并配合处理。还应观察有无截瘫、关节脱位等并发症表现。若药物治疗后,病情无好转甚至加重,应做好手术治疗准备。

3. 执行医嘱

1）解释治疗原则

（1）全身治疗　①支持疗法:a. 休息,必要时严格卧床休息;b. 加强营养,保证摄入足够的蛋白质、碳水化合物和维生素;c. 输血,贫血和低蛋白血症者,给予成分输血;d. 改善生活环境,保证阳光充足、空气清新、环境整洁卫生。②抗结核治疗:常用的抗结核药物有异烟肼、利福平、乙胺丁醇、链霉素、对氨基水杨酸钠和阿米卡星(丁氨卡那霉素),一般主张 2～3 种药物联合应用。有混合感染者,应给予敏感抗生素治疗。

（2）局部治疗　①局部制动:a. 石膏、支架固定,一般小关节结核固定 1 个月,大关节结核固定 3 个月,以保证病变部位得到充分休息,减轻疼痛;b. 牵引固定,主要用于解除肌痉挛、减轻疼痛,防止病理性骨折和脱位,并可预防和纠正关节畸形。②局部注射抗结核药物:常用药物为异烟肼,适用于单纯性滑膜结核,其优点是用药量小、局部药物浓度高、不良反应低。③手术病灶清除:通过手术将病灶内的脓液、死骨、肉芽组织和干酪样坏死物质等彻底清除,并在局部施用抗结核药物。病灶清除术有可能造成结核杆菌的血源性播散,故术前应使用抗结核药物 2～4 周。

2）遵医嘱用药,配合治疗　遵医嘱给予抗结核药物,并指导病人按时、按量、按疗程用药。用药期间,要警惕药物的不良反应,如利福平可导致肝功损害、异烟肼可引起多发性神经炎、链霉素能造成肾和听神经损害等,一旦出现应及早采取相应的防治措施,必要时遵医嘱更换其他药物。对存在化脓菌混合感染者,遵医嘱应用抗生素。对于未用抗结核药物治疗的病人,术前应抗结核治疗至少 2 周,此外,还应做好皮肤准备、药物过敏试验、交叉配血等。

4. 手术病人的护理

（1）体位　手术后安置病人卧硬板床,取平卧位,待麻醉作用消失、血压平稳后,再根据手术的部位和术式调整适当体位。脊柱结核手术后,可改侧卧位或俯卧位,但必须保持脊柱伸直,避免扭曲;髋关节结核手术后,置患肢外展15°、伸直中立位;膝关节结核手术后,置下肢抬高、膝关节屈曲10°~15°位。

（2）观察病情　测量生命体征,必要时进行连续心电监护。胸椎结核术后,若病人出现胸闷、术侧呼吸音减低且叩诊呈鼓音,应考虑气胸,立即报告医师,必要时行胸膜腔闭式引流术。若病人出现意识改变、尿量减少、肢体发凉、皮肤苍白、毛细血管充盈时间延长等,应考虑循环血量不足,及时通知医生并协助处理。

（3）继续药物治疗　术后应遵医嘱继续给予抗结核药物3~6个月,有化脓菌混合感染者,继续使用抗生素治疗。告知病人继续抗结核治疗的重要性,并指导病人坚持用药,注意药物的不良反应,一旦发现异常,及时就诊。

（4）切口护理　观察敷料固定是否牢靠,有无渗血、渗液;切口有无红、肿、热、痛等感染征象。一旦发现异常,报告医生并协助处理。

（5）功能锻炼　若病情允许,应根据具体情况,指导病人进行功能锻炼。如腰椎结核手术后,第2日可进行直腿抬高练习,活动下肢各关节,以防肌肉萎缩、关节粘连。功能锻炼的强度应视病情而定,并遵循"循序渐进、持之以恒"的原则。锻炼过程中若病人出现不良反应,应暂停锻炼,并进行相应处理。

5. 心理护理　根据病人的心理状态,采取适当的护理措施。给病人和家属讲解骨与关节结核的有关知识,使其对疾病有充分的了解,正确地面对现实,减轻焦虑和恐惧,保持稳定的情绪和平和的心态,积极配合治疗和护理。

【健康教育】

指导病人出院后继续加强营养,适当锻炼,以提高机体的免疫力。说明骨关节结核有可能复发,必须坚持长期用药,没有医嘱不可随意停药。说明抗结核药物的不良反应及其表现特点,教会病人及家属自我观察,一旦发现不良反应及时与医院取得联系。告知用药期间应每3个月来医院复查一次,一般用药满2年达到痊愈标准后,方可在医生的指导下停止用药。

【护理评价】

（1）病人营养状况是否改善,有无营养失调发生。

（2）病人疼痛是否改善和控制、舒适感增加。

（3）病人肢体功能是否恢复。

（4）病人皮肤是否保持完整,有无破溃发生。

（张旭明）

直通护考

一、选择题

A1/A2型题(以下每一道考题下面有A、B、C、D、E五个备选答案,请从中选择一个最佳答案)

1. 全身骨与关节结核中发病率最高的是（　　）。

A.髋关节结核　　　　　　B.膝关节结核　　　　　　C.脊柱结核

D.肘关节结核　　　　　　E.肩关节结核

2. 骨关节结核病人需要手术病灶清除时,抗结核治疗应（　　）。

A.死骨形成后再使用抗结核治疗   B.术前至少抗结核治疗 3 周以上

C.术前 3 天开始抗结核治疗   D.无需抗结核药物,应立即手术

E.先做手术,然后立即开始抗结核治疗

3. 急性血源性骨髓炎最常见的致病菌是( )。

A.金黄色葡萄球菌   B.乙型链球菌

C.大肠杆菌   D.嗜血属流感杆菌

E.肺炎球菌

4. 某 7 岁男孩,突发寒战、高热(T 39.8 ℃),烦躁不安,诉右膝下方剧痛,膝关节呈半屈曲状,拒动。查体:右小腿近端皮温高,压痛,病变区域穿刺抽出混浊液体,送细菌培养,最可能的结果是( )。

A.乙型链球菌   B.金黄色葡萄球菌

C.大肠杆菌   D.链球菌

E.无细菌生长

5. 急性血源性骨髓炎护理中不妥的是( )。

A.患肢必须给予固定   B.物理降温、预防惊厥

C.高蛋白、高热量、高维生素饮食   D.体温正常后,还应继续用抗生素

E.体温正常后可下床活动

二、案例分析题

王某,男,8 岁。1 天来持续高热、寒战,左下肢活动受限。左小腿上端剧痛,且有深压痛。血白细胞计数 20×10^9/L,中性粒细胞占比 0.9。X 线片正常。6 天前有左膝碰伤史。请问:

(1) 该患儿的疾病最可能是什么?

(2) 其护理诊断有哪些?

任务 7 骨肿瘤病人的护理

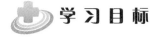

学 习 目 标

1. 知识目标

(1) 熟悉各类骨肿瘤病人的护理评估、护理措施。

(2) 了解各类骨肿瘤的健康教育。

2. 能力目标

能运用护理程序为各类骨肿瘤病人实施整体护理。

3. 素质目标

(1) 具备预知疾病发展的能力。

(2) 具备与病人沟通并建立信任的能力。

案例引导

李某,女性,26岁,左膝关节疼痛、肿胀渐加重2个月余。就诊时X线片显示:股骨下段内侧偏心性溶骨性破坏,呈现肥皂泡样膨胀,骨质变薄。查体:一般状况尚可,余无异常。请问:

(1)该病人最可能的诊断是什么?

(2)病人潜在的并发症是什么?

(3)病人术前的护理措施有哪些?

骨肿瘤是骨组织及骨附属组织发生的肿瘤,分为原发性和继发性两大类。根据骨肿瘤组织的形态、细胞分化程度及细胞间质的类型,分为良性、交界性和恶性三大类,恶性以骨肉瘤为首位。

【护理评估】

(一)骨软骨瘤

1. 健康史　骨软骨瘤是一种常见的良性肿瘤。骨软骨瘤是发生在骨表面的一骨性突起,其顶端有一软骨帽覆盖。骨软骨瘤分为单发性和多发性两种。单发性骨软骨瘤也叫外生骨疣,是临床常见骨肿瘤之一,多见于生长最活跃的干骺端,如股骨下端、胫骨上端和肱骨上端。多发性骨软骨瘤也称为多发性外生骨疣、遗传性多发性骨软骨瘤。多数病人有阳性家族史。

2. 身体评估　骨软骨瘤本身无明显症状,多因无意中发现骨性包块而就诊。逐渐长大的硬性包块是其临床特点。可因压迫周围组织,如肌腱、神经、血管等而产生相应的症状和体征。

3. 心理-社会支持状况　了解病人和家属对骨软骨瘤的认知程度、心理承受能力和心理反应等,以及给病人和亲属造成的心理压力,评估判断心理承受程度。

4. 辅助检查　X线检查,常显示在长管状骨的干骺端有一骨性突起,与干骺端相连,并由骨皮质与骨松质所组成,形似蒂状、鹿角状。肿瘤顶端的软骨帽盖,厚薄不一,如帽盖大且厚,边界不清楚,含有不规则或不完全的钙化,则应注意其恶变的可能。

(二)骨巨细胞瘤

1. 健康史　骨巨细胞瘤在我国发病率较高,仅次于骨软骨瘤。发病年龄为20～40岁,女性多于男性。骨巨细胞瘤的原发部位几乎都发生在骨端,随着病灶的扩大逐渐侵及干骺端。骨巨细胞瘤多侵犯长骨,以股骨下端及胫骨上端为最多。

2. 身体评估　局部疼痛多为酸痛或钝痛,偶有剧痛及夜间痛,其严重性与肿瘤的生长速度有关。部分病例有局部肿胀,多为骨性膨胀的结果。局部包块压之有乒乓球样感觉和压痛,压痛和皮温增高普遍存在,病变的关节活动受限。

3. 心理-社会支持状况　了解病人和家属对骨巨细胞瘤的认知程度、心理承受能力和心理反应等,以及病理骨折、手术治疗、经济承受能力给病人和亲属造成的心理压力。

4. 辅助检查　X线可呈不同形态,主要表现为侵及骨骺的溶骨性病灶而无反应性新骨生成,病变部骨皮质膨胀变薄,呈肥皂泡样改变。常有病理骨折,是由溶骨破坏而引起的,一般无移位。

（三）骨肉瘤

1. 健康史　本病是一种最常见的恶性骨肿瘤,以15～25岁发病者居多,男多于女。常见的部位往往是骨骺生长最活跃的部位,如股骨下端、胫骨或腓骨上端和肱骨上端。

2. 身体评估　最早的症状为疼痛,开始呈间歇性隐痛,但很快转为持续性剧痛,夜间重而影响睡眠。病变局部肿胀,有的迅速发展为肿块,表面皮温增高,静脉怒张,压痛重,可出现血管杂音。全身症状出现较早,有精神不振、食欲减退、低热、消瘦、贫血等症状。实验室检查血清碱性磷酸酶增高,截肢后多恢复正常,有转移时可再次增高。

3. 心理-社会支持状况　了解病人和家属对骨肉瘤的认知程度、心理承受能力和心理反应等。了解病人和亲属对手术以及可能的手术并发症、自我形象改变的恐惧、焦虑程度和心理承受能力,了解家庭经济承受能力。

4. 辅助检查　X线检查时骨肉瘤的表现比较复杂,一般病变内有溶骨及硬化两种典型表现。常因病变造成骨膜反应而产生"Codman三角"或"日光放射线"现象。通过组织病理学检查可以判定其性质和类型。

【护理诊断/问题】

1. 焦虑、恐惧　与担心治疗预后不确定性,以及肢体功能丧失、手术损伤等有关。

2. 躯体移动障碍　与疼痛或肢体功能损害有关。

3. 潜在并发症　病理性骨折发生。

4. 知识缺乏　对疾病的学习了解缺乏。

【护理目标】

（1）病人能够顺应身体变化、建立治疗信心。

（2）缓解疼痛。

（3）不发生意外伤害。

（4）对该骨肿瘤的基本知识有所了解。

【护理措施】

1. 基础护理

（1）饮食　加强营养,合理进食高蛋白、高热量、高维生素饮食,为手术创造良好条件。

（2）休息　对于骨肿瘤引发的疼痛,按照"三级止痛"方案用药,适当配合镇静剂,改善病人睡眠。

（3）卫生　做好常规护理,保持手术区域清洁,为手术做好准备工作。

2. 病情监测　做好常规护理监测和专项检查,注意保护性医疗措施,给病人以心理支持和安慰。

3. 执行医嘱

（1）解释治疗原则　骨软骨瘤为良性骨肿瘤,如肿瘤生长较快或影响功能,应考虑做切除术。骨巨细胞瘤的治疗以手术为主,化疗无效。放疗虽有效但易发生照射后肉瘤变,故不可取。骨肉瘤一般经活体组织检查确诊后,应早做根治术。

（2）遵医嘱用药,配合治疗　近年来,由于化学疗法的迅速发展,骨肉瘤的治愈率不断上升,4年存活率可达50%以上。目前,治疗的措施为术前使用化疗3～8周,然后做根治切除后置入假体的肢体保留手术或截肢手术,术后继续使用化疗的综合治疗。

4. 手术病人护理　手术后应抬高患肢,密切监测基础生命体征。观察创口有无出血、水肿、皮肤坏死等,及时更换敷料。遵医嘱使用抗生素,预防感染发生。截肢病人应做好幻肢痛的护理,必要时使用镇静剂、止疼剂。指导病人使用辅助工具,早期下床活动,为义肢的安装做好准备。

5. 心理护理　做好心理护理,缓解手术截肢病人可能出现的幻肢疼痛。截肢、关节离断手术后应专人护理避免"创伤性精神病",导致病人发生意外。

【健康教育】

讲解骨肿瘤的知识,树立战胜疾病的信心,稳定情绪,促进身心健康。指导病人合理使用止痛药物,提高病人生活质量。嘱咐病人按时复查,出现异常情况及时就诊。

【护理评价】

(1)病人是否情绪稳定,积极配合治疗。

(2)病人有无保护措施,是否发生病理性骨折。

(3)病人不适是否改善,有无疼痛的症状和体征。

(4)病人肢体活动功能是否康复良好。

(张旭明)

直通护考

一、选择题

A1/A2 型题(以下每一道考题下面有 A、B、C、D、E 五个备选答案,请从中选择一个最佳答案)

1. 骨肿瘤常好发于(　　　)。

A.长管骨干骺端　　　　　　B.长管骨骨端　　　　　　C.长管骨干部

D.短管骨骨端　　　　　　　E.短管骨干部

2. 张某,女性,27 岁,右小腿上端内侧发现肿物 6 年,无明显不适,X 线片显示,右胫骨上端内侧骨性突起,基底较宽,边界清,骨结构无明显破坏。其护理评估应围绕何种疾病进行?(　　　)

A.慢性骨髓炎　　　　　　　B.骨肉瘤　　　　　　　　C.骨巨细胞瘤

D.骨软骨瘤　　　　　　　　E.骨囊肿

项目十　皮肤科病人的护理

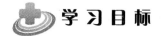

学习目标

1. 知识目标

（1）掌握常见皮肤病病人与性传播疾病病人的护理措施。

（2）熟悉皮肤的结构、功能及常见皮肤病病人和性传播疾病病人的护理评估。

（3）了解皮肤病、性传播疾病的病因、分类及常见的护理诊断/问题。

2. 能力目标

能指导常见皮肤病病人和性传播疾病病人正确使用外用药的方法。

3. 素质目标

具有良好的职业道德、法律意识和较好的护患交流能力，尊重病人，保护病人隐私，关爱病人，减轻病人痛苦。

任务1　感染性皮肤病病人的护理

【背景知识】

1. 脓疱疮　俗称黄水疮，是一种由细菌引起的化脓性皮肤病。常见的致病菌有金黄色葡萄球菌，也可为溶血性链球菌或两者混合感染。好发于夏秋季，儿童多见，可接触传染。

2. 浅部真菌病　浅部真菌病是由皮肤癣菌侵犯表皮、毛发和甲板引起的一种皮肤病，具有传染性。根据发病部位不同，分为头癣、体癣、股癣、手足癣、甲癣等。头癣通过直接或间接接触被污染的理发用具、衣帽等传染；手足癣通过接触患癣的猫、狗等家畜，也可直接或间接接触被病人污染的拖鞋、浴巾、毛巾、袜子等而传染；体癣、股癣通过接触病人毛巾、浴具等传染；甲癣常常继发于手足癣。气候温暖炎热、环境潮湿多汗的条件有利于本病的发生。

3. 带状疱疹　带状疱疹是由水痘-带状疱疹病毒（VZV）引起的一种皮肤病，沿单侧周围神经分布。呈集簇性水疱，伴神经痛的急性炎症性皮肤病。愈后有终身免疫，一般不易复发。多见于成人，常发于春秋季。

4. 疥疮　疥疮是由人型疥螨通过直接或间接接触引起的传染性皮肤病，集体宿舍或家庭中易发生流行，疥螨离开人体可存活2～3日。疥疮通过直接或间接接触传染，传染性较强。

疥螨掘隧道引起的机械刺激,其分泌物、排泄物引起的变态反应,雌疥螨滞留在皮肤内引起的异物反应均可导致皮肤剧烈痒感。

【护理评估】

（一）健康史

评估病人的一般情况,如性别、年龄、婚姻、职业、个人卫生习惯、家庭生活环境和工作环境是否潮湿等,详细询问近期有无外伤或搔抓导致皮肤破损,皮损出现的时间、部位和先后顺序,有无发热、疼痛、局部淋巴结肿大等;是否接触过被真菌病病人污染的物品、有无传染性皮肤病接触史、有无导致机体抵抗力下降的因素,以及家族有无类似疾病,既往患过何种疾病,如湿疹等,既往长期使用糖皮质激素或广谱抗生素等。

（二）身体状况

1. 脓疱疮

（1）寻常型脓疱疮　最常见,多为金黄色葡萄球菌和（或）乙型溶血性链球菌感染引起,传染性很强,多在学龄前儿童中流行。皮损好发于暴露部位,如面部、口鼻周围及四肢。病变开始为点状红斑,迅速出现水疱,很快变为脓疱,周围绕以红晕,疱破后迅速干涸结成黄色厚痂。病人自觉瘙痒,常因搔抓使脓疱向周围扩散,脱痂后不留瘢痕。重者可有全身中毒症状,淋巴结肿大,甚至引起败血症或肾小球肾炎。附近的淋巴结可肿痛。重者可有发热等全身症状,少数可发生败血症或急性肾小球肾炎。

（2）大疱性脓疱疮　主要由金黄色葡萄球菌感染引起,多见于较大的儿童,好发于面部、四肢和躯干。初起为散在性大疱,疱壁薄,周围红晕不明显,数日后松弛疱液由清澈变为混浊,脓液呈半月形坠积状。破裂后形成大片糜烂,干燥后结成黄色痂皮,愈后有暂时性色素沉着。痂下脓液可向四周蔓延,出现新的脓疱,呈环状。一般无全身症状。

（3）深脓疱疮　多由溶血性链球菌引起,见于营养不良的儿童或老人,好发于小腿、臀部。皮损初为炎性红斑,继而在上出现水疱或脓疱向深部组织发展,形成溃疡,表皮有坏死,形成蛎壳状黑色厚痂,周围红肿明显,去痂后可见边缘陡峭的碟状溃疡,自觉疼痛,可有不同程度全身症状,2～4周愈后留有瘢痕。

2. 浅部真菌病

1）头癣　可分为黄癣、白癣、黑点癣三种。

（1）黄癣　俗称"癞痢头",农村儿童多见,初起为针尖大小淡黄红色斑点,继而出现丘疹或小脓瘢,脓痂干涸后,形成黄癣痂,伴特殊的鼠臭味。去痂呈潮红糜烂面。皮痂愈合后形成萎缩性瘢痕,毛囊被破坏,形成永久性脱发,自觉剧痒。黄癣痂、萎缩性瘢痕和永久性脱发为该病特点。

（2）白癣　是目前最常见的头癣,城市儿童多见,皮损早期为1至数个灰白色斑点,后在其附近可出现数片的相同皮损,表面覆盖白色鳞屑,病发长出头皮数毫米即折断,在发周有灰白色鳞屑呈套状包绕,称为菌鞘,此为本病特征。至青春期由于皮脂分泌旺盛而自愈,不留瘢痕。

（3）黑点癣　较少见,儿童、成人均可发病。皮损为头皮散在性灰白色鳞屑斑,逐渐扩大成片,瘙痒,头发易折断,呈黑点状。病程缓慢,有的至成年期仍不愈,愈后常留瘢痕。

2）手、足癣　多见于成年人,是最常见的浅部真菌病,手、足癣病人多数是先患足癣,经搔抓传染到手部引起手癣,手、足癣的皮损程度大致相同,根据临床特点分为浸渍糜烂型、鳞屑水疱型、角化过度型,3种可同时出现,或以某一型为主。

（1）浸渍糜烂型　多发于趾（指）间,尤其以3～4和4～5趾最常见,表现为皮肤浸渍,变软发白,起皱,表皮易剥脱,露出潮红色糜烂面,自觉瘙痒,继发感染有恶臭,易继发细菌感染并发淋巴结炎、丹毒和蜂窝织炎。

（2）鳞屑水疱型　多发生于趾（指）间、掌心、足跖及足侧,皮损为反复出现针尖大小半透明小水疱,壁厚,不易破裂,成群或散在分布,水疱数日后干涸,脱屑,有明显瘙痒。

（3）角化过度型　好发于掌跖部及足跟,皮损处角质增厚,皮肤粗糙、干燥、脱屑,冬季易发生皲裂,一般无瘙痒。

3）体、股癣　体癣又称金钱癣或环癣,初起为红色丘疹、丘疱疹或小水疱,继之形成有鳞屑的斑片,逐渐扩展,形成界限清楚,环形或多环形,边缘微隆起,中央色素沉着,自觉瘙痒,剧烈搔抓后可引起继发感染或苔藓样改变。股癣发生于股内侧,该处潮湿、透气性差、易摩擦,皮损形态与体癣相同,多为对称性分布,若不及时治疗,可蔓延至会阴、臀部,常有色素沉着,因搔抓、摩擦使皮肤增厚或苔藓化。

4）甲癣　俗称"灰指甲",多由指甲的游离缘或侧缘开始,开始1～2个趾（指）甲受感染,后累及多个,甚至全部趾（指）甲,损害为甲板增厚,甲下鳞屑堆积呈云雾状,高低不平,呈灰白色或灰褐色虫蛀样损害,病程缓慢,多无自觉症状。若继发感染可引起甲沟炎。

5）花斑癣　俗称"汗斑",好发于青壮年男性多汗者前胸、腋窝和背部。皮损初起是以毛囊口为中心的细小斑点,表面有细薄鳞屑,边界清楚。邻近皮损可相互融合成斑片,可呈灰白至黄棕色不等,有时多种颜色共存,状如花斑。自觉轻度瘙痒,夏季多汗时症状加重,传染性小。

3. 带状疱疹　多数病人出皮疹前1～4日,局部皮肤感觉过敏或神经痛,伴有低热、全身乏力、食欲减退等前驱症状。随后皮肤出现红斑,继之出现簇集性、粟粒大小丘疱疹群,迅速转变为水疱,疱壁紧张发亮,疱液澄清,周围有红晕,各水疱群之间皮肤正常。皮疹常沿一侧的周围神经带状分部,前后一般不超过体表正中线。数天后疱液干涸,结痂,脱屑痊愈,不留瘢痕,但遗留暂时性色素沉着,病程2～4周。好发部位为肋间神经及三叉神经分布区域,其次是颈部神经、腰骶神经、腹部神经及四肢神经的分布区。神经痛为本病的特征之一。随着年龄的增长而加剧,部分老年人常剧痛难忍,而且皮损消退后仍可遗留顽固性神经痛,常持续数月或更久。还有特殊类型带状疱疹,如眼部带状疱疹,侵犯三叉神经眼支,多见老年人,除疼痛外,可发生溃疡性角膜炎、眼球炎或脑炎;顿挫型带状疱疹,病人仅仅出现红斑、丘疹而无水疱;泛发性带状疱疹,发疹数日后可播散全身,常伴高热、肺炎、脑损害,见于年老体弱或恶性肿瘤病人。

知识链接

特殊类型及部位的带状疱疹

1. 顿挫型带状疱疹,病人仅表现为红斑和丘疹而无水疱。

2. 泛发型带状疱疹,皮损广泛,且全身症状严重,见于年老体弱或恶性肿瘤病人。

3. 眼部带状疱疹,病毒侵犯三叉神经眼支,病人除剧烈头痛外,可发生溃疡性角膜炎、全眼球炎或脑炎,可致失明或死亡。

4. 带状疱疹面瘫综合征,膝状神经节受累而影响面神经的运动和感觉纤维导致面瘫、耳痛、外耳道疱疹三联征,也称Ramsay-Hunt综合征。

4. 疥疮　好发于皮肤薄嫩处,如指缝、手腕部、前臂、肘窝、腋窝、下腹部、外生殖器等部位。成人很少发于头皮、面部,婴幼儿可累及全身。皮损为米粒大小的淡红色丘疹、丘疱疹、水疱、灰白色线状隧道、结节,自觉奇痒,夜间尤甚。常因搔抓导致抓痕、结痂、色素沉着、苔藓样等继发损害。搔抓过度可出现湿疹样变或继发脓皮病、淋巴结炎。

（三）辅助检查

1. 实验室检查　血常规可示白细胞计数及中性粒细胞占比升高。脓液培养可找到金黄色葡萄球菌或乙型溶血性链球菌,必要时做菌型鉴定。

2. 真菌直接镜检　取病发、痂皮、鳞屑等直接镜检,可见菌丝和孢子;也可利用真菌培养确定致病菌;还可通过紫外线灯检查,黄癣呈暗绿色荧光,白癣呈亮绿色荧光,黑点癣无荧光。

3. 带状疱疹底部刮取物涂片　做细胞学检查可找到多核巨细胞和包涵体,疱液可分离出病毒。

4. 疥螨检查法　疱内刮取物通过显微镜可直接找到疥虫或虫卵。

（四）治疗原则

1. 脓疱疮　以外用药为主,多部位或严重者给予全身治疗。局部用 10% 硫黄炉甘石洗剂、抗菌软膏;脓疱破溃者用 0.5% 新霉素溶液湿敷,再涂莫匹罗星软膏等。全身用抗生素,同时注意水、电解质平衡,加强营养,支持疗法。

2. 浅部真菌病　以局部治疗为主,辅以全身疗法,做好消毒隔离工作。头癣采用剃、洗、搽、煮综合治疗;手足癣,浸渍糜烂型用抗真菌粉剂;鳞屑水疱型用刺激性小的霜剂和水剂(如联苯苄唑霜或溶液);角化过度型选择剥脱性较强的如复方苯甲酸软膏、酮康唑、咪康唑软膏外涂。体、股癣外用克霉唑霜、酮康唑霜、联苯苄唑霜等坚持用药 2 周。甲癣外用 30% 冰醋酸或 3%～5% 碘伏,每日 2 次,坚持 3～6 个月。全身抗真菌药,如灰黄霉素、伊曲康唑等。

3. 带状疱疹　以全身治疗为主,辅以局部治疗。抗病毒、止痛消炎、防治并发症。外用硫黄炉甘石洗剂、阿昔洛韦乳膏、疱疹净滴眼液等;疱疹破溃者,用新霉素软膏、莫匹罗星软膏;全身抗病毒,如阿昔洛韦、伐昔洛韦、板蓝根等;重症给予止痛剂、神经营养药。

4. 疥疮　一旦确诊立即隔离。原则上应杀虫、止痒、消炎、防止继发感染。常用 10%～20% 硫黄软膏(婴幼儿用 5% 硫黄软膏),3～4 日一个疗程。亦可用 1% 丙体 666 霜,杀螨作用较强,无臭味,但有毒性,只搽药 1 次,8～12 h 后彻底洗去。瘙痒严重者全身可用抗组胺药和镇静剂。

（五）心理-社会支持状况

了解病人及家属对疾病的认识程度,皮损的瘙痒、疼痛、外观的影响对病人的心理状态的影响,精神状况有无焦虑、恐慌等。

【护理诊断/问题】

1. 皮肤完整性受损　与皮损、搔抓有关。

2. 疼痛　与感觉神经受损有关。

3. 自我形象紊乱　与皮损在身体暴露部位有关。

4. 知识的缺乏　缺乏疾病的预防知识。

5. 潜在并发症　感染、肾炎、脓毒症、眼球炎。

【护理目标】

皮损得到有效护理,未继发感染;疼痛逐渐减轻;病人得到精神支持,能正确面对;病人提高自我防护意识;并发症得到有效控制。

【护理措施】

（一）一般护理

（1）注意个人清洁卫生,保持皮肤清洁干燥,及时更换污染的衣物和床上用品。

（2）饮食上应多加强营养,多食新鲜的蔬菜和水果,给予高热量、高蛋白、高维生素饮食。头癣病人用药期间可多进脂肪性食物以促进药物的吸收。

（3）传染性皮肤病,做好床边隔离,病人接触过的生活用品,如内衣、毛巾、玩具等应煮沸消毒或太阳暴晒,护理病人前后要洗手。

（4）保护皮肤黏膜,修剪指甲,及时更换敷料。指导避免搔抓、烫洗,必要时应用抗组胺药及镇静剂,晚间睡眠戴手套。

（二）病情观察

根据病情监测其生命体征,注意有无咳嗽咳痰、水肿及尿液的变化,及时发现并发症。同时密切观察皮损的发生发展和变化,及辅助检查结果。

（三）心理护理

关心和体贴病人及家属,及时沟通了解病人感受和需求,加以疏导。耐心向病人解释疾病相关知识,消除病人各种顾虑,增强战胜疾病的信心,积极配合治疗和护理。

（四）用药护理

（1）根据病情选择合适的药物,并观察用药后的反应,防止药物的毒副作用。

（2）对头癣病人强调"服、搽、洗、剃、煮"同时进行,连续 2 个月。用 10% 硫黄软膏或 3% 的碘伏涂搽患处,每日 1 次;每日用热水、硫黄皂洗头 1 次,以消除头皮鳞屑,防止继续蔓延;在治疗期间可剃光头发,以后每周剃发 1 次,剃下的头发、鳞屑、痂皮焚烧,以消灭传染源;对病人用过的毛巾、衣服、帽子、枕巾、被褥及理发工具等清洗后、煮沸消毒,以防再感染。必要时,病灶连根拔除。手足癣、体癣、股癣、甲癣病人接触的衣物、生活用品等也要进行煮沸消毒、日晒等处理,并遵医嘱外用抗真菌药物。

（3）疥疮病人,遵医嘱外用 10%～20% 硫黄软膏（婴幼儿用 5% 硫黄软膏）。先用热水肥皂洗澡,然后搽药,先搽皮损部位,再搽全身（除头面部）,每日早、晚各 1 次,连用 3～4 日,搽药期间不洗澡、不换衣,第 4 日晚上彻底洗澡,并更换衣被。2 周后如发现新疹需重复治疗。

（五）并发症护理

（1）眼部并发症,保持眼部的清洁卫生,每日用生理盐水洗眼,按时滴眼药水,防止发生溃疡性角膜炎、眼球炎。

（2）感染者,密切观察病人神志、生命体征和辅助检查;注意体温及创面变化,高热者给予物理降温;及时清理创面的腐败物;加强营养,给予支持疗法,必要时输血或清蛋白;严格无菌技术操作,保持病房环境温度适宜,遵医嘱给予抗生素。

（3）定时监测尿常规的变化,注意有无水肿,警惕急性肾炎的发生。

【健康指导】

（1）养成良好的生活习惯,勤洗澡,勤换衣,保持皮肤清洁与干燥。疥疮治疗期间不洗澡,用药后 3～4 日再彻底洗澡。

（2）指导病人在患病期间,接触过的生活用品,应用开水浸泡、清洗、日晒等处理。

（3）指导病人和家属正确用药。内服抗真菌药物时,注意药物的不良反应。对癣病病人强调不得擅自停药,皮损消退后仍需继续用药2周,以防复发。

（4）向病人及家属讲明疾病的发病原因、传染途径,不得与他人共用毛巾、浴巾、拖鞋、擦脚巾等。

（5）避免接触猫、狗,以减少感染机会。

（张雅文）

任务2　变态反应性皮肤病病人的护理

案例引导

　　林阿姨在超市买了一盒染发剂,回家自己染发后出现面部红斑、肿胀、头皮瘙痒,她自行捣碎草药外敷,后来出现水疱、流水、瘙痒加重,有灼热感来院就诊。诊断为接触性皮炎,医嘱:10%葡萄糖酸钙10 mL 静脉推注,立即;氯雷他定 10 mg 口服,立即;3%硼酸湿敷,立即。请问:

　　（1）如何正确地指导病人使用外用药?

　　（2）如何指导病人正确护理皮损?

　　（3）如何对病人进行正确的健康指导?

（一）接触性皮炎

接触性皮炎是由于皮肤或黏膜接触某些外源性物质后,在接触部位发生的急性或慢性炎症反应。按接触物的来源可分为动物性(皮革、毛类等)、植物性(花粉、油漆等)和化学性(化妆品、化工原料等)三大类。接触性皮炎分为原发刺激性和变态反应性两种。原发刺激性是接触本身具有强烈的刺激性或毒性(如强酸、强碱等)任何人接触都可发生皮炎;变态反应性是接触物质本身并无强烈刺激性,少数有过敏体质的人在首次接触后,经4～20日的潜伏期,当再次接触时即可发生超敏反应性炎症,属于迟发型变态反应。

（二）湿疹

湿疹是由多种内、外因素互相作用引起的表皮及真皮浅层炎症反应,过敏性体质是发病的主要原因,与遗传有关。皮损呈多形性,瘙痒剧烈,倾向渗出,易反复发作。常见的诱因有神经精神因素、内分泌及代谢改变、慢性感染病灶、日光、食物、吸入物及某些化学物质等。

（三）荨麻疹

荨麻疹又称"风疹块",是机体受内外因素导致皮肤黏膜小血管扩张及渗透性增加而产生的一种局限性水肿反应。临床表现为时隐时现的瘙痒性风团。病因和发病机制复杂,以变态反应为主。常见的诱因有食物(以鱼、虾、蟹、海鲜最常见)、药物(见药疹)、感染(细菌、病毒、寄生虫)、昆虫叮咬、吸入物(花粉、羽毛等)、物理性刺激、精神紧张、遗传等。

（四）药疹

药疹又称药物性皮炎,是指药物进入人体后,引起的皮肤、黏膜的炎症反应。严重者可累及机体其他系统,甚至危及生命。药疹是药物不良反应的一种表现形式。

任何药物在一定条件下都可引起药疹,变态反应是药疹的主要发生机制,其次毒性作用、光感作用及药物直接诱导炎症介质释放,酶缺陷或抑制均可导致药疹。过敏性体质是产生药疹最重要的原因,不同个体对药物反应的敏感性差异较大,同一个体在不同时期,对药物的敏感性也不同,过敏反应程度与药物剂量无一定的相关性。

临床上引起药疹的常见药物有:①异种血清制剂及疫苗:如破伤风、狂犬疫苗等。②抗生素类:以青霉素、头孢类最多见。③磺胺类。④解热镇痛类:以吡唑酮类、水杨酸类较常见。⑤安眠镇静药及抗癫痫药:如苯巴比妥、苯妥英钠等。⑥中药:如板蓝根、穿心莲注射液等。

【护理评估】

（一）健康史

应详细询问病人皮损发生的时间、部位、先后顺序、有无全身症状,治疗经过及疗效。病人是否有可疑致敏物质接触史,既往有无类似症状发生,疑为药疹要了解病人近期内的药物应用史。

1. 接触性皮炎　常因一些具有强烈的刺激性的物质,如强酸、强碱,接触后发生皮炎,常为急性接触性皮炎。某些刺激性较弱的物质,如肥皂、洗涤剂、去污剂、润滑油等,长期接触也可诱发慢性接触性皮炎;还有一些接触物为致敏因子,如染料、生漆、塑料、汞或外用药,少数过敏体质的人接触后,经过一定时间的潜伏期,皮肤、黏膜发生变态反应性炎症。

2. 湿疹　过敏体质是本病的主要因素,神经精神因素如忧郁、紧张、激动、劳累等;遗传因素;内分泌因素;代谢改变如月经紊乱、妊娠等;慢性感染病灶如慢性胆囊炎、扁桃体炎、肠寄生虫病等可使病情加重。外因可诱发或加重本病的发生,包括生活环境如日光、炎热、干燥等;食物如鱼、虾、蛋等;吸入物如花粉、屋尘蛾、微生物等;动物毛皮;各种化学物质如化妆品、肥皂、合成纤维等。

3. 荨麻疹　荨麻疹病因一般分为变态反应性和非变态反应性两种,目前认为以下因素可引起发病。

（1）食物以鱼、虾、蟹、蛋、海鲜最常见,其次为肉类和一些水果、蔬菜,如草莓、番茄、葱、蒜等。

（2）药物多为能产生变态反应的药物,如青霉素、血清制剂、磺胺类、阿司匹林及阿托品等。

（3）感染包括细菌感染,如疖、急性扁桃体炎、中耳炎;病毒感染,如上呼吸道感染、肝炎;寄生虫感染,如蛔虫、钩虫、血吸虫等。

（4）吸入物如花粉、动物皮屑、羽毛、灰尘及某些气体等。

（5）动物(昆虫)叮咬如蚊子、蜂、蛇等。

（6）物理性因素如冷、热、日光、摩擦等。

（7）精神因素:精神紧张及情绪变化等。

（8）全身性疾病：风湿热、系统性红斑狼疮、恶性肿瘤、内分泌紊乱及代谢障碍等。

4. 药疹过敏性体质　药疹过敏性体质是产生药疹最重要的原因。

（二）身体状况

1. 接触性皮炎　一般起病较急，好发于面部、颈部、手、前臂等接触部位，皮损形态单一，表现为红斑、丘疹、丘疱疹，严重者红肿明显并出现水疱或大疱，甚至发生组织坏死，易继发感染。病人可有不同程度的瘙痒、烧灼感或疼痛，少数严重者伴有全身症状，如发热、畏寒、恶心及呕吐等。该病有一定的自限性，去除病因并经适当处理后1～2周痊愈，但如再次接触过敏源可再发。

2. 湿疹　根据病程和临床表现可分为急性、亚急性和慢性湿疹，急性以丘疱疹为主的多形性皮损，对称泛发，以易渗出、剧痒为特点；亚急性湿疹以丘疹、鳞屑、痂、少量渗出为特征；慢性湿疹以皮损局限、肥厚、苔藓化为主，病情可迁延数月或数年。

（1）急性湿疹发病急，多见于头、面、手、足、四肢屈侧、外阴、肛门、乳房等处，呈对称分布。表现为红斑、丘疹、丘瘤疹，常融合成片，中心较重，边界不清，水疱破后出现糜烂，渗出明显，干燥后形成痂屑。自觉剧烈瘙痒，尤以晚间加剧，可因搔抓、热水肥皂烫洗等使皮损加重。如继发感染，可形成脓疱，伴淋巴结肿大及发热等全身症状。

（2）亚急性湿疹多由急性湿疹演变而来，表现为红肿、渗出减轻，仍有丘疹、丘疱疹、皮损暗红色，有少量渗出、鳞屑等，自觉瘙痒仍较明显。

（3）慢性湿疹多由急性或亚急性湿疹转化而来，皮疹主要为浸润肥厚、暗红色、表面粗糙，有不同程度的苔藓化，色素沉着，瘙痒明显，常因搔抓至皮损处有抓痕、渗出、糜烂甚至感染，病程可迁延数月或数年。表10-1为急性湿疹与接触性皮炎的区别。

表 10-1　急性湿疹与接触性皮炎的区别

项　　目	急　性　湿　疹	接　触　性　皮　炎
病因	复杂，不难寻找	常有致敏物或刺激物接触史
发病部位	对称、泛发	常限于接触部位
皮损特点	皮损多形，易渗出，边界不清	皮疹形态单一，边界清楚
自觉症状	瘙痒剧烈	瘙痒、灼痛
病程	常迁延复发	去除病因，适当处理即可较快痊愈

3. 荨麻疹　根据病程分为急性荨麻疹和慢性荨麻疹。

（1）急性荨麻疹　起病急，先感觉皮肤瘙痒，很快出现大小不等的红色或淡红色风团，形状不一，呈圆形、椭圆形或不规则形。持续数分钟、数小时或数日后消失，此起彼伏，可泛发，亦可局限，一日数次不等，消退后不留痕迹。累及胃肠道时，可出现恶心、呕吐、腹痛、腹泻等症状。若累及呼吸道时咽部发紧、喉头水肿，有呼吸困难，甚至窒息。严重者可出现过敏性休克。

（2）慢性荨麻疹　皮损反复发作超过6周者称为慢性荨麻疹。全身症状一般较轻，风团时多时少，时轻时重，反复发生，病情达数月或数年之久。

4. 药疹　有一定的潜伏期，初次用药后4～20日（平均7～8日），再用此药在24 h内发病。皮疹呈多样性，常见有以下几种类型。

（1）固定型红斑型较常见，皮损以皮肤黏膜交界处多见，如口唇、龟头、外阴等处，手、足、背及躯干也易发生，皮疹多为圆形或椭圆形的水肿性紫红色斑，边界清楚，重者红斑上可形成水疱或大疱，停药后7～10日可消退，有色素沉着斑，如再次服用该药，常于数分钟或数小时后在原皮疹处出现同样皮疹，先痒后红，并向四周扩大，数目增加，为该型之特征。局部灼痛、有瘙痒感。

（2）荨麻疹型较常见，皮损为形状不一、大小不等的风团，持续时间较长，部分病人伴有血清病样症状，如发热、关节疼痛、淋巴结肿大、血管性水肿甚至蛋白尿等。

（3）麻疹样或猩红热样药疹最常见，麻疹样药疹为散在或密集、粟粒状红色小斑丘疹，对称分布，可泛发全身。猩红热样药疹为小片红斑，向全身发展，并相互融合，常伴畏寒、发热等全身症状，少数病人肝功能可出现一过性异常，本型药疹病人皮损形态类似麻疹或猩红热，全身症状较轻，但无麻疹或猩红热的其他症状。

（4）大疱型表皮松解型属重型药疹。起病急，皮损初为弥漫性紫红色斑，迅速波及全身，之后很快在红斑处形成大小不一的松弛性大疱，大片表皮坏死松解形成糜烂面，呈灰红色，剥露面疼痛，似浅2度烫伤。尼氏征阳性。病人口腔黏膜、眼结膜、呼吸道、胃肠道黏膜也可发生糜烂溃疡，严重者因继发感染、肝肾功能障碍、电解质紊乱或内脏出血等而死亡。

（5）剥脱性皮炎型亦属重型药疹，首次发病者潜伏期约20日，呈进行性加重。皮疹开始为麻疹样或猩红热红斑，逐渐扩大融合，致全身弥漫性潮红、肿胀，伴渗液、结痂，黏膜亦可充血、水肿、糜烂。经2周左右红肿逐渐消退，全身片状脱屑，手足常呈手套或袜套样剥脱，重者可有毛发、指（趾）甲脱落，可累及口腔黏膜和眼结膜。常伴高热、畏寒、全身中毒症状、肝肾功能障碍或继发感染而死亡。

（三）辅助检查

1. 实验室检查　血常规检查红细胞计数、血红蛋白值、白细胞计数、中性粒细胞占比等，了解病人有无贫血、感染等。

2. 特殊检查

1）斑贴试验　斑贴试验是诊断接触性皮炎最简单可靠的方法，试验的部位常在前臂内侧或背部，同时也可与其他皮肤病鉴别诊断。

2）药物过敏试验

（1）体内试验　有皮内试验和药物激发试验。要在过敏反应消退后半个月才能进行，但阳性率不高，有一定危险性，可诱发严重反应。

（2）体外过敏试验　目前国内开展的有放射免疫测定、组胺游离试验、嗜碱性粒细胞脱颗粒试验、淋巴细胞转化试验、巨噬细胞游走抑制试验等，安全性高。

3）皮肤划痕试验　用钝器划擦皮肤，所划之处出现风团者为阳性，可诊断为荨麻疹。

（四）治疗原则

1. 去除致敏病因，脱离接触

（1）全身治疗　根据病情可选用抗组胺药、镇静安定剂。重症及时抢救，应用糖皮质激素，加强支持疗法，配合用抗生素防感染。

（2）局部治疗　急性期外用硫黄炉甘石洗剂，渗出多或有糜烂时用3％硼酸溶液湿敷，无渗出用糖皮质激素霜剂，有大疱者抽除疱液后再湿敷，渗出减少后用氧化锌油和糖皮质激素霜剂交替使用;亚急性期可选用糖皮质激素乳剂、糊剂;慢性期可用软膏、硬膏、涂膜剂。

（五）心理-社会支持状况

病人对疾病的相关知识的认知程度,心理承受能力,家属对病人的态度,是否能积极配合治疗。

知识链接

过敏性休克的急救措施

一旦发生过敏性休克,必须分秒必争,就地抢救,并严密观察血压、呼吸、脉搏变化。①立即停用或清除引起过敏反应的药物;②皮下或肌内注射肾上腺素 $0.5\sim1.0$ mg 或 $0.01\sim0.02$ mg/kg。根据病情,可隔 15～30 min 重复注射一次;③应用糖皮质激素;④保持呼吸道通畅,必要时行气管插管或气管切开;⑤应用抗组胺药;⑥补充血容量;⑦应用血管活性药,如收缩压低于 80 mmHg 时给予升压药多巴胺、间羟胺等;⑧10％葡萄糖酸钙 10～20 mL 静脉推注,支气管痉挛者静脉注射氨茶碱 0.25 g;⑨呼吸、心搏骤停时,进行心肺复苏。

【护理诊断/问题】

1. 皮肤完整性受损　与皮疹发生、瘙痒搔抓有关。

2. 焦虑、恐惧　与瘙痒、皮损反复发作,担心预后有关。

3. 睡眠型态紊乱　与夜间皮肤剧痒有关。

4. 知识缺乏　缺乏疾病的诱发因素及防治知识。

5. 潜在并发症　休克,感染,肝肾功能障碍,水、电解质紊乱等。

【护理目标】

病人的情绪稳定;瘙痒逐渐减轻,皮损逐渐减退;睡眠良好;病人能讲述疾病相关知识。并发症得到有效预防或及时发现和处理。

【护理措施】

（一）一般护理

1. 饮食护理　宜清淡、易消化、富含营养,多食水果和新鲜蔬菜,鼓励病人多饮水,促使致敏物质的排出,但忌食辛辣刺激性食物和一些动物蛋白,如酒、浓茶、虾、蟹等食物;口腔黏膜有破溃者,加强口腔护理,促进食欲;大疱松解性及剥脱性皮炎要加强营养,给予高热量、高蛋白、高维生素、易消化的饮食,必要时输血或清蛋白。

2. 皮肤护理　保持皮肤清洁干燥,避免再接触刺激物或可疑致敏物质。长期卧床者,身体受压部位垫消毒棉垫或海绵垫,并做局部按摩,定时翻身,预防压疮。

3. 严格消毒隔离　对于重症药疹病人严格遵循无菌原则和消毒隔离制度。

（二）病情观察

及时观察皮损进展、轻重程度,特别是对于病情严重的泛发性荨麻疹和重症药疹,要密切观察病情变化,每天定时测体温、脉搏、呼吸、血压,记录 24 h 液体出入量,对于休克,心、肝、肾等器官和造血系统的功能异常,应及时报告医生,配合抢救。

（三）心理护理

关心、同情、热情接待病人，主动与其交流，注意病人和家属的心理反应，对焦虑不安的病人，有针对性地进行心理疏导，让其了解疾病产生的相关因素和预防保健知识，随时提供支持和鼓励。如需要住院，应主动、详细地介绍病区情况，合理安排病房，使病人消除陌生感、紧张感，正确面对，消除各种思想顾虑，鼓励病人树立战胜疾病的信心，积极配合治疗。

（四）对症护理

（1）告知病人避免不良刺激，指导搔抓时的自护，可以轻轻地拍打，勿用指甲搔抓患处。避免用热水、肥皂水烫洗，局部保持凉爽，减轻瘙痒不适。分散病人的注意力，用止痒的药水、乳霜或油膏可减轻瘙痒。皮肤瘙痒剧烈者，应遵医嘱服抗组胺类药物及镇静剂，晚间睡眠前嘱病人戴手套，避免无意搔抓。

（2）当泛发型荨麻疹病人出现过敏性休克征象时，应立即让病人平卧，解开衣领，保持呼吸道通畅，并迅速建立静脉通路，配合医生实施心肺复苏。

（3）对重症荨麻疹病人，遵医嘱立即停用一切可疑致敏药物，及时抢救，减少并发症。

（4）指导病人正确使用外用药，长期使用内用药者应随时注意观察药物的不良反应。服用抗组胺药和镇静催眠药者，应避免从事高空及驾驶等工作，以免发生意外。

（五）并发症护理

1. 对休克者　立即让病人平卧，保持呼吸道通畅，给氧，遵医嘱给予肾上腺素 1 mg 做皮下注射，同时建立静脉通道，密切观察神志、生命体征和皮疹的变化。伴有喉头水肿、呼吸困难者，必要时协助医生气管插管或气管切开。

2. 对感染者　密切观察神志及生命体征和皮疹的变化，每日定时测量体温、脉搏、血压、呼吸，注意水、电解质平衡，有高热者，行物理降温，及时清理感染创面的腐败物，保持干爽，遵医嘱应用抗生素，同时进行补液，必要时输血，注意药物的毒副作用。

3. 重症者　严格遵循无菌原则和消毒隔离制度，及时更换污染物品，保持室内清洁卫生，病房内每日紫外线消毒 1 次，接触病人时穿隔离衣等，各项操作必须遵循无菌原则，保持室内适宜的温度和湿度。

【健康指导】

（1）保持健康的心态，养成良好卫生习惯，保持皮肤清洁与干燥。

（2）清淡饮食，生活规律，劳逸结合，避免刺激性饮食。

（3）教会病人预防疾病的措施，避免诱发因素，对已明确的致敏物质和致敏药，告知病人及家属，不得再接触，并在看病时告诉医生。

（4）如有药疹再发生时，及时就诊，切记不可自行用药处理，以防病情加重。

（5）疾病后期如有表皮大片脱落，告诫病人勿强行剥离。

（6）用药期间注意药物的不良反应，要耐心坚持，按时用药，直至痊愈。

（张雅文）

任务3　常见性传播疾病病人的护理

案例引导

工程承包商王先生,因在外地工作长期不在家,2 个月前有不洁性行为,近几天发现尿道口长出一些像菜花一样的东西,今来院就诊。醋酸白试验阳性。诊断为尖锐湿疣,准备行激光治疗。请问:

(1) 如何对尖锐湿疣病人进行护理评估?

(2) 如何配合治疗对尖锐湿疣病人实施正确的护理?

(3) 如何对尖锐湿疣病人及家属进行健康指导?

【背景知识】

性传播疾病(STD)是指主要通过性行为直接接触、间接接触以及类似性行为接触的一组传染性疾病,简称性病。传统的性病(经典性病)是指梅毒、淋病、软下疳、性病性淋巴肉芽肿和腹股沟淋巴肉芽肿。近二十多年来,国际上扩大了性病的范围,现代的性传播疾病把与性行为有关的各种传染病如尖锐湿疣、生殖器疱疹、生殖器念珠菌病、非淋菌性尿道炎、细菌性阴道炎、阴道毛滴虫病、阴虱、乙型肝炎、股癣、疥疮、传染性软疣、艾滋病等均归属性病的范围。性病属于世界范围的传染病,病原体多(如细菌、真菌、螺旋体、衣原体、支原体、病毒、寄生虫等),传染性强(可通过性接触而直接传染,也可通过间接接触传染侵入人体),流行性广,危害性大。

(一) 淋病

由淋病双球菌引起的泌尿生殖系统化脓性感染,多由不洁性行为引起,极少数可通过被淋病病人分泌物污染的衣裤、被褥、毛巾、浴盆等间接感染,新生儿可通过患淋病孕妇的产道而被感染引起淋菌性结膜炎。淋病病人是主要的传染源。淋球菌是一种革兰染色阴性菌,离开人体后不易生存,在 60 ℃环境下 1 min 内死亡,完全干燥环境中 1～2 h 死亡,对一般消毒剂敏感。

(二) 梅毒

梅毒是由梅毒螺旋体引起的一种慢性全身传染病,早期主要侵犯皮肤、黏膜,晚期可侵犯全身各组织、器官。主要通过性接触和血液传播,其次通过母婴传播、间接接触、接吻、握手、哺乳等感染。人体感染梅毒螺旋体后至发病,需 2～3 周。感染 1～2 年内传染性最强,4 年以上者基本无传染性。梅毒螺旋体是厌氧微生物,离开人体不易生存,不耐温,但耐寒力强,干燥、阳光、肥皂水和一般消毒剂很容易将梅毒螺旋体杀死。

（三）尖锐湿疣

由人类乳头瘤病毒（HPV）感染引起的皮肤黏膜良性增生性疾病，发病率仅次于淋病。主要通过性接触而传播，少数可通过日常生活用品如内裤、浴巾、浴盆间接接触而传染，与尖锐湿疣病人性接触后是否发病还取决于机体免疫功能，尤其是细胞免疫功能。HPV 主要感染上皮组织，临床研究已证实 HPV 在胚门生殖器癌发生中的致命作用。HPV 易在潮湿、温热的环境中生存繁殖，对冷冻、干燥和乙醚耐受性强。

【护理评估】

（一）健康史

应详细询问病人有无不洁性交史以及应用过血液制品，了解病人的发病经过、诊治过程及疗效，同时了解病人家属的发病情况。

（二）身体状况

1. 淋病　临床上有 20％的男性和 60％的女性感染后无明显症状。潜伏期为 2～10 日，平均为 3～5 日。

（1）男性淋病　以急性化脓性尿道炎为主，初起尿道口灼痛、红肿，分泌物稀薄逐渐变为黄色黏稠脓液，清晨时分泌物可糊住尿道口，称"糊口现象"。有尿频、尿急、尿痛症状，可引起前列腺炎、精囊炎、附睾炎、膀胱炎等并发症。严重时出现腹股沟淋巴结肿大及发热、头痛、乏力等全身症状。若病情超过 2 个月，即进入慢性期，此时症状缓解，但仍可有尿道口痒感，排尿时烧灼感，尿流变细分叉，排尿无力等症状，慢性期可因饮酒或性行为等刺激而急性发作。

（2）女性淋病　症状较轻，易被漏诊或误诊，却是主要的传染源。先有尿道炎，表现为尿频、尿急、尿痛、尿道口红肿及脓性分泌物；后为宫颈炎，表现为白带增多，呈脓性，宫颈糜烂、会阴坠胀、下腹痛。可引起盆腔炎、子宫内膜炎、输卵管炎等造成不育或宫外孕。

（3）幼女淋菌性外阴、阴道炎　多由间接接触导致感染（与患淋病的父母同床睡觉，共用毛巾、浴具等），表现为外阴红肿，烧灼感，阴道有脓性分泌物，有尿频、尿急。

（4）非性器官淋病　①新生儿淋菌性结膜炎：由产道感染，表现结膜充血，有大量脓性分泌物，未及时治疗，可致角膜溃疡、穿孔，甚至失明。②淋菌性咽炎：主要见于口交者，表现为咽部红肿、吞咽疼痛和咽部脓性分泌物。③淋菌性直肠炎：主要见于肛交者，表现为排便疼痛和里急后重感。

2. 梅毒　根据传播途径不同，可分为后天（获得性）梅毒和先天（胎传）梅毒；后天梅毒根据病程（以 2 年为界）又分为早期梅毒（一期、二期梅毒）和晚期梅毒（三期梅毒）。

（1）后天梅毒　早期（一期）梅毒主要表现为单个无痛性硬下疳和硬化性淋巴结炎。一般无全身症状，接触感染 2～4 周后，侵入的部位出现暗红色斑疹，数天内扩大形成硬结，表面发生坏死，形成 1～2 cm 无痛性溃疡，基底呈肉红色，触之软骨样硬度，称为硬下疳，表面有浆液性分泌物，内含大量梅毒螺旋体，传染性极强。男性多发生于阴茎的冠状沟、包皮、龟头、系带上，女性则发生于大小阴唇、阴唇系带、子宫颈及会阴等处。男性同性恋者发生于肛门、直肠等处。硬下疳出现 1～2 周后，常发生腹股沟淋巴结肿大，不破溃，不疼痛。进一步发展进入二期梅毒，主要表现为皮肤黏膜损害及系统性损害。皮肤黏膜损害表现为梅毒疹，呈玫瑰色或褐红色多形皮疹，广泛对称分布，皮损内含大量梅毒螺旋体，传染性强。黏膜损害常与皮损伴发，可见口腔、舌、咽、生殖器鞘膜红斑、水肿、糜烂和灰白色的伪膜。少数病人有扁平湿疣、脱发。系统性损害可引起骨关节损害、眼损害、神经损害、多发性硬化性淋巴结炎等。

病情在 2 年以上,进一步发展成三期梅毒。此期传染性小,但组织破坏性大,如不充分治疗,可侵犯内脏。皮肤出现树胶肿或结节形梅毒疹,骨损害以骨膜炎多见;内脏损害以心血管损害最常见;神经损害主要为脊髓痨、麻痹性痴呆等。

(2) 先天(胎传)梅毒 由母婴垂直传播引起感染。可分为早期先天梅毒和晚期先天梅毒。早期先天梅毒,多为 2 岁内患儿,常表现早产,营养不良、消瘦,皮肤干燥脱水,呈老人貌,哭声低弱嘶哑,重者可有贫血及发热。皮损与二期梅毒相似,口角和肛周常形成皲裂,愈后遗留放射状瘢痕,同时有淋巴结肿大、梅毒性鼻炎、骨损害等;晚期先天梅毒,一般在 2 岁以后发病,皮疹与后天三期梅毒疹相似,出现哈钦森三联征有诊断意义,表现为间质性角膜炎、神经性耳聋、半月形门牙(哈钦森齿)。

3. 尖锐湿疣 尖锐湿疣好发于中青年人。潜伏期为 1～8 个月,好发部位为外生殖器及肛门周围皮肤黏膜湿润区。男性多见于冠状沟、包皮、龟头、系带、尿道口,同性恋多见于肛门及直肠,女性多见于大小阴唇、阴道口、阴蒂、宫颈、会阴口。皮损初起散在淡红色小丘疹,质地柔软,以后逐渐增大和增多,呈乳头状、菜花状、鸡冠状及蕈样增生物,根部常有蒂,呈白色、粉红色或污灰色,局部有瘙痒,少数可发生糜烂,有渗液、破溃,继发感染伴恶臭,多数病人无明显自觉症状,少数有异物感、灼痛感或性交不适。

(三) 心理-社会支持状况

了解病人和家属对性病的发生、发展、传播方式及防治方法的认知程度。由于性病传染的特殊性,加之担心社会舆论及家庭和睦等,成年病人可出现羞愧、自责、自卑、焦虑等心理反应,还应了解家属对病人的态度和支持程度。

(四) 辅助检查

1. 细菌培养 尿道或宫颈分泌物涂片检查发现革兰染色阴性双球菌,淋球菌培养阳性是诊断淋病的重要依据。

2. 梅毒螺旋体检查 最简便、可靠的检查方法,早期梅毒病人皮损标本中可查见梅毒螺旋体。梅毒血清学检查,为诊断梅毒的必需检查,对潜伏期梅毒更为重要,一期梅毒呈阳性,二期强阳性,三期弱阳性。脑脊液检查可用于诊断神经性梅毒。

3. 醋酸白试验 对诊断尖锐湿疣有意义,在可疑皮损处外涂 5% 醋酸 3～5 min,肛周皮肤处 15 min,若局部变为白色即为阳性。

4. 尿道和宫颈分泌物涂片 可发现革兰染色阴性双球菌;尿道或宫颈分泌物的细菌培养可出现典型菌落,必要时可做血清荧光抗体检查。

5. 梅毒血清学检查

(1) 包括非梅毒螺旋体抗原血清试验 如性病研究室(VDRL)玻片试验、不加热血清反应素试验(USR)、快速血浆反应素环状卡片试验(RPR)、自动反应素试验(ART)等。特异性较低,可作为筛选。

(2) 梅毒螺旋体抗原血清试验 如荧光螺旋体抗体吸收试验(FTA-ABS)、梅毒螺旋体血凝试验(TPHA)、酶联免疫吸附试验(ELISA)等。此类试验敏感性、特异性较好,阳性即可确诊。

6. 脑脊液检查 主要用于神经梅毒的诊断,检查项目包括白细胞计数、总蛋白测定、VDRL 玻片试验及胶体金试验。

（五）治疗原则

1. 淋病　及时、足量、规范地使用敏感抗生素,常用的有头孢曲松、环丙沙星、大观霉素、氧氟沙星等。

2. 梅毒　首选青霉素,过敏者可选用红霉素、四环素类。原则是早期、足量、全程、性伴侣同时治疗。

（1）早期梅毒　PG(前列腺素)每日 80 万 U,肌内注射,连续 10～15 日。苄星青霉素 G 240 万 U,分两侧臀部肌内注射,1 次/周,连续 2～3 次,过敏者可选用红霉素、四环素类。

（2）晚期梅毒　青霉素每日 90 万 U,肌内注射,连续 20 日;苄星青霉素 G 240 万 U,1 次/周,连续 3～4 次。

（3）心血管梅毒　如有并发心衰者,先控制心衰再进行驱梅治疗,驱梅治疗前 1 日口服泼尼松,每日 20 mg,连服 3 日,然后用青霉素 80 万 U 肌注,连续 15 日为一疗程,停药 2 周继续用药,共 2～3 个疗程。过敏者,可选用红霉素、四环素类。

3. 尖锐湿疣

（1）局部治疗　用 20% 足叶草脂酊,每周 1～2 次外用,1～4 h 后洗去(因刺激性较大);也可用 0.5% 足叶草毒素酊,每日 2 次外用,连用 3 日,停药 4 日为 1 个疗程,连用 1～3 个疗程,治愈率较高,用于任何部位尖锐湿疣;或用 50% 三氯醋酸,每周或隔周使用 1 次,使病毒凝固以破坏疣体。

（2）全身治疗　可选用各种免疫调节剂,如干扰素等。

（3）物理疗法　可酌情选用激光、冷冻、电灼、微波等物理治疗,巨大疣体可手术。

【护理诊断/问题】

1. 皮肤或组织完整性受损　与皮肤引起的破溃、糜烂有关。

2. 有个人尊严受损的危险　与对疾病、自己的行为感到羞愧、自责、夫妻不和和歧视有关。

3. 知识的缺乏　缺乏疾病传播和防治的知识。

4. 潜在并发症　眼炎、不育、吉海反应。

知识链接

吉海反应

　　吉海反应是梅毒病人初次接受高效抗梅毒螺旋体药物治疗 4 h 后,由于梅毒螺旋体被迅速杀死并释放出大量异种蛋白,引起机体发生的急性变态反应。病人表现为不同程度的发热、寒战、头痛、乏力等流感样症状,并伴有梅毒症状和体征的加剧,严重者可危及生命。为防止吉海反应,可遵医嘱在治疗前一日或同时给予泼尼松 5 mg,口服,每日 4 次。连续 4 日,抗组胺药对吉海反应无效。

【护理目标】

病人能正确面对,恢复自尊,积极配合治疗;皮损逐渐好转;病人能讲述疾病的传播途径和防治方法;并发症得到有效控制。

【护理措施】

（一）一般护理

（1）鼓励病人多饮水，增加尿量，促进尿道内细菌及分泌物的排出。

（2）饮食清淡，多食水果和蔬菜，忌饮酒、浓茶、咖啡及刺激性食物。

（3）严格消毒隔离制度，病人使用过的衣物如衣服、毛巾、便桶、浴盆等应进行清洗消毒，避免与他人混用，防止间接传染。

（4）严禁性生活，病人家长应与孩子分床就寝，防止传染。

（二）病情观察

密切观察病人神志、生命体征、局部及全身情况。如淋病病人注意观察尿道炎的刺激症状，尿道口分泌物的量、颜色、性状等，全身有无发热、头痛及淋巴结肿大等；心血管梅毒和神经梅毒病人，在治疗过程中，出现不同程度的发热、寒战、头痛、乏力、肌痛、心动过速，中性粒细胞占比增高，皮损或骨膜炎疼痛加重、出现心绞痛、主动脉破裂等。考虑是否发生吉海反应，严重可危及生命。育龄妇女若停经后突然出现腹痛，及时就医查明原因，警惕宫外孕。

（三）心理护理

提供合适的医疗环境，避免在人多或嘈杂的场所与病人交谈疾病，尊重病人的人格，注意维护病人的隐私权。关心病人，尊重病人，向病人及其家属介绍疾病的病因、传播方式、治疗及预后。消除病人的恐惧、羞愧、自卑心理，解除思想顾虑，取得病人的信任和合作，树立战胜疾病的信心，做到早诊断和彻底治疗。促进和改善病人及其家庭的和谐和信任关系。鼓励病人勇敢地面对生活。

（四）用药护理

指导病人遵医嘱用药，性伴侣同时治疗，注意用药后的反应，防止并发症，出现药物反应及时报告医师，给予处理。早期只要经过及时、正规、彻底治疗，可望治愈。治疗期间，勿擅自改变用药剂量和疗程，以免造成不良后果。尖锐湿疣外涂药物时注意保护周围皮肤和黏膜，掌握涂药次数及面积，减少毒副作用。

（五）并发症护理

（1）新生儿淋菌性眼炎，密切观察眼部的病情变化，及时规范用药，每日用生理盐水冲洗数次，再涂 0.5% 红霉素眼膏，同时全身应用头孢曲松钠 25～50 mg/kg，静脉注射或肌内注射。

（2）对梅毒所致的吉海反应，在青霉素治疗的前 1 日或同时，加服小量泼尼松（强的松）口服或从小剂量开始注射，可减轻病人的反应程度，防止吉海反应。

（3）做到早发现，早治疗，防止不孕不育发生，治愈后才能结婚或怀孕，注意维护下一代的健康。

【健康指导】

（1）树立良好性道德观，洁身自爱，杜绝性乱交，使用安全套，不参与卖淫嫖娼。

（2）消除传染源。病人是性病的主要传染源，要早期发现病人。性伴侣需同时接受治疗。

（3）疗程结束后，需要定期复查。如梅毒疗程结束后，要定期观察 2～3 年，第 1 年每 3 个月复查 1 次，第 2 年每 6 个月复查 1 次，第 3 年末复查 1 次，若检查正常则停止复查。淋病病人治疗结束后第 4 日和第 8 日复查，男性由后尿道（或前列腺）、女性由宫颈和尿道取材，做分泌物涂片和培养,2次均为阴性,可停止给药。

(4)加强宣传,让病人、家属及全社会了解性病的危害性。

(张雅文)

直通护考

一、选择题(A1/A2型题)

1. 疥疮的治疗宜选用（　　）。

A.红霉素软膏　　　　　　　　　　B.硫黄软膏

C.咪康唑软膏　　　　　　　　　　D.联苯苄唑软膏

E.曲咪新乳膏

2. 晚期梅毒是指病期在（　　）。

A.1年以上　　　　　　　　　　　B.2年以上

C.5年以上　　　　　　　　　　　D.10年以上

E.半年以上

3. 重型药疹应及早应用（　　）。

A.免疫抑制剂　　　　　　　　　　B.维甲酸类药物

C.免疫调节剂　　　　　　　　　　D.糖皮质激素

E.抗生素类药物

4. 诊断变态反应性接触性皮炎最可靠的方法是（　　）。

A.斑贴试验　　　　　　　　　　　B.血清IgE测定

C.血清IgG测定　　　　　　　　　D.血清免疫复合物测定

E.皮肤划痕试验

5. 慢性单纯性苔藓(神经性皮炎)的常见皮损为（　　）。

A.糜烂　　　　B.瘢痕　　　　C.萎缩　　　　D.苔藓样变　　　E.丘疹

6. 关于玫瑰糠疹,哪项是错误的?（　　）

A.可有前驱斑或母斑　　　　　　　B.皮疹长轴与皮肤纹理一致

C.刮除皮损鳞屑可见薄膜现象及点状出血　　　D.皮疹可自行消退

E.皮疹为钱币大小

References | 参考文献

[1] 姚文山,周剑忠,张维杰.外科护理技术[M].武汉:华中科技大学出版社,2012.

[2] 张振香,蔡小红.成人护理[M].2版.北京:人民卫生出版社,2014.

[3] 钱晓路,桑未心.临床护理技术操作规程(下)[M].北京:人民卫生出版社,2011.

[4] 吴在德,吴肇汉.外科学[M].6版.北京:人民卫生出版社,2003.

[5] 党世民.外科护理学[M].2版.北京:人民卫生出版社,2011.

[6] 曹伟新,李乐之.外科护理学学习指导及习题集[M].北京:人民卫生出版社,2006.

[7] 刘东升.外科护理学[M].郑州:河南科学技术出版社,2006.

[8] 熊云新.外科护理学[M].2版.北京:人民卫生出版社,2006.

[9] 戴宝珍,余剑珍.临床护理教程[M].上海:复旦大学出版社,2008.

[10] 李乐之,路潜.外科护理学[M].5版.北京:人民卫生出版社,2012.

[11] 芦桂芝.外科护理学[M].3版.北京:人民卫生出版社,2013.

[12] 陈孝平,汪健平.外科学[M].8版.北京:人民卫生出版社,2013.

[13] 李勇,张德.外科护理[M].北京:人民卫生出版社,2015.

[14] 郭爱敏,周兰姝.成人护理学[M].2版.北京:人民卫生出版社,2012.

[15] 郭爱敏,张波.成人护理[M].北京:人民卫生出版社,2005.

[16] 丁淑贞.全国护士执业资格考试采分点必背与考点提示[M].北京:中国协和医科大学出版社,2016.

[17] 王玉升.外科护理学[M].北京:人民卫生出版社,2014.

[18] 陈孝平,汪建平.外科学[M].8版.北京:人民卫生出版社,2013.